科学出版社"十四五"普通高等教育本科规划教材

中西医结合儿科学

主　编　任献青　熊　磊

科学出版社
北　京

内 容 简 介

本教材是科学出版社“十四五”普通高等教育本科规划教材之一。共有十六章，前两章为绪论和儿科学基础，第三到十六章分别介绍了各个系统的疾病。全书不仅涵盖了中西医结合儿科学的基本知识点和各系统疾病的病因病机、诊断与治疗，也设有数字化资源作为拓展内容，包括病案思考、古籍选读、部分新版指南等，帮助学生了解更多内容。本书最后附有小儿推拿疗法、计划免疫程序、血液常规及生化检测正常参考值、尿液检测正常参考值、方剂名录。

本书可供全国高等院校中西医临床医学专业学生使用，也可供从事中西医结合工作的临床医师、教学与科研人员阅读参考。

图书在版编目（CIP）数据

中西医结合儿科学 / 任献青，熊磊主编. —北京：科学出版社，2023. 1
科学出版社“十四五”普通高等教育本科规划教材

ISBN 978-7-03-073586-7

Ⅰ.①中… Ⅱ. ①任… ②熊… Ⅲ.①小儿疾病-中西医结合疗法-医学院校-教材 Ⅳ.①R720.5

中国版本图书馆 CIP 数据核字（2022）第 196736 号

责任编辑：刘 亚 李 媛 / 责任校对：刘 芳
责任印制：吴兆东 / 封面设计：蓝正设计

科学出版社 出版
北京东黄城根北街 16 号
邮政编码：100717
http://www.sciencep.com
北京中石油彩色印刷有限责任公司印刷
科学出版社发行 各地新华书店经销
*
2023 年 1 月第 一 版 开本：787×1092 1/16
2026 年 1 月第四次印刷 印张：28 1/4
字数：783 000
定价：98.00 元
（如有印刷质量问题，我社负责调换）

《中西医结合儿科学》编委会

主　　审　丁　樱　马　融

主　　编　任献青　熊　磊

副 主 编（按姓氏笔画排序）

王俊宏　戎　萍　李伟伟　张雪荣　张葆青　赵　霞

编　　委（按姓氏笔画排序）

丁　樱（河南中医药大学）

马　融（天津中医药大学第一附属医院）

王俊宏（北京中医药大学东直门医院）

艾　斯（福建中医药大学附属人民医院）

任献青（河南中医药大学）

刘　华（广州中医药大学第一附属医院）

刘　英（江西中医药大学附属医院）

孙丽平（长春中医药大学附属医院）

孙灵娇（河北中医学院）

孙香娟（成都中医药大学附属医院）

戎　萍（天津中医药大学第一附属医院）

张　霞（河南中医药大学第一附属医院）

张雪荣（湖北中医药大学）

张葆青（山东中医药大学附属医院）

张新光（上海市中医医院）

张慧媛（山西中医药大学附属医院）

李伟伟（广西中医药大学第一附属医院）

陈玉燕（浙江中医药大学附属第一医院）

明　溪（云南中医药大学第一附属医院）

金　瑄（陕西中医药大学附属医院）

赵　霞（南京中医药大学附属医院）

徐朝晖（安徽中医药大学第一附属医院）

崔瑞琴（宁夏医科大学）

谢　静（湖南中医药大学第一附属医院）

熊　磊（云南中医药大学）

秘　　书　孙宇莹（河南中医药大学第一附属医院）

编 写 说 明

本教材是科学出版社"十四五"普通高等教育本科规划教材之一，是中西医结合临床医学专业和开设中西医结合儿科学课程相关专业的主干课程之一，通过本课程的学习，学生应掌握中西医结合儿科学基本知识和技能，并培养正确的中西医结合思维方式。

教材共有十六章，第一、二章分别为绪论和儿科学基础，第三章到第十六章分别介绍了各个系统的疾病。全书不仅涵盖了中西医结合儿科学的基本知识点和相关疾病的病因病机、诊断与治疗，也设有数字化资源作为拓展内容，包括病案思考、古籍选读、部分新版指南等，帮助学生了解更多内容，拓展知识点。本书最后附有小儿推拿疗法、计划免疫程序、血细胞分析正常参考值、尿液一般检测正常参考值、血液生化检测正常参考值、方剂名录以方便查阅。

编写过程中，我们吸取了以往出版的《中医儿科学》《中西医结合儿科学》《儿科学》《诸福棠实用儿科学》等相关教材、著作的经验及内容，同时也做了部分修订，以求更适合本科生学习使用；更新了部分儿科学的知识，进一步实现教材的创新性、实用性。

为更好地适应新教育理念，本教材非常重视课程思政内容，教学内容穿插课程思政要素，力求思政融入课程全过程。重视临床能力培养，强调理论知识和实践技能相结合，重视病因病机分析和治疗方案相结合，提升解决临床问题的能力。重视中医经典培养，引入经典选读，纳入临床案例，避免学生过分注重西医思维而淡化中医思维。

本书主要适用于全国高等中医药院校及西医药院校中西医结合临床医学专业的学生使用，也可供从事中西医结合儿科学的临床工作者阅读，并可作为中西医结合医师资格考试的复习辅导用书。

为保证本教材的专业性、权威性、先进性，邀请了全国多名在儿科学方面确有建树的中西医结合儿科学专家组成编委会。在编写过程中得到了各位编委及编委所在院校的大力支持，得到了丁樱教授、马融教授无私的帮助，在此向所有给予本书编写工作帮助和支持的领导和老师们，表示诚挚的感谢，感谢你们的辛苦付出！由于编写时间紧迫，以及学科、疾病的不断发展，本书中出现疏漏之处在所难免，殷切期望各院校师生在使用过程中不断发现问题，提出宝贵意见，以臻完善。

编委会

2022 年 3 月

目　　录

第一章　绪　　论

中西医结合儿科学是在中医儿科学、西医儿科学的基础上，从中西医结合的临床实践中产生和发展起来的临床学科，是研究从胎儿至青少年这一时期人体生长发育、生理病理、预防保健与疾病中西医诊治的一门医学科学，是我国儿科医学体系的三大主体之一。

第一节　中医儿科学发展概况

中医儿科学以中医学理论为指导，荟萃了中华民族儿童生长发育、生理病理、喂养保健和疾病防治的丰富经验，形成了独特的理论和实践体系，其形成和发展大致可分为以下四个时期。

一、萌芽期（远古至南北朝）

这一时期，儿科尚未形成专业，仅有一些零散的文献记录。商代殷墟甲骨文中，就有儿科病名的记载，如“龋”（龋齿）、“蛊”（寄生虫病）。《史记·扁鹊仓公列传》：“扁鹊名闻天下……来入咸阳，闻秦人爱小儿，即为小儿医。”记载了春秋战国时期的名医扁鹊为最早的“小儿医”。马王堆三号汉墓出土的《五十二病方》载有“婴儿病痫”“婴儿瘛”等儿科疾病。《黄帝内经》作为中医典籍，不仅建立了中医学理论体系，还有不少关于小儿生理、疾病诊断、治疗及预后的记载，如《灵枢·逆顺肥瘦》曰：“婴儿者，其肉脆，血少气弱。”《素问·通评虚实论》曰“乳子而病热，脉悬小者何如？岐伯曰：手足温则生，寒则死。常曰：乳子中风热，喘鸣肩息者……脉实大也，缓则生，急则死”。

秦汉时期，对小儿疾病的认识和防治已有医案记载。西汉淳于意《诊籍》里记载“下气汤”治疗小儿“气鬲病”，是我国现存最早的儿科医案。东汉张仲景所著的《伤寒杂病论》以六经辨证论治外感病、脏腑辨证论治杂病，对中医儿科学辨证论治体系的形成与发展有深远的影响。

南北朝时期，我国已形成医学教育体系。据《唐六典·卷十四》记载，在南朝宋文帝时，已经设置了政府医学教育。

二、形成期（隋朝至宋朝）

隋唐时期，不少医家在著作中专门论述小儿疾病。隋代巢元方《诸病源候论·小儿杂病诸候》中论述了小儿伤寒和时气两类外感病，及内伤、外科等儿科病证的病名、病因病理和证候，并提出了一些小儿养育观。唐代孙思邈《备急千金要方·少小婴孺方》，载方 320 余首，将小儿病证分为九门，对小儿出生护养及伤寒、咳嗽等常见病的诊疗均进行了论述；在《千金翼方》中又载小儿方 75 首。

唐高祖时，朝廷设立太医署，专设少小科，学制 5 年，促进了儿科专业人才的培养。

唐末宋初的《颅囟经》，是我国现存最早的儿科专著，书中提出“凡孩子三岁以下，呼为纯阳，元气未散。”即小儿为“纯阳之体”的观点，对后世认识小儿生理特点有重要影响，书中还论述了小儿脉法及小儿惊、痫、癫、疳、痢、火丹等疾病的证治。

北宋钱乙是中医儿科发展史上的杰出医家，其弟子阎季忠整理钱乙的学术思想及临床经验，编成《小儿药证直诀》。①该书提出小儿生理特点为“五脏六腑，成而未全……全而未壮”，病理特点为“脏腑柔弱，易虚易实，易寒易热”。②钱乙首创小儿五脏辨证体系，提出心主惊、肝主风、脾主困、肺主喘、肾主虚的辨证纲领，证有虚、实、寒、热之分，方有温、清、补、泻之别。③钱乙在儿科四诊中尤重望诊，特别是“面上证”“目内证”。④在治疗用药上，从五脏补虚泻实出发，注意柔润清养，运补兼施。他善于化裁古方，创制新方，创134方，如六味地黄丸、异功散、泻白散、导赤散、泻青丸等，许多方剂至今仍在临床各科广泛应用。同时阐明了急、慢惊风为阴阳异证，认为急惊风属阳、热、实，治合凉泻；慢惊风属阴、寒、虚，治合温补，成为后世治疗惊风的准则。治疗小儿伤风用大青膏，热病神昏惊搐用凉惊丸、抱龙丸，《小儿药证直诀》附篇《阎氏小儿方论》中的至宝丹、紫雪丹更成为热病开窍息风的常用方。钱乙的学术思想对整个中医儿科学的发展产生了重大的影响，后世称其为“儿科之圣”。

北宋时期，天花、麻疹等传染病流行，山东名医董汲擅用寒凉法治疗此类病证，并撰写了论述小儿麻、痘、斑、疹的第一部专著《小儿斑疹备急方论》。

南宋名医陈文中注重小儿生理上“阳气为本”和病理上“易虚易寒”的特点，在小儿时病和杂病的治疗中，时时顾护阳气，认为“药性既温则固养元阳”，将温补法广泛用于多种病证及疾病的不同阶段，创立了儿科温补学说。其著有《小儿痘疹方论》和《小儿病源方论》，提出治疗痘疹不可妄投寒凉之剂，因阴盛阳虚而出迟或塌陷者用附、桂、丁香等温燥之药；提出“养子十法”。以陈文中为代表的温补学派与以钱乙、董汲为代表的寒凉派之间的学术争鸣，促进了中医儿科学的发展。

南宋刘昉等编著的《幼幼新书》，整理汇集了宋代以前的儿科学术成就，是当时世界上内容最完备的儿科专著。同时期还有《小儿卫生总微论方》，从初生儿至年长儿，对内外五官诸多疾病的证治分门论述，如认为初生儿脐风是由于断脐不慎所致，主张用烧灼断脐法预防该病。

三、成熟发展期（元朝至中华人民共和国成立前）

中医药学在金元时期进入了百家争鸣的新时期，以金元四大家为代表的医家流派各有所长，极大推动了中医儿科学的发展。刘完素在《宣明论方·小儿门》中提出“小儿病者纯阳，热多冷少也”，主张以辛凉苦寒、清热养阴法治疗小儿热病。李东垣的脾胃学说对儿科脾胃病的研究具有重要影响，治疗小儿杂病善用升阳健运之法，其创立的补中益气汤、清暑益气汤等方剂至今仍在儿科广泛应用。张从正治热性病善用攻下法，为小儿治疗热性病采用“上病下取”法提供理论依据。朱丹溪著《幼科全书》，提出小儿“阳常有余，阴常不足”的观点，注重养阴。

元代曾世荣著有《活幼口议》及《活幼心书》，详论初生儿诸疾，是中医新生儿学早期的集中论述。他将急惊风归纳为“四证八候”，四证者，惊、风、痰、热是也；八候者，搐、搦、掣、颤、反、引、窜、视是也。提出镇惊、息风、退热、化痰的治法，创立琥珀抱龙丸、镇惊丸等方，并提出了“惊风三发便成痫”等论点，对现今临床仍有很大指导意义。

明代鲁伯嗣的《婴童百问》将婴幼儿病证设为百问，分条论述，详究其病源与证治，列方共800余首，多为常用良方。

明代薛铠著、薛己增补的《保婴撮要》，详论皮肤、骨伤、眼、耳鼻咽喉、口齿、肛肠等小儿外科病证70余种，分析小儿外科疾病的病因病机、辨证用药，内治、外治、手术兼备，对中医小儿外科学的形成做出了重大贡献。

明代世医万全著有《万氏家藏育婴秘诀》《幼科发挥》《片玉心书》等。重视小儿护养，提出“预养以培其元，胎养以保其真，蓐养以防其变，鞠养以慎其疾”的育婴四法。在钱乙和朱丹溪的学术思想基础上，提出小儿阳常有余，阴常不足，肝常有余，脾常不足，心常有余，肺常不足，肾常不足，即“三有余，四不足”的小儿生理病理学说。万氏强调调理脾胃在儿科治疗中的重要性，提出“首重保护胃气”。处方用药精炼而切合病情，提出“大抵小儿易为虚实，调理但取其平，补泻无过其剂”。

明代王肯堂的《证治准绳·幼科》概括整理了明代以前有关儿科的诸家论说，并参与己见，书中引证广博，是明代集幼科大成的学术著作。张景岳在《景岳全书·小儿则》中重视乳母与乳儿之间的关系，提出小儿辨证重在表里寒热虚实，提出小儿“阳非有余”而“阴常不足”的观点，临证用药注重甘温扶阳。

清代夏禹铸所著《幼科铁镜》重视望诊，遵循“有诸内者，必形诸外”的论点，从望面色、审苗窍来辨脏腑寒热虚实，并用“灯火十三燋”法治疗脐风等证。对惊风的治法提出“疗惊必先豁痰，豁痰必先祛风，祛风必先解热，解热必先祛邪”理论，至今仍有指导意义。

清代谢玉琼的《麻科活人全书》对麻疹各个阶段及并发症的辨证与治疗做了详细的阐述，是一本较有影响的麻疹专著。

清代陈复正著《幼幼集成》，详细叙述儿科诊法及内治诸法，将指纹辨证方法概括为“浮沉分表里、红紫辨寒热、淡滞定虚实”，“风轻、气重、命危”，至今为临床所采用。

清代吴鞠通所著《温病条辨·解儿难》提出小儿“稚阳未充，稚阴未长”的生理特点；“易于感触，易于传变”的病理特点。详述了痉（惊）、疳、痘、麻四证的病因与治法，对儿科临证具有指导意义。他创制的银翘散、桑菊饮等方更是被奉为治疗温病的经典方。

明清时期麻疹、天花流行，明清医家对痘疹防治十分重视。现有麻痘专书120余部，绝大部分出自明清医家之手。郭子章的《博集稀痘方论》载有“稀痘方”，董含的《三冈识略》载有痘衣法，即原始的人痘接种法，在明·隆庆年间（1567～1572）已盛行各地。至17世纪，人痘接种法先后流传至土耳其、英国、俄罗斯等国，较英国琴纳发明的牛痘接种（1796年）早200多年，是世界免疫学发展的先驱。

民国时期许多医家勤求古训，融会新知，如徐小圃传承了温补学派擅用温阳药回阳救逆，奚泳裳传承了寒凉学派善取寒凉药清解热毒等，救治了许多时行病危重症患儿，至今仍被广泛学习应用。

四、新时期（中华人民共和国成立后）

中华人民共和国成立后，在党和政府领导下，祖国医学有了迅速发展，儿科领域出现了崭新局面。古代中医儿科痧、痘、惊、疳四大证中的痘（天花）被消灭，痧（麻疹）为散发性疾病，重证惊风与疳证逐渐少见，随之被肺炎、腹泻、佝偻病、贫血“四病”取代。

在治疗方面，中医儿科对病毒性肺炎、支气管哮喘、癫痫、麻疹、流行性乙型脑炎等疾病的认识与治疗取得了很大进展，临床诊疗水平大为提高；对现代临床新出现的疾病如手足口病、儿童抽动症、性早熟、孤独症谱系障碍等，应用中医理论分析其病因病机，运用中医辨证论治，临床上取得了较好的疗效，扩大了中医儿科的诊疗范围；在其他如细菌性痢疾、百日咳、猩红热、秋季腹泻、急慢性肝炎、急慢性肾炎等儿科疾病的防治研究工作中，中医药也发挥了重要作用。

在剂型改革方面，除进一步研究传统的丸、散、膏、丹外，陆续研制出冲剂、口服液、栓剂、膜剂、喷雾剂、注射液等。敷贴、艾灸等外治疗法方便了儿科临床，提高了患儿依从性，得到了家长的青睐。

在医学教学方面，全国各地先后成立了中医院校，招收专科、本科、研究生（硕士、博士）等各层次学生。编写了适合不同层次教学的中医儿科学教材、参考资料。整理并出版了大批古代中医儿科著作，如《颅囟经》《幼幼新书》《幼科发挥》等，编辑了《中医大辞典·妇儿科分册》、《中华医学百科全书·中医儿科学》等。《中医儿科学》教材历经数次修订和补充，内容不断更新完善，为中医儿科的教育和继承做出了贡献。

1983 年中华中医药学会儿科分会成立，后续全国中医药高等教育学会儿科教育研究会、世界中医药学会联合会儿科专业委员会、中国民族医药学会儿科分会、中国中医药信息学会儿科分会，以及全国各省市的中医儿科专业委员会也相继成立，对促进中医儿科界的团结和推动中医儿科学学术的交流和发展，起到了重要作用。

近年，在习近平总书记的领导下，党和政府更加重视中医药的发展。相继发布了《中华人民共和国中医药法》、《"十四五"中医药发展规划》等，中医儿科学专业的发展也进入了快车道。安徽中医药大学、南京中医药大学、北京中医药大学、天津中医药大学、河南中医药大学、云南中医药大学、长春中医药大学等相继设置了中医儿科学本科专业或"5+3"一体化中医学专业中医儿科学方向，为培养中医儿科专业人才提供了更好的平台。2021 年河南中医药大学成立了全国第一个中医药高等院校的儿科医学院，进一步推动了中医儿科教育的发展和人才的培养。

思维导图

- 第一节 中医儿科学发展概况
  - 萌芽期（远古至南北朝）
    - 甲骨文就有儿科病名的记载
    - 我国最早见于文献的儿科医案为西汉淳于意《诊籍》
    - 南北朝，我国已有医学教育
  - 形成期（隋朝至宋朝）
    - 隋代巢元方《诸病源候论》论述诸多儿科病证
    - 唐朝，朝廷设立太医署，专设少小科
    - 唐末宋初《颅囟经》是我国现存最早的儿科专著
    - 北宋钱乙《小儿药证直诀》首创小儿五脏辨证体系，后世称其为"儿科之圣"
    - 北宋董汲《小儿斑疹备急方论》是论述小儿麻、痘、斑、疹的第一部专著，并擅用寒凉法治疗此类病证
    - 南宋陈文中创立儿科温补学说
    - 南宋刘昉等著《幼幼新书》是当时世界上内容最完备的儿科专著
    - 《小儿卫生总微论方》主张用烧灼断脐法预防初生儿脐风
  - 成熟发展期（元朝至中华人民共和国成立前）
    - 元代曾世荣将急惊风归纳为"四证八候"
    - 明代万全提出小儿"三有余，四不足"观点
    - 清代夏禹铸重视望诊，遵循"有诸内者，必形诸外"的论点
    - 麻疹专著：清代谢玉琼《麻科活人全书》
    - 清代吴鞠通《温病条辨》提出小儿"稚阳未充，稚阴未长"的生理特点
    - 清董含《三冈识略》载痘衣法
  - 新时期（中华人民共和国成立后）
    - 古代中医儿科四大证——痧、痘、惊、疳，被肺炎、腹泻、佝偻病、贫血取代
    - 中药研制冲剂、口服液、栓剂、膜剂、注射液等剂型
    - 全国各地先后成立中医院校
    - 各省市中医儿科专业委员会相继成立
    - 党和政府更加重视中医药的发展，成立了儿科医学院，设置了中医儿科学专业

第二节 西医儿科学发展概况

西方医学传入我国，最早可追溯到清代。1843 年英国人 Hobson 在香港教授医学，其中《妇婴新说》是一部叙述小儿看护法及小儿疾病的专著，是西医儿科学较早的译本。清代成立了教育委员会，设立了儿科专业，创办了多所以西医方法诊治小儿疾病的儿童医院，培养了不少儿科医生。辛亥革命后，我国开始创办新式医学院校。1943 年编写的《诸福棠实用儿科学》是我国最早的一部西医儿科学著作，标志着我国现代儿科学的建立。

新中国成立后，西医儿科学在我国迅速发展。政府在城乡各地按照预防为主的方针逐步建立和完善了儿科医疗保健机构，通过这些机构，儿童的生长发育监测、先天性遗传性疾病的筛查、免疫接种和“四病”的防治等得到落实，儿童常见病与多发病的诊治能力得到提高，保障了我国儿童的健康。

西医院校纷纷建立了儿科系，出版了系列西医《儿科学》教材，培养了一大批从事西医儿科的专业人才。全国各大城市建立了儿童专科医院，西医儿科医师的数量也不断增长，同时各种专业书籍不断再版完善，使儿童疾病的诊疗能力及预防保健水平得到进一步提高。

目前，我国儿童的主要健康问题从总体上看还是集中在感染性和营养性疾病等常见病、多发病方面，但与 20 世纪相比，这些疾病的发生率和严重性已经大幅度降低，在某些发达地区，严重的营养不良和急性传染病更少见。儿童期免疫性疾病、血液系统疾病等疑难病，精神卫生、意外伤害和环境污染等对儿童健康的危害，以及成人疾病的儿童期预防等将是现代儿科学面临的新挑战，这些疾病谱的变化，提示未来儿科学的任务不仅仅是疾病治疗，还应包括儿童疾病预防、儿童保健及康复等。既要降低疑难病、常见病的发病率和死亡率，更应重视儿童保健的研究。儿童保健的临床服务应该由大城市逐渐普及到中小城市和社区、乡村，应注重小儿的乳食喂养、体格生长、心理健康、智能发育、社会应对能力及病后康复等方面的研究。

21 世纪，医疗模式已经从传统生物医学模式转化到生物社会医学模式上。分子生物工程学的进展为临床诊断和治疗开辟了一条新的道路，生物医药的研究成果对某些疾病的临床治疗显示出了前所未有的作用，重大疾病的基因组学和蛋白质组学的研究必将在遗传性、代谢性疾病的防治方面产生重大突破，医学信息学的快速进展将对医学领域产生深远的影响。

思维导图

第二节 西医儿科学发展概况
- 西方医学传入我国，最早可追溯到清代
- 《妇婴新说》是西医儿科学较早的译本
- 1943年编写的《诸福棠实用儿科学》是我国最早的一部西医儿科学著作，标志着我国现代儿科学的建立
- 新中国成立后，儿科医疗保健机构逐步建立和完善，儿童常见病与多发病的诊治能力得到提高
- 西医院校纷纷建立了儿科系，出版了系列西医《儿科学》教材，培养西医儿科专业人才
- 医疗模式转化到生物社会医学模式

第三节 中西医结合儿科学发展概况

自 20 世纪开始，西医文化大量进入我国，与中医文化产生巨大撞击，因此便有了“中西医汇通”“中西医结合”的理念。大抵在 20 世纪前半叶，是以理论认识上的对照“汇通”为主，后半叶则在医疗、教学、科研领域里，“中西医结合”已逐渐成为一种主要的医学形式。中西医结合儿科学也逐渐发展。中医儿科学的形成与发展根植于中国古代哲学“天人合一”的整体观，以辨证论治为主要诊疗特点，西医儿科学的形成根植于近代自然科学唯物辩证观，偏重于微观思维模式，二者虽然有着不同的理论体系，但研究对象和研究目标是一致的，在价值标准、发展方向和学科属性上相通，为二者的兼容并蓄奠定了基础，也注定了中西医结合儿科学的诞生、形成与发展。

一、诊断方面相结合

辨病与辨证相结合成为中西医结合诊断疾病和疗效评价的新模式。中医学诊病注重宏观，多从整体观念把握小儿患病后的状态，以证候进行疾病诊断。西医学讲究微观，多从微观角度了解疾病的病因、发病机制与病理演变，以症状结合多种微观指标进行疾病诊断。同一种疾病，不同时期和不同个体表现的中医证型可能是不同的，西医诊断结合中医辨证有利于更好地实现个体化诊疗。如小儿肺炎，西医可通过多种检查，如胸片、血象等反映出炎症变化的过程和疾病的严重程度，但不同阶段、不同个体，可表现出风寒、风热、痰热、毒热、气虚、阴虚等不同证候特点。近年来，儿科界对小儿流感、肺炎、哮喘、腹泻、过敏性紫癜、癫痫、病毒性心肌炎、肾病综合征、注意缺陷多动障碍等疾病的中医辨证分型进行了规范，并制订了相应的疗效评价标准，指导辨病与辨证更规范地结合。

二、治疗方面相结合

西医辨病和中医辨证良好结合，促进中医和西医治疗手段共同运用，优势互补，提高临床疗效。如在采用激素、免疫抑制剂治疗肾病综合征时，中药可以帮助缩短激素使用的疗程、降低机体对激素的依赖或耐药、减少不良反应、减轻并发症等；对哮喘进行规范的西医治疗的同时，配合中医辨证论治，可以缩短疗程、减少哮喘发作次数、减轻发作时症状、减少合并症，提高患儿生活质量；对于难治性抽动障碍，西药联合中药、针灸、推拿等治疗，可以减轻症状，缓解部分共患病，减少复发率等。近现代中医治疗手段不断丰富，中药剂型不断改进，应用于临床更加方便有效，因此中西医结合治疗疾病更加普遍，并相继发布了关于中西医结合诊疗儿科疾病的共识，如《儿童肺炎支原体肺炎中西医结合诊治专家共识（2017 年制定）》、《儿童病毒性肺炎中西医结合诊治专家共识（2019 年制定）》、《儿童流行性感冒中西医结合防治专家共识》等。许多中西医结合指南，如《儿童紫癜性肾炎中西医诊疗指南》正在研制。

三、科学研究方面相结合

中西医结合在儿科临床上的广泛应用，极大地推动了中西医结合儿科学的科学研究工作。

临床按照大样本、多中心、随机、对照的原则，对单纯中医治疗、单纯西医治疗、中西医结合治疗的疗效进行客观评价，结果显示中西医结合治疗某些疾病可明显提高总体疗效或改善临床症状和体征，提高患儿生存质量。与此同时，病证结合动物模型的建立，使应用现代科学技术探讨中医药或中西医结合的治疗机理的研究不断深入，为中西医结合的科研工作奠定坚实的实验基础。如大量临床及实验研究表明：舌象的变化与机体的免疫状态有一定关系；清热解毒药物不仅具有抗菌、抗病毒作用，而且能改善机体的免疫状态；小儿体质与某些疾病（如哮喘）的易感性有一定关联；活血化瘀药能改善微循环障碍，对血小板黏附、聚集及释放有抑制作用。

1980 年，中国中西医结合学会成立，1986 年成立儿科专业委员会，2019 年中国中药协会儿童健康与药物研究专业委员会成立，此外中华中医药学会儿童肺炎协同创新共同体以及儿童紫癜-肾病协同创新共同体等学术团队建立，均由中西医共同参与，中医儿科与西医儿科充分发挥各自优势、探寻结合点，极大地促进了中西医学术交流和融合。

2003 年，出版了第一部《中西医结合儿科学》，在全国各高等中医药院校被广泛应用，并受到了广大师生的欢迎和好评。此后，又有针对不同层次人员的《中西医结合儿科学》出版。

综上所述，中西医结合儿科学，不仅是传统与现代的结合，也是宏观辨证与微观辨证的统一，是两种学科优势的兼容与互补。随着中西医融汇发展日益深入，中西医结合儿科也将会取得更加丰硕的成果，为儿童健康成长做出更大的贡献。

思维导图

第三节 中西医结合儿科学发展概况
- 诊断方面——西医诊断结合中医辨证能更好实现个体化治疗
- 治疗方面——西医辨病和中医辨证良好结合，优势互补，提高临床疗效
- 科学研究方面——循证研究的开展；病证结合动物模型建立

思考题

1. 中医儿科学形成于宋代的标志是什么？
2. 简述钱乙、吴瑭的学术思想。
3. 试述万全、陈复正对中医儿科学的主要贡献。
4. 新中国成立后中医儿科学有哪些新发展？

第二章　儿科学基础

第一节　小儿年龄分期与生长发育

小儿生命活动始于胚胎，并不断生长发育，直至成年。2013 年世界卫生组织界定未成年人为“0～17 岁”，随着年龄的增长，其解剖、生理和心理等功能在不同的阶段表现出不同的特点，并且受到种族、遗传、家庭、地理、饮食、疾病等先后天多种因素的影响，掌握规律对儿童预防保健、疾病防治具有重要意义。

一、小儿年龄分期

小儿年龄一般划分为七个阶段，分别为胎儿期、新生儿期、婴儿期、幼儿期、学龄前期、学龄期和青春期。各期之间既有区别，又相互联系，不能截然分开。

1. 胎儿期

从孕妇末次月经第一天算起到胎儿娩出为止，共 40 周。母亲妊娠情况与胎儿的生长发育息息相关，若妊娠期间存在感染、创伤，滥用药物，接触放射性物质、毒品，或有营养不良、严重疾病、心理创伤等外界不良因素，易导致流产、胎儿畸形或宫内发育不良。

2. 新生儿期

自胎儿娩出到生后满 28 天为新生儿期。新生儿脱离母体转而独立生存，所处的内外环境发生根本性变化，适应能力尚不完善，且患病后反应性差，故此期发病多，死亡率亦高。易出现产伤、窒息、新生儿肺炎、脐部疾病等。

围生期又称为围产期，是指胎龄满 28 周至生后 1 周。这一时期包括了胎儿晚期、分娩过程和新生儿早期，此期易患硬肿症、败血症和肺炎等疾病。重视围产期保健可降低婴儿发病率和死亡率。

3. 婴儿期

指生后满 28 天至 1 周岁为婴儿期，亦称乳儿期，也有出生至 1 周岁的论述。此期是小儿生长发育最迅速的时期。但由于脏腑娇嫩、形气未充，抗病能力较低，故易患病。饮食以母乳或牛乳为主，可逐渐添加辅食，以满足生长发育的需要。缺乏营养时，易患佝偻病和贫血；因消化能力弱，加之喂养不当，容易呕吐及腹泻。又因中枢神经系统发育不成熟，易见惊厥等神经系统症状。6 月龄后，从母体获得的免疫抗体逐渐消失，感染机会大为增加，故应积极做好预防接种。

4. 幼儿期

1～3 周岁为幼儿期。这时期的体格增长较前减缓，生理功能日趋完善，对外界环境逐渐适应。断奶后应合理喂养，防止营养不良和消化功能紊乱。由于接触感染机会增多，各种小儿急性传染病的发病率较高，应做好预防保健工作。同时，此期小儿语言、行为、思维能力增强，但对危险事物的识别能力较差，应注意防止外伤、中毒等事件的发生。

5. 学龄前期

满 3 周岁到 6～7 岁入小学前为学龄前期。此期由体格的迅速生长转变为智能的迅速发育。抗病能力较前增强，但免疫系统疾病如肾炎、结缔组织病等在学龄前期开始增多。此期儿童与外界接触日益广泛，对新鲜事物兴趣倍增，理解和模仿能力增强，语言逐渐丰富，具有较强的可塑性，应注意儿童良好品德和生活习惯的养成，继续做好预防保健工作，并注意防止误食药物、毒物等意外事故的发生。

6. 学龄期

从 6～7 岁入小学起到青春期前为学龄期。此期儿童的体格生长速度相对缓慢，除生殖系统外，各系统器官发育均已接近成人。智能发育更加成熟，可以接受系统的科学文化教育。淋巴系统在此时发育加速，急慢性扁桃体炎在此期常见。学龄期儿童应注意防治龋齿，保护视力。

7. 青春期

自第二性征出现到生殖功能基本发育成熟、身高基本停止增长的时期称为青春期。青春期年龄范围女孩从 11～12 岁开始到 17～18 岁、男孩从 13～15 岁开始到 18～20 岁。青春期的主要特点为体格生长再度加速，出现第二个高峰，继而生殖系统发育渐趋成熟，女孩出现月经，男孩发生遗精，第二性征逐渐明显。此期疾病多与内分泌及自主神经的功能紊乱有关，如甲状腺肿、情绪不稳定、月经不规则、痛经等。在保健方面，除保证供给足够的营养以满足生长发育所需外，还应加强思想教育和心理引导，使之树立正确的人生观和世界观。

二、小儿生长发育规律

小儿从胎儿期到青春期，一直处于不断的生长发育过程中。“生长”一般指形体的增长，主要反映量的变化，如身高、体重等；“发育”指功能的进展，主要反映质的变化，如智力、思维等。两者密切相关，不能截然分开。小儿生长发育的速度和顺序都遵循一定规律进行。

1. 连续性

生长发育是连续的过程，但并非等速进行。一般年龄越小，增长越快，如体重、身长，在婴儿期是第一个生长高峰，尤其是前 3 个月增长最快，以后生长速度逐渐减慢，直至青春期生长速度又加快，形成第二个生长高峰。

2. 不均衡性

小儿各系统、器官的发育顺序、生长速度有其阶段性。神经系统发育较早，大脑在出生后 2 年内发育较快，6 周岁已经达到成人大脑重量的 90%；淋巴系统在学龄期生长迅速，于青春期前达到高峰，此后逐渐下降；其他器官发育基本与体格生长平行；生殖系统发育最晚。

3. 程序性

（1）由上到下　先抬头，后抬胸，再会坐、立、行。

（2）由近到远　近端先发育，远端后发育，一般为从臂到手、从腿到脚的活动。

（3）由粗到细　粗大动作先发育，精细动作后发育，先会抬头、坐、爬、走等大运动，后会全掌握物、示指与拇指捏起细小的东西、用筷子等细运动。

（4）由简单到复杂　先画直线后画圆圈、三角形。

（5）从低级到高级　从看、听等感性认识，发展到记忆、思维等理性认识。

4. 差异性

小儿生长发育在一定范围内受遗传、营养、疾病、母亲情况、家庭及社会环境等因素的影响，存在较大的个体差异。因此，每个人的生长发育水平不会完全相同，在一定范围内的“正常值”也不是绝对的，必须结合个体的不同影响因素，才能做出正确的判断。

三、体格生长

生理常数是对健康小儿生长发育规律的总结，可用来衡量小儿的健康状况，也可用于某些疾病的诊断和为临床治疗用药提供依据。

1. 体重

是衡量小儿生长发育和营养状况的灵敏指标，也是临床计算用药剂量的重要依据。测量体重应在清晨、空腹、排便后、仅穿单衣的情况下进行。正常小儿出生时的平均体重为 3kg，与出生时体重相比，生后 3 月时约为 2 倍；1 周岁时约为 3 倍；2 岁时约为 4 倍；2 岁后到青春期前每年体重增长约 2kg。为便于临床应用，可按公式粗略估计体重：1～6 月龄，体重（kg）=出生体重＋0.7×月龄；7～12 月龄，体重（kg）=6+0.25×月龄；1 岁至青春期前，体重（kg）=8+2×年龄。

正常同年龄、同性别儿童的体重存在个体差异，一般在 10%左右，如体重增长过多或不足，均应查找原因。

2. 身高（长）

是指头顶到足底的全身长度。3 岁以下的儿童立位测量不准确，应仰卧位测量，称为身长；＞3 岁的儿童用站立位测量身高。立位测量值比仰卧位少 1～2cm。身高（长）的增长规律与体重相似，正常新生儿出生时的平均身长约 50cm；第 1 年内增长最快，约 25cm；第 2 年增长稍慢，约 10cm，2 岁时身长约 85cm。身高在青春期会出现第二次增长高峰。2～12 岁身高（长）的估算公式为：身高（长，cm）=7×年龄＋75。

人体的身高可分为上、下两部分，以耻骨联合为分界线，自头顶至耻骨联合的上缘为上部量；自耻骨联合上缘至脚底为下部量。上部量主要反映脊柱的增长，下部量主要反映下肢长骨的生长。上下部量的比例随着儿童年龄增长而减小。出生时上部量大于下部量，12 岁时上部量约等于下部量。

3. 头围

用软卷尺齐双眉上缘，通过枕骨隆突绕头一周的长度称为头围。头围的增长与脑和颅骨的生长有关。新生儿头围平均约 34cm，随着脑的发育，在出生后最初半年增长约 8cm，后半年约 4cm，故 1 岁时头围约 46cm；生后第 2 年头围增长减慢，约为 2cm，2 岁时头围约 48cm；5 岁时约为 50cm；

15 岁时已接近成人。头围测量在 2 岁前最有价值，头围过小常提示脑发育不全所致的小头畸形；头围过大可能为脑积水、佝偻病等疾病导致。

4. 胸围

用软卷尺由背后平肩胛骨下角，经过乳头绕胸一周的长度称为胸围。测量时应取呼气与吸气的平均值。胸围代表肺与胸廓的生长。出生时胸围约为 32cm，略小于头围 1～2cm。1 岁左右胸围约等于头围。以后胸围逐渐超过头围。1 岁左右头围与胸围的增长在生长曲线上形成交叉，此交叉时间与儿童营养、胸廓的生长发育情况有关，生长较差者头围、胸围交叉时间延后。

四、骨骼和牙齿

1. 颅骨

除头围外，还可依据骨缝和囟门情况来衡量颅骨的发育情况。前囟为顶骨和额骨边缘形成的菱形间隙，其大小以对边中点连线长度表示。出生时为 1～2cm，6 月龄后逐渐骨化而变小，正常健康小儿大多在 12～18 个月闭合，最迟不超过 2 岁闭合。后囟在出生时即已很小或已闭合，最迟于出生后 2～4 个月时闭合。颅骨缝在出生后 3 个月闭合。前囟检查对于评判儿童生长发育正常与否和判断疾病性质非常重要，如囟门早闭常见于小头畸形、脑发育不良；囟门晚闭常见于脑积水、佝偻病、呆小症等。颅内压增高时可见前囟饱满，脱水时可见前囟凹陷。

2. 脊柱

脊柱的增长反映脊椎骨的生长。小儿出生时脊柱无弯曲，仅呈轻微后凸；3 个月左右随着抬头动作而出现颈椎前凸；6 个月后会坐时，出现胸椎后凸；1 岁左右开始行走时出现腰椎前凸；至 6～7 岁时这三个脊柱自然弯曲才被韧带所固定，脊柱的生理弯曲使身体姿势得到平衡。应注意小儿坐、立、走姿势，选择适宜的桌椅，以保证儿童脊柱的正常形态。

3. 长骨

长骨干骺端的骨化中心随年龄的增长而按一定的顺序和部位有规律地出现，依此可反映长骨的生长成熟程度，有助于判断骨骼发育的年龄，称之为骨龄。婴儿早期可摄膝部 X 线片，年长儿摄左手及腕骨的 X 线片，以了解骨的生长，判断骨龄。腕部在出生时无骨化中心，其出生后的出现次序为：头状骨、钩骨（3 个月左右）、下桡骨骺（1 岁左右）、三角骨（2～2.5 岁）、月骨（3 岁左右）、大小多角骨（3.5～5 岁）、舟骨（5～6 岁）、下尺骨骺（6～7 岁）、豆状骨（9～10 岁）。10 岁时出全，共 10 个。1～9 岁腕部骨化中心的数目约为其岁数加 1。临床常测定骨龄以协助诊断某些疾病，如生长激素缺乏症、甲状腺功能减退症等患儿骨龄会明显延后，真性性早熟、先天性肾上腺皮质增生症患儿骨龄常超前。

4. 牙齿

人一生有乳牙（共 20 个）和恒牙（共 28～32 个）两副牙齿。出生后 4～10 个月乳牙开始萌出，13 月后尚未萌出者为乳牙萌出延迟。乳牙萌出的顺序一般为：下颌先于上颌，自前向后，上下第一乳磨牙先于上下单尖牙萌出。乳牙萌出时间及顺序存在较大的个体差异，与遗传、内分泌、食物性状有关。乳牙约在 3 岁内出齐。2 岁以内乳牙的数目约为月龄减 4（或 6）。6 岁左右乳牙开始脱落换恒牙。出牙为生理现象，出牙时个别小儿可有低热、流涎等症状。牙齿生长异常可见于严重营养不良、佝偻病、甲状腺功能减退症等疾病。

五、呼吸、脉搏、血压

小儿年龄愈小，呼吸愈快，脉搏愈快，血压愈低。

1. 呼吸、脉搏

应在小儿安静时测量呼吸和脉搏。呼吸频率可通过肺部听诊或观察腹部起伏获得，但应注意呼吸的节律及深浅。检查脉搏时应选取浅表动脉，婴幼儿最好检查股动脉或通过心脏听诊检测，应注意脉搏的速率、节律和强弱。各年龄小儿呼吸、脉搏比较，见表 2-1。

表 2-1　各年龄小儿呼吸、脉搏正常值比较

年龄分期	呼吸（次/分）	脉搏（次/分）	呼吸：脉搏
新生儿期	40～45	120～140	1：3
婴儿期	30～40	110～130	（1：3）～（1：4）
幼儿期	25～30	100～120	（1：3）～（1：4）
学龄前期	20～25	80～100	1：4
学龄期	18～20	70～90	1：4

2. 血压

测量血压时应根据年龄选择合适的袖带，袖带宽度应为上臂长度的 1/2～2/3，袖带过宽时测得的血压值较实际偏低，过窄时则较实际偏高。1 岁以上小儿正常血压可用公式推算：收缩压（mmHg）=2×年龄（岁）+80；舒张压（mmHg）=收缩压×2/3。

六、生殖系统发育

生殖系统的发育受内分泌系统下丘脑-垂体-性腺轴的控制。进入青春期后，性腺才开始发育，并出现第二性征。因此，在各系统中生殖系统发育最晚。

1. 女性生殖系统的发育

女性第二性征发育顺序为：乳房发育、阴毛出现、外生殖器改变、月经来潮、腋毛出现。整个过程需 1.5～6 年，平均 4 年，在乳房开始发育后 1 年，身高会骤然增长。

2. 男性生殖系统的发育

出生时睾丸大多已降至阴囊，10 岁前睾丸发育很慢，进入青春期开始迅速发育，附睾、阴茎也同时发育。男孩性发育首先表现为睾丸容积增大（睾丸容积超过 3ml 时即标志着青春期开始，达到 6ml 时即可有遗精现象），阴茎增长、增粗，继而出现阴毛、腋毛、胡须、喉结和声音低沉等男性第二性征。

七、神经心理发育

神经心理发育是儿童健康成长的一个重要方面，与体格发育相互影响，包括感知、运动、语言等方面。

1. 感知发育

（1）视感知　新生儿已有视觉感应功能，但不灵敏，只能看清 15～20cm 的事物，可出现一时性斜视和眼球震颤，3～4 周消失。2 个月可协调注视物体，开始有头眼协调；3～4 个月喜看自己的手，头眼协调较好；4～5 个月认识母亲面容，初步分辨颜色，喜欢红色；6～7 个月时目光可随上下移动的物体垂直方向转动；8～9 个月时开始出现视深度感觉，能看到小物体；18 个月已能区别各种形态；2 岁时可区别垂直线与横线；5 岁能区别颜色；6 岁时视深度已充分发育。

（2）听感知　出生时鼓室无空气，听力较差；3～7 日后听觉已相当良好；3～4 个月时头可转向声源；7～9 个月时能确定声源；13～16 个月可寻找不同响度的声源；4 岁听觉发育完善。

听感知发育与儿童的语言发育有直接关系，听力障碍如果不能在语言发育的关键期内（6 个月内）得到确诊和干预，则可因聋致哑。

（3）味感知　出生时味觉发育已很完善；4～5 个月后对食物轻微味道的改变已很敏感，为味觉发育的关键时期，此期应适时添加辅食。

（4）嗅感知　出生时嗅觉中枢与神经末梢已基本发育成熟，3～4 个月能区别愉快与不愉快的气味，7 个月开始对芳香气味有反应。

（5）皮肤感觉　皮肤感觉包括触觉、痛觉、温度觉和深感觉等。新生儿眼、口周、手掌、足底等部位的触觉已很敏感，而前臂、股、躯干的触觉较迟钝。新生儿已有痛觉，但较迟钝；第 2 个月起才逐渐改善。出生时温度觉已很敏感。

2. 运动发育

运动发育可分为大运动（包括平衡）和细运动两大类。

（1）大运动　新生儿俯卧时能抬头 1～2 秒；2 个月可以勉强间歇性抬头；3 个月时抬头较稳。6 个月时双手向前撑住能坐，7 个月会爬，8 个月能坐稳并可用双上肢向前爬，11 个月时可独自站立片刻，12 个月会走，15 个月可独自走稳，2 岁可双足并跳，3 岁才能快跑。

（2）细运动　指手指的精细动作。2 个月左右握持反射消失之后手指可以活动，3～4 个月可触碰并逐渐玩弄手中物体；6～7 个月时出现换手、捏与敲等探索性动作；9～10 个月能用拇指、示指捏拾东西；12～15 个月时能用匙，并试图抓扒物体，乱涂画；2～3 岁会用筷子；4 岁能自己穿衣、绘画及书写。

3. 语言发育

语言发育要经过发音、理解和表达 3 个阶段。新生儿已会哭叫；3～4 个月咿呀发音；6 个月时能听懂自己的名字；1 岁能说简单的单词；2 岁时能指出简单的人、物名和图片；3 岁时能指认许多物品，并说出 2～3 个字组成的短句；4 岁时能讲述简单的故事情节。

4. 心理活动的发展

（1）早期的社会行为　小儿社会行为是不同年龄阶段相应神经发展的综合表现。2～3 个月时小儿以笑或停止啼哭等行为、眼神和发音表示认识父母；3～4 个月的婴儿开始出现社会反应性大笑；7 个月的小儿可表现出认生、对发声玩具感兴趣；9～12 个月是认生的高峰；12～13 个月小儿喜欢玩变戏法和躲猫猫游戏；18 个月时逐渐有自我控制能力；2 岁时不再认生，易与父母分开；3 岁后可与小朋友做游戏。

（2）注意的发展　婴儿期以无意注意为主，随着年龄的增长，语言的丰富和思维能力的发展，逐渐出现有意注意。5～6 岁后小儿能较好地控制自己的注意力。

（3）记忆的发展　可分为感觉、短暂记忆和长久记忆 3 个不同的系统。1 岁内婴儿只有再认而无重现，随着年龄的增长，重现能力亦增强。幼年儿童只按事物的表面性质记忆信息，以机械记忆为主。随着年龄的增加和理解、语言思维能力的加强，逻辑记忆逐渐发展。

（4）思维的发展　1 岁以后的儿童开始产生思维，在 3 岁以前只有最初级的形象思维；3 岁以后开始有初步抽象思维；6～11 岁以后儿童逐渐学会综合分析、分类比较等抽象思维方法，具有进一步独立思考的能力。

（5）意志的发展　新生儿没有意志，随着语言、思维的发展，婴幼儿开始有意识地行动或抑制某些行动时的表现为意志的最初形式。儿童开始表现“自己来”的动作时，就是意志行为发展的标志。年龄越小，积极的意志品质表现越差。所以应在日常生活、游戏和学习过程中注意培养儿童的积极意志，增强其自制能力、责任感和独立性。

（6）情绪、情感的发展　新生儿因出生后生存环境发生巨大变化，常处于不安、啼哭等消极情绪中，而哺乳、抚摸、抱、摇等动作可增加其安全感，使其情绪愉快。随着年龄的增长，儿童对不愉快因素的耐受性逐渐增加，情绪渐趋稳定。

八、变蒸学说

我国古代医家对小儿的生长发育规律有着深刻、独到的见解，提出了变蒸学说。“变蒸”之名，始见于西晋王叔和《脉经》：“变者，变其情态；蒸者，蒸其血脉。”变主要指智能发育，蒸主要指形体增长。关于变蒸周期，按照《诸病源候论》等多数著作的记载为：出生后三十二日为一变，两变为一小蒸，十变五小蒸，小蒸毕，共三百二十日。小蒸后是大蒸，前两次各为六十四日，第三次为一百二十八日。大、小蒸共五百七十六日。

虽然变蒸学说的具体内容及使用价值，历来争议颇多。但变蒸学说初步揭示了小儿生长发育的意义和进程，与现代医学的认识有许多相似之处。其揭示的婴幼儿生长发育规律是符合实际的，对于认识小儿生长发育特点、研究当代儿童的生长发育规律有重要的借鉴价值。

思维导图

第一节 小儿年龄分期与生长发育 — 小儿年龄分期
- 胎儿期 — 从孕妇末次月经第一天至胎儿娩出为止，共40周
- 新生儿期 — 胎儿娩出到生后满28天
- 婴儿期 — 生后满28天至1周岁
- 幼儿期 — 1～3周岁
- 学龄前期 — 3周岁到6～7岁入小学前
- 学龄期 — 6～7岁入小学起到青春期前
- 青春期 — 自第二性征出现到生殖功能基本发育成熟、身高基本停止增长的时期。女孩从11~12岁开始到17~18岁，男孩从13~15岁开始到18~20岁

- 第一节　小儿年龄分期与生长发育
  - 小儿生长发育规律
    - 连续性 — 生长发育是连续的过程 — 两个生长高峰：婴儿期、青春期
    - 不均衡性 — 各系统器官发育不均衡 — 神经系统发育最早，生殖系统发育最晚
    - 程序性 — 由上到下，由近到远，由粗到细，由简单到复杂，从低级到高级
    - 差异性 — 生长发育存在个体差异 — 受很多因素的影响
  - 体格生长
    - 体重
      - 出生时 — 平均3kg
      - 1~6月龄 — 体重（kg）=出生时体重+0.7×月龄
      - 7~12月龄 — 体重（kg）=6+0.25×月龄
      - 1岁至青春期前 — 体重（kg）=8+2×年龄
    - 身高（长）
      - 出生时 — 平均50cm
      - 2~12岁 — 身高（cm）=7×年龄+75
    - 头围 — 出生时平均约34cm，1岁头围约46cm，2岁头围约48cm
    - 胸围 — 出生时胸围约为32cm，1岁左右胸围约等于头围
  - 骨骼和牙齿
    - 颅骨
      - 前囟 — 出生时为1～2cm，正常健康小儿多在12~18个月闭合，最迟不超过2岁
      - 后囟 — 出生时即已很小或已闭合，最迟于出生后2～4个月时闭合
    - 脊柱
      - 3个月左右随着抬头动作而出现颈椎前凸
      - 6个月后会坐时，出现胸椎后凸
      - 1岁左右开始行走时出现腰椎前凸
    - 长骨 — 1～9岁腕部骨化中心的数目约为岁数加1，骨化中心可反映长骨的生长成熟程度，有助于判断骨骼发育的年龄
    - 牙齿 — 2岁以内乳牙的数目约为月龄减4（或6），乳牙为20颗
  - 呼吸、脉搏、血压
    - 呼吸、脉搏 — 年龄愈小，呼吸愈快，脉搏愈快
    - 血压
      - 收缩压（mmHg）= 2×年龄（岁）+ 80
      - 舒张压（mmHg）=收缩压×2/3
  - 生殖系统发育
    - 女性 — 第二性征发育顺序：乳房发育、阴毛出现、外生殖器的改变，月经来潮、腋毛出现
    - 男性 — 睾丸容积增大、阴茎增长增粗，出现阴毛、腋毛、胡须、喉结和声音低沉
  - 神经心理发育
    - 感知发育 — 视感知、听感知、味感知、嗅感知、皮肤感觉
    - 运动发育 — 大运动、细运动
    - 语言发育 — 发音、理解和表达
    - 心理活动的发展 — 早期的社会行为；注意的发展；记忆的发展；思维的发展；意志的发展；情绪、情感的发展
  - 变蒸学说 — 我国古代医家关于小儿的生长发育规律的学说，变指智能发育，蒸指形体增长

第二节　小儿生理病理特点

小儿从出生到成人，处于不断生长发育过程中，在形体和生理、病因、病理以及对药物治疗的反应等方面，都与成人有着显著的不同，不能简单地将小儿看成是成人的缩影。历代医家对小儿生理、病理特点论述较多，归纳起来，生理特点概括为脏腑娇嫩、形气未充，生机蓬勃、发育迅速。病理特点概括为发病容易、传变迅速，脏气清灵、易趋康复。掌握小儿的生理、病理特点对指导儿

科临床的诊疗及保健工作有着重要的意义。

一、小儿的生理特点

（一）脏腑娇嫩，形气未充

脏腑，即五脏六腑；娇嫩，即未成熟，不完善；形，指形体结构，即四肢百骸、骨骼筋肉、精血津液等；气，指生理功能，如肺气、脾气、肾气等；充，即充实、完善之意。脏腑娇嫩，形气未充，是对小儿处于生长发育时期，其机体脏腑的形态尚未成熟，各种生理功能尚未健全的概括，年龄越小，这种特点表现越突出。

历代医家对此特点的论述颇多，如《灵枢·逆顺肥瘦》曰："婴儿者，其肉脆，血少气弱。"《小儿药证直诀·变蒸》说："五脏六腑，成而未全……全而未壮。"《小儿病源方论·养子十法》说："小儿一周之内，皮毛、肌肉、筋骨、脑髓、五脏六腑、营卫、气血，皆未坚固。"明代医家万全在总结前人经验和长期临床实践的基础上，在《万氏家藏育婴秘诀》、《幼科发挥》等书中系统提出了小儿阳常有余、阴常不足、肝常有余、脾常不足、心常有余、肺常不足、肾常不足，即"三有余，四不足"的小儿生理病理学说，并指出"所谓有余不足者，非经云虚实谓也"。清代《温病条辨》更进一步认为小儿时期的机体柔嫩、气血未充、经脉未盛、神气怯弱、精气未充特点是"稚阴稚阳"的表现，并指出小儿生长发育的过程是阴长而阳充，"男子……十六而精通可以有子，三八二十四岁真牙生而精足，筋骨坚强，可以任事，盖阴气长而阳亦充矣。女子……十四而天癸至，三七二十一岁而真牙生，阴始足，阴足而阳充也"。这些论述精辟地阐明了小儿，尤其是初生儿和婴儿，具有脏腑娇嫩、形气未充的生理特点。

从脏腑娇嫩的具体内容来看，五脏六腑的形和气皆属不足，其中尤以肺、脾、肾三脏更为突出，故曰小儿"肺常不足""脾常不足"及"肾常虚"。

"肺常不足"是指小儿肺脏娇嫩，肌表薄弱，腠理不实，卫外不固，外邪易由表而入，侵袭肺脏，发生疾病。体现肺常不足的主要特点有：①小儿呼吸功能发育未完善。小儿肺泡数量少且面积小，弹力纤维发育较差，胸廓小而肺脏相对较大，呼吸肌发育差，导致小儿呼吸功能未完善，呼吸储备量较小，表现为呼吸频率快，节律不齐，而且年龄越小，表现越明显。②小儿的呼吸道免疫功能低下。小儿呼吸道短且比较狭窄，黏膜嫩薄，支气管黏膜纤毛运动较差；肺内含血量多，含气量少；血中 IgG、IgA 及呼吸道的分泌型 IgA 均较低；同时，婴儿期 6 个月以后由于从母体获得的免疫抗体逐渐消失，后天免疫抗体尚未完善，因此，呼吸道的非特异性和特异性免疫功能均较差，易患呼吸道感染性疾病。

"脾常不足"是指小儿脾胃发育未臻完善，运化功能薄弱，加之小儿饮食不知自节、喂养不当等，易为饮食所伤，出现脾胃疾病。体现脾常不足的主要特点有：①小儿脾胃运化功能发育未完善。小儿消化道的腺体（如唾液腺、胃腺、胰腺等）发育不足，消化酶分泌量少，导致对食物的消化能力弱；而消化道的弹力组织和肌肉纤维发育差，食物的传导功能也弱。另外，肠黏膜薄，屏障功能较弱，肠毒素、消化不全物、过敏原等易经肠黏膜进入人体而引起疾病。②小儿脾胃的运化功能相对不足。由于小儿生长发育迅速，对水谷精微的需求相对较多，胃肠负担过重，脾胃功能相对不足。

"肾常虚"是指小儿之肾阴肾阳均未充盈、成熟。体现肾常虚的主要特点有：①小儿肾主生长发育的功能尚不足。小儿时期肾的气血未充，骨骼未坚，齿未长或长而未坚。②小儿肾主生殖繁衍的功能不足。青春期前的女孩无"月事以时下"，男孩无"精气溢泻"。小儿生殖系统到青春期才开始迅速发育并逐渐成熟，具备生殖能力。③小儿肾主二便的功能不足。婴幼儿二便不能自控或自控能力弱等。肾中精气不充盛，肾脏对膀胱的开阖约束力弱，临床表现年龄越小，对二便的控制力越弱。肾为先天之本，主藏精，主水，主纳气。“肾气”的生发是推动小儿生长发育、脏腑功能成熟的根本动力。随着小儿年龄的不断增长，至女子“二七”、男子“二八”左右才逐渐成熟完善起来。

此外，小儿心、肝两脏同样未臻充盛，功能尚不健全。心主血脉、主神明，小儿心气未充、心神怯弱，表现为脉数，易受惊吓，思维及行为的约束能力较差。肝主疏泄，在体合筋，小儿肝气尚未充实，阴血失养，经筋刚柔未济，表现为好动，易发惊惕、抽风等症。

古代儿科医家将小儿脏腑娇嫩、形气未充的特点，概括为“稚阴稚阳”。所谓“阴”，是指体内的精、血、津液等物质；“稚阴”指的是精、血、津液，也包括脏腑、筋骨、脑髓、血脉、肌肤等有形之质，皆未充实、完善。所谓“阳”，是指体内脏腑各种生理功能活动；“稚阳”指的是各脏腑功能活动均属幼稚不足和处于不稳定状态。“稚阴稚阳”是说小儿在物质基础与生理功能上都是幼稚和不完善的，需要不断地生长发育、充实完善。

（二）生机蓬勃，发育迅速

生机，指生命力，活力。生机蓬勃，发育迅速，是指小儿在生长发育过程中，无论在机体的形态结构方面，还是各种生理功能方面，都在迅速地、不断地向着成熟完善的方面发展，年龄愈小，这种发育的速度愈快。

古代医家把小儿生机蓬勃、发育迅速的特点概括为“纯阳之体”或“体禀纯阳”。如《颅囟经·脉法》说：“凡孩子三岁以下，呼为纯阳，元气未散。”所谓“纯”，指小儿未经情欲克伐，胎元之气尚未耗散；所谓“阳”，即以阳为用，说明小儿生机旺盛，发育迅速，好比旭日之初升，草木之方萌，蒸蒸日上、欣欣向荣的蓬勃景象。因此“纯阳”并不等于“盛阳”，更不是有阳无阴或阳亢阴亏。

“稚阴稚阳”和“纯阳之体”学说概括了小儿生理特点的两个方面。前者论述了小儿脏腑的形态、功能均较幼嫩而未臻成熟；后者概括小儿在生长发育、阳充阴长的过程中，表现出生机旺盛、发育迅速的生理特点。两学说均阐明了小儿生理功能特点，为临床诊疗提供了重要的理论依据。

二、小儿的病理特点

小儿的病理特点是由其生理特点决定的。小儿脏腑娇嫩、形气未充，抗病能力也较弱，故发病容易、传变迅速；小儿生机蓬勃、发育迅速，故脏气清灵、易趋康复。关于小儿的病理特点，古代儿科医家从各个不同的侧面作了论述。归纳起来有“十易”：即隋代《诸病源候论》的“易虚易实”；宋代《小儿药证直诀》的“易寒易热”；金代《儒门事亲》的“易饥易饱”；清代《解儿难》的“易于传变，易于感触”；《医源》的“易于伤阴”；明代《景岳全书·小儿则》的“一药可愈”（易于康复）。后人将其归纳为“发病容易、传变迅速，脏气清灵、易趋康复”。

（一）发病容易，传变迅速

由于小儿脏腑娇嫩，形气未充，形体和功能均较脆弱，对疾病的抵抗力较差，加之寒暖不知自调，乳食不知自节，一旦调护失宜，则外易为六淫所侵、内易为饮食所伤，故病理上表现为易于发病，传变迅速，年龄越小则越突出。

小儿疾病的发生，病因和临床表现与成人相比均有明显差别，这是由小儿的生理特点所决定的，主要包括了两个方面：一是机体正气不足，御邪能力低下；二是对某些疾病有易感性。

1. 从发病原因来看

小儿肌肤疏薄，腠理不密，藩篱至疏，寒暖衣着不能自理，因此风、寒、暑、湿、燥、火之邪易从皮毛而入，侵犯肺卫，而致肺气失宣，外感疾病较多，故有六淫易犯的特点；小儿元气不足，抗病能力较差，尤其是半岁后，从母体所获的免疫抗体逐渐下降，自身免疫抗体又尚未完善，时疫疠气易从口鼻而入，发生多种时行疾病，故有疫疠易染的特点；小儿脾胃不足，运化功能尚不健全，加之乳食不知自节，易发生多种胃肠道疾病，故有易伤乳食的特点；小儿神志发育未臻完善，心脑功能不全，胆怯神弱，不能忍受外界的强烈刺激，若目触异物，耳闻异声，易发生惊恐、客忤或卒发惊搐等症；若反复惊恐或缺乏安全感，易发生心理行为异常等病证，故有易受惊恐的特点；小儿年少无知，缺乏自控能力，不知利害关系，容易发生跌仆落水、烫烧伤等意外事故，故有易发生意外伤害的特点。此外，小儿的发病还与先天禀赋因素及胎产损伤有关。

2. 从常见病证来看

除先天禀赋不足（如解颅、五迟、五软）和新生儿特有疾病外，小儿外感疾病和脾胃疾病更为多见。小儿肺常不足，肌肤疏薄，腠理不密，加之寒暖不知自调，护理失当，外邪易从口鼻而入，以致肺气失宣，发生感冒、咳嗽、肺炎喘嗽等肺系病证，使肺系疾病成为儿童发病率最高的一类疾病；小儿脾常不足，运化力弱，由于生长发育的需要，力求多摄取营养以供其所需，胃肠负担相对较重，加之小儿乳食不知自节，若稍有调护不当，内伤饮食，易发生呕吐、泄泻、积滞、疳证等脾胃系病证，是目前儿科发病率占第二的一类疾病；小儿脏腑柔嫩，阴精不足，感邪后邪气易于枭张，从阳化热，由温化火，易致热极生风、邪陷心肝而发生惊搐、昏迷等心肝系统病证；小儿肾常虚，精髓未充、骨气未成，先天肾气虚弱，若后天失于调养，影响小儿生长发育，易患五迟、五软、鸡胸、龟背等病证；肾阳不足、下元虚寒，不耐寒凉攻伐，若用药不慎，易患遗尿、虚损等病证。总之，小儿有“肺娇易病、脾弱易伤、心热易惊、肝胜易搐、肾虚易损”的特点。

3. 从疾病传变来看

小儿患病后传变迅速，疾病的寒热虚实容易相互转化或同时并见，概括而言，即“易虚易实、易寒易热”。

（1）易虚易实　是指小儿一旦患病，邪气易实而正气易虚。实证可迅速转化为虚证，或者出现虚实并见、错综复杂的证候。如偶患感冒，易转为肺炎，出现咳嗽、气急、鼻扇等肺气闭塞之象。若不及时予以开宣肺气，则又可迅速出现正虚邪陷，心阳不振，气滞血瘀，虚中有实之象。又如婴幼儿泄泻，原为外感时邪或内伤乳食的实证，但常易迅速出现液脱伤阴或阴竭阳脱的危候。

（2）易寒易热　是指在疾病进程中，由于“稚阴未长”，故易阴伤阳盛，表现热的证候；又由于“稚阳未充”，阳气稚弱又易遭损伤，而出现阴寒之证。如患风寒外束之寒证，可郁而化热，甚至热极生风，出现高热抽搐等风火相煽的热证；在急惊风之高热抽搐、风火相煽的实热内闭的同时，可转瞬出现面色苍白、汗出肢冷、脉微细等阴盛阳衰的危候。小儿温病较成人多见，而温邪多从火化，因此也是“易热”病理特点的具体表现。临床上小儿病证的寒、热、虚、实的相互转化特别迅速，是小儿病理变化的特点；寒热互见，虚实并存，或寒热虚实错综复杂，也是儿科病证的表现特点。故对小儿疾病的诊治，必须强调辨证清楚，诊断正确，治疗及时，用药审慎果敢。

（二）脏气清灵，易趋康复

虽然小儿较成人有发病容易，传变迅速的特点，但其病情好转的速度亦较成人为快。除病因单纯，病中少受七情影响外，小儿病证易于康复的主要原因是生机蓬勃、精力充沛、脏气清灵、较少陈年痼疾，发病之后表现出较强的生命力和恢复力，对药物等治疗的反应也比较敏捷。只要诊断正确、辨证准确、治疗及时、处理得当、用药适宜，疾病易快速康复，正如张景岳《景岳全书·小儿则》云："其脏气清灵，随拨随应，但能确得其本而撮取之，则一药可愈，非若男妇损伤、积痼痴顽者之比。"

总之，对于儿科病证，既要掌握小儿易于发病、病后易于传变的规律，也要了解其脏气清灵、易趋康复的特点，做到准确诊断、及时治疗，对于儿科的轻病浅证固然要有信心，即使是重病顽证也不要轻易气馁，要充分应用各种治疗手段，全力以赴地积极救治，调动小儿机体自身的抗病康复功能，争取最佳的治疗效果。

思维导图

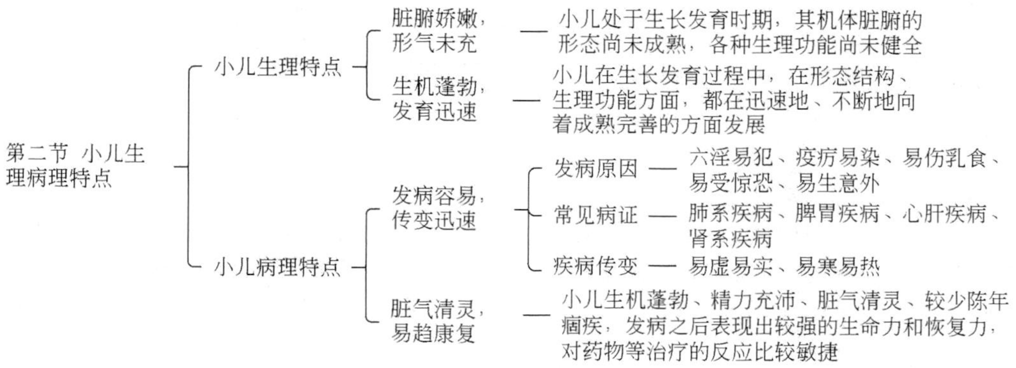

第三节　小儿营养与保健

小儿生长发育迅速，充足的营养、科学的喂养、有效的保健是保障小儿健康成长的重要因素。早期营养供应失衡不仅影响小儿生长发育的潜能，甚至可引起成年后的一些慢性代谢性疾病。重视小儿营养，特别是加强对婴幼儿时期的营养管理，提倡母乳喂养，及时纠正小儿营养不良，可为以后的身心健康打下良好基础。小儿保健目标是保障小儿的健康成长，其研究内容涉及儿童体格生长、社会心理发育、营养、疾病预防与管理等多方面。

一、小儿营养基础

营养是指人体利用食物以维持生长发育等生命活动的整个过程。胎儿依靠孕母供给营养，出生后营养素则主要来自所摄取的食物。小儿营养与成人不同之处在于其需要充足的营养素和能量，以保证其持续不断的生长发育。

（一）能量需求

能量是生命中一切生化过程和生理功能的基础，由三大产能营养素（碳水化合物、脂肪、蛋白质）供给。小儿能量的需要包括以下五个方面：

1. 基础代谢

是指在清醒安静状态下，环境温度为18～25℃时能量所需，以维持人体基本生理功能的需要。婴幼儿期基础代谢所需能量比成人要高，所需能量约占总能量60%。1岁以内约为230.12kJ（kg・d）1kJ=0.2389kcal；7岁时为184.10kJ/（kg・d）；12岁约需125.52kJ/（kg・d），与成人相仿。

2. 食物的特殊动力作用

指食物在消化、吸收、转运、代谢利用和储存过程中所消耗的能量，又称食物生热效应。可因各种食物的性质、成分不同而消耗量也不同，其中蛋白质最高，约为所供能量的30%，碳水化合物和脂肪较低，仅为4%～6%。婴儿摄取蛋白质较多，故此项能量消耗约占总能量的7%～8%，较大儿童一般为5%左右。

3. 生长所需

这部分能量为小儿所特有，其需要量与生长速度成正比。1岁以内婴儿生长发育最快，这项所需能量约占总能量的25%～30%，以后逐渐减少，至青春期生长发育再度增高，这方面能量所需又大增。

4. 活动消耗

波动较大，与小儿体格大小、活动强度、活动持续时间、活动类别等有关。如1岁以内小儿活动所需约为63～84kJ/（kg・d）。多动好哭者比安静的小儿需要的能量可高出3～4倍。随年龄增长，需要量渐增，到12～13岁约为126kJ/（kg・d）。

5. 排泄消耗

未经消化吸收的食物排泄至体外所损失的能量通常占总能量的10%，当腹泻及其他消化功能紊乱时，可成倍增加。

以上五项的总和即是能量需要的总量称总能量。<6月的婴儿所需的总能量平均为376kJ/（kg・d）；7～12月龄的婴儿约为334kJ/（kg・d）；以后随年龄增大所需能量逐渐下降，每三岁减去41.8kJ，15岁时为251kJ/（kg・d）。

（二）营养素需求

1. 蛋白质

是构成人体组织、细胞的基本成分，也是维持人体一切生理功能的物质基础，次要功能是供能，约占总能量的8%～15%。1岁以内的婴儿蛋白质的推荐摄入量为1.5～3g/（kg・d），由于婴幼儿生长发育迅速，保证优质蛋白供给非常重要，应占50%以上。1岁以后蛋白质需要量逐渐减少，直到成人的1.1g/（kg・d）。长期缺乏蛋白质可致营养不良、生长发育停滞、贫血、水肿等；进食过多蛋白质可致消化不良、便秘等。

2. 脂类

包括脂肪、甘油三酯和类脂，是机体的第二供能营养素，并协助脂溶性维生素的吸收，维持体温（皮下脂肪起保温隔热作用），保护脏器不受损伤。有些脂肪酸在人体内不能合成，必须在食物中摄取，成为必需脂肪酸。必需脂肪酸对细胞膜功能、基因表达、防止心脑血管疾病和生长发育都有重要作用。婴儿脂肪需要量约 4g/（kg・d），＞6 岁儿童每日约需 2.5～3g/（kg・d）。饮食中脂肪供给的热量约占总能量的 35%～50%，年长儿约为 20%～30%。长期缺乏脂肪，可致营养不良和脂溶性维生素缺乏症；脂肪过多可引起腹泻及食欲不振，长期摄入脂肪过多，可导致动脉粥样硬化症。

3. 糖类

是供给机体热能的主要来源。另外，糖类还可与脂肪酸或蛋白质结合成糖脂、糖蛋白和蛋白多糖，参与细胞多种生理活动。1 岁以内约需糖 12g/（kg・d），2 岁以上约需 10g/（kg・d）。2 岁以上小儿糖类供能应占总能量的 55%～65%。糖类主要来源是谷类食物。糖类摄入不足可引起低血糖，机体将脂肪和蛋白质分解产生酮体而致酮中毒；长期摄入过多糖类，可引起肥胖症及心血管疾病。

4. 矿物质与维生素

每日需求量甚少，不产能，但对维持生长发育与生理功能必不可少。矿物质包括常量元素和微量元素。在矿物质中，人体含量大于体重 0.01%的各种元素称为常量元素，如钙、磷、钾等。微量元素在体内含量很低，绝大多数小于体重的 0.01%，需要通过食物摄入，如碘、锌、硒、铜、钼、铬、钴、铁、镁等。其中铁、碘、锌缺乏是全球最主要的微量营养素缺乏症。

维生素一般不能在体内合成（维生素 D、部分 B 属及维生素 K 例外）或合成量太少，必须由食物供给。维生素分为水溶性（B 族维生素和维生素 C）和脂溶性（维生素 A、D、E、K）两大类。对儿童来说，维生素 A、D、C、B、K 是较容易缺乏的维生素。

（三）其他膳食成分

1. 水

是机体必不可少的物质，是体液的重要组成部分。水参与机体的一切代谢和生理功能，对维持体内环境起着重要作用。水的需要量取决于能量的需要，并与饮食的质和量以及肾脏浓缩功能有关。婴儿水的需要量相对较多，6 个月前婴儿水总摄入量为 700ml/d（主要来自母乳），6 月龄～1 岁为 900ml/d，1～4 岁为 1.3～1.6L/d。

2. 膳食纤维

膳食纤维多为碳水化合物，不被小肠吸收，在大肠被细菌分解，产生短链脂肪酸，降解胆固醇，改善肝代谢，预防肠萎缩。功能为吸收大肠水分，软化大便，增加大便体积，促进肠蠕动等。儿童可从谷类、新鲜蔬菜、水果中获得一定量的膳食纤维。

二、小儿喂养

（一）婴儿喂养

主要有母乳喂养、人工喂养和部分母乳喂养（混合喂养）、辅食添加四种形式。

1. 母乳喂养

（1）母乳喂养的优点　母乳是满足婴儿生理和心理发育的天然最好食品，对婴儿的生长发育有不可替代的作用。一个健康的母亲可提供足月儿正常生长到 6 个月所需要的营养素、能量、液体量。

1）营养丰富：母乳营养、生物效价高，易被婴儿利用。人乳含必需氨基酸比例适宜，所含酪蛋白为β-酪蛋白，凝块小；白蛋白为乳清蛋白，均易于消化吸收；母乳中乙型乳糖（β-双糖）含量丰富，有利于脑发育及双歧杆菌、乳酸杆菌生长；母乳含不饱和脂肪酸较多，初乳更高，有利于脑发育。母乳的脂肪酶使脂肪颗粒易于消化吸收。母乳中钙、磷比例适当（2∶1），钙吸收好；母乳中含低分子量的锌结合因子-配体，易吸收，锌利用率高；母乳中铁含量为0.05mg/dl与牛奶相似，但母乳中铁吸收率（49%）高于牛奶（4%）。母乳喂养婴儿很少出现过敏。

2）富含免疫物质：母乳中含有丰富的抗体、活性细胞和其他免疫活性物质，可增强婴儿抗感染能力。初乳中含丰富的 SIgA，在胃中不被消化，在肠道中发挥免疫防御作用；母乳中催乳素也是一种有免疫调节作用的活性物质，促进新生儿免疫功能成熟；母乳中含丰富的乳铁蛋白，可发挥抑制细菌生长的作用。

3）方便经济：母乳温度及泌乳速度适宜，新鲜无细菌污染，直接喂哺简便、省时省力，十分经济。

4）其他：母乳喂养可密切母亲和子女的感情，有利于婴儿早期智力开发和今后身心健康发展。母亲产后哺乳可刺激子宫收缩，促进母亲早日恢复；哺乳期推迟月经复潮，可起一定节育作用。并且，母乳喂养还能降低乳母患乳腺癌和卵巢肿瘤的可能性。

（2）母乳喂养方法

1）产前准备：孕母产前应做好身、心两方面的准备。保证孕母合理营养，孕期体重增加适当（12～14kg）。加强进行母乳喂养优点的宣传和增强信心的教育。

2）乳头保健、促进乳房分泌：妊娠后期每日用清水擦洗乳头；哺乳前先用毛巾热敷乳房，促进乳房血液循环流量。2～3分钟后，从乳房外侧边缘向乳晕方向轻拍或按摩乳房，促进乳房感觉神经的传导和泌乳。乳母的营养状况、精神状态及是否有效刺激和排空乳房是维持乳量的主要因素。

3）尽早开奶、按需哺乳：婴儿出生后，要尽早开奶（产后15分钟～2小时），最初几日按需哺乳，此后可每2～3小时喂一次，逐渐延长到3～4小时一次，一昼夜6～7次。4～5个月后可减少至5次。每次哺乳约15～20分钟，两侧乳房应先后交替哺乳，每次哺乳应让乳汁排空，可适当延长或缩短喂哺时间，以吃饱为度。

4）正确的喂哺技巧：哺乳姿势宜取坐位，清洁乳头后以食指和中指夹持乳头两旁帮助婴儿含吸住乳头及乳晕的大部分，先吸空一侧，再吸另一侧。喂哺完毕，将小儿轻柔竖直抱起，头靠母肩，虚掌轻拍后背，排出吞入空气，以免溢乳。

（3）断乳　随着婴儿逐渐长大，母乳已不能满足需要，自生后4～6个月进入转奶期应逐渐添加辅食，为完全断奶做准备。进入转奶期要逐渐减少哺乳次数、增加辅食，并试用奶瓶或杯匙喂食。一般12个月左右是完全断奶的最合适时期。如婴儿患病或遇酷暑、严冬，可延至婴儿病愈、秋凉或春暖季节断奶。母乳充足可延至1岁半。

2. 人工喂养

由于各种原因不能进行母乳喂养时，可选用配方奶、兽乳或其他代乳品喂养婴儿，称为人工喂养。

牛乳是最常用的代乳品，所含蛋白质虽然较多，但以酪蛋白为主，酪蛋白易在胃中形成较大的凝块；牛乳中脂肪颗粒大，并缺乏消化酶，不易消化；另外，牛乳中含不饱和必需脂肪酸少，明显低于人乳，牛乳中乳糖含量亦低于人乳。奶方的配制包括稀释、加糖和消毒三个步骤。稀释度与小儿月龄有关，生后不满2周采用2∶1奶（即2份牛奶加1份水）；以后逐渐过渡到3∶1或4∶1奶；

满月后即可进行全奶喂养。加糖量为每 100ml 加 5～8g；婴儿约需加糖牛奶 110ml/（kg・d），需水 150ml/（kg・d）。配方奶粉是以牛乳为基础进行改造的奶制品，其中宏量营养素尽量接近母乳，更适合婴儿的消化能力和肾功能，如降低了酪蛋白的含量；添加了乳清蛋白、不饱和脂肪酸、乳糖等重要营养素；强化了一些微量营养素如维生素 A、维生素 D、铁、锌、核苷酸等。在不能进行母乳喂养时，配方奶粉应作为优先选择的乳类来源。目前，常用的乳制品还有全脂奶粉、鲜羊乳等。在不易获得乳制品的地区或对牛奶过敏的婴儿，还可选用大豆类代乳品进行喂养。

3. 部分母乳喂养（混合喂养）

同时采用母乳与配方奶或兽乳喂养婴儿为部分母乳喂养，有以下两种情况：

（1）*补授法*　母乳不足时，用配方奶或兽乳补充母乳喂养为补授法。适宜 6 个月内母乳不足的婴儿。补授时，母乳哺喂时间不变，每次先哺母乳，将乳房吸空，然后再以其他配方奶或兽乳补充母乳不足部分。这样有利于刺激乳腺，促进乳汁分泌，防止母乳进一步减少。补授的乳量可根据母乳量多少及婴儿的食欲大小来确定。

（2）*代授法*　用配方奶或兽乳替代一次母乳量为代授法。母乳喂养婴儿至 4～6 个月龄时，为了断离母乳开始引入配方奶或兽乳时宜采用代授法。即在某一次母乳哺喂时，有意减少哺喂母乳量，增加配方奶量或兽乳，逐渐替代此次母乳量，直至完全替代所有的母乳。

4. 辅食添加

婴儿期生长发育速度较快，随着月龄逐渐长大，乳汁所供给的量和营养素日显不足，且消化功能逐渐成熟，可以接受其他种类的食物，故应适时合理添加辅食。

添加辅食时应根据婴儿的实际需要和消化系统成熟程度，遵照循序渐进的原则进行。辅食添加的原则有：从少量到适量，以使婴儿有一个适应过程；由稀到稠，如从米汤到稀粥，到稠粥，再到软饭；由细到粗，如从菜汁到菜泥，乳牙萌出后可试食碎菜；由一种到多种，习惯一种食物后再加另一种，不能同时添加几种；如出现呕吐、腹泻时应暂停喂食该种添加品，待恢复正常后，再从开始量或更小量喂起。天气炎热和婴儿患病时，应暂缓转换添加新品种。各种食品的添加转换顺序见表 2-2。

表 2-2　添加辅食的顺序

月龄	添加的辅食
4～6 个月	米糊、稀粥、水果泥、菜泥
7～9 个月	粥、烂面条、菜末、蛋黄、鱼、肝泥、肉末、豆腐、水果
10～12 个月	软饭、面条、馒头、碎肉、碎菜、豆制品、水果

（二）幼儿喂养

1～3 岁的幼儿处于以乳食为主转变为以普通饮食为主的时期，这个时期乳牙已逐渐长齐，但脾胃功能尚不完善，幼儿膳食宜软、碎、新鲜、营养丰富。蛋白质每天 40g 左右，其中优质蛋白（动物性蛋白质和豆类蛋白质）应占总蛋白的 1/2。忌油腻煎炸及辛辣食物。膳食安排以谷类为主食，辅以鱼、肉、蛋、豆制品及蔬菜、水果等。食物种类要多样化，荤素搭配。就餐次数可根据实际需求每天安排 4～5 次，除 3 次正餐外，可加 1～2 次乳类或营养点心。平时还应注意培养幼儿良好的饮食习惯，吃饭定时，每餐定量，合理选择零食，培养不挑食、不偏食的习惯。

（三）学龄前儿童喂养

学龄前儿童消化功能逐步完善，膳食结构基本接近成人。食物要含有丰富的碳水化合物，蛋白质每天30～35g左右，建议一般为动物性食物蛋白质；每天要注意从全麦食品、蔬菜等食物中补充适量的膳食纤维。少食高脂、高糖食物及饮料。独立进食，不强迫进食，进食时不玩耍、看电视或家长追逐喂食。学习遵守餐桌礼仪，鼓励儿童参与餐前准备。

三、小儿保健

小儿保健是针对小儿生长发育过程中的影响因素，采取有效措施，加强有利因素，防止不利因素，促进和保证小儿健康成长的综合性防治医学。其目的是增强小儿体质，降低小儿发病率和死亡率。不同年龄阶段的儿童保健侧重点也不同。

1. 胎儿期

胎儿发育与孕母身体健康、心理卫生、营养状况和生活环境等密切相关，胎儿期保健主要通过孕母的保健来实现。胎儿期保健的重点在于预防。

（1）预防遗传性疾病与先天畸形　大力提倡、普及男女双方婚前检查及遗传咨询，禁止近亲结婚，可减少先天性遗传性疾病患儿的出生；避免接触放射线、烟、酒以及铅、苯、汞、有机磷农药等化学毒物；孕母患病应在医生指导下用药，注意孕期用药安全，避免药物致畸。

（2）保证充足营养，调摄精神　胎儿最后3个月生长发育迅速，尤其是脑的发育明显加快，妊娠中后期应加强铁、锌、钙、维生素D等重要营养素的补充，也应防止营养素摄入过多导致胎儿体重过重，影响分娩和儿童期及成年后的健康。注意缓解孕母精神压力，减少精神负担，劳逸结合，注重精神、情操、道德的修养，令气血安和，身心健康。

（3）预防感染　包括孕期及分娩时，孕妇早期应预防风疹病毒、巨细胞病毒、单纯疱疹病毒及弓形虫的感染，以免造成胎儿畸形及宫内发育不良；分娩时应预防来自产道的感染。

（4）产前检查　重视产前检查及产前诊断，筛查高危对象，异常者终止妊娠，尽可能避免妊娠期合并症，预防流产、早产、异常产的发生。

（5）加强对高危新生儿的监护　早产儿、低体重儿、围生期缺氧、窒息、低体温、低血糖、低钙和颅内出血等疾病的高危新生儿应予以特殊监护和积极处理。

2. 新生儿期

新生儿期是小儿出生后生理功能进行有利于生存的重大调整时期。发病率及死亡率均较高，因此，新生儿保健是儿童保健的重点，主要预防出生时的缺氧、窒息、低体温、寒冷损害综合征和感染。

（1）出生时的护理　出生时应注意保暖，产房室温宜为25～28℃，预防寒冷损伤综合征（硬肿症）；新生儿娩出后迅速清理口腔内黏液，保证呼吸道通畅，预防早期新生儿缺氧、窒息；严格消毒，结扎脐带；记录出生时Apgar评分、体温、呼吸、心率、体重与身长；除高危新生儿外，提倡母婴同室，尽早开乳。

（2）新生儿保健　①保暖：新生儿居室温度以20～22℃左右，湿度为55%左右为宜，要随着气温高低，调节室内温度及衣被。②喂养：提倡母乳喂养，指导母亲正确的哺乳方法，按需哺乳。③护理：新生儿皮肤娇嫩，应保持皮肤清洁，并注意脐部护理，选择柔软的衣服与尿布。④筛查先天性代谢缺陷病：出生后要进行苯丙酮尿症、先天性甲状腺功能低下等遗传代谢病及发育性髋关节发育不良、先天性心脏病、听力的筛查，有地区已将遗传代谢疾病筛查的病种扩展到几十种。⑤完成卡介苗和乙肝疫苗第一剂的接种。

3. 婴儿期

婴儿期的体格生长十分迅速，需要丰富的营养素满足其生长的需要，但其消化功能尚未成熟，故易发生消化紊乱和营养缺乏性疾病。

（1）合理喂养　世界卫生组织目前推荐纯母乳喂养至小儿 6 个月，母乳喂养可持续到 1 岁半。部分母乳喂养或人工喂养婴儿则应选择配方奶粉。自 4～6 个月开始应添加辅食。

（2）促进感知觉发育　婴儿期是感知觉发展的快速时期。经常给予各种感知觉刺激，可促进大脑发育。

（3）体格锻炼　出生后几天即可补充维生素 D，并推荐长期补充。坚持户外活动，进行空气浴、日光浴和主、被动体操有利于体格生长。

（4）预防接种　该时期应按计划免疫程序完成基础免疫。

（5）定期体检　6 个月以下婴儿建议 1～2 个月一次体检，6 个月以后 2～3 个月一次体检，便于早期发现缺铁性贫血、佝偻病、营养不良、发育异常等疾病并予以及时干预和治疗。

4. 幼儿期

由于感知能力和自我意识的发展，对周围环境产生好奇、乐于模仿，幼儿期是社会心理发育最为迅速的时期。幼儿期是语言发展的关键时期，该时期应重视与幼儿的语言交流，通过游戏、讲故事、唱歌等促进幼儿语言发育和大运动能力的发展。同时，应培养幼儿的独立生活能力，安排规律生活，养成良好的生活习惯，如睡眠、进食、排便、沐浴、游戏、户外活动等。定期进行体格检查，及时监测并防止肥胖以及营养不良等营养性疾病的发生，预防龋齿。由于该时期的儿童已经具备一定的活动能力，应预防异物吸入、烫伤、跌伤等意外伤害。

5. 学龄前期

学龄前期儿童的智能发展快，理解能力逐渐增强，是性格形成的关键时期。因此，加强学龄前期儿童的教育非常重要，应注意培养其良好的学习习惯、想象与思维能力，使之具有良好的心理素质。应通过游戏、体育活动等增强体质。每年应进行 1～2 次体格检查，进行视力、龋齿、缺铁性贫血等常见病的筛查与矫治。保证充足营养。学龄前期儿童独立活动范围大，应预防溺水、外伤、误服药物以及食物中毒等意外伤害。

6. 学龄期

学龄期儿童求知欲强，是获取知识的最重要时期，该时期应提供适宜的学习条件，培养良好的学习习惯，并加强素质教育；应积极引导体育锻炼，不仅可增强体质，同时也培养了儿童的毅力和意志力；合理安排生活，供给充足营养，预防屈光不正、龋齿、缺铁性贫血等常见病的发生；重视并预防免疫性疾病的发生；加强意外伤害的防范意识。

7. 青春期

青春期是体格发育的第二个高峰，同时第二性征开始出现。此期内分泌系统发生一系列变化，心理发育如逻辑思维等达到新的水平。此期由于体格生长的加速和活动的增加，必须加强营养。积极参加体育活动，以增强体质，锻炼意志。在青春期应进行正确的性教育，重视心理卫生咨询，善于引导并培养正确的人生观、价值观，以使其在生理和心理上有正确的认识。

四、计划免疫

计划免疫是根据儿童免疫和传染病特点制定的免疫程序，有计划地使用生物制品进行预防接种，提高小儿免疫水平，达到控制和消灭传染病的目的。

按照我国卫健委规定，1 岁内婴儿必须完成卡介苗，脊髓灰质炎三价混合疫苗，百日咳、白喉、破伤风类毒素混合制剂，麻疹减毒疫苗及乙型肝炎病毒疫苗等基础免疫。根据流行地区、季节或家长自己的意愿，也可进行乙型脑炎疫苗、流行性脑脊髓膜炎疫苗、风疹疫苗、流感疫苗、甲型肝炎病毒疫苗、水痘疫苗、流感杆菌疫苗、肺炎疫苗、轮状病毒疫苗等的接种。

预防接种可能引起一些不良反应，比如卡介苗接种后 2 周左右局部可出现红肿浸润；脊髓灰质炎三价混合疫苗接种后可能极少数婴儿发生腹泻；百日咳、白喉、破伤风类毒素混合制剂接种后可出现红肿、疼痛、低热、疲倦等；麻疹疫苗接种后少数儿童可出现轻微麻疹；乙肝疫苗接种后少数人可出现低热、局部轻微疼痛等，一般不必处理，严重者应及时到医院就诊。

思维导图

- 第三节　小儿营养与保健
  - 小儿营养基础
    - 能量需求 —— 基础代谢、食物的特殊动力作用、生长所需、活动消耗、排泄消耗
    - 营养素需求 —— 蛋白质、脂类、糖类、矿物质与维生素
    - 其他膳食成分 —— 水、膳食纤维
  - 小儿喂养
    - 婴儿喂养
      - 母乳喂养
        - 母乳喂养优点 —— 营养丰富；富含免疫物质；方便经济；其他
        - 合宜的母乳喂养方法 —— 产前准备；乳头保健、促进乳房分泌；尽早开奶、按需哺乳；正确的喂哺技巧
        - 断乳 —— 一般12个月左右是完全断奶的最合适的时期
      - 人工喂养 —— 配方奶、牛乳等
      - 部分母乳喂养 —— 补授法、代授法
      - 辅食添加
        - 辅食添加的原则：从少到多，由稀到稠，由细到粗，由一种到多种
        - 辅食添加顺序：见表2-2
    - 幼儿喂养 —— 脾胃功能尚不完善，膳食宜软、碎、新鲜，营养丰富
    - 学龄前儿童喂养 —— 消化功能逐步完善，膳食结构基本接近成人
  - 小儿保健
    - 胎儿期 —— 预防遗传性疾病与先天畸形；保证充足营养，调摄精神；预防感染；产前检查；加强对高危新生儿的监护
    - 新生儿期 —— 出生时的护理；新生儿保健
    - 婴儿期 —— 合理喂养；促进感知觉发育；体格锻炼；预防接种；定期体检
    - 幼儿期 —— 促进语言、大运动能力的发展，防止意外伤害
    - 学龄前期 —— 性格形成的关键期，加强教育
    - 学龄期 —— 加强学习、体育、素质及性教育，增强营养，培养防范意识
    - 青春期 —— 加强营养，正确的性教育，重视心理卫生
  - 计划免疫 —— 根据儿童免疫和传染病特点制定的免疫程序，提高小儿免疫水平，达到控制和消灭传染病的目的

第四节　儿科诊法概要

一、中医四诊

由于小儿在生理、病理及疾病的演变过程中具有特殊的表现，小儿望、闻、问、切四诊的内容与成人相比不尽相同。

（一）儿科诊法的特点

1. 儿科四诊难在不全

《小儿药证直诀·原序》中说："小儿之病，虽黄帝犹难之，其难一也。……小儿脉微难见，医为持脉，又多惊啼，而不得其审，其难二也。脉既难凭，必资外证。而其骨气未成，形声未正，悲啼喜笑，变态不常，其难三也……小儿多未能言，言亦未足取信，其难四也。"说明儿科诊病主要是难在"四诊"不全，提供辨治的依据不多，难于诊断。

2. 以望诊为主

小儿肌肤嫩薄，体内阴阳气血偏盛偏衰的变化比较容易表现出来，即所谓"有诸内，必形诸外"。故在儿科四诊的运用中，把望诊放在首位，强调望诊的重要性。《幼科铁镜·望形色审苗窍从外知内》："望闻问切，此固医家之不可少一者也，在大方脉则然，而小儿科，则惟以望为主，问继之，闻则次，而切则无矣。"

3. 年龄不同，四诊内容有异

儿童处于不断生长发育的阶段，四诊的内容在不同的年龄段不同。例如望指纹是3岁以下儿童特有的诊法，婴幼儿需要注重诊察囟门的变化，学龄期需要观察儿童的性征发育情况，青春期着重询问儿童注意力、观察性格等的变化情况。

4. 合理运用现代诊法

现代诊法是四诊的有效补充，要合理地运用现代诊法，了解人体的内在变化，为疾病的早期筛查提供方便，并能指导儿童的治疗用药。如借助尿常规了解血尿和蛋白尿的情况，血常规可以了解白细胞、红细胞、血小板的计数等。

（二）望诊

临证在望诊察病时，首先应对患儿做整体望诊，然后再根据具体病情，有目的、有次序地局部望诊，这样才能发现对于诊断和治疗有指导意义的症状和体征。望诊可分为总体望诊（望神色、望形态）和局部望诊（审苗窍、察指纹、辨斑疹、察二便）两个方面。

1. 望神色

包括望神和望色两个方面。神有广义与狭义之分。广义的神，指人体生命活动总的外在表现，即人的生机和动态；狭义的神即"神志"，指人的意识、思维、情志活动。望神可以判断精气的盈亏，从而测知脏腑的功能状态、病情的轻重及预后。望神主要从目光是否有神、意识是否清楚、反应是否敏捷、躯体动作是否灵活协调等方面去判断患儿有神、失神等不同情况。目光炯炯、意识清楚、反应敏捷、躯体动作灵活协调为有神，是健康或病情轻浅之象；反之若二目无神、精神萎靡、反应迟钝为失神，提示患儿体弱多病或病情较重。

面部望诊是小儿望神色的重要组成部分。我国小儿正常的面色是色微黄、透红润、有光泽，因禀赋及其他因素影响，正常面色亦有差异。常用的面部望诊方法有五色主五病、五部配五脏。

五色主五病，望色主要是望面部的颜色和光泽。皮肤颜色分青赤黄白黑五种，简称五色。五脏六腑之气，皆上应于面，而面部又是十二经络汇聚之所，故察面色，可了解脏腑气血的变化。正常小儿的面色，不论肤色如何，均应红润有光泽，否则即为病态。

（1）**面呈红色** 主热证，有实热、虚热之分。面红目赤，咽部红肿，多为外感风热；面红，高热，口渴引饮，汗多，尿赤，多为里热炽盛；午后颧红，潮热盗汗，多为阴虚内热；久病重病患者面色苍白，却时而颧赤泛红如妆、游移不定，为虚阳上越，是阳气欲脱的危重证候，又称戴阳证。

（2）**面呈白色** 主寒证、虚证。外感初起面色苍白，无汗，多为风寒外束；面白少华，唇色淡白，多为血虚；面色㿠白者，多属阳虚寒证；㿠白而虚浮，多为阳虚水泛；突然出现面色苍白，气息微弱，伴四肢厥冷，汗出淋漓，多为阳气暴脱，若由大出血或长期反复出血所致者，为气随血脱，伴见血虚、血脱症状。

（3）**面呈黄色** 主脾虚、湿证。面色萎黄，形体消瘦，纳呆腹胀，多为脾虚失运，常见于疳证；面色黄而枯槁无光，称为萎黄，多属脾胃气虚，气血不足；面目色黄而鲜明，为湿热内蕴之阳黄；面目黄而晦暗，为寒湿阻滞之阴黄。

（4）**面呈青色** 主寒证、痛证、瘀证及惊痫。面色时青时白，表情痛苦，多为里寒腹痛；面唇青紫，气促，多为肺气闭塞，心脉瘀阻；面色青而晦暗，以鼻梁、两眉间及口唇四周尤为明显者，多为惊风之先兆，或癫痫发作之时。

（5）**面呈黑色** 主寒证、痛证、瘀证、水饮证。面色灰黑晦暗，多为肾气虚衰；面色青黑，四肢厥冷，多为阴寒内盛；面色黧黑，肌肤甲错，多为血瘀日久；两颊暗黑，多为肾虚水泛。

五部配五脏，五部指左腮、右腮、额上、鼻部、颏部。根据小儿面部不同部位的色泽变化，结合所属脏腑来推断病变的部位与性质，就是五部配五脏的望诊方法。五部与五脏的关系及主病，最早见于《小儿药证直诀·面上证》："左腮为肝，右腮为肺，额上为心，鼻为脾，颏为肾。"

2. 望形态

形，指形体；态，指动静姿态。望形态包括望全身形态和局部形态两个方面。

望全身形态即了解全身的一般状态，包括发育、营养等。若全身形态正常，则表现出发育正常、筋骨坚强、肌肉丰满、肤润发泽、姿态活泼。反之则为异常病态。喜伏卧，多为内伤饮食；喜蜷卧，多为内寒盛，或腹痛；仰卧少动，两目无神，多为重病、久病，体质极虚；端坐呼吸，喉中痰鸣，多为痰涎壅盛；头摇不能自主，两目上翻，牙关紧闭，颈项强直，四肢抽搐，角弓反张，多为惊风；肢体细软无力，活动障碍者，多为气血两虚，肌肉筋脉失养。

望局部形态包括望颅囟、头、项、躯体、四肢、肌肤、毛发、指（趾）甲等部位。观察头颅的大小和有无畸形；囟门大小、闭合的早迟和有无凸凹等情况；颈项的软、硬、斜、正及活动是否正常、颈部脉络是否显现等；胸背、腹、腰各部的外形、肌肉发育等情况，并注意呼吸时胸、腹形态的变化；四肢的外形和活动情况；观察肌肤的色泽、状态、有无皮疹等；观察毛发的色泽及分布的疏密；观察指（趾）甲的外形与色泽等。

3. 审苗窍

苗窍是指目、耳、口、鼻、舌及前后二阴。苗窍为五脏的外候。审苗窍可测知相应脏腑的病变。正如《幼科铁镜・望形色审苗窍从外知内》曰："故小儿病于内必形于外，外者内之著也。望形审窍，自知其病。"

（1）察目　主要望眼神目光、目珠（包括白睛、黑睛、瞳仁等部分）、上下眼胞及目内外眦的情况。包括望白睛的颜色，黑睛、瞳仁的大小及活动情况，上下眼胞的外形、颜色，目内外眦的外观等情况。眼睑开阖无力，是元气虚惫；寐时眼睑张开而不能闭合，是脾虚气弱之露睛；寤时眼睑不能闭，是气血两虚之睑废。瞬目，属于风证；两目呆滞，转动迟钝，是肾精不足，或为惊风之先兆；两目直视，瞪目不活，是肝风内动。白睛黄染，多为黄疸；目赤肿痛，是风热上攻。目眶凹陷，啼哭无泪，是阴津大伤。瞳孔缩小或不等大或散大，对光无反应，提示病情危殆。

（2）察耳　观察外耳形状，外耳道有无分泌物，提耳时是否疼痛，必要时使用耳镜检查鼓膜。耳壳丰厚，颜色红润，属先天肾气充沛；耳壳薄软，耳舟不清，属先天肾气不足。耳内疼痛流脓，为肝胆火盛；以耳垂为中心的腮部漫肿疼痛，是痄腮之表现。

（3）察鼻　观察鼻形、鼻腔分泌物及通气情况。鼻翼扇动，伴气促，为肺气郁闭。鼻塞，流清涕，多为风寒证；鼻流黄浊涕，多为风热证；鼻孔干燥，为肺热伤津或燥邪犯肺；鼻衄，多为肺热迫血妄行。

（4）察口　观察口唇厚薄、有无苍白、发绀、干燥；口腔黏膜和牙龈有无红肿、溃烂；腮腺导管开口处有无红肿及分泌物；口腔内有无异味。牙齿的数目，出牙的顺序、排列是否整齐，有无龋齿。新生儿牙龈上有白色斑块斑点，称为马牙，属正常现象。察咽喉主要察咽部有无充血、溃烂、疱疹、假膜；咽后壁有无出血、脓肿；喉核是否红肿、溃烂等。

（5）察舌　主要观察舌体、舌质和舌苔三个方面。正常小儿舌体柔软、淡红润泽、伸缩自如，舌面有干湿适中的薄白苔。不同年龄小儿的正常舌象有所差异，如新生儿舌嫩红无苔，哺乳婴儿可有乳白苔。

舌体胖嫩伴有齿痕，多为脾肾阳虚，或有水饮痰湿内停；舌体肿大青紫，见于气血瘀滞；舌体强硬或短缩，多为热盛伤津；舌颤，为风证；木舌和重舌，属心脾火炽；连舌，因舌系带过短所致；弄舌，多为心气不足，或属智力低下；吐舌，常为心经有热，吐舌不收，则心气将绝；舔舌，口唇四周灰暗或有脱屑，多因脾经伏热。

舌质淡白，为气血虚亏；舌质绛红，舌有红刺，为温热病邪入营入血；舌红少苔，甚则无苔而干，为阴虚火旺；舌紫暗或紫红，为气血瘀滞。

舌苔白为寒，苔黄为热，苔腻为湿或食，苔剥为热或胃之气阴不足。舌上津液之有无，反映热之有无及热之轻重。苔色异常，注意是否系染苔，不可误认为是病苔。

（6）察二阴　男孩阴囊不紧不松，是肾气充沛的表现。在患病过程中，阴囊紧缩者多寒；弛纵不收者多热。阴囊中睾丸肿大透亮不红，为水疝；阴囊中有物下坠，时大时小，上下可移，为小肠下坠之狐疝；腹痛啼哭而将睾丸引入腹者，俗称"走肾"。阴囊水肿可为全身性水肿的一部分，如肾病综合征；也可为局部因素所致，如局部炎症或过敏反应、静脉血或淋巴液回流受阻等。女孩前阴潮红，甚至有分泌物，多为湿热下注，亦须注意是否有蛲虫病。

肛门潮湿红痛，多属湿热。肛门脱出，色红为热，色淡为虚；肛裂，多因大便干结，如大肠积热、血虚便秘、气滞便秘。

4. 察指纹

是3岁以下小儿特有的诊法。指纹是从虎口沿食指内侧（桡侧）所显现的脉络（浅表静脉）。分风、气、命三关，食指根（连掌）的第一指节为风关，第二指节为气关，第三指节为命关（图2-1）。

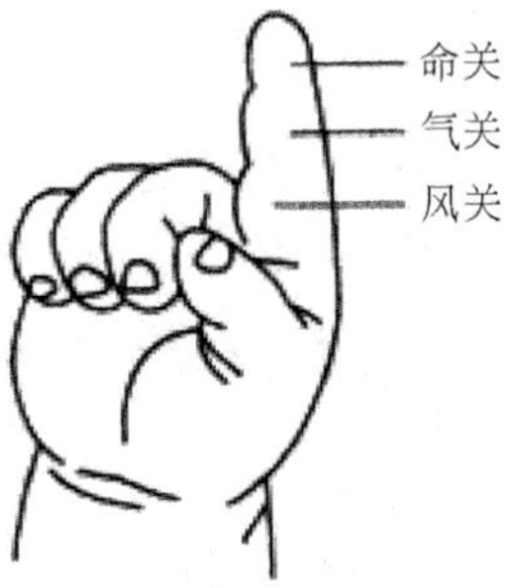

图2-1　指纹三关图

诊察指纹的方法是：在自然光线下，将小儿抱于光亮处，医生用一手示指、中指固定小儿腕关节，拇指固定其示指末端，然后医生用另一手的拇指桡侧，从命关到风关，用力适中地反复推按。正常小儿的指纹是淡紫隐隐而不显于风关以上。临床根据指纹的浮沉、色泽、推之是否流畅及指纹到达的部位来辨证。并以“浮沉分表里、红紫辨寒热、淡滞定虚实、三关测轻重”作为辨证纲领。

浮沉分表里。浮，为指纹显露，主病邪在表；沉，为指纹深隐，主病邪在里。

红紫辨寒热。纹色鲜红浮露，多为外感风寒；纹色紫红，多为邪热郁滞；纹色淡红，多为内有虚寒；纹色青紫，多为瘀热内结；纹色深紫，多为瘀滞络闭，病情深重。

淡滞定虚实。淡，为推之流畅，指纹浅淡而纤细者，多属虚证；滞，为推之不流畅，复盈缓慢，指纹浓滞而增粗者，多属实证。

三关测轻重，根据指纹所显现的部位判别疾病的轻重。达风关者病轻；达气关者，示病邪入里，病情稍重；达命关者，示病邪深入，病情加重；若“透关射甲”即指纹穿过了风、气、命三关达到指甲的部位，若非一向如此，则病情危笃。

指纹诊法在临床有一定的诊断意义。指纹的影响因素较多，如先天性血管分布、走向异常，年龄、体型、皮下脂肪、皮肤颜色、外界温度等，若纹证不符时，或者指纹的变化不明显者，当“舍纹从证”。

5. 辨斑疹

不同疾病的皮疹在分布部位、出没时间及出没顺序等方面有不同特点。按其形态、肤色有斑与疹的区别。凡点大成片，形态大小不一，色红或紫，不高出皮面，压之不褪色，即所谓“有触目之色，无碍手之质”者谓之斑，常见于温热病、疫疹，或杂病紫癜。凡点小量多，状似针尖，高出皮面，压之褪色，抚之有碍手感，谓之疹，常见于麻疹、奶麻、风疹、丹痧、水痘等发疹性疾病。辨斑疹不仅有助于对疾病的诊断及鉴别诊断，同时对判断病情的轻重顺逆也有重要的意义。

6. 察二便

主要观察二便的次数、量、颜色、气味等。

正常小儿的大便是色黄而干湿适中。婴幼儿时期因喂养方式不同，正常粪便的特点不一。

（1）胎便　新生儿出生3日内排胎便，性黏稠，墨绿或深绿色，无臭。

（2）母乳喂养儿大便　呈膏状或带少许黄色粪便颗粒，黄或金黄色，偶尔稍稀而略带绿色，稍有酸臭气。

（3）人工喂养儿大便　较干稠，淡黄或灰黄色，有明显的臭味，呈中性或碱性。

（4）混合喂养儿大便　常受到添加辅食种类的影响，添加淀粉类食物可使大便增多，稠度稍减，稍呈暗褐色，臭味加重。添加各类蔬菜、水果等辅食时大便外观与成人粪便相似，初加菜泥时，常有小量绿色便排出。

大便燥结，为内有实热或阴虚内热；大便稀薄，夹有白色凝块，为内伤乳食，或有湿；大便赤白黏冻，为湿热积滞；大便呈果酱色，伴阵发性哭闹，常为肠套叠；大便色泽灰白不黄，多系胆道阻滞。

小便清澈量多为寒；小便色黄量少为热；尿色深黄为湿热内蕴；黄褐如浓茶，多为湿热黄疸。尿色红或镜检红细胞增多者，无痛为尿血，有痛为血淋，鲜红多为血热，淡红多为气虚，暗红多为阴虚或瘀滞。临证时亦要考虑饮水或食物对小便色和量的影响。

（三）闻诊

闻诊包括听声音和嗅气味两个方面。

1. 听声音

包括听小儿啼哭声、语言声、咳嗽声、呼吸声等。声音与五脏有密切的关系，闻声音也可以帮助诊察脏腑的病变。以闻啼哭声与呼吸声最为重要。闻语言声、咳嗽声、呼吸声的强弱可判断患儿疾病的寒热虚实，有关内容见于呼吸系统等章节。

啼哭是小儿的语言。《医宗金鉴·幼科心法要诀》说："有声有泪声长曰哭，有声无泪声短曰啼。"初生小儿，离开母腹，便会发出响亮的啼哭，若不啼哭，则属病情危急。健康小儿啼哭有泪，声音洪亮，属正常。小儿常以啼哭表示不适，如饥饿思食、尿布浸湿、包扎过紧或衣被过厚、受惊、虫咬等，或以啼哭表示索求，如欲求玩具、欲求母抱等，此属生理现象。若啼哭声尖锐、忽然惊啼、哭声嘶哑、大哭大叫不止，或常啼无力，声慢而呻吟者，当详细寻求原因。

2. 嗅气味

气味包括患儿口中气味、排泄物和分泌物所发出的气味。口中嗳腐酸臭，多为乳食积滞；口气臭秽，多为脾胃积热；脓涕腥臭，多为鼻渊；呼出气味如烂苹果味，可见于糖尿病酮症酸中毒；呼出气味呈苦杏仁味，可见于氰化物中毒；呼出气味如蒜臭，可见于有机磷中毒等。

（四）问诊

问诊是了解病情和选择治疗用药的重要手段。近代医家何廉臣在《儿科诊断学》中列出"十问歌"，可作为临床参考："一问寒热，二问其汗，三问头身，四问胸腹，五问饮食，六问睡眠，七问饥渴，八问溲便，九问旧病，十问遗传。"儿科问诊主要有以下注意事项：

1. 问年龄

年龄对疾病诊断有重要意义，儿科某些疾病往往与年龄有密切关系，儿童用药的种类和剂量也常按年龄的大小而定。

问年龄要询问实足年龄，新生儿出生 1 小时内的记录到分钟，出生在 24 小时以内的记录到小时，之后应问明出生天数；2 岁以内问明实足月龄，2 岁以上应问明实足岁数及月数。

2. 问病情

包括询问疾病的症状及持续时间，病程中的病情变化，发病的原因，治疗用药等。着重询问以下内容：

（1）问寒热 询问寒热的微甚进退，发作时间与持续时间，需结合望诊、切诊等。如通过触摸患儿头额、胸腹、四肢、手足心等部位，或哺乳时的感觉，呼吸时鼻气温度以及面色来测知小儿是否发热；通过观察其姿态，如依偎母怀，蜷缩而卧，喜暖避冷，测知有无畏寒。

（2）*问出汗* 询问汗出的多少、部位、时间、颜色、冷热、粘衣与否、伴随症状等，以判断汗出正常与否、病证寒热虚实、病情预后等。

（3）*问头身* 较大儿童能诉说头痛、头晕及身体其他部位的疼痛和不适，较小儿童可从望形态、闻啼哭声中了解。

（4）*问二便* 患儿大小便的次数、量、性状、颜色及排便时的感觉，有些可从望诊中获悉，有些可通过问诊了解。

（5）*问饮食* 询问饮食量的多与少、饮食有无偏嗜，有时尚需询问进食的时间等。

（6）*问睡眠* 询问睡眠的时间长短、白天和夜晚睡眠有无颠倒，是否入睡困难，眠中是否安宁，或是否过于深沉等。小儿睡眠总以安静为佳。年龄越小，睡眠时间越长。入夜心怀恐惧而难寐，多为心神失养；睡中露睛，多为脾虚；睡眠不宁，辗转反侧，喜俯卧者，多为气血失和，胃弱积滞；睡中齘齿，或因虫积，或因胃气失和；寐而不宁，肛门瘙痒，多为蛲虫；睡中惊惕，梦中呓语，多为心肝火旺，或脾胃不和；睡眠过于深沉，不容易被唤醒，多为清窍闭塞。

3. 问个人史

包括胎产史、喂养史、生长发育史、预防接种史等。

（1）*胎产史* 要问清胎次、产次、是否足月、顺产或难产、分娩方式、出生地点、出生情况、孕期母亲的营养和健康状况、用药情况等。

（2）*喂养史* 包括喂养方式和辅食添加情况等，对年长儿还应询问饮食习惯，目前的食谱和食欲等。

（3）*生长发育史* 包括体格生长和智能发育，如体重、身长增长情况，出牙和囟门闭合的时间，坐、立、行、语等出现的时间；对已入学小儿还应了解学习成绩，注意力等情况。

（4）*预防接种史* 包括接种年龄、接种种类、接种次数和接种后的反应等。

4. 问家族史

家族成员直系血亲中有无遗传性疾病史、过敏性疾病史以及目前健康状况等。

5. 问疾病史

包括现病史、既往史。现病史围绕主诉询问主要证候表现，发病时间及经过，可能的病因、诱因，以及治疗用药、治疗后反应情况等。既往史询问曾患何种疾病、发作次数、治疗情况及效果。

（五）切诊

包括脉诊和按诊两部分。

1. 脉诊

小儿脉诊与成人脉诊不同，3 岁以下小儿以察指纹诊法代替脉诊。3 岁以上，7 岁以下小儿，用“一指定三关”的方法诊脉，也称作“寸口一指脉”，即一般以医生的食指或拇指同时按压寸、关、尺三部，并取轻、中、重三种不同指力，体会脉象变化。正常小儿脉象平和，较成人细软而快。小儿年龄越小，脉搏越快。小儿一般以浮、沉、迟、数、有力、无力六种基本脉象，辨疾病的表里、寒热、虚实。当“脉证不符”时，可“舍脉从证”。

2. 按诊

是用手按压或触摸颅囟、颈腋、四肢、皮肤、胸腹等，以察其冷、热、软、硬、突、陷、有无癥瘕痞块等情况，从而协助诊断病情。儿科触诊应注意以下几个方面：

（1）*小婴儿按诊*　须触摸顶部及枕部颅骨，了解前后囟的大小与闭合的情况，注意有无隆起或凹陷，颅骨有无软化等。

（2）*小儿腹部按诊*　应尽量在小儿安静时，或在婴儿哺乳时进行，如啼哭不止时，可利用吸气时作快速按诊。腹部按诊要注意肝、脾的大小。正常新生儿至 1 周岁，在右锁骨中线右肋缘下 1～3cm 可触及肝，边缘钝；3 岁以内大部分在右肋缘下 1～2cm；7 岁以上绝大部分不能扪及。脾脏仅偶于正常婴儿 1 岁以前在左肋骨弓下触得。

（3）*其他*　要根据年龄特点以判断按诊所得资料的临床意义，如小儿年龄小，按诊时往往啼哭，使检查不易准确；判断有无压痛时，主要观察小儿的表情变化，而不能完全依靠小儿的回答。

二、中西医结合病历书写要点

参照国中医药医政发〔2010〕29 号文《中医病历书写基本规范》执行。中医病历书写是指医务人员通过望、闻、问、切及查体、辅助检查、诊断、治疗、护理等医疗活动获得有关资料，并进行归纳、分析、整理形成医疗活动记录的行为。包括门（急）诊病历和住院病历，均要求客观、真实、准确、及时、完整、规范。中西医结合病历书写亦参照《中医病历书写基本规范》执行。

在儿科中西医结合病历书写中，有以下要点：

1. 主诉

是指促使患者就诊的最主要原因，包括症状、体征和持续时间。

2. 现病史

（1）起病情况：患病的时间，起病缓急，前驱症状，可能的病因和诱因。

（2）主要症状的特点：主要症状出现的部位、性质、持续时间、程度及加重或缓解的因素。

（3）病情的发展与演变：主要症状的变化及新近出现的症状。

（4）伴随症状：各种伴随症状出现的时间、特点及演变过程，各伴随症状之间，特别是与主要症状之间的相互关系。

（5）记载与鉴别诊断相关的阳性或阴性材料。

（6）诊疗经过：何时何处就诊，做过何种检查，诊断何病，经过何种治疗，所有药物名称，剂量和效果。

（7）一般情况：目前的食欲、大小便、精神、体力、睡眠、体重改变等情况。

3. 既往史

是指患者过去的健康和疾病情况。内容包括既往一般健康状况、疾病史、传染病史、预防接种史、手术外伤史、输血史、药物过敏史等。

4. 个人史

3 岁以内小儿应详细询问出生史、喂养史和生长发育史。应从以下四个方面重点描述：

（1）*出生史*　胎次、产次、孕期、分娩方式、出生时体重、出生时情况，必要时加问母亲孕期营养及健康情况。如为早产，应询问原因。新生儿病历应将出生史写在现病史的开始部分。

（2）喂养史　婴儿营养不良及消化功能紊乱者应重点描述喂养方式；人工喂养者询问其理由；乳品种类、调配方法、分量；添加辅食的日期、种类、份量和方法，断奶日期及有无困难。年长儿应询问食欲、饮食习惯等。

（3）生长发育史　体格发育，如能抬头、独坐、独步、出第一颗牙的时间、身高、体重增长情况；智力发育，如何时能笑、能认人、能言；如已入学，应询问其学习成绩及一般活动情况。

（4）预防接种史　包括结核、麻疹、脊髓灰质炎、流脑、乙脑、百日咳、白喉、破伤风、乙型肝炎等疾病的预防接种，记录接种时年龄、反应及最近一次的接种时间。

5. 家族史

（1）家庭成员及密切接触者的健康情况。

（2）有无家族性或遗传性疾病史及传染病史。

（3）父母年龄、职业、家庭经济情况、居住环境、是否近亲结婚，如已去世应记录死因。

（4）母亲各次分娩情况，孕期健康情况。

（5）同胞健康情况。

6. 体格检查

（1）基本生命体征　体重、体温、呼吸、脉搏、血压、身长、头围、胸围是否测量视年龄与病情而定，发育营养状况，精神状态，皮肤弹性，皮下脂肪的分布和充实度，有无出疹和瘀点。

（2）头部及其器官　头颅有无畸形，囟门情况；有无鼻翼扇动；唇（颜色，有无疱疹、皲裂、溃疡、畸形、色素沉着，口角有无溃疡），牙（数目、形状，有无龋齿），龈（色泽，有无肿胀、溃疡、出血、溢脓），舌（形态，舌质、舌苔、舌系带，舌下有无囊肿），口腔黏膜（颜色，腮腺管开口情况，有无瘀点、溃疡、麻疹黏膜斑、鹅口疮），腭（有无腭裂、出血点、溃疡），咽（颜色、吞咽情况、悬雍垂动作），喉（有无声音嘶哑、失音、喘鸣声），扁桃体（大小、充血程度、有无分泌物或假膜）等。

（3）胸部　胸廓有无畸形（鸡胸、肋串珠、赫氏沟）和三凹征。心前区有无隆起，心界大小和位置，心脏听诊。

（4）腹部　脐部有无出血、分泌物和脐疝。

（5）肛门　有无畸形、脱垂和肛裂。

（6）外生殖器　男性外生殖器的形状，睾丸有无下降，有无阴囊水肿、疝和鞘膜积液；女性的尿道、阴道有无畸形和分泌物。

（7）四肢　有无畸形（“O”形或“X”形腿）、骨骺端肥大和杵状指（趾）。

（8）神经系统　必要时需做运动、感觉及其他有关检查，小婴儿需做拥抱反射、握持反射、吸吮反射和觅食反射等检查。

（9）专科情况　应当根据专科需要记录专科特殊情况。

（10）中医望、闻、切诊　应当记录神色、形态、语声、气息、舌象、指纹、脉象等。

病历书写中应包括中医诊断和西医诊断，其中中医诊断包括疾病诊断与证候诊断。诊断依据包括中医辨病辨证依据与西医诊断依据，鉴别诊断包括中医鉴别诊断与西医鉴别诊断。还应列出诊疗计划，提出具体的检查计划、中西医治疗措施及预防调护等。

思维导图

- 第四节　儿科诊法概要
  - 中医四诊
    - 儿科诊法特点 —— 儿科四诊难在不全；以望诊为主；年龄不同，四诊的内容有差异；合理地运用现代诊法
    - 望诊
      - 望神色
        - 面呈红色，主热证
        - 面呈白色，主寒证、虚证
        - 面呈黄色，主虚证、湿证
        - 面呈青色，主寒证、痛证、瘀证及惊痫
        - 面呈黑色，主寒证、痛证、瘀证、水饮证
      - 望形态
        - 全身形态 —— 了解全身的一般状态，包括发育、营养
        - 局部形态 —— 望颅囟、头、项、躯体、四肢、肌肤、毛发、指（趾）甲等
      - 审苗窍 —— 察目、耳、鼻、口、舌、二阴
      - 察指纹 —— 浮沉分表里、红紫辨寒热、淡滞定虚实、三关测轻重
      - 辨斑疹
      - 察二便
        - 胎便 —— 新生儿3日内排胎便，性黏稠，墨绿或深绿色，无臭
        - 母乳喂养儿的大便 —— 膏状或带少许黄色粪便颗粒，黄或金黄色，偶尔稍稀而略带绿色，不臭
        - 人工喂养儿的大便 —— 较干稠，淡黄或灰黄色，有明显的臭味，呈中性或碱性
        - 混合喂养儿的大便 —— 受到添加辅食种类的影响
    - 闻诊
      - 听声音 —— 听小儿啼哭声、语言声、咳嗽声、呼吸声等
      - 嗅气味 —— 患儿口中气味、排泄物和分泌物所发出的气味
    - 问诊
      - 问年龄
      - 问病情 —— 问寒热、出汗、头身、二便、饮食、睡眠
      - 问个人史 —— 胎产史、喂养史、生长发育史、预防接种史
      - 问家族史 —— 家族成员直系血亲中有无遗传性疾病史、过敏性疾病史以及目前健康状况等
      - 问疾病史 —— 包括现病史、既往史
    - 切诊
      - 脉诊 —— 3岁以下小儿以察指纹诊法代替脉诊，3~7岁脉诊采用“一指定三关”
      - 按诊 —— 用手按压或触摸颅囟、颈腋、四肢、皮肤、胸腹等，协助诊断
  - 中西医结合病历书写要点
    - 主诉 —— 促使患儿就诊的主要症状（或体征）及持续时间
    - 现病史 —— 患儿本次疾病的发生、演变、诊疗等方面的详细情况
    - 既往史 —— 患儿过去的健康和疾病情况
    - 个人史 —— 出生史、喂养史、生长发育史、预防接种史
    - 家族史
    - 体格检查 —— 基本生命体征、头部及其器官、胸部、腹部、肛门、外生殖器、四肢、神经系统、专科情况，中医望、闻、切诊
    - 诊断 —— 中医诊断和西医诊断，中医辨病辨证依据，西医诊断依据、鉴别诊断
    - 诊疗计划 —— 检查、中西医治疗措施、调护等

第五节　儿科治法概要

小儿生理、病理、病因及疾病演变过程等有着明显的年龄特点，故在治疗原则、治疗方法、药物选择、给药剂量及给药方法等方面，均与成人有所不同。中医与西医治疗小儿疾病各有优势，中西医结合，取长补短，优势更加明显，为小儿疾病的治疗提供更加有效的手段和方法。

一、治疗原则

1. 发挥中西医优势，取长补短

在儿科疾病的防治中，中医、西医各有所长，采用中西医结合治疗，可以发挥各自优势，更有利于患儿康复。例如肾上腺糖皮质激素治疗肾病综合征疗效明确，但易复发，治疗过程中易出现反复感冒、手足心热、盗汗等气阴两虚证候，而激素撤减后易出现脾肾阳虚证候，若联合中医辨证治疗，则可以明显减少激素的副作用，降低肾病复发率。又如中医康复、针灸、推拿等方法辅助治疗病毒性脑炎、化脓性脑炎、癫痫、脑性瘫痪等神经系统疾病可降低致残率，加速功能恢复。

2. 治疗要及时、准确和审慎

小儿具有发病容易，传变迅速，易寒易热，易虚易实的病理特点，治疗须及时，用药须果敢，特别是危重病儿，更需要争取时间抢救。小儿的生理特点为脏腑娇嫩，形气未充，用药稍有不当，不仅损害脏腑功能，还可导致病情剧变。清代吴鞠通在《温病条辨•解儿难》中提出："其用药也，稍呆则滞，稍重则伤，稍不对证，则莫知其乡，捉风捕影，转救转剧，转去转远。"小儿为稚阴稚阳之体，大苦、大寒、大辛、大热、攻伐和有毒之品，易伤伐生发之气，耗损真阴，故在治疗及时、果敢的同时，又须审慎，当用则用，中病即止。

3. 处方要轻巧灵活，中病即止

小儿脏气清灵，随拨随应，对药物的反应，往往比成人迅速灵敏，故更宜掌握有效剂量，中病即止。如病重药轻，则不能取效；若病轻药重，则戕害脏腑，反伤正气。如逐水药，作用峻猛，多有毒性，不宜过量或久服，中病则止，脾弱气虚者，更应禁用；又如滥用疏肝利水之品，易损伤肝肾。又如同一药物，在发挥不同的功效时所需药量不同，如桔梗用于排脓时需大量，在开泄肺气或利咽时宜小量。

4. 顾护脾胃，不可乱投补益

小儿的生长发育、疾病的恢复均依赖后天脾胃气血的滋养，应重视小儿脾胃功能，处处顾护胃气，切勿损伤。补益之剂对体质虚弱的小儿有增强机体功能、助长发育的作用。但是，药物每多偏性偏胜，虽补剂亦不可乱用。正如朱震亨所说："虽参芪之辈，为性亦偏。"尤其健康小儿不必服用补益药。

5. 注重整体治疗，合理调护

随着社会的发展，儿童心理疾病的发病率日益增高，情志因素在小儿疾病中的重要作用日益显著。小儿心神怯弱，心理承受能力差，更应注重身心方面的治疗。

二、用药特点

1. 慎重选择药物

选择用药的主要依据是年龄、病种和病情，同时要考虑小儿对药物的特殊反应和远期影响，无论中药、西药，都要慎重选择。另外，几种药物合用时应注意在体内的相互作用而产生的毒副作用和药效影响作用。

（1）*药物在组织内的分布因年龄而异*　如巴比妥类、吗啡的脑浓度在幼儿明显高于年长儿。

（2）*儿童对药物的反应因年龄而异*　如吗啡对新生儿呼吸中枢的抑制作用明显高于年长儿；麻黄碱使血压升高的作用在年幼儿却低得多。

（3）*肝脏解毒功能不足*　特别是新生儿和早产儿，肝脏酶系统发育不成熟，使某些药物的半衰期延长，增加了药物的血药浓度和毒性作用。如磺胺类药、维生素 K_3 可引起高胆红素血症；氯霉素可引起“灰婴综合征”等。

（4）*肾脏排泄功能不足*　新生儿特别是未成熟儿的肾功能尚不成熟，药物及其分解产物在体内滞留的时间延长，增加了药物的毒副作用。

（5）*先天遗传因素*　有家族遗传病史的患儿对某些药物可能有先天性异常反应；家族中有药物过敏史者要慎用某些药物。

（6）*其他药物注意事项*　根据不同类型药物的特点及不良反应合理使用。

1）抗生素：小儿易患感染性疾病，常用抗感染药物，但要重视其毒副作用。例如氨基糖苷类药物可导致小儿听力损害和肾损害；氯霉素可抑制造血功能；四环素可导致牙齿黄染及牙釉质发育不良等。滥用抗生素会导致细菌耐药、菌群失调、二重感染。

2）糖皮质激素：有抗炎、抗过敏及免疫抑制等作用，广泛用于过敏性疾病、重症感染性疾病、血液病、自身免疫性疾病等。激素在使用过程中尤其要重视副作用：①短期大量使用可掩盖病情，故诊断未明确时一般不用；②较长期使用可抑制骨骼生长，影响水、盐、蛋白质、脂肪代谢，也可引起血压增高和库欣综合征等；③长期使用可导致肾上腺皮质萎缩。故临床上提倡谨慎使用、局部用药，水痘患儿禁用。

3）退热药：一般使用对乙酰氨基酚和布洛芬，剂量不宜过大。婴儿不宜使用阿司匹林，以免发生 Reye 综合征。

4）镇静药：在患儿高热、烦躁不安等情况下可考虑给予镇静药。发生惊厥时可用苯巴比妥、水合氯醛、地西泮等。

5）镇咳平喘药：婴幼儿一般不用镇咳药，多用祛痰药口服或雾化吸入，使分泌物稀释，易于咳出。提倡局部吸入 β_2 受体激动剂类药物，必要时也可用茶碱类，但新生儿、小婴儿慎用。

6）止泻药与泻药：腹泻患儿一般不主张使用止泻药，可予补液疗法防止脱水和电解质紊乱，适当使用保护肠黏膜的药物，辅以含双歧杆菌或乳酸杆菌的微生物制剂，调节肠道的菌群平衡。小儿便秘一般不用峻泻药，而采用调整饮食和松软大便的通便法。

2. 常用给药方法

根据年龄、疾病及病情选择恰当的药物剂型、给药途径和用药次数，保证药效并减少对患儿的不良影响。西药与中药给药方法大致相同，有口服、注射、直肠给药等方法。

（1）*口服法*　是最常用的给药方法。根据年龄、病情选用合适剂型。汤剂为中医治疗的主要剂型，能随证加减，祛邪迅速，临床应用较广。幼儿用汤剂、散剂、颗粒剂、糖浆等较适合；年长儿可选用片剂或丸剂。小儿口服药物易引起恶心、呕吐，应注意喂药方式、方法，避免呛入气管。喂服时可少量多次，半卧位，用小勺将药液自嘴角慢慢喂入，待咽下后再喂，切勿捏鼻强灌。如药物酸苦，可加白糖、冰糖调味。对有些疾病给药要灵活，如哮喘发于夜间者，一半药量可在睡前半小时服下。

（2）*注射法* 注射给药的途径有皮下、肌内、静脉、鞘内及胸腔内给药等。注射法吸收快，药效可靠，适用于重症、急症或有呕吐不能服药者，应根据病情、药物特点选用合适的注射途径。

（3）*直肠给药* 常用灌肠法，将药物加水稀释，轻轻灌入直肠后适当抬高臀部，以防排出；栓剂纳肛常用于高热、惊厥、某些肠道或肾脏疾病的治疗。

（4）*其他疗法* 如雾化吸入法、鼻饲法和外用药等。雾化吸入常用于咽喉、口鼻、呼吸道疾病；鼻饲法多用于昏迷病人；外用药有膏剂、水剂、搓剂、粉剂等。

3. 给药剂量

儿科用药剂量较成人更须精确，可按体重、体表面积、年龄计算，或按成人剂量折算。

（1）*按体重计算* 是最常用、最基本的计算方法。每日（次）剂量=体重（kg）×每千克体重需要量，年长儿按体重计算剂量超过成人时，以成人剂量为限。

（2）*按体表面积计算* 体表面积与基础代谢、肾小球滤过率等生理活动关系密切，以此方法计算给药剂量更准确。<30kg 小儿体表面积（m^2）=体重（kg）×0.035＋0.1，>30kg 小儿体表面积（m^2）=[体重（kg）−30]×0.02＋1.05。儿童剂量=体表面积（m^2）×每日（次）剂量/m^2。

表 2-3 小儿药物按成人剂量折算表

小儿年龄	相当于成人用量的比例
出生～1 月	1/18～1/14
>1～6 月	1/14～1/7
>6 月～1 岁	1/7～1/5
>1～2 岁	1/5～1/4
>2～4 岁	1/4～1/3
>4～6 岁	1/3～2/5
>6～9 岁	2/5～1/2
>9～14 岁	1/2～2/3

（3）*按成人剂量折算* 仅用于未提供小儿剂量的药物，所给剂量一般偏小，故不常用。具体见表 2-3。

（4）*按年龄计算* 用于只有成人剂量，而无儿童每千克体重参用量的药物，但需慎用。①Fried 公式：婴儿剂量=月龄×成人剂量/150。②Young 公式：儿童剂量=年龄×成人剂量/(年龄＋12)。③其他公式：1 岁以上剂量=0.05×(年龄＋2）×成人剂量。

（5）*小儿中药用量* 随年龄大小、病情轻重、医者经验而不同。与成人量相比，新生儿用量是成人量的 1/6，婴儿为 1/3，幼儿为 1/2，学龄儿童为 2/3 或接近成人量。

每日或每剂煎出的药量参考：<1 岁 60～100ml，1～6 岁 100～150ml，7～12 岁 150～200ml。根据疾病的性质，确定服药次数，慢性病每日分 2～3 次服，新病、急病可分 3～4 次，或酌情少量多次温服。

三、中医内治法

儿科常用六经辨证、脏腑辨证、卫气营血辨证，同时结合经络辨证、三焦辨证等方法，在辨清证候、审明病因、分析病机之后，按照“汗、吐、下、和、温、清、补、消”八法，根据儿科临床特点，选择不同治法。常见治法如下：

（1）*疏风解表法* 适用于外邪侵袭所致的表证。常用方剂：辛温解表如麻黄汤、荆防败毒散、葱豉汤等；辛凉解表如银翘散、桑菊饮等。常用成药有感冒退热冲剂、银翘解毒片、午时茶等。小儿应用发汗剂要慎重，不宜量大，不宜使用时间过长。

（2）止咳平喘法　适用于邪郁肺经、痰阻肺络所致的咳喘证。常用方剂：温肺散寒、化痰平喘如小青龙汤、射干麻黄汤等；清热化痰、宣肺平喘如定喘汤、麻杏石甘汤等。常用成药有哮喘冲剂、寒喘丸等。咳喘久发，由肺及肾，出现肾虚的证候，故在止咳平喘的方剂中，可加入温肾纳气的药物，如黑锡丹等。

（3）清热解毒法　适用于邪热炽盛的实热证，如温热病、丹毒、斑疹、痢疾、血证等。按邪热在表、在里，属气、属血，入脏、入腑，分别选方。表邪入里而未尽解者，宜用清热透邪之栀子豉汤、葛根芩连汤；阳明里热证，宜清热生津如白虎汤等；湿热化火或湿热留恋之证，可予清热化湿之白头翁汤、茵陈蒿汤、甘露消毒丹等；热入营血证，宜用清热凉血之清营汤、犀角地黄汤、神犀丹、清瘟败毒饮等；火热实证，如丹毒、疔疮走黄、下利脓血等，可予泻火解毒之黄连解毒汤、泻心汤、普济消毒饮等。邪热闭肺者，予清热宣肺如麻杏石甘汤等；肝胆火旺或肺火炽盛之证，予清脏腑里热之龙胆泻肝汤、泻白散等。

（4）消食导滞法　适用于饮食不调、乳食停滞之证，如婴儿泄泻、积滞、疳证等。常用方剂如保和丸、枳实导滞丸、枳术丸等。其中麦芽能消乳积，山楂能消肉食油腻，神曲善化谷食积滞，莱菔子能化痰和消麦面之积。

（5）凉血止血法　适用于出血的证候，如齿衄、鼻衄、血尿、便血、紫癜等。常用方剂如犀角地黄汤、小蓟饮子、槐花散、十灰丸、四生丸等。出血原因虽以血热为多，但还可因阴虚火旺、气不摄血、脾不统血等其他原因所引起，常用方剂如玉女煎、补中益气汤、归脾汤、黄土汤等。单味三七、白及、仙鹤草也有良好的止血作用。

（6）安蛔驱虫法　适用于各种肠寄生虫病，如蛔虫、蛲虫等。蛔厥证或虫不下而痛不止者，宜用安蛔止痛之乌梅丸等；病势缓解，再予化虫丸、驱虫散等。

（7）通腑泻下法　适用于积滞、实热及水饮等里实积聚证。阳明腑实证，方选大承气汤；肠腑燥结证，方选麻子仁丸；水饮停聚证，一身悉肿，二便不利，腹胀喘满，方选舟车丸。虫积内蕴证，常用药有槟榔、大黄、苦楝根皮、雷丸、芒硝、使君子等。

（8）镇惊开窍法　适用于抽搐、惊厥之证。安神镇惊如磁朱丸、朱砂安神丸等，适用于小儿暴受惊恐，神志不安。镇惊息风如羚角钩藤汤等，适用于热极生风，抽搐，惊厥；镇惊开窍、清热解毒如安宫牛黄丸、至宝丹、紫雪丹等，适用于热入营血，神昏，惊厥；辟秽开窍如行军散、玉枢丹等，适用于感受时邪秽浊之气，腹痛，吐泻或昏厥；豁痰开窍如苏合香丸、小儿回春丹等，适用于感受外邪，痰浊上蒙，惊厥，抽搐。

（9）利水消肿法　适用于水湿停聚，小便短少而水肿的患儿。通阳利水如五苓散；行气利水如五皮饮；健脾利水如防己黄芪汤；温阳利水如实脾饮等。

（10）健脾益气法　适用于脾胃虚弱、气虚不足之证，如婴儿泄泻、疳证及病后体虚等。常用方剂如七味白术散、四君子汤、补中益气汤等。单味怀山药粉调服，有良好的健脾止泻作用。

（11）培元补肾法　适用于胎禀不足、肾气虚弱及肾不纳气之证，如遗尿、佝偻病、哮喘等。常用方剂如六味地黄丸、肾气丸、黑锡丹、参蛤散等。

（12）活血化瘀法　适用于各种血瘀之证。常用桃红四物汤、血府逐瘀汤、少腹逐瘀汤、桃仁承气汤等。基于“气为血之帅，气行则血行”的原则，活血化瘀方中常辅以行气药。

（13）回阳救逆法　适用于小儿元阳虚衰之危重症，症见面色晄白、神疲肢厥、冷汗淋漓、气息奄奄、脉微欲绝等。常用方剂如四逆汤、参附龙牡救逆汤等。

（14）益气养阴法　适用于小儿因体虚或病后造成的气阴亏损证。常用方剂如生脉散、益胃汤、沙参麦冬汤等，若属心之气阴不足可用炙甘草汤，属肾阴亏损可用左归饮。

四、中医外治法

外治法是治疗疾病的传统疗法之一，作用迅速、直达病所，使用安全、毒副作用较小、适应证广、易于推广。常用外治法主要有敷、贴、熏、洗、吹、点、灌、嗅等。

（1）*熏洗法*　是利用中草药液及蒸气熏洗体表的一种外治法。如麻疹熏洗方，用生麻黄、浮萍、芫荽、西河柳并加入黄酒，在病室内煮沸，使室内空气湿润，体表接触药气，待药液稍温再揩擦四肢及头面，以助透疹等。

（2）*涂敷法与离子导入法*　是将新鲜中草药捣烂，或用药物研末加入水或醋调匀后，涂敷于体表的一种外治法。如用鲜马齿苋或鲜芙蓉叶，捣烂外敷腮部，治疗腮腺炎；肺炎后期两肺湿啰音不吸收，可用炒白芥子末、面粉各等量，加水调和，以纱布包好，敷于背部。若应用中频感应电疗机，药物通过皮肤或汗腺被导入人体，以达到治疗的目的，则为离子导入法。

（3）*气雾吸入法*　是应用超声雾化器的超声波或加压泵吸入，将药液变成微细气雾，随患儿吸气进入呼吸道，以达到治疗目的的外治法，适用于呼吸道疾病，如哮喘、咳嗽、感冒等病证。常用的雾化吸入药物为糖皮质激素、β_2受体激动剂、抗胆碱能药物、黏液溶解剂及其他。对呼吸道刺激性较强药物及油性制剂均不可用于吸入治疗。

（4）*敷贴法*　是将膏药加药末外贴于局部的外治法。如用丁香、肉桂等药末，撒于普通膏药上贴于脐部，治疗婴儿泄泻；夏季暑天，将延胡索、白芥子、甘遂、细辛研末，以生姜汁调成药饼，中心放少许丁香末，敷于肺俞、膏肓、百劳穴，治疗寒喘。

（5）*热熨法*　是将药物炒热后，用布包裹，以熨肌表的一种外治法。如用食盐炒热，或豆豉、生姜、葱白、食盐等一同炒热，熨脐腹部治疗腹痛。

另外还有奄包法、擦拭法、药袋法等。

五、其他疗法

（1）*推拿*　是用推拿按摩手法防治疾病的方法，具有促进气血运行、经络通畅、安神定志、调和脏腑的作用。用于治疗厌食、泄泻、便秘、腹痛、慢惊风、痿证、痹证等，多用于 7 岁以内患儿。常用手法有按、摩、推、拿、捏、掐、揉、滚。

捏脊疗法是小儿常用的一种推拿手法，通过对督脉和膀胱经的按摩，调和阴阳，疏理经络，行气活血，恢复脏腑功能以防治疾病。有脊背皮肤感染、紫癜等疾病的患儿禁用此法。

（2）*针灸*　包括针法和灸法，常用于治疗遗尿、哮喘、泄泻、痢疾、痿证、痹证等。所用经穴与成人基本相同，但儿童不易配合，不宜深刺和留针。小儿灸法多用艾条间接熏灸穴位或某一部位。

刺四缝疗法是小儿常用的针法，可以消积、清热、除烦、通畅百脉、调和脏腑等，用于治疗疳证、厌食等。四缝穴是经外奇穴，位于第 2～5 指掌面，第 1、2 节横纹中央，是手三阴经所经过之处。

（3）*拔罐*　能促进气血流通，有祛风、散寒、止痛等作用，常用于小儿肺炎、腹痛、哮喘、遗尿等。将酒精棉球点燃，置于竹罐或玻璃罐内数秒钟，取出后迅速将罐紧罩在选定的皮肤上，由于负压，皮肤被吸入罐内而高起，5～10 分钟后取下。

此外，还有刮痧、天灸、灯火灸法、磁疗等疗法。

思维导图

- 第五节 儿科治法概要
  - 治疗原则
    - 发挥中西医优势，取长补短
    - 治疗要及时、准确和审慎
    - 处方要轻巧灵活
    - 顾护脾胃，不可乱投补益
    - 注重整体治疗，合理调护
  - 用药特点
    - 慎重选择药物
      - 药物在组织内的分布因年龄而异
      - 儿童对药物的反应因年龄而异
      - 肝脏解毒功能不足
      - 肾脏排泄功能不足
      - 先天遗传因素
      - 其他药物注意事项 —— 抗生素、糖皮质激素、退热药、镇静药、镇咳平喘药、止泻药与泻药
    - 常用给药方法
      - 口服法 —— 最常用的给药方法
      - 注射法 —— 皮下、肌内、静脉、鞘内及胸腔内给药
      - 直肠给药 —— 常用灌肠法
      - 其他疗法 —— 雾化吸入法、鼻饲法和外用药
    - 给药剂量
      - 按体重计算 —— 每日（次）剂量=体重（kg）×每千克体重需要量
      - 按体表面积计算 —— 儿童剂量=体表面积（m^2）×每日（次）剂量/m^2
      - 按成人剂量折算 —— 仅用于未提供小儿剂量的药物，所给剂量一般偏小
      - 按年龄计算
        - 1岁以上剂量=0.05×（年龄+2）× 成人剂量
        - 婴儿剂量=月龄×成人量/ 150
        - 儿童剂量=年龄×成人量/（年龄+12）
      - 小儿中药用量 —— ＜1岁 60～100ml，1～6岁 100～150ml，7～12岁 150 ～200ml
  - 中医内治法 —— 疏风解表法、止咳平喘法、清热解毒法、消食导滞法、凉血止血法、安蛔驱虫法、通腑泻下法、镇惊开窍法、利水消肿法、健脾益气法、培元补肾法、活血化瘀法、回阳救逆法、益气养阴法
  - 中医外治法 —— 熏洗法、涂敷法与离子导入法、气雾吸入法、敷贴法、热熨法等
  - 其他疗法 —— 推拿、针灸、拔罐、刮痧、天灸、灯火灸法、磁疗等

第六节　小儿体液平衡的特点和液体疗法

体液是人体重要组成部分，保持体液平衡是维持正常生命功能的重要保证。体液平衡包括维持水、电解质、酸碱度、渗透压等的动态平衡。由于小儿处于快速成长阶段，代谢旺盛，对水和电解

质的需求较多，而相关调节机制尚未发育完善，容易发生体液平衡失调。因此，水、电解质和酸碱失衡在儿科临床中极为常见，重者可危及生命。

一、小儿体液平衡的特点

1. 体液的总量及分布

体液分布于血浆、间质和细胞内。血浆和间质液合称细胞外液。年龄愈小，体液总量相对愈多，这主要是小儿间质液所占体重比较成人高，血浆和细胞内液的比例则与成人相近。随着年龄增长，细胞外液所占比例逐渐下降，细胞内液相对增加，不同年龄的体液分布见表 2-4。

表 2-4 不同年龄的体液分布（占体重%）

体液	足月新生儿	1 岁	2～14 岁	成人
体液总量	78	70	65	55～60
细胞内液	35	40	40	40～45
间质液	37	25	20	10～15
血浆	6	5	5	5

2. 渗透压的平衡

由于细胞膜对水的高度通透性，正常情况下，细胞外液与细胞内液总渗透压相等。细胞外液的大部分晶体物质不易通过细胞膜，当其浓度发生变化时，可引起细胞外液晶体渗透压及总渗透压变化，而影响细胞内外水的平衡。

3. 体液的电解质组成

细胞内液和细胞外液的电解质组成有显著差别。细胞内液以 K^+、Mg^{2+}、HPO_4^{2-}和蛋白质等为主；K^+大部分处于解离状态，占细胞内液阳离子总量的 78%，维持着细胞内液的渗透压。血浆电解质以 Na^+、Cl^-、HCO_3^-等为主；其中 Na^+占其阳离子总量的 90%以上，对维持细胞外液的渗透压起主导作用。组织间液电解质组成与血浆相似。小儿体液电解质组成与成人基本一致，唯新生儿在生后数日内血钾、氯偏高，血钠、钙和碳酸氢盐偏低。

4. 小儿水的代谢

（1）水的需要量和排出量　小儿水的需要量大、交换率高，与小儿新陈代谢旺盛，摄入热量、蛋白质和经肾排出的溶质量较多等有关；小儿体表面积相对大，呼吸频率快，不显性失水多（约为成人的 2 倍）。按体重计算，年龄越小，每日需水量越多，不同年龄小儿每日所需水量见表 2-5。

表 2-5 不同年龄每日水的需要量（ml/kg）

年龄	需水量
＜1 岁	120～160
1～3 岁	100～140
4～9 岁	70～110
10～14 岁	50～90

皮肤和肺挥发的水分为不显性失水，不显性失水量见表 2-6。

表 2-6 儿童每日不显性失水量［ml/（kg·d）］

年龄分期	不显性失水量	年龄分期	不显性失水量
早产儿或足月新生儿		＞1500g	26
750～1000g	82	婴儿	19～24
1001～1250g	56	幼儿	14～17
1251～1500g	46	儿童	12～14

水的排出主要经泌尿道（尿液）途径排除水分，其次为经皮肤和肺的不显性失水及消化道（粪）排水。机体每日丢失量与代谢热量有关，具体见表 2-7。

表 2-7 每代谢 100kcal（418.4kJ）所消耗的水、钠、钾

丢失途径	水（ml）	钠（mmol）	钾（mmol）
皮肤	30	0	0
肺（呼吸）	15	0	0
汗	20	0.1	0.2
尿	80	2.8	1.6
粪	5	0.1	0.2
总计	150	3.0	2.0

小儿排泄水的速度较成人快，年龄越小，交换率越高；婴儿每日水的交换量为细胞外液量的 1/2（成人仅为 1/7～1/6）。

（2）水平衡的调节功能不成熟　正常情况下水分排出主要依靠肾脏的浓缩和稀释功能调节，小儿年龄越小，功能越不成熟，排钠、排酸、产氨能力也越差。小儿在排泄同量溶质时所需水量较成人多，尿量相对较多；当入水量不足或失水量增多，超过肾脏浓缩能力限度，易发生代谢产物潴留和高渗性脱水。小儿肾脏稀释能力虽可达成人水平，但肾小球滤过率低，水排泄较慢，若摄入水量过多，又易发生水肿或低钠血症。

二、临床常见的水、电解质和酸碱失衡

（一）脱水

脱水是指水分摄入不足或丢失过多引起的体液总量尤其是细胞外液量的减少。脱水时除水分外，尚有钠、钾和其他电解质的丢失，故常伴电解质紊乱。

1. 脱水程度

以丢失液体量占体重的百分比表示，而临床一般根据精神、皮肤、眼窝、前囟、口唇、尿量、循环情况等综合分析判断。常将脱水分轻、中、重三度，见表 2-8。

表 2-8 脱水程度与临床表现

脱水程度	轻度	中度	重度
失水量（%）	3～5	5～10	＞10
精神	稍差	萎靡或烦躁	重病容，精神极度萎靡，昏睡甚至昏迷
皮肤	稍干燥，弹性尚可	干燥、弹力差	灰白或有花纹，干燥，失去弹性
眼窝、前囟	稍有凹陷	轻度凹陷	明显凹陷，闭目露睛
哭时眼泪	有泪	泪少	无泪
口唇	稍干	干燥	极干燥，舌无津
尿量	稍少	明显减少	无尿
肢端温度	正常	稍凉	凉，休克时厥冷
脉搏	正常	增快	明显增快且弱
血压	正常	稍降或正常	下降
毛细血管充盈时间	正常	2s 左右	＞3s
休克征	无	不明显	心音低钝，脉细而快

2. 脱水性质

指现存体液渗透压的改变，常用血清钠含量来判定细胞外液的渗透压。根据脱水时水和电解质（主要是 Na^+）丢失比例不同，将脱水分为等渗、低渗和高渗三种类型。肾脏可以调节水和电解质的平衡，使体液维持在等渗状态，故临床上等渗性脱水最常见，其次为低渗性脱水，高渗性脱水少见。

（1）等渗性脱水　水和电解质成比例丢失，血清钠为 130～150mmol/L。临床上多由呕吐、急性腹泻、短期饥饿等原因所致。损失体液主要为细胞外液。

（2）低渗性脱水　电解质的丢失量比水多，即脱水加低钠血症，血清钠＜130mmol/L，细胞外液呈低渗状态。常见于婴幼儿吐泻时间较长，补液时电解质补充太少；肾脏疾病长期禁盐，同时反复使用利尿剂；以及大面积烧伤损失血浆过多者。此时，细胞外液渗透压下降，水向细胞内转移，细胞外液容量减少更明显，同时出现细胞内水肿，如神经细胞水肿，可出现头痛、烦躁不安、嗜睡、昏迷或惊厥等症状，还可伴有酸中毒、低血钾、低血钙或低血镁。低渗性脱水较其他两类脱水口渴等症不显，但因细胞外液明显减少，其他临床表现更严重，更容易发生循环障碍。

（3）高渗性脱水　电解质的丢失量比水少，即脱水加高钠血症，血清钠＞150mmol/L，细胞外液呈高渗状态。临床上多见于病程较短的呕吐、腹泻伴高热、不显性失水增多而给水不足（如昏迷、发热、高温环境、呼吸增快）、摄入过多等渗或高渗液、尿崩症、使用大剂量利尿剂等患儿。因细胞外液渗透压增高，细胞内液向外转移，细胞内脱水，临床表现以神经肌肉兴奋症状为主，常出现烦渴、高热、尿少、烦躁不安、肌张力增高，甚至发生惊厥；严重者出现神经细胞脱水、皱缩，脑脊液压力降低，脑血管破裂出血，亦可发生脑血栓。由于细胞外液的减少，能从细胞内液得到部分补偿，故在失水量相等的情况下，高渗脱水较其他两类脱水不容易发生循环障碍，但严重脱水亦可出现休克。

（二）电解质紊乱

1. 低钾血症

正常血清钾浓度为 3.5～5.5mmol/L。当血清钾＜3.5mmol/L，称低钾血症。

（1）病因　其发生的主要原因有：①钾摄入量不足。②经消化道丢失钾过多：如频繁呕吐、腹泻或胃肠造瘘、引流。③经肾脏排钾过多：如长期使用排钾利尿药、肾小管酸中毒、醛固酮增多症、Liddle 综合征、巴特综合征等。④钾分布异常：钾由细胞外过多转移入细胞内，如家族性周期性低钾麻痹症、胰岛素治疗。⑤各种原因引起的碱中毒。

（2）临床表现　取决于失钾速度、程度，以及其他电解质成分的改变。一般血清钾低于 3mmol/L 时，即可出现临床症状：①心血管系统：低钾对心肌影响最明显，表现为心率快、第一心音低钝，血压降低，甚至发生心力衰竭。心电图显示 ST 段下移，T 波增宽，出现 U 波，Q-T 间期延长。②神经肌肉系统：神经肌肉兴奋性降低，表现肌无力，腱反射减弱或消失，严重者发生肢体瘫痪，呼吸肌麻痹，肠鸣音减弱，腹胀，甚至肠麻痹。③泌尿系统：低血钾使肾脏浓缩功能下降，出现多尿，重者有碱中毒症状；长期低钾可导致肾单位硬化、间质纤维化。

（3）治疗　①积极治疗原发病，防止钾继续丢失。②轻度低钾血症可口服 10%氯化钾溶液，剂量按每日 200～300mg/kg，分 4～6 次。③重度低钾血症需静脉补钾，全日总量为 100～300mg/kg，均匀分配于全日静脉输液中，浓度不超过 0.3%，每日补钾总量静滴时间不少于 8 小时，且必须见尿补钾，通常情况下补钾治疗前 6 小时内曾排过尿视为有尿。治疗期间要严密观察临床症状和体征变化，监测血清钾和心电图，随时调整输入含钾溶液的浓度和速度。由于细胞内钾恢复较慢，治疗低钾血症须持续补钾 4～6 日或更长时间，才能逐步纠正。

2. 高钾血症

血清钾＞5.5mmol/L，称高钾血症。

（1）病因　①短时间内补钾过多或过速。②肾衰竭、肾上腺皮质功能不全造成钾的排泄障碍。③溶血、休克、缺氧、酸中毒、严重组织损伤等使钾从细胞内释放进入血液中。

（2）临床表现　主要为神经肌肉兴奋性降低和对心脏的影响。①神经肌肉系统：精神萎靡、嗜睡、全身无力、腱反射减弱或消失，出现瘫痪，甚至影响到呼吸肌出现窒息。②心血管系统：心肌收缩无力，心音减弱，心律失常，甚至心搏骤停。心电图早期改变为 T 波高耸、底部变窄、对称呈帐篷状或 QRS 波群增宽。

（3）治疗　积极治疗原发病，限制含钾饮食，停用钾剂，禁用库存血，监测血钾和心电图。

血清钾＞6.5mmol/L，心电图异常者应采取以下紧急措施：①使用钾拮抗剂：10%葡萄糖酸钙溶液 0.5～1ml/kg（最大量：每次 10～20ml），缓慢静脉注射，相隔 2～4 小时可重复 1 次。②碱化细胞外液：促使细胞外钾转入细胞内，给予 5%碳酸氢钠溶液 3～5ml/kg（最多不超过 100ml），快速静脉滴注。③胰岛素：与葡萄糖合用可使钾从细胞外进入细胞内。④排钾利尿剂的使用：可用呋塞米每次 1～2mg/kg 静脉注射，对心力衰竭和水肿者尤宜。⑤透析疗法：病情严重而上述治疗无效时，可行腹膜或血液透析。

（三）酸碱失衡

酸碱平衡是指正常体液保持一定的 H^+浓度。机体在代谢过程中不断产生酸性和碱性物质（主要是前者），机体必须通过缓冲系统及肺、肾的调节功能来保持机体正常 pH 值，以保证机体正常代谢和生理功能。健康人血浆呈微碱性，pH 为 7.4（7.35～7.45）。pH＜7.35 称为酸中毒，pH＞7.45 称为碱中毒。

血浆 pH 主要取决于血液中最主要的一对缓冲物质，即碳酸氢盐缓冲对 HCO_3^-和 H_2CO_3，两者含量的比值正常为 20∶1。当肺呼吸功能障碍导致 CO_2 排出过少或过多，使血浆中 H_2CO_3 的量增加或减少所引起的酸碱失衡，称为呼吸性酸中毒或碱中毒；若因代谢紊乱使血浆中 HCO_3^-的量减少或增加而引起的酸碱平衡紊乱，称为代谢性酸中毒或碱中毒。出现酸碱失衡时，如果机体通过缓冲系统及肺、肾脏调节，使 HCO_3^-和 H_2CO_3 比值维持在 20∶1，即 pH 值仍保持在正常范围内时，则称为代偿性酸中毒或碱中毒；反之，则称为失代偿性代谢性（或呼吸性）酸中毒或碱中毒。酸碱失衡血气分析结果见表 2-9。

表 2-9　酸碱失衡血气分析

类型	HCO_3^-	$PaCO_2$	pH	诊断
1	↓	↓	↓	代酸
	↑	↑	↑	代碱
2	↓	↓	↑	呼碱
	↑	↑	↓	呼酸
3	↓	↓	→	代酸＋呼碱
	↑	↑	→	代碱＋呼酸
4	↓	↑	↓↓↓	代酸＋呼酸
	↑	↓	↑↑↑	代碱＋呼碱
5	→	↑	↓↓	急性呼酸未代偿 呼酸＋代酸
	→	↓	↑↑	急性呼碱未代偿 呼碱＋代碱
6	↑	→	↑↑	代碱未代偿
	↓	→	↓↓	代酸＋呼酸

1. 代谢性酸中毒

最常见的一种酸碱失衡，由于细胞外液中 H^+增高或 HCO_3^-降低所致。

（1）病因　①体内碱性物质丢失过多：多数从肠液丢失，常见于腹泻、肠瘘、肠梗阻，少数可自肾丢失，如近端肾小管酸中毒等。②酸性物质摄入过多，如甲醇中毒、长期或过多输注盐酸氨基酸溶液等。③酸性代谢产物堆积，如饥饿性酮症、糖尿病性酮症酸中毒，剧烈运动、持续惊厥、绝对缺氧等原因所致的高乳酸血症，急慢性肾功能衰竭及远端肾小管酸中毒等。

（2）临床表现　根据 HCO_3^-测定值可将酸中毒分为轻度（18～13mmol/L）、中度（13～9mmol/L）、重度（＜9mmol/L）。轻度时症状不明显，常被原发病掩盖。较重者表现为呼吸深而有力，唇呈樱桃红色，恶心呕吐，心率增快，烦躁不安，精神萎靡，嗜睡，甚则出现昏迷、惊厥等。半岁以内婴儿呼吸代偿功能差，酸中毒时呼吸改变可不典型，往往仅有精神萎靡、面色苍白等。

阴离子间隙（anion gap，AG）是主要测得阳离子与阴离子的差值。因钾离子浓度相对较低，计算时常忽略不计。$AG=Na^+-(Cl^-+HCO_3^-)$，正常平均值为 12mmol/L（8～16mmol/L），＞20mmol/L 提示存在代谢性酸中毒。在诊断单纯或混合性酸中毒时，阴离子间隙常有很大的帮助。

（3）治疗 ①积极治疗原发病。轻度酸中毒经病因治疗，通过机体的代偿可自行恢复。②应用碱性药物。对中、重度酸中毒，一般主张 pH＜7.3 时可用碱性溶液治疗，常首选碳酸氢钠液。无条件测定血气或测定结果尚未出来之前，可先暂按提高血浆 HCO_3^- 5mmol/L 计算（1.4%$NaHCO_3$ 3ml/kg 可提高 HCO_3^- 约 1mmol/L），必要时 2～4 小时可重复。有血气测定结果时可按公式计算：所需补充的碱性溶液 mmol 数=剩余碱（BE）负值×0.3×体重（kg）。一般将 5%碳酸氢钠稀释成 1.4%碳酸氢钠溶液静脉输入，先给计算总量的 1/2，然后根据治疗后的反应决定是否需要继续用药。慢性肾功能衰竭及肾小管酸中毒可口服枸橼酸钠（钾）溶液来纠正酸中毒，因其在体内经代谢可转变为 HCO_3^-。由于机体调节作用，大多数患儿无需给足量即可恢复。

纠正酸中毒过程中，钾离子进入细胞内使血清钾浓度下降，故应注意及时补钾。酸中毒纠正后，游离钙减少而出现抽搐者，应注意补钙。

2. 代谢性碱中毒

由于体内 H^+ 丧失或 HCO_3^- 增加所致，儿科临床比较少见。

（1）病因 ①机体内酸性物质大量丢失：多从胃液丢失，如剧烈或长期呕吐。②外源性摄入过多碱性溶液。③利尿剂及盐皮质激素过多，如长期反复使用呋塞米或噻嗪类利尿药、原发性醛固酮增多症、库欣综合征等。④呼吸性酸中毒时，肾脏代偿性分泌 H^+，增加 HCO_3^- 重吸收，使酸中毒得到代偿，机械通气后，血 $PaCO_2$ 能迅速恢复正常，而血中 HCO_3^- 含量增高，导致代谢性碱中毒。⑤细胞外液减少及近端肾小管 HCO_3^- 的重吸收增加。

（2）临床表现 轻症除原发病外可无其他明显症状。重症会出现一定程度呼吸抑制，表现为呼吸慢而浅或暂停，头晕、躁动、手足麻木。当失代偿时，血中游离钙减少，出现低钙性手足搐搦。

（3）治疗 ①病因治疗：治疗原发病，停用碱性药物，纠正脱水，补钾、氯、钙。②轻症：给予 0.9%氯化钠注射液静脉滴注即可。③重症：pH＞7.6，HCO_3^-＞40mmol/L，血 Cl^-＜85mmol/L，可给予氯化铵治疗。先用 1/2 量稀释成 0.9%氯化铵液（等渗）缓慢静脉滴注，以后视病情而定。肝、肾功能不全者和呼吸性酸中毒合并代谢性碱中毒者禁用。

3. 呼吸性酸中毒

由于通气障碍导致体内 CO_2 潴留、H_2CO_3 增高所致。

（1）病因 ①急、慢性肺部疾患：如肺炎、支气管哮喘、肺水肿、呼吸道阻塞、肺不张、呼吸窘迫综合征等。②胸腔和胸廓病变：如气胸，胸腔积液等。③呼吸肌麻痹、换气不足：多由多发性神经根炎、低血钾等引起。④呼吸中枢功能减退或受抑制：如呼吸抑制药物过量、缺氧缺血性脑病、颅脑外伤等。⑤人工呼吸机使用不当，吸入 CO_2 过多。

（2）临床表现 除原发病表现外，缺氧为突出症状，可见鼻翼扇动、三凹征等。高碳酸血症可引起血管扩张，颅内血流增加，致头痛及颅内压增高。

（3）治疗 主要是治疗原发病，改善通气功能，解除呼吸道阻塞，给予低流量氧气吸入。对重症失代偿性呼吸性酸中毒患儿，应行气管插管或气管切开。

4. 呼吸性碱中毒

由于通气过度导致体内 CO_2 过度减少，血浆中 H_2CO_3 降低所致。

（1）病因 原发病因可为心理因素所致呼吸过度，呼吸机使用不当等导致的 CO_2 排出过多，呼吸系统疾病、颅脑外伤或呼吸兴奋药物过量导致呼吸中枢兴奋，过度呼吸。另外，低氧、严重贫血、CO 中毒时呼吸加快，也能出现呼吸性碱中毒。

（2）临床表现　主要表现为呼吸深快，其他症状与原发疾病所致的相应症状及体征相似。

（3）治疗　治疗原发病，改善呼吸功能，酌情给予镇静剂，有手足搐搦者给予钙剂。

三、儿科液体疗法常用溶液

（一）溶液渗透压与溶液张力

溶液渗透压取决于单位容积溶液中溶质颗粒（分子或离子）的数目，而与溶质种类和颗粒大小无关。血浆渗透压正常范围为280～320mmol/L（简记为300mmol/L），溶液渗透压在此范围内者称等张（或等渗）。

（二）非电解质溶液

5%和 10%葡萄糖液，输入人体后很快被氧化为水和 CO_2，故为无张力溶液，仅用于补充水分和部分热量，不能起到维持渗透压的作用。

（三）电解质溶液

用于补充液体容量、纠正电解质和酸碱失衡。

1. 氯化钠溶液

用于扩张血容量，补充电解质。

（1）0.9%氯化钠溶液（生理盐水）　为等渗电解质液（308mmol/L），含 Na^+和 Cl^-各 154mmol/L，Na^+含量与血浆接近，但 Cl^-含量比血浆含量高 1/3，大量输入可使血氯升高，血 HCO_3^-被稀释而加重酸中毒。故酸中毒时应配碱性电解质溶液使用。

（2）林格液　即复方氯化钠溶液，为等渗电解质液（310mmol/L），此液除含氯化钠以外，尚含有与血浆含量相近的 K^+和 Ca^{2+}，可在大量输液时防止因体液稀释而引起血 K^+和血 Ca^{2+}下降。Cl^-含量同生理盐水，也明显高于血浆，同样存在不利于纠正酸中毒的缺点。

2. 碱性溶液

用于纠正碱丢失性酸中毒。

（1）碳酸氢钠制剂　为 5%的高渗液（1ml=0.6mmol），使用时为 1.4%溶液，为等渗液，紧急情况下可用 5%的溶液直接推注，有呼吸性酸中毒 CO_2潴留者慎用。此液用于纠正代谢性酸中毒，作用迅速。使用时应注意防止注入血管外造成组织坏死或反复使用后细胞外液渗透压增高。

（2）乳酸钠　需在有氧条件下经肝脏代谢产生 HCO_3^-而起纠酸作用，显效较缓慢，在休克、缺氧、肝功能不全、新生儿期或乳酸潴留性酸中毒时不宜使用。制剂为 11.2%，其等渗液为 1.87%。

3.氯化钾

制剂为 10%的溶液。用于补充钾，静脉滴注浓度为 0.1%～0.3%（100ml 溶液中加 10%氯化钾 1～3ml）。含钾溶液不得直接静脉注射，因有发生心肌抑制而猝死的危险。

4. 混合溶液

为适应不同补液需要，常将上述溶液，配制成不同成分和张力的混合溶液应用，儿科常用的几种混合溶液，见表 2-10。

表 2-10　常用溶液成分

溶液	每 100ml 含溶质或液量	阳离子（mmol/L）		阴离子（mmol/L）		Na^+：Cl^-	渗透压或相对于血浆的张力
		Na^+	K^+	Cl^-	HCO_3^-或乳酸根		
血浆		142	5	103	24	3∶2	300mOsm/L
①0.9%氯化钠	0.9g	154		154		1∶1	等张
②5%或 10%葡萄糖	5g 或 10g						
③5%碳酸氢钠	5g	595			595		3.5 张
④1.4%碳酸氢钠	1.4g	167			167		等张
⑤11.2%乳酸钠	11.2g	1000			1000		6 张
⑥1.87%乳酸钠	1.87g	167			167		等张
⑦10%氯化钾	10g		1342	1342			8.9 张
⑧0.9%氯化铵	0.9g	NH_4^+167		167			等张
1∶1 含钠液	①50ml，②50ml	77		77		1∶1	1/2 张
1∶2 含钠液	①35ml，②65ml	54		54		1∶1	1/3 张
1∶4 含钠液	①20ml，②80ml	30		30		1∶1	1/5 张
2∶1 等张含钠液	①65ml，④或⑥35ml	158		100	58	3∶2	等张
2∶3∶1 含钠液	①33ml，②50ml，④或⑥17ml	79		51	28	3∶2	1/2 张
4∶3∶2 含钠液	①45ml，②33ml，④或⑥22ml	106		69	37	3∶2	2/3 张

5. 口服补液盐（oral rehydration salts，ORS）

世界卫生组织（World Health Organization，WHO）推荐用以治疗急性腹泻合并脱水的一种溶液，具有纠正脱水、酸中毒及补钾的作用，适用于轻度或中度脱水而无严重呕吐者。WHO 在 2002 年推荐使用的新低渗性 ORS 配方：氯化钠 2.6g，氯化钾 1.5g，枸橼酸钠 2.9g，葡萄糖 13.5g；总渗透压为 245mOsm/L，电解质渗透压为 170mOsm/L，相当于 1/2 张。ORS 一般适用于轻度或中度脱水无严重呕吐者，具体用法是：轻度脱水 50ml/kg、中度脱水 100ml/kg，在 4 小时内用完；继续补充量根据腹泻的继续丢失量而定，一般每次大便后给 10ml/kg。当患儿极度疲劳、昏迷或昏睡、腹胀者不适宜用 ORS。

四、液体疗法

液体疗法是纠正水、电解质和酸碱失衡，恢复和维持血容量及机体的体液平衡，以保证机体正常生理功能的重要措施。补液前要正确判断患儿脱水和电解质紊乱的性质、程度，并在此基础上合理制订补液计划。液体疗法包括口服补液和静脉补液。补液的原则是三定（定量、定性、定速），三先（先盐后糖、先浓后淡、先快后慢）及两补（见尿补钾、惊跳补钙）。由于体液成分失衡原因和性质非常复杂，输液过程中要密切观察病情变化，适时调整。液体疗法包括补充累积损失量、继续损失量和生理需要量三个部分。

（一）补充累积损失量

1. 定量

补液量根据脱水程度及年龄决定：婴幼儿轻度脱水补充累积损失液量为 30～50ml/kg，中度脱水 50～100ml/kg，重度脱水 100～120ml/kg；2 岁以上小儿分别为＜30ml/kg、30～60ml/kg、60～90ml/kg。先给计算总量的 1/2～2/3。

2. 定性

给液种类根据脱水性质决定。原则先盐后糖，即先补充电解质后补充糖液。通常对低渗脱水应补给 2/3 张含钠液，等渗脱水补给 1/2 张含钠液，高渗脱水补给 1/3～1/5 张含钠液。若临床上判断脱水性质有困难时，可先按等渗脱水补充。

3. 定速

补液速度取决于脱水程度，原则上先快后慢。如重度脱水，尤其对于有明显血容量和组织灌注不足的患儿，应首先快速输入等张含钠液（生理盐水或 2∶1 等张液），按 20ml/kg（总量不超过 300ml）于 0.5～1 小时内静脉输入，以迅速改善循环血量和肾功能；其余累积损失量于 8～12 小时内输完。对高渗性脱水，输注速度宜稍慢，有时需用张力较高、甚至等张液体，以防血钠迅速下降出现脑水肿，甚至发生惊厥。血钠下降速度以每小时不超过 1～2mmol/L，每天不超过 10～15mmol/L 为宜。高渗脱水患儿待循环改善，酸中毒纠正，见尿后及时补钾。

（二）补充继续损失量

开始补液时，造成脱水的原因大多继续存在，如腹泻、呕吐，以致体液继续丢失，如不予以补充又成为新的累积损失，应给予补充。此种丢失量依原发病而异，且每日有变化，必须根据实际损失量用类似溶液补充。如临床常见的婴儿腹泻丢失量临床不易收集测量，早期严格禁食的情况下，体液继续损失量一般每日 10～40ml/kg，用 1/3～1/2 张含钠液补充。继续损失量可每 4～6 小时估计一次，一般不宜晚于丢失后 6 小时再补充。各种损失成分见表 2-11。

表 2-11　各种体液损失成分

损失液体	Na^+（mmol/L）	K^+（mmol/L）	Cl^-（mmol/L）	蛋白质（g/dl）
胃液	20～80	5～20	100～150	—
胰液	120～140	5～15	90～120	—
小肠液	100～140	5～15	90～130	—
胆汁	120～140	5～15	50～120	—
回肠造瘘口损失液	45～135	5～15	20～115	—
腹泻液	10～90	10～80	10～110	—
汗液	10～30	3～10	10～25	—
烫伤	140	5	110	3～5

（三）补充生理需要量

包括热量、水和电解质三个方面的需要量。每日摄入的液量要供给肺和皮肤挥发的不显性失水量或由汗、尿、大便等损失的水量，一般按每消耗100kcal热量需要120～150ml水计算；禁食情况下，为满足基础代谢需要，每日供给热量为60～80kcal/kg；电解质的需求包括每日出汗、正常大小便、生理消耗等，平均钾、钠、氯的消耗量为2～3mmol/100kcal。正常生理需要量可按能量需求估算，年龄越小，需水相对越多，故也可按简易计算表计算（表2-12）。

表2-12　生理需要量简易计算

体重	每日需液量
<10kg	100ml/kg
11～20kg	1000ml+（体重-10kg）×50ml/kg
>20kg	1500ml+（体重-20kg）×20ml/kg

注：正常生理需要量每日不超过2400ml。

生理需要量应尽量口服补充，不能口服或口服量不足者可静脉滴注1/4～1/5张含钠液，同时给予生理需要量的钾。静脉补液适用于严重呕吐、腹泻，伴中、重度脱水的患儿，主要用以快速纠正水、电解质紊乱。

临床上往往难以将补充累积损失、继续损失和生理需要三部分截然分开实施，宜将这三部分的需要量综合后制订方案。

思维导图

- 第六节　小儿体液平衡的特点和液体疗法
  - 小儿体液平衡的特点
    - 体液的总量及分布 — 年龄愈小，体液占体重的比例愈高
    - 渗透压的平衡
    - 体液的电解质组成
      - 细胞内液 — 以K^+、Mg^{2+}、HPO_4^{2-}和蛋白质为主
      - 细胞外液 — 以Na^+、Cl^-、HCO_3^-为主
    - 小儿水的代谢
      - 水的需要量和排出量
      - 水平衡的调节功能不成熟
  - 临床常见的水、电解质和酸碱失衡
    - 脱水
      - 脱水程度 — 轻、中、重度
      - 脱水性质
        - 等渗性脱水 — 血清钠130~150mmol/L
        - 低渗性脱水 — 血清钠<130mmol/L
        - 高渗性脱水 — 血清钠>150mmol/L
    - 电解质紊乱 — 低钾血症：血清钾<3.5mmol/L
      - 病因 — 钾摄入量不足；消化道丢失钾过多；经肾脏排钾过多；钾分布异常；各种原因引起的碱中毒
      - 临床表现
        - 心血管系统：低钾对心肌影响最明显，表现为心率快，第一心音低钝，血压降低，甚至发生心力衰竭。心电图显示ST段下移，T波增宽、出现U波、Q-T间期延长
        - 神经肌肉系统：神经肌肉兴奋性降低，表现肌无力，腱反射减弱或消失，严重者发生肢体瘫痪，呼吸肌麻痹，肠鸣音减弱，腹胀，甚至肠麻痹
        - 泌尿系统：低血钾使肾脏浓缩功能下降，出现多尿，重者有碱中毒症状；长期低钾可导致肾单位硬化、间质纤维化
      - 治疗
        - 积极治疗原发病，防止钾继续丢失
        - 轻度低钾血症可口服10%氯化钾溶液，剂量按每日200～300mg/kg，分4～6次
        - 重度低钾血症需静脉补钾，全日总量为100～300mg/kg，均匀分配于全日静脉输液中，浓度为0.3%，每日补钾总量静滴时间不少于8小时，且必须见尿补钾，通常情况下补钾治疗前6小时内曾排过尿视为有尿

- 第六节 小儿体液平衡的特点和液体疗法
  - 临床常见的水、电解质和酸碱失衡
    - 电解质紊乱
      - 高钾血症：血清钾 >5.5mmol/L
        - 病因
          - 短时间内补钾过多或过速
          - 肾衰竭、肾上腺皮质功能不全造成钾的排泄障碍
          - 溶血、休克、缺氧、酸中毒、严重组织损伤等使钾从细胞内释放进入血液中
        - 临床表现
          - 神经肌肉系统：精神萎靡、嗜睡、全身无力、腱反射减弱或消失，甚至出现瘫痪
          - 心血管系统：心肌收缩无力，心音减弱，心律失常，甚至心搏骤停。心电图早期改变为T波高耸、底部变窄、对称呈帐篷状或QRS波群增宽
        - 治疗——积极治疗原发病，限制含钾饮食，停用钾剂，禁用库存血，监测血钾和心电图
    - 酸碱失衡
      - 代谢性酸中毒：细胞外液中H^+增高或HCO_3^-降低
        - 病因——体内碱性物质丢失过多；酸性物质摄入过多；酸性代谢产物堆积
        - 临床表现——轻度时症状不明显，常被原发病掩盖。较重者表现为呼吸深而有力，唇呈樱桃红色，恶心呕吐，心率增快，烦躁不安，精神萎靡，嗜睡，甚则出现昏迷、惊厥等
        - 治疗——积极治疗原发病；应用碱性药物
      - 代谢性碱中毒：体内H^+丧失或HCO_3^-增加
        - 病因
          - 机体内酸性物质大量丢失
          - 外源性摄入过多碱性溶液
          - 利尿剂及盐皮质激素过多
          - 呼吸性酸中毒
          - 细胞外液减少及近端肾小管HCO_3^-的重吸收增加
        - 临床表现——轻症除原发病外可无其他明显症状。重症会出现一定程度呼吸抑制，表现为呼吸慢而浅或暂停，头晕、躁动、手足麻木。当失代偿时，血中游离钙减少，出现低钙性手足搐搦
        - 治疗
          - 病因治疗
          - 轻症：给予0. 9%氯化钠注射液静脉滴注即可
          - 重症：pH> 7. 6，HCO_3^-> 40mmol/L，血Cl^- < 85mmol/L，可给予氯化铵治疗
      - 呼吸性酸中毒：体内CO_2潴留、H_2CO_3增高
        - 病因——急、慢性肺部疾患；胸腔和胸廓病变；呼吸肌麻痹、换气不足；呼吸中枢功能减退或受抑制；人工呼吸机使用不当，吸入CO_2过多
        - 临床表现——除原发病表现外，缺氧为突出症状，可见鼻翼扇动、三凹征等。高碳酸血症可引起血管扩张，颅内血流增加，致头痛及颅内压增高
        - 治疗——治疗原发病，改善通气功能，解除呼吸道阻塞，给予低流量氧气吸入，对重症失代偿性呼吸性酸中毒患儿，应行气管插管或气管切开
      - 呼吸性碱中毒：CO_2过度减少，血浆中H_2CO_3降低
        - 病因
          - 心理因素所致呼吸过度，呼吸机使用不当等导致的CO_2排出过多
          - 呼吸系统疾病、颅脑外伤或呼吸兴奋药物过量导致呼吸中枢兴奋，过度呼吸
          - 低氧、严重贫血、CO中毒时呼吸加快
        - 临床表现——主要表现为呼吸深快，其他症状与原发疾病所致的相应症状及体征相似
        - 治疗——治疗原发病，改善呼吸功能，酌情给予镇静剂，有手足搐搦者给予钙剂

- 第六节　小儿体液平衡的特点和液体疗法
  - 儿科液体疗法常用溶液
    - 溶液渗透压与溶液张力 —— 血浆渗透压正常范围为280~320mmol/L，溶液渗透压在此范围内者称等张
    - 非电解质溶液
    - 电解质溶液 —— 氯化钠溶液、碱性溶液、氯化钾、混合溶液
  - 液体疗法
    - 补充累积损失量
      - 定量 —— 补液量根据脱水程度及年龄决定
      - 定性 —— 给液种类根据脱水性质决定
      - 定速 —— 补液速度取决于脱水程度，原则上先快后慢
    - 补充继续损失量
    - 补充生理需要量 —— 包括热量、水和电解质三个方面的需要量

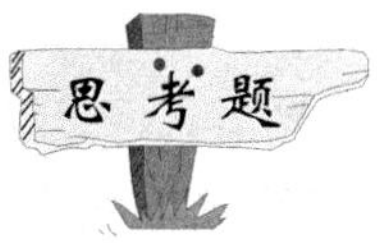

1. 婴儿喂养形式有哪些？简述母乳喂养的优点。
2. 小儿添加辅食的原则是什么？
3. 小儿疾病治疗为何强调及时、审慎和准确？
4. 简述小儿年龄分期。
5. 怎样区别小儿脱水的程度？补液的原则是什么？
6. 小儿的生理病理特点是什么？
7. 小儿患病后为何出现易虚易实、易实易热的特点？
8. 简述变蒸学说。
9. 小儿指纹诊法的要点是什么？
10. 儿科望诊包括哪些方面？其中审苗窍包括哪些内容？

第三章　呼吸系统疾病

第一节　呼吸系统中西医概述

呼吸系统以喉部环状软骨下缘为界分为上、下呼吸道。上呼吸道包括鼻、鼻窦、鼻泪管、咽鼓管、咽、会厌及喉，下呼吸道包括气管、主支气管、毛细支气管、呼吸性细支气管、肺泡管及肺泡。属于中医“肺系”范畴。

一、解剖特点

1. 上呼吸道

（1）*鼻*　包括外鼻和鼻腔，鼻腔有内、外、顶和底四壁。婴幼儿鼻腔短小，鼻道狭窄，鼻黏膜柔嫩，血管丰富，感染后黏膜肿胀，易造成堵塞，引起鼻塞。

（2）*鼻窦*　分为上颌窦、筛窦、额窦和蝶窦。各鼻窦发育先后不同，新生儿上颌窦和筛窦极小，2 岁以后迅速增大，至 12 岁才充分发育；额窦 2～3 岁始现，12～13 岁时发育完全；蝶窦 3 岁开始出现并与鼻腔相通，6 岁时很快增大。由于鼻窦黏膜与鼻腔黏膜相连，且鼻窦开口相对较大，因此急性鼻炎常累及鼻窦导致鼻窦炎。

（3）*鼻泪管和咽鼓管*　婴幼儿鼻泪管短，开口接近内眦部，且瓣膜发育不全；咽鼓管较宽、直、短，呈水平位，故鼻咽部炎症易侵入眼结膜和中耳，引起眼结膜炎或中耳炎。

（4）*咽*　咽部黏膜下有淋巴管，形成淋巴环，是咽部感染的防御屏障。咽部存在扁桃体，分为咽扁桃体及腭扁桃体。咽扁桃体即腺样体，6 月龄时已发育，青春期后逐渐萎缩，儿童时期严重的腺样体肥大是小儿阻塞性睡眠呼吸暂停综合征的重要因素；腭扁桃体至 1 岁末逐渐增大，4～10 岁时发育达最高峰，14～15 岁时又逐渐退化，故扁桃体炎常见于学龄儿童，婴儿则少见。

（5）*喉*　喉部呈漏斗状，喉腔较窄，软骨柔软，黏膜柔嫩而富有血管及淋巴组织，轻微的炎症即可引起喉头狭窄，导致呼吸困难。

2. 下呼吸道

气管呈树枝状分布，左支气管细长，右支气管短粗陡峭，故支气管异物多见于右侧。婴幼儿的气管、支气管较成人短而狭窄，软骨柔软，黏膜柔嫩，血管间质丰富，黏液腺分泌不足，黏膜纤毛运动弱，易引起感染，感染后易发生充血、水肿，导致呼吸道不畅，小婴儿呼吸道梗阻则主要是黏膜肿胀和分泌物阻塞引起。

小儿肺弹力纤维发育不足，血管丰富，间质发育良好，肺泡数量较少，肺脏含血量多而含气量少，易于感染。感染时易致黏液阻塞，引起间质性炎症、肺不张、肺气肿等。

3. 纵隔与胸廓

小儿纵隔体积相对较大，周围组织松软，故在胸腔积液或气胸时易致纵隔移位。婴幼儿胸廓较短，前后径相对较长，呈桶状；肋骨呈水平位，膈肌位置较高，胸腔小而肺脏相对较大，故在吸气时肺的扩张受到限制，不能充分进行气体交换，易致缺氧及二氧化碳潴留。

二、生理特点

1. 呼吸频率与节律

小儿年龄越小，呼吸频率越快。新生儿一般为 40～45 次/分，出生至 1 岁 30～40 次/分，1～3 岁 25～40 次/分，4～7 岁 20～25 次/分，8～14 岁 18～20 次/分，14～18 岁 16～18 次/分。婴幼儿由于呼吸中枢发育尚未完善，调节功能差，易出现呼吸节律不齐，可有间歇、暂停现象，尤以早产儿或新生儿明显。

2. 呼吸类型

婴幼儿呼吸肌发育不全，胸廓活动范围小，呈腹式呼吸。此后随着小儿站立行走，膈肌与腹腔器官下移，肋骨由水平位变为斜位，呼吸肌也随年龄增长而逐渐发达，开始转化为胸腹式呼吸，7 岁以后胸腹式呼吸占 4/5，腹式呼吸占 1/5。

3. 呼吸功能的特点

（1）肺活量　指一次深吸气后的最大呼气量。小儿肺活量约为 50～70ml/kg。安静时，年长儿仅用肺活量的 12.5%来呼吸，而婴幼儿则需用 30%左右，说明婴幼儿呼吸储备量较小。

（2）潮气量　指安静呼吸时每次吸入或呼出的气量。年龄越小，潮气量越少，小儿潮气量为 6～10ml/kg，仅为成人的 1/2。

（3）每分通气量　指潮气量与呼吸频率的乘积。虽然婴幼儿潮气量较小，但由于呼吸频率较快，按体表面积计算其每分通气量与成人相接近。

（4）气体弥散量　小儿肺脏小，气体弥散量也小，但以单位肺容积计算则与成人近似。

（5）气道阻力　小儿气道内径小，其气道阻力大于成人，因此，小儿易发生喘息，随年龄增大，气道管径逐渐增大，气道阻力逐渐减少。

三、免疫特点

小儿呼吸道的非特异性和特异性免疫功能均较差。咳嗽反射及纤毛运动功能弱，不能有效清除吸入的尘埃和异物颗粒。婴幼儿时期肺泡巨噬细胞功能不足，辅助性 T 细胞功能暂时性低下，使分泌型 IgA、IgG 含量较低。此外，乳铁蛋白、溶菌酶、干扰素及补体等数量和活性均不足，故易患呼吸道感染。

四、呼吸系统疾病相关检查

（一）体格检查

1. 视诊

（1）呼吸频率　频率增快是呼吸困难的早期表现，年龄越小越明显；呼吸频率减慢或节律不规则也是呼吸系统的危险征象。

（2）发绀　是血氧下降的重要体征，肢端发绀为末梢性发绀；舌、黏膜的发绀为中心性发绀，比末梢性发绀出现晚，但更有意义。

（3）吸气时胸廓软组织凹陷　胸骨上、下窝，锁骨上窝及肋间隙软组织凹陷，称为“三凹征”，常见于上呼吸道梗阻、气管疾病或严重肺部疾病等。

（4）其他　小婴儿呼吸困难时常有呻吟、鼻扇和口吐泡沫等表现。

2. 肺部听诊

（1）哮鸣音　常于呼气相明显，提示喉、气管、支气管狭窄或阻塞。

（2）喘鸣音　吸气喘鸣是指吸气时出现喘鸣音同时伴吸气延长，是上呼吸道梗阻的表现；呼气喘鸣是指呼气时出现喘鸣音同时伴呼气延长，是下呼吸道梗阻的表现。

（3）湿啰音　不固定的中、粗湿啰音常来自支气管及肺泡的分泌物，常见于支气管炎；吸气相，特别在深吸气末听到固定不变的细湿啰音，提示肺泡内存有分泌物，常见于肺炎。

（二）动脉血气分析

反映气体交换和血液酸碱平衡状态。小儿血液气体分析正常值见表 3-1。

表 3-1　小儿血液气体分析正常值

项目	新生儿	2 岁以内	2 岁以后
pH	7.35～7.45	7.35～7.45	7.35～7.45
PaO_2（kPa）	8～12	10.6～13.3	10.6～13.3
$PaCO_2$（kPa）	4.00～4.67	4.00～4.67	4.67～6.00
HCO_3^-（mmol/L）	20～22	20～22	22～24
BE（mmol/L）	−6～+2	−6～+2	−4～+2
SaO_2（%）	90～97	95～97	96～98

注：1kPa=7.501mmHg。

（三）影像学检查

（1）胸部 X 线片　是呼吸系统疾病影像学诊断的基础。

（2）胸部 CT　对许多肺脏疾病具有诊断价值，可发现间质性肺疾病的一些特征性表现。

（3）磁共振成像（MRI）　MRI 在显示肿块与肺门、纵隔血管关系方面优于 CT。

（四）儿童支气管镜检查

纤维支气管镜和电子支气管镜不仅能直视气管和支气管内的各种病变，还能利用黏膜刷检技术、活体组织检查技术和肺泡灌洗技术提高对儿童呼吸系统疾病的诊断率。近年来支气管镜下介入治疗也广泛应用于儿科临床。

（五）肺功能检查

5 岁以上儿童可进行较全面的肺功能检查。脉冲震荡（impulse oscillometry，IOS）需要患儿配合较少，可对 3 岁以上的患儿进行检查。应用人体体积描记法（body plethysmography）和潮气呼吸流量-容积曲线（tidal breathing flow-volume curve，TBFV）技术使婴幼儿肺功能检查成为可能。

五、呼吸系统中医学概述

肺主气，司呼吸，主宣发肃降，开窍于鼻，外合皮毛。但小儿“肺常不足”，肺脏尤娇，肺系的结构及功能均不成熟、不完善，表现为腠理不密，肌肤疏薄，卫外不固，若调护失宜或感受外邪，导致肺失宣肃，容易发生感冒、咳嗽、肺炎喘嗽、哮喘等肺系病证及时行疾病。肺与大肠相表里，肺气清肃下降，气机调畅，并布散津液，能促进大肠的传导、糟粕的排出。若患肺脏疾病，肺气壅塞，失于肃降，气不下行，津不下达，引起腑气不通，肠燥便秘。若大肠实热，传导不畅，腑气阻滞，也可影响肺的宣降。肺为水上之源，通调水道，下输膀胱，具有调节水液代谢功能。若肺失通调，水液代谢失常，可出现小便不利，甚至水肿等症。

思维导图

- 第一节　呼吸系统中西医概述
  - 解剖特点
    - 上呼吸道 — 鼻、鼻窦、鼻泪管和咽鼓管、咽、喉
    - 下呼吸道 — 气管、支气管、毛细支气管、肺泡
    - 纵隔与胸廓
  - 生理特点
    - 呼吸频率与节律 — 小儿年龄越小，呼吸频率越快
    - 呼吸类型 — 腹式呼吸、胸腹式呼吸
    - 呼吸功能的特点 — 肺活量、潮气量、每分通气量、气体弥散量、气道阻力
  - 免疫特点 — 非特异性和特异性免疫功能均较差
  - 呼吸系统相关检查
    - 体格检查
      - 视诊 — 呼吸频率、发绀、三凹征
      - 听诊 — 哮鸣音、喘鸣音、湿啰音
    - 动脉血气分析
    - 影像学检查 — 胸部X线片、胸部CT、MRI
    - 儿童支气管镜检查
    - 肺功能检查
  - 中医学概述
    - 主气，司呼吸 — 肺失宣肃 — 感冒、咳嗽、肺炎喘嗽等
    - 肺与大肠相表里 — 肺气壅塞，腑气不通 — 便秘
    - 通调水道 — 肺失通调 — 小便不利、水肿等

第二节　急性上呼吸道感染

急性上呼吸道感染（acute upper respiratory infection，AURI）是指各种病原体引起的上呼吸道的急性感染，以发热、鼻塞、流涕、喷嚏、咳嗽为主要临床特征，简称上感，是小儿常见的疾病。包括急性鼻炎、急性咽炎、急性扁桃体炎等。一年四季均可发生，以气候骤变时及冬春季节发病率较高。任何年龄小儿皆可发病，婴幼儿更为多见。

本病属于中医“感冒”范畴。

一、病因病机

1. 西医病因病机

急性上呼吸道感染的病原体以病毒为主，占90%以上，部分为细菌、肺炎支原体等其他病原菌感染。常见病毒主要有鼻病毒、呼吸道合胞病毒、流感病毒、副流感病毒、腺病毒、冠状病毒、柯萨奇病毒等。病毒感染后亦可继发细菌感染，最常见为溶血性链球菌，其次为肺炎链球菌、流感嗜血杆菌等。

2. 中医病因病机

小儿感冒的病因以感受风邪为主，风为百病之长，常兼寒、热、暑、湿、燥等邪，亦有感受时邪疫毒所致者。在气候变化，冷热交替，沐浴着凉，调护不当时容易发生本病。病机关键为卫表不和，肺气失宣。本病的病位主要在肺卫，可累及心、肝、脾，出现夹痰、夹滞、夹惊的兼夹证。

（1）*风寒袭表*　风寒之邪，由口鼻或皮毛而入，肌肤郁闭，卫阳不得宣发，导致发热，恶寒，无汗；寒邪束表，肺卫失宣，则致鼻塞、流涕、咳嗽；寒邪郁于太阳经脉，经脉拘急收引，致头痛、身痛、肢节酸痛等。小儿为“纯阳”之体，发病之后易于传变，风寒入里化热，形成外寒里热之证。

（2）*风热袭表*　风热之邪，由口鼻侵犯卫表，卫气不宣，则致发热较重、恶风、微汗出；风热之邪上扰，则头痛；邪客肺卫，肺卫失宣，则致鼻塞、流涕、喷嚏、咳嗽；咽喉为肺胃之门户，风热上乘咽喉，则致咽喉肿痛等。

（3）*感受暑湿*　长夏暑湿当令，暑湿之邪束表困脾，而致暑邪感冒。暑为阳邪，其性开泄，易致发热、汗出；暑多夹湿，湿为阴邪，黏腻重浊，遏于肌表，则身重困倦；暑邪郁遏，上蒙清窍，清阳不升，则致头晕或头痛；湿滞中焦，脾胃升降失司，则致胸闷、泛恶、食欲不振、呕吐、泄泻、舌苔腻。

（4）*感受时邪*　外感时疫之邪，侵犯肺胃二经。疫邪性烈，人群普遍易感，易于传变，故起病急骤，病情较重；邪犯肺卫，郁于肌表，则初起发热、恶寒、肌肉酸痛；疫火上攻，则目赤、咽红；邪毒犯胃，胃气上逆，则见恶心、呕吐等症。

小儿肺脏娇嫩，感邪之后，失于宣肃，气机不利，津液不得输布，聚而为痰，或脾失健运，聚湿成痰，壅结咽喉，阻于气道，则咳嗽加剧，喉间痰鸣，此为感冒夹痰。

小儿脾常不足，感受外邪后，脾胃运化失司，稍有饮食不节，中焦气机运化受阻，致乳食停积不化，阻滞中焦，则脘腹胀满，不思乳食，或伴呕吐、泄泻，此为感冒夹滞。

小儿“心常有余”“肝常有余”，神气怯弱，肝气未充，筋脉未盛，感邪之后易于化热化火，内扰心肝，导致心神不宁，睡卧不实，惊惕抽风，此为感冒夹惊。

二、临床表现

病情轻重程度与年龄、邪气强弱及机体抗病能力有关。轻者只有鼻部症状；重者全身症状明显，多有发热，可因高热引起惊厥。

1. 一般类型急性上呼吸道感染

（1）*局部症状*　鼻塞、流涕、喷嚏、干咳、咽部不适或咽痛等。

（2）*全身症状*　发热、头痛、身痛、乏力，可伴有恶心、呕吐、食欲不振、腹泻、腹痛等消化道症状。腹痛多为阵发性脐周疼痛，无压痛，多与肠痉挛或肠系膜淋巴结炎有关。

（3）体征　可见咽部充血，扁桃体肥大等。肺部听诊一般正常。肠病毒感染者可出现皮疹。

2. 流行性感冒

由流感病毒引起，可分为甲、乙、丙3种类型，有明显的流行病学史，局部症状轻，全身症状重，如高热、头痛、身痛、乏力等，部分有恶心、呕吐、腹泻等，而上呼吸道的卡他症状不明显。

3. 特殊类型急性上呼吸道感染

（1）疱疹性咽峡炎　病原体为柯萨奇A组病毒，好发于夏秋季。起病急，表现为高热、咽痛、流涎、厌食、呕吐等。查体可见咽部充血，咽腭弓、腭垂、软腭等处数个2～4mm大小灰白色的疱疹，周围红晕，疱疹破溃后形成小溃疡。手足无疱疹。病程约1周。

（2）咽结膜热　病原体为腺病毒3、7型。好发于春夏季。临床表现为发热、咽痛、眼部刺痛，可伴消化道症状。查体见咽部充血，一侧或两侧滤泡性咽结合膜炎，颈及耳后淋巴结肿大。病程1～2周。

三、辅助检查

（1）血常规　病毒感染时白细胞总数正常或偏低；细菌感染时白细胞、中性粒细胞计数均增高。

（2）病原学检查　咽拭子或鼻咽分泌物病毒分离和血清特异性抗体检测，可明确病原；链球菌感染者，血中抗链球菌溶血素“O”（ASO）滴度增高。

四、诊断与鉴别诊断

1. 诊断

根据急性起病，发热、鼻塞、流涕、喷嚏、咳嗽、咽部充血、扁桃体肥大等临床表现，即可诊断为本病。

2. 鉴别诊断

（1）急性传染病早期　多种急性传染病的早期都有类似感冒的症状，如麻疹、百日咳、水痘、流行性脑脊髓膜炎等，疱疹性咽峡炎注意与手足口病相鉴别，应结合流行病学史、临床表现、实验室检查资料及其演变特点等加以鉴别。

（2）变应性鼻炎　部分患儿流涕、喷嚏持续超过2周或反复发作，而全身症状较轻，则应考虑为变应性鼻炎可能，鼻拭子涂片嗜酸性粒细胞增多有助于诊断。

五、临床治疗

（一）西医治疗

1. 一般治疗

注意休息，多饮水和补充维生素C等，保持良好的居处环境，注意呼吸道隔离，预防并发症。

2. 抗感染治疗

（1）抗病毒药物　急性上呼吸道感染以病毒感染多见，单纯的病毒性上呼吸道感染属于自限性疾病，目前尚无特异性抗病毒药物。若为流感病毒感染，可口服磷酸奥司他韦。

（2）抗菌药物　细菌感染者可选用抗生素，酌情选用青霉素类、头孢菌素类、大环内酯类抗生素，疗程3～5天。若证实为链球菌感染，或有风湿热、肾炎病史者，青霉素疗程为10～14天。

（3）抗支原体治疗　若为支原体感染者，可选用红霉素、大环内酯类抗生素等治疗。

3. 对症治疗

高热者，可口服对乙酰氨基酚或布洛芬，亦可用温水擦浴等物理降温方法。热性惊厥者，可予以镇静、止惊等处理。

（二）中医治疗

1. 辨证思路

（1）辨风寒、风热、暑邪感冒　冬春季节多为风寒、风热感冒；夏季多为暑邪感冒。恶寒重发热轻，无汗或少汗，流清涕，咽红不明显，舌淡红，苔薄白为风寒袭表；若发热，恶风，有汗，鼻塞，流浊涕，咽红，舌苔薄黄为风热犯表；发于夏季，发热，头痛，身重困倦，食少纳呆，舌苔腻为暑邪感冒。

（2）辨普通感冒、时行感冒　普通感冒以鼻塞、流涕、喷嚏等表证为主，一般不造成流行；时行感冒起病急，传染性强，可造成流行，发热、头痛、全身酸痛等全身症状重。

（3）辨兼证　症见痰多、喉间痰鸣、苔腻者为感冒夹痰；症见脘腹胀满、呕吐酸腐、大便不调者为感冒夹滞；症见发热上升期出现惊惕哭闹、睡卧不宁、一过性抽搐者为感冒夹惊。

2. 治疗原则

以疏风解表为基本原则。根据不同证型分别采用辛温解表、辛凉解表、清暑解表、清热解毒等方法。治疗兼证，应分别佐以化痰、消导、镇惊之法。

3. 辨证施治

常证

（1）风寒感冒

证候　恶寒，发热，无汗或少汗，头痛，鼻塞，喷嚏，流清涕，咳嗽，口不渴，咽无红肿及疼痛，舌淡红，苔薄白，脉浮紧或指纹浮红。

辨证要点　以恶寒重，鼻塞，流清涕，舌淡红，苔薄白，脉浮紧或指纹浮红为特征。

治法　辛温解表。

方药　荆防败毒散（《摄生众妙方》）加减。

头痛明显者，加葛根、白芷以散寒止痛；咳声重浊者，加白前、前胡以宣肺止咳；痰多者，加半夏、陈皮以燥湿化痰；纳呆、舌苔白腻者，加炒麦芽、莱菔子以和胃消胀；外寒里热者，加黄芩、石膏以清热泻火。

（2）风热感冒

证候　发热重，恶风，有汗，头痛，鼻塞，鼻流浊涕，喷嚏，咳嗽，痰稠色黄，咽红肿痛，口干渴，舌质红，苔薄黄，脉浮数或指纹浮紫。

辨证要点　以发热恶风，鼻流浊涕，咽喉肿痛，舌质红，苔薄黄，脉浮数或指纹浮紫为特征。

治法 辛凉解表。

方药 银翘散（《温病条辨》）加减。

高热汗出者，加石膏、葛根以解肌退热；咳嗽重，痰稠色黄者，加桑叶、浙贝母以宣肺化痰；咽红肿痛者，加射干、玄参以清热利咽；大便秘结者，加枳实、生大黄以通腑泄热。

（3）暑湿感冒

证候 发热，汗出热不解，头晕，头痛，鼻塞，身重困倦，胸闷泛恶，纳呆，或有呕吐、泄泻，小便短黄，舌质红，苔黄腻，脉濡数或指纹紫滞。

辨证要点 以发热，汗出热不解，头晕、头痛，困倦，舌质红，苔黄腻，脉濡数或指纹紫滞为特征。

治法 清暑解表。

方药 新加香薷饮（《温病条辨》）加减。

暑热重者，加黄芩、栀子以清热；偏湿重者，加佩兰、藿香以祛暑利湿；呕吐者，加半夏、生姜以降逆止呕；泄泻者，加葛根、薏苡仁以清肠化湿。

（4）时行感冒

证候 起病急，全身症状重。发热，恶寒，无汗，目赤，咽红，头痛，全身肌肉酸痛，腹痛，或伴恶心呕吐，舌质红，苔黄，脉数或指纹紫。

辨证要点 本证多有流行病学史，以起病急，全身症状重，发热，恶寒，头痛，肌肉酸痛，舌质红，苔黄，脉数或指纹紫等为特征。

治法 清热解毒。

方药 银翘散（《温病条辨》）合普济消毒饮（《景岳全书》）加减。

高热者，加栀子、葛根以清热解肌；恶心呕吐者，加竹茹、藿香以化湿止呕；头痛，全身酸痛明显者，加白芷、羌活以胜湿止痛；发热，肌肉酸痛者，可用柴葛解肌汤以解肌清热。

兼证

（1）夹痰

证候 感冒兼见咳嗽较剧，痰多，喉间痰鸣。

治法 偏于风寒者，治以辛温解表、宣肺化痰；偏于风热者，治以辛凉解表、清肺化痰。

方药 偏于风寒者，加用三拗汤、二陈汤（《太平惠民和剂局方》）加减；偏于风热者，加用桑菊饮（《温病条辨》）加减。

（2）夹滞

证候 感冒兼见脘腹胀满，不思饮食，呕吐酸腐，口气秽浊，大便酸臭，或腹痛泄泻，或大便秘结，小便短黄，舌苔厚腻，脉滑。

治法 解表兼消食导滞。

方药 在疏风解表的基础上，加用保和丸（《丹溪心法》）加减。

（3）夹惊

证候 感冒兼见惊惕哭闹，睡卧不宁，甚至骤然抽搐。

治法 解表、清热镇惊。

方药 在疏风解表的基础上，加用镇惊丸（《证治准绳》）加减。

4. 中医其他疗法

（1）中成药 ①小儿柴桂退热颗粒：发汗解表，清里退热，用于风热感冒。②午时茶颗粒：祛风解表，化湿和中，用于风寒感冒夹滞。③藿香正气水：解表化湿，理气和中，用于暑湿感冒。

④抗病毒口服液：清热祛湿，凉血解毒，用于时行感冒。

（2）针灸疗法　取风池、大椎、曲池、合谷，中等刺激，不留针，用于风寒感冒。取大椎、曲池、鱼际、外关、少商，中等刺激，不留针，用于风热感冒。取大椎、合谷、支沟、中脘、足三里，中等刺激，不留针，用于暑邪感冒。取大椎、合谷、肺俞、太溪，中等刺激，不留针，用于气虚感冒。取人中、合谷、百会、涌泉、十宣、内关，强刺激，不留针，用于感冒夹惊。

（3）推拿疗法　推攒竹，分推坎宫，揉太阳，黄蜂入洞，分阴阳，推上三关，退下六腑，揉肺俞。风寒者加拿风池，拿合谷，揉二扇门，掐阳池；风热者加推天柱，清肺经，清天河水，退下六腑；夹滞者加清补脾胃，揉中脘，摩腹；夹痰者，加按揉天突，擦胸，按揉乳旁乳根；夹惊者加清心经，清肝经，掐十王，掐志龙，水底捞明月，大清天河水。

六、中西医结合诊疗思路

本病治疗在西医应分清普通感冒及流行性感冒，必要时可明确病原体，同时注意是否合并细菌感染；在中医，若属于普通感冒，则按感冒辨证论治，若为流行性感冒，按流行病的特点进行辨证论治。本病临床应首选中医治疗，必要时配合西医治疗。

七、预防与调护

（1）居室保持空气流通，多晒太阳，加强体格锻炼。随气候变化，及时增减衣物。汗出后及时更换衣物以防复感。

（2）避免与上呼吸道感染患者接触，感冒流行期间少去公共场所，注意戴口罩，接触患者后要洗手。

（3）多饮热水，饮食宜清淡易消化，忌食辛辣、冷饮、油腻食物。

思维导图

- 第二节 急性上呼吸道感染
  - 概念 — 指各种病原体引起的上呼吸道的急性感染，以发热、鼻塞、流涕、喷嚏、咳嗽为主要临床特征
  - 病因
    - 西医病因病理 — 以病毒感染为主，部分为细菌感染、支原体感染
    - 中医病因病机 — 感受风邪，卫表不和，肺卫失宣
  - 临床表现 — 发热、鼻塞、流涕、喷嚏、咳嗽、咽部充血、扁桃体肿大等
  - 诊断与鉴别诊断
    - 诊断 — 根据急性起病，发热、鼻塞、流涕、喷嚏、咳嗽、咽部充血、扁桃体肿大等临床表现，即可诊断为本病
    - 鉴别诊断 — 与急性传染病早期、变应性鼻炎相鉴别
  - 临床治疗
    - 西医治疗 — 一般治疗；抗感染治疗（抗病毒药物、抗菌药物）；对症治疗
    - 中医辨证论治
      - 常证
        - 风寒感冒 — 辛温解表 — 荆防败毒散
        - 风热感冒 — 辛凉解表 — 银翘散
        - 暑湿感冒 — 清暑解表 — 新加香薷饮
        - 时行感冒 — 清热解毒 — 银翘散合普济消毒饮
      - 兼证
        - 夹痰
          - 偏风寒者 — 辛温解表，宣肺化痰 — 加用三拗汤、二陈汤
          - 偏风热者 — 辛凉解表，清肺化痰 — 加用桑菊饮
        - 夹滞 — 解表兼消食导滞 — 加用保和丸
        - 夹惊 — 解表兼清热镇惊 — 加用镇惊丸

第三节 急性支气管炎

急性支气管炎（acute bronchitis）是支气管黏膜的急性炎症，常累及气管，故又称急性气管支气管炎（acute tracheobronchitis）。临床以咳嗽、咳痰为主要症状，常继发于上呼吸道感染后，或为麻疹、百日咳、伤寒等急性传染病的一种临床表现。

本病一年四季均可发病，冬季与早春气候干燥时发病较多。年龄越小，患病率越高，多见于3岁以内的小儿。大多预后良好，部分可反复发作，迁延难愈。

本病属中医“咳嗽”范畴。有声无痰为咳，有痰无声为嗽，有痰有声为咳嗽。咳嗽有外感和内伤之分，本节主要讨论外感咳嗽。

一、病因病机

1. 西医病因病理

（1）病因　病原体为各种病毒、肺炎支原体、细菌，或为细菌病毒混合感染。病毒感染以鼻病毒、冠状病毒、流感病毒、腺病毒、3型副流感病毒及呼吸道合胞病毒等为主。肺炎支原体亦不少见。在病毒感染的基础上，可继发细菌感染。较常见的细菌是肺炎链球菌、A族β溶血性链球菌、葡萄球菌及流感嗜血杆菌，有时为百日咳杆菌、沙门菌属等。环境污染、空气污浊或经常接触有毒气体亦可刺激支气管黏膜引发炎症。免疫功能低下或慢性病如营养不良、佝偻病、慢性鼻炎及咽炎等皆可为本病诱因。

（2）发病机制及病理　急性感染早期表现为支气管黏膜充血、肿胀，继而浅层纤毛上皮损伤、脱落，黏液腺肥大，分泌物增加，黏膜下层有炎性细胞浸润（见图3-1）。

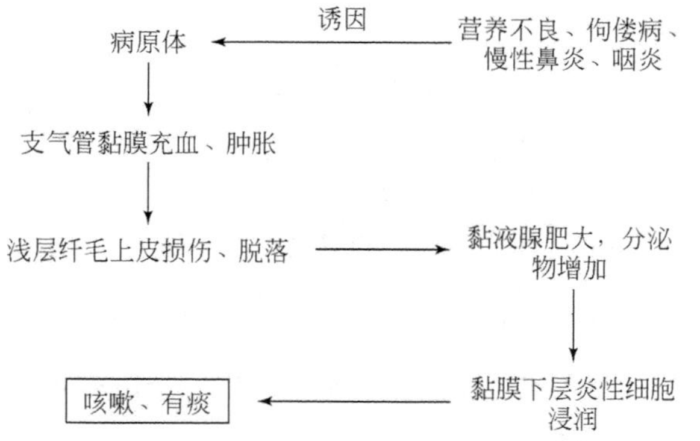

图3-1　急性支气管炎发病机制示意图

2. 中医病因病机

病因以感受外邪为主，外邪从皮毛或口鼻而入，肺卫受邪，肺失宣肃，肺气上逆而发为咳嗽。肺主通调水道，肺失清肃，则肺不布津，凝聚为痰则咳痰。故本病病位在肺，病机为肺失宣肃，肺气上逆。

（1）风寒咳嗽　风寒之邪，由口鼻或皮毛而入，客于肺卫，寒邪束肺，肺失宣肃，肺气上逆则致咳嗽声重、鼻塞、流清涕等风寒表证。

（2）风热咳嗽　小儿感邪后易化热，或风热之邪，由口鼻或皮毛而入，侵犯肺卫，上攻咽喉，热邪客肺，肺气失宣，则致鼻咽干燥、流浊涕等风热表证。

（3）风燥咳嗽　小儿感受风燥，伤津耗液，肺失宣肃，则致咳嗽少痰或无痰等风燥犯肺之证。

二、临床表现

（1）前期表现　大多先有上呼吸道感染症状。

（2）呼吸道症状　可出现频繁而较深的干咳，以后渐有呼吸道分泌物。咳嗽一般持续 7～10 天，有时可迁延 2～3 周，甚至减轻后又复发，婴幼儿不会咳痰，可听到喉中痰鸣。

（3）全身症状　体温正常或发热，多为低热。年长儿全身症状较轻，可有头痛、疲乏、食欲减退等症；婴幼儿全身症状较重，可有发热、疲乏、睡眠不安、食欲差等症，甚至发生呕吐、腹泻、腹痛等消化道症状。

（4）体征　早期两肺呼吸音粗糙，可闻及干性啰音，可因分泌物增多而出现粗、中湿啰音，啰音不固定，常在体位改变或咳嗽后减少甚至消失。

三、辅助检查

（1）血常规　细菌感染者，白细胞计数增高，其分类中性粒细胞增高；病毒感染者，一般白细胞计数正常或偏低；肺炎支原体感染者，白细胞及其分类大致正常。需要结合不同年龄的血常规特点判断。

（2）C 反应蛋白　在细菌感染时上升，升高与感染严重程度成正比；病毒感染时多正常，但有时可升高。

（3）胸部 X 线片　表现多正常，或肺纹理增粗，少数可见肺门阴影增浓。

四、诊断与鉴别诊断

1. 诊断

（1）大多先有上呼吸道感染症状，急性起病。

（2）以咳嗽为主要症状，婴幼儿常有发热、呕吐及腹泻等。双肺呼吸音粗糙，可有不固定的散在的干啰音和粗中湿啰音。

（3）X 线全胸片：肺纹理增粗，或肺门阴影增浓。

2. 鉴别诊断

（1）百日咳　临床表现为阵发性、痉挛性咳嗽，咳毕吐出痰涎，并伴吸气性鸡鸣样回声，日轻夜重。病程较长，有传染性。

（2）支气管肺炎、原发性肺结核、支气管异物　具体见表 3-2。

表 3-2　支气管肺炎、原发性肺结核、支气管异物鉴别要点

鉴别点	急性支气管炎	支气管肺炎	原发性肺结核	支气管异物
主症	咳嗽、可有咳痰	发热、咳嗽、喘促	低热，咳嗽，盗汗	突然呛咳
肺部特征	两肺呼吸音粗糙，可闻及干啰音或不固定的粗湿啰音	可闻及固定的中细湿啰音	病灶部位呼吸音减弱或闻及支气管呼吸音及湿啰音	呼吸音减弱或闻及喘鸣音
X 线检查	肺纹理增粗，无斑点状阴影	肺可见小片状、斑片状或不均匀的大片状阴影	显示肺结核改变	可有纵隔摆动征

五、临床治疗

（一）西医治疗

1. 一般治疗

注意休息，饮食宜清淡。经常变换体位，使呼吸道分泌物易于排出。

2. 控制感染

病毒感染者，应抗病毒治疗；肺炎支原体感染者可应用大环内酯类抗生素；细菌感染者可根据病原菌选用抗生素。

3. 对症治疗

若患儿气道内分泌物稠厚，可采用雾化吸入药物，增加气道湿度，以利于分泌物排出，保持呼吸道通畅。一般不用镇咳剂或镇静剂，以免抑制咳嗽反射，影响黏痰咳出。

（二）中医治疗

1. 辨证思路

本病以外感为主，可分风寒、风热、风燥。根据咳嗽的声音、痰量及颜色辨寒热。一般咳声较急或咳声重浊，有少量白色稀痰者，多属风寒；咳嗽不爽，痰黄黏稠，不易咳出，伴口渴咽痛者，多属风热；咳嗽痰少，不易咳出，或痰中带有血丝，鼻燥咽干者多属风燥。

2. 治疗原则

以宣肺止咳化痰为主要治则。风寒者宜疏风散寒，宣肃肺气；风热者宜疏风清热，宣肃肺气；风燥者宜疏风清肺，润燥止咳。初期不可过早使用寒湿之品，以免碍邪外出。

3. 辨证施治

（1）风寒咳嗽

证候　咳嗽频作，咽痒声重，痰白质稀，鼻流清涕，恶寒无汗，或有发热，舌淡红，苔薄白，脉浮紧，指纹浮红。

辨证要点　以咳嗽痰稀，咽痒声重，鼻流清涕，舌苔薄白，脉浮紧为特征。

治法　疏风散寒，宣肃肺气。

方药　杏苏散（《温病条辨》）加减。

外寒重者，加麻黄以散寒解表；痰多清稀者，加金沸草、紫苏子以温肺化痰；若咽喉肿痛，声音嘶哑，舌质红，风寒化热者，加鱼腥草、黄芩、枇杷叶以清热利咽。

（2）风热咳嗽

证候　咳嗽不爽，咳声高亢或声浊，痰黄黏稠、不易咯出，口渴咽痛，鼻流浊涕，或伴发热，恶风，头痛，微汗出，舌质红，苔薄黄，脉浮数，指纹浮紫。

辨证要点　以咳嗽不爽，痰黄，鼻流黄涕，咽红，舌质红，苔薄黄，脉浮数，指纹浮紫为特征。

治法　疏风清热，宣肃肺气。

方药　桑菊饮（《温病条辨》）加减。

咳嗽重者，合麻杏石甘汤以清肺止咳；风热夹燥者，用桑杏汤以润肺止咳；发热甚者，加石膏、鱼腥草、黄芩以疏散风热；咳甚痰多者，加瓜蒌皮、天竺黄以清肺化痰；喉核赤肿甚者，加射干、金荞麦以利咽止痛。

（3）风燥咳嗽

证候 干咳痰少不易咯出，或痰中带有血丝，鼻燥咽干，咳甚则胸痛，或有发热，舌尖红，苔薄黄欠润，脉浮数。

辨证要点 以干咳痰少，鼻燥咽干，舌尖红，苔薄黄欠润，脉浮数为特征。

治法 疏散表邪，润肺化痰。

方药 桑杏汤（《温病条辨》）加减。

伤津较重者，加麦冬、玉竹以养阴生津；咽痛者，加玄参、马勃以清热利咽；鼻衄，加生地黄、牡丹皮、白茅根以清热凉血。

4. 中医其他疗法

（1）*中成药* ①杏苏止咳颗粒：宣肺散寒，止咳祛痰，用于风寒咳嗽。②清宣止咳颗粒：疏风清热，宣肺止咳，用于风热咳嗽。

（2）*针灸疗法* 主穴取天突、丰隆，配穴取定喘、尺泽、内关，用于小儿咳嗽痰多。

（3）*推拿疗法* 推攒竹，推坎宫，推太阳，黄蜂入洞，拿风池，推上三关，退下六腑，拿合谷。

（4）*拔罐疗法* 取身柱、风门、肺俞，用三棱针点刺大椎穴，以微出血为佳，然后用中型火罐拔于穴位上，以侧卧横拔为宜，5～10 分钟起罐，隔日 1 次。用于外感咳嗽各证型。

（5）*敷贴疗法* ①白芥子 3 份，细辛 2 份，甘遂 1 份，烘干磨粉，用 50%生姜汁调成稠糊状，做成药饼，敷贴于肺俞、定喘、天突穴，每天 1 次，每次 2～6 小时。3 天为 1 个疗程。适用于风寒咳嗽证。②鱼腥草 15g，青黛、海蛤壳各 10g，葱白 3 根，冰片 0.3g，将前三味研末，取葱白、冰片与药末捣烂如糊状，外敷脐部，适用于风热咳嗽证。

六、中西医结合诊疗思路

咳嗽为小儿常见病证，中医中药对本病的治疗积累了丰富的临床经验，对细菌、病毒等病原体引起的咳嗽，均有良好的疗效。感染较重的患儿在西医抗感染、对症治疗的基础上，积极运用中医药辨证施治，配合其他疗法，可与抗生素等药物协同增效，缩短病程，提高临床疗效。

七、预防与调护

（1）注意气候变化，及时增减衣服，防止受凉感冒。

（2）改善居住环境，保持室内空气新鲜、流通，室温以 20～24℃为宜，相对湿度约 60%，避免煤气、尘烟等刺激。

（3）注意合理喂养，加强户外锻炼，增强小儿抗病能力。

（4）饮食宜清淡、易消化、富含营养；避免辛辣、油腻之品；多饮水。

（5）经常变换体位及拍背部，以促进痰液排出。

思维导图

- 第三节　急性支气管炎
  - 概念 — 是支气管黏膜的急性炎症，常累及气管、支气管，以咳嗽、咳痰为主要症状
  - 病因病机
    - 西医病因病理 — 各种病原体感染，导致支气管黏膜充血、肿胀等病变
    - 中医病因病机 — 感受外邪，肺失宣肃，肺气上逆
  - 临床表现
    - 前期表现 — 大多先有上呼吸道感染症状
    - 呼吸道症状 — 干咳，以后渐有呼吸道分泌物
    - 全身症状 — 发热、疲乏、头痛、呕吐、腹泻等
    - 体征 — 两肺呼吸音粗糙，可闻及干啰音或不固定的粗、中湿啰音
  - 诊断及鉴别诊断
    - 诊断
      - 大多先有上呼吸道感染症状，急性起病
      - 以咳嗽为主要症状，婴幼儿常有发热、呕吐及腹泻等。双肺呼吸音粗糙，可有不固定的散在的干啰音和粗中湿啰音
      - X线全胸片：肺纹理增粗，或肺门阴影增浓
    - 鉴别诊断 — 与百日咳、支气管肺炎、原发性肺结核、支气管异物相鉴别
  - 临床治疗
    - 西医治疗 — 一般治疗、控制感染（抗病毒、抗菌治疗）、对症治疗（保持呼吸道通畅）
    - 中医辨证论治
      - 风寒咳嗽 — 疏风散寒，宣肃肺气 — 杏苏散
      - 风热咳嗽 — 疏风清热，宣肃肺气 — 桑菊饮
      - 风燥咳嗽 — 疏散表邪，润肺化痰 — 桑杏汤

第四节　肺　　炎

肺炎（pneumonia）是由不同病原体或其他因素所引起的肺部炎症。主要临床表现为发热、咳嗽、气促、呼吸困难和肺部固定性中、细湿啰音。重症患者可累及循环、神经及消化等系统而出现相应的临床症状，如心力衰竭、缺氧中毒性脑病及缺氧中毒性肠麻痹等。

肺炎有不同的分类方法，本节主要介绍支气管肺炎（bronchopneumonia），该病是累及支气管壁和肺泡的炎症，为儿童时期最常见的肺炎，2 岁以内儿童多发。一年四季均可发病，北方多发生于冬春寒冷季节及气候骤变时。室内居住拥挤、通风不良、空气污浊、致病微生物较多时，易发生肺炎。此外，患营养不良、维生素 D 缺乏性佝偻病、先天性心脏病及低体重儿、免疫缺陷者均易发生本病。本病属中医“肺炎喘嗽”范畴。

一、分类

目前，肺炎无统一分类，常用的有以下几种分类方法。

1. 病理分类

小叶性肺炎（支气管肺炎）、大叶性肺炎、间质性肺炎、毛细支气管炎等。其中以支气管肺炎

最为多见。

2. 病因分类

（1）病毒性肺炎　呼吸道合胞病毒（respiratory syncytial virus，RSV）占首位，其次为腺病毒（adenovirus，ADV）3、7型，流感病毒，副流感病毒1、2、3型，鼻病毒，巨细胞病毒和肠道病毒等引起的肺炎。

（2）细菌性肺炎　肺炎链球菌、金黄色葡萄球菌、肺炎克雷伯菌、流感嗜血杆菌、大肠埃希菌、嗜肺军团菌等引起的肺炎。

（3）支原体肺炎　肺炎支原体引起的肺炎。

（4）衣原体肺炎　多由沙眼衣原体（chlamydia trachomatis，CT）、肺炎衣原体（chlamydia pneumoniae，CP）引起的肺炎。

（5）原虫性肺炎　包括卡氏肺囊虫肺炎、肺弓形虫病、肺血吸虫病、肺线虫病等。

（6）真菌性肺炎　由白色念珠菌、曲霉菌、组织胞浆菌、隐球菌、肺孢子菌等引起的肺炎，多见于免疫缺陷病及长期使用免疫抑制剂或抗菌药物者。

（7）非感染病因引起的肺炎　如吸入性肺炎、坠积性肺炎、嗜酸性粒细胞性肺炎（过敏性肺炎）等。

3. 病程分类

（1）急性肺炎　病程<1个月。

（2）迁延性肺炎　病程1～3个月。

（3）慢性肺炎　病程>3个月。

4. 病情分类

（1）轻症　除呼吸系统外，其他系统仅轻微受累，无全身中毒症状。

（2）重症　除呼吸系统出现呼吸衰竭外，其他系统亦严重受累，可有酸碱平衡失调，水、电解质紊乱，全身中毒症状明显，甚至危及生命。

5. 临床表现典型与否分类

（1）典型肺炎　肺炎链球菌、金黄色葡萄球菌、肺炎克雷伯菌、流感嗜血杆菌、大肠埃希菌等引起的肺炎。

（2）非典型肺炎　肺炎支原体、衣原体、嗜肺军团菌、某些病毒（如汉坦病毒）等引起的肺炎。2002年冬季和2003年春季发生的一种传染性非典型肺炎（infectious atypical pneumonia），WHO将其命名为严重急性呼吸综合征（severe acute respiratory syndrome，SARS），为冠状病毒（coronavirus，COV）感染引起，以肺间质病变为主，传染性强，病死率较高；儿童患者临床表现较成人轻，病死率亦较低，传染性亦较弱。2019年发现的新型冠状病毒肺炎（coronavirus disease，COVID-19）。亦有近年来发生的禽流感病毒所致的肺炎。

6. 肺炎发生的地点分类

（1）社区获得性肺炎（community acquired pneumonia，CAP）　指原本健康的儿童在医院外获得的感染性肺炎，包括感染了具有明确潜伏期的病原体而在入院后潜伏期内发病的肺炎。

（2）医院获得性肺炎（hospital acquired pneumonia，HAP）　又称医院内肺炎（nosocomial pneumonia，NP），指患儿入院时不存在、也不处于潜伏期，而在入院≥48 小时发生的感染性肺炎，包括在医院感染而于出院 48 小时内发生的肺炎。

临床上如果病原体明确，则按病因分类，有助于指导治疗，否则按病理或其他方法分类。

二、病因病机

1. 西医病因病理

（1）病因　最常见的致病病原体为细菌和病毒，也可由混合感染所致。发达国家儿童肺炎病原体以病毒为主，主要有呼吸道合胞病毒、腺病毒、流感病毒、副流感病毒及鼻病毒等。发展中国家儿童则以细菌感染为主，如肺炎链球菌、金黄色葡萄球菌和流感嗜血杆菌。近几年肺炎支原体导致的重症难治性肺炎有增多趋势。

（2）发病机制　病原体常由呼吸道入侵，少数经血行入肺，引起支气管、肺泡炎症，导致通气和换气障碍，氧进入肺泡以及弥散至血液和二氧化碳排出均发生障碍，血液含氧量下降，动脉血氧分压（PaO_2）和动脉血氧饱和度（SaO_2）均降低，引起缺氧和二氧化碳潴留，从而产生呼吸功能不全，酸碱平衡失调及电解质紊乱，诱发心血管系统、神经系统疾病和胃肠道功能紊乱等一系列病理生理改变（见图 3-2）。

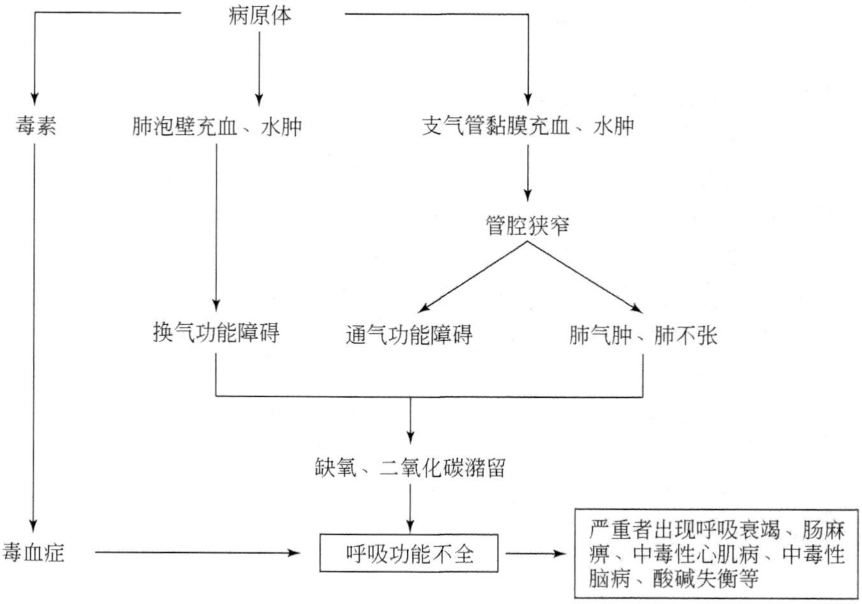

图 3-2　支气管肺炎发病机制示意图

（3）病理　病理变化以肺组织充血、水肿、炎症细胞浸润为主。肺泡内充满渗出物，经肺泡壁通道 Kohn 孔向周围组织蔓延，呈点片状炎症病灶。若病变融合成片，可累及多个肺小叶或更为广泛。当小支气管、毛细支气管发生炎症时，可导致管腔部分完全阻塞而引起肺气肿或肺不张。不同病原体造成肺炎的病理改变亦不同：细菌性肺炎以肺实质受累为主；而病毒性肺炎则以间质受累为主，亦可累及肺泡。临床上支气管肺炎与间质性肺炎常同时存在。

2. 中医病因病机

肺炎喘嗽的病因包括外因和内因两方面。外因责之于感受风邪，风邪多夹寒或夹热，或由其他疾病传变而来；内因责之于小儿形气未充，肺脏娇嫩，卫外不固。病位在肺，常累及脾，重者可内窜心肝。病机关键为肺气郁闭。

（1）风寒闭肺　风寒之邪外侵，寒邪束肺，肺气郁闭，失于宣降，肺气上逆，致呛咳气急；卫阳为寒邪所遏，阳气不得敷布全身，则见恶寒、发热而无汗；肺气郁闭，水液输化无权，凝而为痰，则见痰涎色白而清稀。

（2）风热闭肺　风热之邪外侵，热邪闭肺，肺气郁阻，失于宣肃，致发热、咳嗽；热邪闭肺，水液输化无权，凝聚为痰，加之温热之邪，灼津炼液为痰，痰阻气道，壅盛于肺，则见咳嗽剧烈、喉间痰鸣、气急鼻扇。

（3）痰热闭肺　邪热闭阻于肺，导致肺失宣肃，肺津因之熏灼凝聚，痰热胶结，闭阻于肺，则致咳嗽、气急鼻扇、喉间痰鸣；痰堵于肺，胃失和降，则胸闷胀满、泛吐痰涎；肺热壅盛，充斥内外，则见发热、面赤口渴；肺气郁闭不解，气滞则血瘀，致口唇紫绀。

（4）毒热闭肺　肺热炽盛，郁滞不解，蕴生毒热，热深毒亦深，闭阻于肺，则出现高热、咳剧、烦躁、喘憋等表现；毒热耗灼阴津，津不上承，清窍不利，则见涕泪俱无，鼻孔干燥如煤烟。

（5）肺阴亏虚　小儿久热久咳，邪热耗伤肺阴，则见干咳、无痰，舌红少津。余邪留恋不去，则致低热、盗汗、舌苔黄、脉细数。

（6）肺脾气虚　体质虚弱小儿或伴有其他疾病者，肺病及脾，导致病情迁延不愈。若病程中肺气耗伤太过，正虚未复，余邪留恋，则发热起伏不定；肺虚气无所主，则致咳嗽无力；肺气虚弱，营卫失和，卫表失固，则动辄汗出；脾虚运化不利，痰湿内生，则致喉中痰鸣、食欲不振、大便稀溏；肺脾气虚，气血生化乏源，则见面色无华、神疲乏力、舌淡苔薄、脉细无力。

小儿肺脏娇嫩，或素体虚弱，感邪之后，正不胜邪，邪气深入，病情进展，可由肺而累及其他脏腑。如肺为邪闭，气机不利，气滞血瘀，血行不畅，心失所养，心气不足，心阳不能运行敷布全身，则出现心阳虚衰之变证；小儿感受风温之邪，易化热化火，内陷厥阴，出现邪陷厥阴之变证。

三、临床表现

起病多数较急，一般肺炎与重症肺炎表现差异较大，一般肺炎主要临床特点为发热、咳嗽、气促、肺部固定中细湿啰音。

1. 主要症状

（1）发热　热型不定，多为不规则热，亦可为弛张热或稽留热。新生儿、重度营养不良患儿体温可不升或低于正常。

（2）咳嗽　较频繁，早期为刺激性干咳，极期咳嗽反而减轻，恢复期咳嗽有痰；新生儿、早产儿则表现为口吐泡沫。

（3）气促　多在发热、咳嗽后出现。月龄＜2 个月，呼吸≥60 次/分；月龄 2～12 个月，呼吸≥50 次/分；1～5 岁，呼吸≥40 次/分。

（4）全身症状　精神不振、食欲减退、烦躁不安、轻度腹泻或呕吐。

2. 体征

（1）呼吸增快 严重者可见鼻翼扇动和吸气性三凹征。

（2）发绀 口周、鼻唇沟和指（趾）端发绀，轻症患儿可无发绀。

（3）肺部啰音 早期不明显，可有呼吸音粗糙、减低，以后可闻及固定的中细湿啰音，以背部两侧下方及脊柱两旁较明显，于深吸气末更为明显。新生儿肺炎肺部听诊仅可闻及呼吸音粗糙或减低，病程中亦可出现细湿啰音或哮鸣音。肺部叩诊多正常，病灶融合时可出现实变体征，则表现语颤增强、叩诊浊音、听诊呼吸音减弱或管状呼吸音。

3. 重症肺炎表现

重症肺炎由于严重的缺氧及毒血症，可出现呼吸衰竭，并可发生心血管、神经和消化等多系统严重功能障碍。

（1）心血管系统 可发生心肌炎、心包炎、心力衰竭等。肺炎合并心力衰竭时可有以下表现：①安静状态下呼吸突然加快＞60 次/分；②安静状态下心率突然增快，婴儿＞180 次/分，幼儿＞160 次/分；③突然极度烦躁不安，明显发绀，面色苍白或发灰，指（趾）甲微血管再充盈时间延长；以上 3 项不能用发热、肺炎本身和其他合并症解释；④心音低钝、奔马律，颈静脉怒张；⑤肝脏迅速增大；⑥少尿或无尿，眼睑或双下肢水肿。具有前 5 项者即可诊断为心力衰竭。

（2）神经系统 在确诊肺炎后出现下列症状与体征，可考虑为缺氧中毒性脑病：①烦躁、嗜睡，眼球上窜、凝视；②球结膜水肿，前囟隆起；③昏睡、昏迷、惊厥；④瞳孔对光反射迟钝或消失；⑤呼吸节律不整，呼吸心跳解离（有心跳，无呼吸）；⑥有脑膜刺激征，脑脊液检查除压力增高外，其他均正常。在肺炎的基础上，除外热性惊厥、低血糖、低血钙及中枢神经系统感染（脑炎、脑膜炎），如有①②项则提示脑水肿，伴其他一项以上者可确诊。

（3）消化系统 严重者发生缺氧中毒性肠麻痹时，表现为频繁呕吐、严重腹胀、呼吸困难加重，听诊肠鸣音消失。重症患儿还可以出现消化道出血，呕吐咖啡样物，大便潜血阳性或柏油样便。

（4）弥散性血管内凝血（disseminated intravascular coagulation，DIC） 多见于肺炎合并心衰者，可表现为血压下降，四肢凉，脉速而弱，皮肤、黏膜及胃肠道出血。

4. 并发症

早期合理治疗者并发症少见。若延误诊断或病原体致病力强，则可引起并发症，如胸腔积液（如脓胸）、脓气胸、肺大疱、肺脓肿、肺不张、支气管扩张等。支气管肺炎最常见的并发症为不同程度的肺气肿或肺不张，可随肺炎的治愈而逐渐消失。长期肺不张或反复发作的肺炎，可导致支气管扩张或肺源性心脏病。

（1）脓胸（empyema） 临床表现有高热不退、呼吸困难加重；患侧呼吸运动受限；语颤减弱；叩诊呈浊音；听诊呼吸音减弱，其上方有时可听到管状呼吸音。当积脓较多时，患侧肋间隙饱满，纵隔和气管向健侧移位。胸部 X 线片（立位）示患侧肋膈角变钝，或呈反抛物线状阴影。胸腔穿刺可抽出脓液。

（2）脓气胸（pyopneumothorax） 肺脏边缘的脓肿破裂并与肺泡或小支气管相通，即造成脓气胸。表现为突然呼吸困难加剧、剧烈咳嗽、烦躁不安、面色发绀。胸部叩诊积液上方呈鼓音，听诊呼吸音减弱或消失。胸部 X 线片（立位）可见液气面。

（3）肺大疱（pulmonary bulla） 由于细支气管形成活瓣性部分阻塞，气体进多出少或只进不出，肺泡扩大、破裂而形成肺大疱，可一个亦可多个。体积小者无症状，体积大者可引起呼吸困难。

胸部X线片可见薄壁空洞。

（4）肺脓肿（lung abscess） 由于化脓性感染造成肺实质的空洞性损害，并形成脓腔。脓肿可侵及胸膜或破溃至胸膜腔引发脓胸。常见的病原为需氧化脓菌，如金黄色葡萄球菌、克雷伯菌。起病通常隐匿，有发热、不适、食欲缺乏和体重下降等。极期可有细菌性肺炎的临床表现：白细胞显著升高；X线片可见圆形阴影，如与支气管相通则脓腔内有液平面，周围有炎性浸润影。

以上四种并发症多见于金黄色葡萄球菌肺炎、耐药肺炎链球菌肺炎和某些革兰氏阴性杆菌肺炎（Gram negative bacillary pneumonia，GNBP）。

（5）支气管扩张（bronchiectasis） 肺炎部位支气管阻塞，腔内淤滞的分泌物造成对支气管壁的压力，日久造成远端扩张。同时扩张的支气管，由于分泌物堆积，容易反复感染。感染和支气管阻塞是支气管扩张的两个基本致病因素，而且呈恶性循环。临床表现为反复咳嗽、咳痰，部分可有咯血，大多数可在肺底闻及湿啰音，部分患儿可有干啰音，病史长的患儿可出现生长发育落后、营养不良，杵状指（趾）的出现早晚不一，且并非必然出现。X线片上，轻度时肺纹理粗重，病变严重时可见卷发影或呈蜂窝状，常伴肺不张及炎症浸润影。

四、辅助检查

1. 外周血检查

（1）白细胞检查 细菌性肺炎白细胞计数升高，中性粒细胞增多，并有核左移现象，胞质可有中毒颗粒。病毒性肺炎的白细胞计数大多正常或偏低，淋巴细胞增高，有时出现异型淋巴细胞。

（2）C反应蛋白（CRP） 细菌感染时血清CRP多升高，非细菌感染时则上升不明显。

（3）降钙素原（PCT） 细菌感染时可升高，抗菌药物治疗有效时，可迅速下降。

2. 病原学检查

（1）细菌学检查 ①细菌培养和涂片：采集气管吸取物、肺泡灌洗液、胸腔积液、脓液和血标本做细菌培养和鉴定，同时进行药物敏感试验，明确细菌性病原。亦可做涂片染色镜检进行初筛试验。②其他检查：血清学检测肺炎链球菌荚膜多糖抗体水平；聚合酶链反应（polymerase chain reaction，PCR）检测细菌特异基因，如肺炎链球菌编码溶血素基因。

（2）病毒学检查 ①病毒分离：感染肺组织、支气管肺泡灌洗液，鼻咽分泌物病毒培养、分离是病毒病原诊断的可靠方法。②病毒抗体检测：特异性病毒IgM抗体升高可早期诊断。血清特异性IgG抗体滴度进行性升高，急性期和恢复期（间隔2～4周）IgG抗体升高≥4倍为阳性，可作为回顾性诊断。③病毒抗原检测：采取咽拭子、鼻咽分泌物、气管吸取物或肺泡灌洗液涂片，或快速培养后细胞涂片，使用病毒特异性抗体（包括单克隆抗体）免疫荧光技术、免疫酶法或放射免疫法可发现特异性病毒抗原。④病毒特异性基因检测：采用核酸分子杂交技术或PCR、反转录PCR（reverse transcription PCR）等技术检测呼吸道分泌物中病毒基因片段。

（3）肺炎支原体（mycoplasma pneumoniae，MP）检查 ①冷凝集试验：≥1∶32为阳性标准，该试验为非特异性，可作为初筛试验。②特异性诊断：包括MP分离培养或特异性IgM和1gG抗体测定。MP-IgM一般在病后1周可检测到，但病情越重，MP-IgM出现越晚，阳性率越高，至3～4周达高峰，以后逐渐降低，2～4个月时消失。特异性IgG产生较晚，不作为早期诊断的指标。③PCR方法检测MP-DNA：荧光定量PCR用于检测患儿体液标本中的MP-DNA，此方法简便、特异性及灵敏度高。④肺炎支原体培养：采用痰液或咽拭液分离培养支原体是诊断肺炎支原体感染的可靠指标，但由于培养周期长，要求高，阳性率低，一般局限于实验室研究。

3. 胸部 X 线检查

早期肺纹理增强，透光度减低；以后两肺下野、中内带出现大小不等的点状或小斑片状阴影，或融合成大片状阴影，甚至波及节段。可有肺气肿、肺不张。对于一般状况良好且可以在门诊治疗的疑似肺炎患儿，无需常规行胸片检查。胸部 X 线片未能显示肺炎征象而临床又高度怀疑肺炎、难以明确炎症部位、需同时了解有无纵隔内病变等，可行胸部 CT 检查。胸部 CT 扫描和胸部侧位片不宜列为常规检查。

五、诊断与鉴别诊断

1. 诊断

（1）发热，咳嗽、喘息。吸气性凹陷和（或）呼吸频率增快，呼吸困难，喘鸣。年长儿可有胸痛，咯血少见。<2 月龄的婴儿可无发热，表现为吐沫、屏气（呼吸暂停）或呛咳，吃奶差，精神差。

（2）肺部听诊闻及固定中、细湿啰音。支原体肺炎可无啰音。

（3）胸部影像学有肺炎改变。

2. 鉴别诊断

（1）*急性支气管炎*　一般不发热或仅有低热，全身状况好，以咳嗽为主要症状，肺部可闻及干湿啰音，多不固定，随咳嗽而改变。胸部 X 线片示肺纹理增多、排列紊乱。若鉴别困难，则按肺炎处理。

（2）*支气管异物*　有异物吸入史，突然出现呛咳，可有肺不张和肺气肿，可资鉴别。若病程迁延，有继发感染则表现类似肺炎或合并肺炎，需注意鉴别。

（3）*支气管哮喘*　儿童哮喘以反复喘咳为主要表现，其中咳嗽变异性哮喘可无明显喘息发作，主要表现为持续性咳嗽，易与本病混淆。肺功能检查及支气管激发和支气管舒张试验结合病史有助于鉴别。

（4）*肺结核*　一般有结核接触史，结核菌素试验阳性，胸部 X 线片示肺部有结核病灶可资鉴别。粟粒性肺结核可有气促和发绀，与肺炎症状相似，但肺部啰音不明显。

六、临床治疗

（一）西医治疗

1. 一般治疗

室内空气要流通，以温度 18～20℃、湿度 60%为宜。给予营养丰富的饮食，重症患儿进食困难，可给予肠道外营养。经常变换体位，以减少肺部瘀血，促进炎症吸收。注意隔离，以防交叉感染。注意水、电解质的补充，纠正酸中毒和电解质紊乱，适当的液体补充有助于气道的湿化。但要注意输液速度，过快可加重心脏负担。

2. 抗感染治疗

（1）*抗菌药物治疗*　明确为细菌感染或病毒感染继发细菌感染者应使用抗菌药物。

1）原则：①有效和安全是选择抗菌药物的首要原则；②在使用抗菌药物前应采集合适的呼吸道分泌物或血标本进行细菌培养和药物敏感试验，以指导治疗；在未获得培养结果前，可根据经验选择敏感药物；③选用的药物在肺组织中应有较高的浓度；④轻症患者口服抗菌药物有效且安全，对重症肺炎或因呕吐等致口服药困难者，可考虑胃肠道外抗菌药物治疗；⑤适宜剂量、合适疗程；⑥重症患儿宜静脉联合用药。

2）根据不同病原选择抗菌药物：①肺炎链球菌：青霉素敏感者首选青霉素或阿莫西林，低度耐药者，要加大剂量；耐药者首选头孢曲松、头孢噻肟、万古霉素；青霉素过敏者选用大环内酯类抗生素，如红霉素等。②金黄色葡萄球菌：甲氧西林敏感者首选苯唑西林钠或氯唑西林，耐药者选用万古霉素或联用利福平。③流感嗜血杆菌：首选阿莫西林/克拉维酸、氨苄西林/舒巴坦。④大肠埃希菌和肺炎克雷伯菌：不产超广谱β-内酰胺酶（extended spectrum β lactamase，ESBL）菌首选头孢他啶、头孢哌酮；产 ESBL 菌首选亚胺培南、美罗培南。⑤铜绿假单胞菌（绿脓杆菌）：首选替卡西林/克拉维酸。⑥卡他莫拉菌：首选阿莫西林/克拉维酸。⑦肺炎支原体和衣原体：首选大环内酯类抗生素，如阿奇霉素、红霉素及罗红霉素。

3）用药时间：一般用至热退且平稳、全身症状明显改善、呼吸道症状部分改善后 3～5 天。病原微生物不同、病情轻重不等、存在菌血症与否等因素均影响肺炎疗程。一般肺炎链球菌肺炎疗程 7～10 天，MP 肺炎、CP 肺炎疗程平均 10～14 天，个别严重者可适当延长。葡萄球菌肺炎在体温正常后 2～3 周可停药，一般总疗程≥6 周。

（2）抗病毒治疗　目前疗效肯定的抗病毒药物很少。①利巴韦林（病毒唑）：对 RSV 有体外活性，但吸入利巴韦林治疗 RSV 所致 CAP 的有效性仍存在争议，考虑到药物疗效与安全性问题，不推荐用于 RSV 肺炎治疗；②α-干扰素（interferon-α，IFN-α）：临床上应用少，5～7 天为 1 个疗程，亦可雾化吸入，但疗效存在争议。若为流感病毒感染，可用磷酸奥司他韦口服。

3. 对症治疗

（1）氧疗　有缺氧表现，如烦躁、发绀或动脉血氧分压＜60mmHg 时需吸氧，多用鼻前庭导管给氧，经湿化的氧气流量为 0.5～1L/min，氧浓度不超过 40%。新生儿或婴幼儿可用面罩、氧帐、鼻塞给氧，面罩给氧流量为 2～4L/min，氧浓度为 50%～60%。

（2）气道管理　及时清除鼻痂、鼻腔分泌物和吸痰，以保持呼吸道通畅，改善通气功能。气道的湿化非常重要，有利于痰液的排出。雾化吸入有助于解除支气管痉挛和水肿。分泌物堆积于下呼吸道，经湿化和雾化仍不能排除，使呼吸衰竭加重时，应行气管插管以利于清除痰液。严重病例宜短期使用机械通气（人工呼吸机），接受机械通气者尤应注意气道湿化、变换体位和拍背，保持气道湿度和通畅。

（3）腹胀的治疗　低钾血症者，应补充钾盐。缺氧中毒性肠麻痹时，应禁食和胃肠减压，亦可使用酚妥拉明，每次 0.3～0.5mg/kg，加 5%葡萄糖 20ml 静脉滴注，每次最大量≤10mg。

（4）其他　高热者给予药物降温，如口服对乙酰氨基酚或布洛芬；虽然在对乙酰氨基酚退热基础上联合温水擦浴短时间内退热效果较佳，但会明显增加患儿不适感，不推荐使用温水擦浴退热，更不推荐冰水或乙醇擦浴方法退热。若伴烦躁不安，可给予水合氯醛灌肠或苯巴比妥肌注。

4. 糖皮质激素

不推荐常规使用。存在下列情况之一者可考虑短期应用：①重症难治性支原体肺炎、A 组链球菌肺炎、重症腺病毒肺炎等；②难治性脓毒症休克、中毒性脑病、急性呼吸窘迫综合征；③哮喘或有喘息。可用甲泼尼龙 1～2mg/（kg·d）、琥珀酸氢化可的松 5～10mg/（kg·d），或用地塞米松 0.1～0.3mg/（kg·d）加入瓶中静脉点滴，疗程 3～5 天。

5. 并发症及并存症的治疗

（1）肺炎合并心力衰竭的治疗　吸氧、镇静、利尿、强心、应用血管活性药物。①利尿：可用呋塞米，剂量为每次 1mg/kg，稀释成 2mg/ml，静注或加滴壶中静点；亦可口服呋塞米、依他尼酸或氢氯噻嗪等。②强心药：可使用地高辛或毛花苷丙静脉注射，地高辛负荷量 0.025～0.04mg/kg，首次用量为负荷量的 1/2，余量分 2 次，相隔 6～12 小时一次。③血管活性药物：常用酚妥拉明每次 0.5～1mg/kg，最大剂量不超过每次 10mg，肌注或静注，必要时间隔 1～4 小时重复使用；亦可用卡托普利和硝普钠。

（2）肺炎合并缺氧中毒性脑病的治疗　脱水疗法、改善通气、扩血管、止痉、糖皮质激素、促进脑细胞恢复。①脱水疗法：主要使用甘露醇，根据病情每次 0.25～1g/kg，每 6 小时 1 次。②改善通气：必要时应予人工辅助通气、间歇正压通气，疗效明显且稳定后应及时改为正常通气。③扩血管药物：可缓解脑血管痉挛、改善脑微循环，从而减轻脑水肿，常用酚妥拉明、山莨菪碱。酚妥拉明每次 0.5～1mg/kg，新生儿每次≤3mg，婴幼儿每次≤10mg，静脉快速滴注，每 2～6 小时 1 次；山莨菪碱每次 1～2mg/kg，视病情需要，可以 10～15 分钟 1 次，或 2～4 小时 1 次，也可静脉滴注维持。④止痉：一般选用地西泮，每次 0.2～0.3mg/kg，静脉注射，1～2 小时可重复 1 次；也可采用人工冬眠疗法。⑤糖皮质激素的使用：可非特异性抗炎、减少血管与血-脑屏障的通透性，故可用于治疗脑水肿。常用地塞米松，每次 0.25mg/kg，静脉滴注，每 6 小时 1 次，2～3 天后逐渐减量或停药。⑥促进脑细胞恢复的药物：常用的有三磷酸腺苷（ATP）、胞磷胆碱、维生素 B 等。

（3）脓胸和脓气胸者应及时进行穿刺引流，若脓液黏稠，经反复穿刺抽脓不畅或发生张力性气胸时，宜行胸腔闭式引流。

（4）对并存佝偻病、贫血、营养不良者，应给予相应治疗。

6. 生物制剂

重症患儿酌情给予血浆和静脉注射免疫球蛋白（intravenous immunoglobulin，IVIG），IVIG 含有特异性抗体，如 RSV-IgG 抗体，可用于重症患儿，IVIG 400mg/（kg·d），3～5 天为 1 个疗程。

（二）中医治疗

1. 辨证思路

本病辨证，首辨轻重，次辨寒热虚实。早中期多为实证，应分辨风寒、风热、痰热及毒热；后期多为正虚或邪恋，应辨别气虚、阴虚。

（1）辨轻重　轻证表现为发热、咳嗽、气急。如兼见鼻翼扇动、高热稽留不退、喘憋为本病重证。若病情进一步进展，出现面色苍白、口唇青紫、四肢厥冷，或神昏谵语、四肢抽搐、口噤项强为危重症、变证。

（2）辨寒热虚实　急性期多表现为实证，有风寒、风热、痰热及毒热之证。感受风寒者多表现为恶寒无汗，咳声不扬，痰多清稀，舌不红，苔薄白，脉浮紧；感受风热者多表现为发热微汗，咳声响亮，痰黄黏稠，咽红疼痛，舌红，苔薄黄，脉浮数。痰热者表现为发热，咳嗽喘促，气急鼻扇，喉间痰鸣，泛吐痰涎，舌质红，苔黄腻，脉滑数；毒热者高热持续，咳嗽剧烈，喘憋，涕泪俱无，鼻孔干燥，舌红而干，苔黄燥，脉洪数。恢复期表现以虚证为主，又有阴虚肺热和肺脾气虚之证。

2. 治疗原则

以宣肺开闭，化痰平喘为基本法则。急性期治宜辛散外邪，宣肺开闭，辨风寒、风热、痰热、毒热之不同，分别选择辛温解表、辛凉解表、清热涤痰、解毒泻肺之法。恢复期应辨别气虚或者阴虚，以益气、养阴扶正为主兼祛余邪。出现变证者，宜中西医结合治疗，或温补心阳，或平肝息风，随证施治。

3. 辨证施治

常证

（1）风寒闭肺证

证候　恶寒发热，无汗，呛咳气急，痰白而稀，口不渴，咽不红，舌质不红，舌苔薄白或白腻，脉浮紧，指纹浮红。

辨证要点　以恶寒发热，呛咳气急，痰白而稀，舌质不红，舌苔薄白或白腻，脉浮紧，指纹浮红为特征。

治法　辛温宣肺，化痰降逆。

方药　华盖散（《太平惠民和剂局方》）加减。

痰多，苔白腻者，加法半夏、莱菔子以化痰止咳；若寒邪外束，内有郁热，症见发热口渴，面赤心烦，苔白，脉数者，宜用大青龙汤以表里双解。

（2）风热闭肺证

证候　发热恶风，微有汗出，咳嗽气急，痰多，痰黏稠或黄，口渴，咽红，舌红，苔薄白或黄，脉浮数，指纹浮紫或紫滞。

辨证要点　以发热恶风，咳嗽气急，痰黄黏稠，舌红，苔薄白或黄，脉浮数，指纹浮紫或紫滞为特征。

治法　辛凉宣肺，降逆化痰。

方药　银翘散（《温病条辨》）合麻杏石甘汤（《伤寒论》）加减。

咳剧痰多者，加川贝母、瓜蒌皮、天竺黄以止咳化痰；热重者，加黄芩、栀子、板蓝根、鱼腥草以清热解毒；热重便秘者，加大黄以清热泻下；热甚伤阴者，加北沙参、石斛、地黄以滋阴清热。

（3）痰热闭肺证

证候　发热，烦躁，咳嗽喘促，气急鼻扇，喉间痰鸣，口唇青紫，面赤，口渴，胸闷胀满，泛吐痰涎，舌质红，舌苔黄腻，脉滑数，指纹紫滞。

辨证要点　以发热，面赤，咳嗽痰壅，气急鼻扇，舌质红，舌苔黄腻，脉滑数，指纹紫滞为特征。

治法　清热涤痰，开肺定喘。

方药　五虎汤（《仁斋直指方》）合葶苈大枣泻肺汤（《金匮要略》）加减。

痰盛者，加浙贝母、天竺黄、竹沥以清化热痰；热甚者，加黄芩、连翘以清肺泄热；热盛便秘，痰壅喘急者，加大黄或用牛黄夺命散以通腑泄热；面唇青紫者，加丹参、赤芍以活血化瘀。

（4）毒热闭肺证

证候　高热持续，咳嗽剧烈，气急鼻扇，喘憋，涕泪俱无，鼻孔干燥，面赤唇红，烦躁口渴，小便短黄，大便秘结，舌红而干，苔黄燥，脉洪数，指纹紫滞。

辨证要点　以高热不退，咳嗽喘憋，烦躁口渴，舌红而干，苔黄燥，脉洪数，指纹紫滞为特征。

治法　清热解毒，泻肺开闭。

方药　黄连解毒汤（《肘后方》）合麻杏石甘汤（《伤寒论》）加减。

热重者，加虎杖、蒲公英、败酱草以清热解毒；腹胀，大便秘结者，加大黄、玄明粉以通腑泄热；口干鼻燥，涕泪俱无者，加地黄、玄参、麦冬以润肺生津；咳嗽重者，加前胡、款冬花以宣肺止咳；烦躁不宁者，加白芍、钩藤以清心宁神。

（5）阴虚肺热证

证候　病程较长，干咳少痰，低热盗汗，面色潮红，五心烦热，舌质红乏津，舌苔花剥、少苔或无苔，脉细数，指纹淡红。

辨证要点　以干咳少痰，低热盗汗，舌红少津，舌苔花剥、少苔或无苔，脉细数，指纹淡红为特征。

治法　养阴清肺，润肺止咳。

方药　沙参麦冬汤（《温病条辨》）加减。

余邪留恋，低热起伏者，加地骨皮、鳖甲、青蒿以滋阴退热；久咳者，加百部、枇杷叶、诃子以敛肺止咳；汗多者，加龙骨、牡蛎、五味子以敛阴止汗。

（6）肺脾气虚证

证候　咳嗽无力，喉中痰鸣，低热起伏不定，面白少华，动辄汗出，食欲不振，大便溏，舌质偏淡，舌苔薄白，脉细无力，指纹淡。

辨证要点　以病程迁延，咳嗽无力，动辄汗出，面白少华，舌质偏淡，舌苔薄白，脉细无力，指纹淡为特征。

治法　补肺健脾，益气化痰。

方药　人参五味子汤（《幼幼集成》）加减。

咳嗽痰多者，去五味子，加半夏、陈皮、苦杏仁以化痰止咳；咳嗽重者，加紫菀、款冬花以化痰止咳；动辄汗出重者，加黄芪、龙骨、牡蛎以固表止汗；汗出不温者，加桂枝、白芍以温卫和营；食欲不振者，加山楂、神曲、麦芽以开胃消食。

变证

（1）心阳虚衰证

证候　突然面色苍白，口唇青紫，呼吸困难，或呼吸浅促，额汗不温，四肢厥冷，烦躁不安，或神萎淡漠，肝脏迅速增大，舌质略紫，苔薄白，脉细弱而数，指纹青紫，可达命关。

辨证要点　以突然面色苍白，四肢厥冷，肝脏迅速增大，舌质略紫，苔薄白，脉细弱而数，指纹青紫，可达命关为特征。

治法　温补心阳，救逆固脱。

方药　参附龙牡救逆汤（经验方）加减。

也可用独参汤或参附汤少量频服以救急；气阴两竭者，加麦冬、西洋参以益气养阴；肝脏增大者，加红花、丹参以活血化瘀。采用中西医结合救治方法。

（2）邪陷厥阴证

证候　壮热烦躁，神昏谵语，四肢抽搐，口噤项强，两目窜视，舌质红绛，指纹青紫，可达命关，或透关射甲。

辨证要点 以壮热烦躁，神昏谵语，四肢抽搐，舌质红绛，指纹青紫，可达命关，或透关射甲为特征。

治法 平肝息风，清心开窍。

方药 羚角钩藤汤（《通俗伤寒论》）合牛黄清心丸（《痘疹世医心法》）加减。

昏迷痰多者，加石菖蒲、胆南星、竹沥以豁痰开窍；高热神昏抽搐者，选加紫雪丹、安宫牛黄丸或至宝丹以清热定惊。

4. 中医其他疗法

（1）*常用中成药* ①通宣理肺颗粒：解表散寒，宣肺止嗽，用于风寒闭肺证。②小儿咳喘灵口服液：宣肺、清热，止咳、祛痰，用于风热闭肺证。③小儿清肺化痰口服液：清热化痰，止咳平喘，用于痰热闭肺证。④养阴清肺口服液：养阴润肺、清热利咽，用于阴虚肺热证。⑤小儿肺咳颗粒：健脾益肺，止咳平喘，用于肺脾气虚证。

（2）*敷贴疗法* 用于肺炎后期迁延不愈或痰多、两肺湿啰音经久不消失者。①（炒）白芥子末、面粉各 30g，加水调和，用纱布包后，敷贴背部，每日 1 次，每次约 15 分钟，以皮肤发红为止，连敷 3 日。②大黄、芒硝、大蒜各 15～30g，调成膏状，纱布包，敷贴背部，如皮肤未出现刺激反应，可连用 3～5 日。敷贴疗法根据患儿年龄调整敷贴时间长短。

（3）*拔罐疗法* 取风门、肺俞、膏肓俞或肺部有湿性啰音处。闪火法操作。1 日或隔日 1 次。

（4）*推拿疗法* ①清肺经、大肠经，清天河水，揉二扇门，按天突、风池、肺俞，擦胸背。用于风寒闭肺证。②清肺经、大肠经，清天河水，退六腑，清心经、脾经，推涌泉，推脊。用于风热闭肺证。③清肺经，清天河水，退六腑，揉天突，分推膻中，直推膻中，揉乳旁、乳根，揉肺俞，分推肩胛骨，推脊，推涌泉。用于痰热闭肺证。

七、中西医结合诊疗思路

西医对肺炎的病因、发病机制、病理变化研究较为深入，有明确的病原学基础，通过检查致病菌，合理应用抗生素可以彻底清除病灶，避免病情进一步加重。中医通过辨证论治，在疾病的不同阶段，遵循不同的治疗原则，可以加快缓解临床症状，尤其在疾病的恢复期，固护正气，扶正祛邪，最终达到平衡阴阳、瘥后防复的目的。因此，中西医有效结合，有助于提高临床效果，缩短病程。

八、预防与调护

（1）增强体质，减少被动吸烟，注意室内通风。

（2）注意手卫生，避免交叉感染，积极防治营养不良、贫血及佝偻病等。

（3）针对某些常见细菌和病毒病原，疫苗预防接种可有效降低儿童肺炎患病率。目前已有的疫苗包括肺炎链球菌疫苗、B 型流感嗜血杆菌结合疫苗、流感病毒疫苗等。

思维导图

- 第四节 肺炎
  - 概念 —— 是指不同病原体或其他因素所引起的肺部炎症
  - 病因
    - 西医病因病理 —— 感染性因素为主所致，病理改变以肺组织充血、水肿、炎症细胞浸润为主
    - 中医病因病机 —— 外因和内因两个方面，病机关键为肺气郁闭
  - 临床表现
    - 主要症状：发热、咳嗽、气促、全身症状
    - 体征：呼吸增快、发绀；可闻及固定的中细湿啰音
    - 重症肺炎：可出现呼吸衰竭，并可发生心血管、神经和消化等多系统严重功能障碍
  - 诊断与鉴别诊断
    - 诊断
      - 发热，咳嗽、喘息。吸气性凹陷和（或）呼吸频率增快，呼吸困难，喘鸣。年长儿可有胸痛，咯血少见。<2月龄的婴儿可无发热，表现为吐沫、屏气（呼吸暂停）或呛咳，吃奶差，精神差
      - 肺部听诊闻及固定中、细湿啰音。支原体肺炎可无啰音
      - 胸部影像学有肺炎改变
    - 鉴别诊断 —— 与急性支气管炎、支气管异物、支气管哮喘、肺结核相鉴别
  - 临床治疗
    - 西医治疗
      - 抗感染治疗
        - 抗菌药物治疗
        - 抗病毒治疗
      - 对症治疗 —— 氧疗、气道管理等
      - 并发症的治疗
        - 合并心力衰竭的治疗 —— 吸氧、镇静、利尿、强心、应用血管活性药物
        - 合并缺氧中毒性脑病的治疗 —— 脱水疗法、改善通气、扩血管、止痉、糖皮质激素、促进脑细胞恢复
    - 中医辨证论治
      - 常证
        - 风寒闭肺证 —— 辛温宣肺，化痰降逆 —— 华盖散
        - 风热闭肺证 —— 辛凉宣肺，降逆化痰 —— 银翘散合麻杏石甘汤
        - 痰热闭肺证 —— 清热涤痰，开肺定喘 —— 五虎汤合葶苈大枣泻肺汤
        - 毒热闭肺证 —— 清热解毒，泻肺开闭 —— 黄连解毒汤合麻杏石甘汤
        - 阴虚肺热证 —— 养阴清肺，润肺止咳 —— 沙参麦冬汤
        - 肺脾气虚证 —— 补肺健脾，益气化痰 —— 人参五味子汤
      - 变证
        - 心阳虚衰证 —— 温补心阳，救逆固脱 —— 参附龙牡救逆汤
        - 邪陷厥阴证 —— 平肝息风，清心开窍 —— 羚角钩藤汤合牛黄清心丸

第五节　支气管哮喘

支气管哮喘（bronchial asthma）简称哮喘，是由多种细胞（如嗜酸性粒细胞、肥大细胞、T 淋巴细胞、中性粒细胞及气道上皮细胞等）以及细胞组分共同参与的慢性气道炎症性疾病。这种慢性炎症导致气道高反应性，当受到刺激时，气道发生阻塞和可逆性气流受限，引起反复发作的喘息、气促、胸闷、咳嗽等症状，常在夜间和（或）清晨发作或加剧，多数患儿可经治疗缓解或自行缓解。

哮喘可发生在任何年龄，80%～90%发病始于 5 岁以前，特应性体质与本病的形成关系很大。本病一年四季均可发生，但以秋冬季或气候突变时多见。儿童哮喘如诊治不及时，随病程的延长可产生气道不可逆性狭窄和气道重塑。因此，早期防治至关重要。

本病属中医“哮喘”“哮证”等范畴。

一、病因病机

（一）西医病因病理

1. 病因

本病的病因复杂，现代医学认为病因及发作与特应性体质、环境因素、感染关系密切，其他因素包括药物、食物、感染、运动、情绪等。

（1）特应性体质　特应性体质是通过多基因以一种复杂方式进行遗传。本病约20%的患儿有家族史，多数患儿有婴儿湿疹、过敏性鼻炎、食物或药物过敏史。

（2）环境因素　目前公认的环境致病因素有接触或吸入尘螨、霉菌、皮毛、花粉等室内室外过敏原。

（3）感染及其他因素　呼吸道感染是诱发儿童哮喘的重要危险因素，病毒（呼吸道合胞病毒、副流感病毒、鼻病毒等）、支原体、细菌等感染可直接导致哮喘发作；此外，药物及食物添加剂、过度情绪激动和剧烈运动等因素也可不同程度诱发哮喘发作。

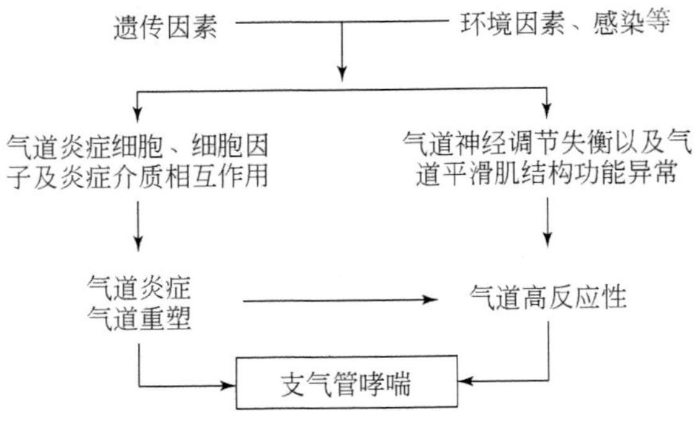

图 3-3　支气管哮喘发病机制示意图

2. 发病机制

哮喘的发病机制极为复杂，尚未完全清楚。但认为哮喘的本质是气道慢性炎症，由此引起的气流受限、气道高反应性是哮喘的基本特征（见图 3-3）。

（1）气道炎症-免疫机制　气道炎症的产生有两个途径：①IgE 介导的 T 淋巴细胞依赖的炎症途径：过敏原与特异性 IgE 结合，引起肥大细胞和嗜碱性粒细胞释放多种炎症介质和细胞因子，使平滑肌痉挛、黏膜充血水肿、分泌物增加，并诱发气道高反应性，发生哮喘；②非 IgE 介导的 T 淋巴细胞依赖的炎症途径：主体为嗜酸性粒细胞、T 淋巴细胞。病毒可通过激活 $CD8^+T$ 淋巴细胞，趋化嗜酸性粒细胞，诱发气道高反应。

（2）神经、精神和内分泌机制　哮喘患儿的 β-肾上腺素能受体功能低下和迷走神经张力亢进，或同时伴有 α-肾上腺素能神经的反应性增强，从而发生气道高反应性，可使支气管平滑肌收缩，腺体分泌增多，促进哮喘发作。非肾上腺素能非胆碱能（nonadrenergin noncholirergic，NANC）神经系统中抑制性 NANC 神经系统及兴奋性 NANC 神经系统失去平衡，也会引起支气管平滑肌收缩。

3. 病理

哮喘最主要的病理变化是气道慢性炎症和气道高反应性。慢性炎症特征表现为支气管黏膜及黏膜下层组织内有大量的嗜酸性粒细胞、淋巴细胞、巨噬细胞、肥大细胞等炎症细胞浸润；气道上皮细胞损伤、脱落；气道黏膜充血、水肿、渗出物增多，形成黏液栓；气道平滑肌增厚和收缩。慢性和反复的炎症可导致气道重塑，表现为气道管壁增厚和基质沉积，胶原沉积，上皮下纤维化等。

气道高反应性是哮喘的主要病理特征，是在慢性气道炎症的基础上，平滑肌在多种致敏因素刺激下发生过度收缩反应，引起气道管腔狭窄和气道阻力明显增高。临床可通过支气管激发试验来测定气道高反应性。

气流受限是哮喘病理改变的核心，支气管痉挛、气道管壁炎性肿胀、黏液栓形成和气道重塑是导致气流受限的主要原因。

（二）中医病因病机

哮喘病因既有外因，又有内因。内因责之于肺、脾、肾三脏不足，痰饮留伏于肺，成为哮喘的夙根；外因责之于感受外邪，接触异物、异味及饮食不慎、情志失调、劳倦过度等。病机为外因诱发，触动伏痰，痰阻气道，痰随气升，气因痰阻，相互搏结，阻塞气道，宣降失常，以致呼吸困难，气息喘促，喉间痰鸣。

（1）感受外邪，接触异物　哮喘的发作，是外因作用于内因的结果。感受外邪，以六淫为主。若外感风寒，内伤生冷，或素体阳虚者，引动伏痰，则为寒性哮喘；若感受风热，或风寒化热，素体阴虚者，则为热性哮喘；若外寒未解，内热已起，可见外寒内热之证。

若吸入花粉、油漆等异气，接触尘螨、绒毛等异物，刺激机体，引动伏痰，阻于气道，肺气上逆发为哮喘。若痰气交阻于气道，导致肺气闭阻，气滞血瘀，心血瘀阻，可出现口唇、肢端发绀，甚则面色苍白、大汗淋漓、肢冷脉微等阳气欲脱的危象。

（2）正气本虚，风痰恋肺　迁延期哮喘发作症状缓解，风痰未消、气逆未平，而肺脾肾三脏正气已虚，难御诱因侵袭，可见虚实夹杂之证。风痰壅肺未消，偏于肺脾气虚为气虚痰恋证，偏于肾不纳气为肾虚痰恋证。

（3）肺脾肾不足，痰饮留伏　痰之本水也，源于肾；痰之动湿也，主于脾；痰之末肺也，贮于肺；肺脾肾三脏虚衰，津液代谢障碍，从而导致痰湿内伏。小儿肺脾肾三脏不足，痰既易成而又难以速去，日久痰窠深结，酿成宿根，成为哮喘诱发的内在隐患。

若哮喘反复发作，肺气耗散，寒痰伤及脾肾之阳，痰热耗灼肺肾二阴，则可由实转虚。缓解期则表现为肺脾气虚、脾肾阳虚、肺肾阴虚的不同证候。素体为肺、脾、肾等脏气虚弱之候，如正气来复，病有转机，邪气消退，诸症告愈。但哮有夙根，触遇诱因又再次发作，如此反复，致正气不支，疾病迁延，缠绵难愈。

二、临床表现

（1）前驱症状　部分哮喘发作前可有流涕、喷嚏、胸闷、眼鼻痒等症状。

（2）主要症状　典型症状是反复喘息、气促、胸闷和咳嗽，夜间和（或）清晨加重，伴以呼吸困难和哮鸣声。严重者烦躁不安，出现端坐呼吸、大汗淋漓、面色青灰等症状。可在数分钟内发作，并持续数小时至数天，经平喘药物治疗后缓解或自行缓解。

部分患儿可无典型的发作性喘息症状，仅在运动时表现乏力、呼吸急促或胸闷；婴幼儿哭闹、玩闹后出现喘息和哮鸣声；或在食入刺激性食物后剧烈咳嗽；或仅在夜间或清晨咳嗽。部分患儿最终发展为典型哮喘。

（3）体征　体格检查可见桶状胸、三凹征，听诊肺部可闻及呼气相哮鸣音；重症病例，因气道广泛堵塞，哮鸣音反而消失，呼吸音可减弱。若合并呼吸道感染者可闻及湿啰音。

三、辅助检查

（1）肺通气功能检测　是诊断哮喘的重要手段，也是评估哮喘病情严重程度和控制情况的重要依据。主要用于5岁以上患儿。

对于第一秒用力呼气量（FEV_1）≥正常预计值70%的疑似哮喘患儿，考虑进行支气管激发试验，评估其气道反应性；对于 FEV_1＜正常预计值 70%的疑似患儿，选择支气管舒张试验，评估气流受限的可逆性。如支气管舒张试验、支气管激发试验阳性，均有助于确诊哮喘。

呼气峰流速（PEF）反映了呼吸肌力量及气道有无阻塞，其日间变异率是诊断哮喘和反应哮喘严重程度的重要指标，如 PEF 日间变异率≥13%有助于确诊哮喘。

（2）变态反应状态测试　用变应原做皮肤试验是诊断变态反应性疾病的首要工具，提示患儿对该变应原是否过敏。但测试结果可受年龄、药物等因素影响。血清特异性 IgE 测定有助于了解患儿过敏状态，协助哮喘诊断。

（3）影像学检查　哮喘的诊断评估，在没有相关临床指征时，不建议进行常规胸部影像学检查。对于诊断困难、治疗后症状控制不佳的患儿，适时进行胸部 X 线、CT 等检查，有利于协助排除其他疾病，如肺炎、肺结核、气管支气管异物、先天性呼吸系统畸形等。

四、诊断与鉴别诊断

（一）诊断

1. 哮喘诊断标准［中华医学会儿科分会呼吸学组（儿童支气管哮喘诊断与防治指南 2016 年版）］

主要依据呼吸道症状、体征及肺功能检查，证实存在可变的气流受限，并排除可引起相关症状的其他疾病。

（1）反复喘息、咳嗽、气促、胸闷，多与接触变应原、冷空气、物理或化学性刺激、呼吸道感染、运动及过度通气（如大笑和哭闹）等有关，常在夜间和（或）凌晨发作或加剧。

（2）发作时双肺可闻及散在或弥漫性以呼气相为主的哮鸣音，呼气相延长。

（3）上述症状和体征经抗哮喘治疗有效，或自行缓解。

（4）除外其他疾病所引起的喘息、咳嗽、气促和胸闷。

（5）临床表现不典型者（如无明显喘息或哮鸣音），应至少具备以下 1 项：①证实存在可逆性气流受限：支气管舒张试验阳性：吸入速效 β_2 受体激动剂（如沙丁胺醇压力定量气雾剂 200～400μg）后 15 分钟 FEV_1 增加≥12%；抗炎治疗后肺通气功能改善：吸入糖皮质激素和（或）抗白三烯药物治疗 4～8 周，FEV_1 增加≥12%。②支气管激发试验阳性。③PEF 日间变异率（连续监测 2 周）≥13%。

符合第 1～4 条或第 4、5 条者，可诊断为哮喘。

2. 咳嗽变异性哮喘诊断标准

咳嗽变异性哮喘是儿童慢性咳嗽最常见原因之一，以咳嗽为唯一表现或主要表现，不伴有明显喘息，诊断依据如下：

（1）咳嗽持续＞4 周，常在运动、夜间和（或）凌晨发作或加重，以干咳为主，不伴有喘息。

（2）临床上无感染征象，或经较长时间抗生素治疗无效。

（3）抗哮喘药物诊断性治疗有效。

（4）排除其他原因引起的慢性咳嗽。

（5）支气管激发试验阳性和（或）PEF 日间变异率（连续监测 2 周）≥13%。

（6）个人或一、二级亲属有过敏性疾病史，或变应原检测阳性。

以上第 1～4 项为诊断基本条件。

（二）鉴别诊断

（1）毛细支气管炎　本病也以咳喘为主，但喘憋明显，由呼吸道合胞病毒及副流感等病毒所致，多见于2～6个月婴儿，血清病毒抗体检测或咽拭分离有助于诊断。

（2）喘息性支气管炎　多见于3岁以内，临床见发热，咳嗽伴喘息，抗感染治疗后喘息症状消失。但应密切注意或随访，警惕为支气管哮喘的早期。

（3）支气管淋巴结结核　该病是由肿大淋巴结压迫支气管或因结核病变损伤支气管壁导致部分或完全阻塞。临床表现为阵发性、痉挛性咳嗽，喘息，伴疲乏、低热、盗汗等症状。结核菌素检查可协助诊断。

（4）呼吸道异物　有异物吸入史，临床表现为剧烈呛咳，胸部X线检查、支气管镜检查有助于确诊。

（三）哮喘的分期与分级

1. 哮喘的分期

（1）急性发作期　突然发生喘息、咳嗽、气促、胸闷等症状，或原有症状急剧加重。

（2）慢性持续期　近3个月内有不同频度和（或）不同程度的喘息、咳嗽、气促、胸闷等症状。

（3）临床缓解期　经过治疗或未经治疗症状、体征消失，肺功能恢复到急性发作前水平，并维持3个月以上。

2. 哮喘的分级

主要分为急性发作期的病情严重度分级、非急性发作期的病情严重度分级。

（1）急性发作期的病情严重度分级　根据哮喘急性发作时的症状、体征、肺功能及血氧饱和度等情况，进行严重度分级，以确定发作期的治疗方案。

（2）非急性发作期的病情严重度分级　包括以哮喘控制水平分级为基础的临床评估、以肺通气功能测定为主的功能评估。①哮喘控制水平的评估，包括当前哮喘症状控制水平和未来风险（急性发作风险、持续性肺功能损害风险、缓解药的过度使用和药物相关不良反应风险等）的评估，分为良好控制、部分控制和未控制3个等级。②肺通气功能测定可提供患儿气流受限严重程度的客观指标，并有助于预测疾病的远期转归，需定期检测。

五、临床治疗

（一）西医治疗

哮喘控制治疗应尽早开始，坚持长期、持续、规范、个体化治疗原则。急性发作期：快速缓解症状，如平喘、抗感染治疗；慢性持续期和临床缓解期：防止症状加重和预防复发，如避免触发因素、抗感染、降低气道高反应性、防止气道重塑，并做好自我管理等。

1. 急性发作期治疗

哮喘急性发作需在第一时间内予以及时恰当的治疗，根据患儿年龄、发作严重程度及诊疗条件选择合适的初始治疗方案，并连续评估对治疗的反应，在原治疗基础上进行个体化治疗。

（1）氧疗　有低氧血症者，采用鼻导管或面罩吸氧，以维持血氧饱和度在94%以上。

（2）吸入短效 β_2 受体激动剂　沙丁胺醇或特布他林，体重≤20kg，每次 2.5mg；体重＞20kg，每次 5mg；第 1 小时可每 20～30 分钟 1 次，连用 3 次，根据病情每 1～4 小时可重复 1 次，以后根据治疗反应逐渐延长给药间隔。如不具备雾化吸入条件时，可使用压力型定量气雾剂（pMDI）经储雾罐吸药，每次单剂喷药，连用 4～10 喷（＜6 岁 3～6 喷），用药间隔与雾化吸入方法相同。

（3）抗胆碱能药物　吸入型抗胆碱能药物如溴化异丙托品舒张支气管的作用比 β_2 受体激动剂弱，起效也较慢，但长期使用不易产生耐药，不良反应少。尤其对 β_2 受体激动剂治疗反应不佳的中重度患儿应尽早联合使用。

（4）糖皮质激素　主要根据病情选择口服或静脉途径给药。

①口服：泼尼松或泼尼松龙每日 1～2mg/kg，疗程 3～5 天。口服给药效果良好，副作用较小，但对依从性差、口服不能配合的患儿，可采用静脉途径给药。②静脉：甲泼尼龙每次 1～2mg/kg，根据病情可间隔 4～8 小时重复使用，注意停药时间。全身应用糖皮质激素是治疗儿童哮喘重度发作的一线药物，早期使用可减轻疾病的严重度。③吸入：可选用布地奈德混悬液每次 1mg 或丙酸倍氯米松混悬液每次 0.8mg 或丙酸氟替卡松混悬液 0.5mg，每 6～8 小时 1 次。但病情严重时应配合全身糖皮质激素治疗，以免延误病情。

（5）茶碱　如哮喘发作经上述药物治疗后仍不能有效控制，可酌情考虑使用，但治疗时需密切观察，并监测心电图、血药浓度。氨茶碱负荷量 4～6mg/kg（总量≤250mg），缓慢静脉滴注 20～30 分钟，继之根据年龄持续滴注维持剂量每小时 0.7～1mg/kg，维持 6～8 小时，如已口服氨茶碱者，可直接使用维持剂量持续静脉滴注。

（6）辅助机械通气　经合理联合治疗，但症状持续加重，出现呼吸衰竭征象时，应及时给予辅助机械通气治疗。在应用辅助机械通气治疗前禁用镇静剂。

2. 慢性持续期和临床缓解期治疗

根据哮喘的病情严重度分级，确定治疗方案。每 1～3 个月根据病情控制情况调整方案。如哮喘控制，并维持至少 3 个月，治疗方案可考虑降级，直至确定维持哮喘控制的最低剂量；如部分控制或未控制，则考虑升级治疗。升级治疗前须考虑影响治疗的其他因素，比如检查患儿吸药技术、过敏原回避情况、治疗方案的依从性等。

（1）吸入性糖皮质激素（inhaled corticosteroids，ICS）　是哮喘长期控制的首选药物，可有效减轻气道炎症和气道高反应性，吸入药物直接作用于气道黏膜，全身不良反应少。常用药有布地奈德、丙酸氟替卡松和丙酸倍氯米松等。

（2）白三烯受体拮抗剂　能抑制气道平滑肌中白三烯活性，从而预防和抑制白三烯所致的气道炎症。临床主要有孟鲁司特和扎鲁司特。

（3）长效 β_2 受体激动剂　包括福莫特罗、沙美特罗等。

（4）缓释茶碱　用于长期控制时，可提高 ICS 抗炎作用，在儿童中较少应用。

（5）肥大细胞膜稳定剂　色甘酸钠有抑制 IgE 诱导的肥大细胞脱颗粒、降低气道高反应性的作用，常用于预防冷空气、运动等诱发的哮喘。

（二）中医治疗

1. 辨证思路

本病分发作期、迁延期和缓解期，辨证主要从寒热虚实和肺脾肾三脏入手。

发作期以邪实为主，哮鸣、气喘、咳嗽、咳痰明显，该期应辨寒热，有寒性哮喘、热性哮喘、外寒内热之别。迁延期证候为虚实夹杂，哮喘减而未平，静则气息平和，动则喘鸣发作，实为风痰内着，虚在肺脾肾虚的不同证候。缓解期以正虚为主，可见肺脾气虚、脾肾阳虚、肺肾阴虚的不同。

2. 治疗原则

发作期攻邪为先，根据寒热虚实，随证施治。迁延期祛邪兼顾扶正，祛邪治在肺，祛风涤痰、降逆平喘，扶正则分辨肺脾肾虚分别施以补益。缓解期扶正固本，治以补肺固表，补脾益肾，消除伏痰。哮喘属于顽疾，宜采用多种疗法综合治疗，雾化吸入、敷贴、针灸疗法以及配合环境疗法、心身疗法可增强疗效。

3. 辨证施治

发作期

（1）寒性哮喘证

证候　咳嗽气促，喉间哮鸣，痰稀色白、多泡沫，鼻塞喷嚏，流清涕，面色淡白，形寒无汗，舌质淡红，苔白，脉浮紧，指纹红。

辨证要点　以咳喘哮鸣，痰白清稀，形寒无汗，舌质淡红，苔白，脉浮紧，指纹红为特征。

治法　温肺散寒，化痰定喘。

方药　小青龙汤（《伤寒论》）合三子养亲汤（《韩氏医通》）加减。

咳甚者，加紫菀、款冬花、旋覆花以化痰止咳；哮吼甚者，加射干、地龙以解痉祛痰平喘。若表寒不甚，寒饮阻肺者，可用射干麻黄汤加减以温化寒饮。

（2）热性哮喘证

证候　咳嗽喘促，声高息涌，喉间痰吼哮鸣，咳痰黄稠，发热面红，烦躁口渴，大便干结，小便黄少，舌质红，苔黄或黄腻，脉滑数，指纹紫。

辨证要点　以咳喘哮鸣，咳痰黄稠，面红口渴，舌质红，苔黄或黄腻，脉滑数，指纹紫为特征。

治法　清肺化痰，降气平喘。

方药　麻杏石甘汤（《伤寒论》）合苏葶丸（《医宗金鉴》）加减。

喘急者，加地龙、僵蚕以清热解痉，涤痰平喘；痰多者，加胆南星、竹沥以豁痰降气；咳甚者，加百部、款冬花以宣肺止咳；热重者，加鱼腥草、黄芩以清热解毒；便秘者，加瓜蒌子、大黄以降逆通腑。若表证不著，喘息咳嗽，痰鸣，痰色微黄者，可选用定喘汤加减以宣肺降气，清热化痰。

（3）外寒内热证

证候　喘促气急，咳嗽哮鸣，恶寒无汗，鼻塞清涕，咳痰黏稠色黄，口渴，小便黄赤，大便干结，咽红，舌质红，苔薄白或薄黄。

辨证要点　以恶寒无汗，鼻塞清涕，但兼见痰黄口渴，大便干结，舌质红，苔薄白或薄黄为特征。

治法　散寒清热，降气平喘。

方药　大青龙汤（《伤寒论》）加减。

热重者，加栀子、桑白皮、虎杖以清解肺热；咳嗽重者，加桑白皮、前胡、款冬花以止咳平喘；喘促甚者，加射干、地龙以祛痰平喘；痰热重者，加黛蛤散、竹沥以清肺化痰。

迁延期

（1）气虚痰恋证

证候　咳喘减轻，静时不发，动则喘鸣，面色少华，易于汗出，平素易感冒，晨起及吹风后易作喷嚏、流涕，神疲纳呆，大便稀溏，舌质淡，苔薄白或白腻，脉细弱，指纹淡滞。

辨证要点 以咳喘减而未平，面白少华，易感冒，舌淡苔白腻，脉细弱，指纹淡滞为特征。

治法 消风化痰，补益肺脾。

方药 射干麻黄汤（《金匮要略》）合人参五味子汤（《幼幼集成》）加减。

喘鸣时作者，加紫苏子、葶苈子、僵蚕、地龙以涤痰平喘；痰多色黄者，加浙贝母、胆南星以清肺化痰；汗多者，加麻黄根、浮小麦以敛肺止汗；纳呆者，加焦山楂、焦神曲以消食助运；便溏者，加白扁豆、山药、芡实以化湿健脾。

（2）肾虚痰恋证

证候 气喘、喉间哮鸣久作未止，动则喘甚，喘促胸满，咳嗽，喉中痰鸣，痰多质稀、色白、易咳，面色欠华，畏寒肢冷，神疲纳呆，小便清长，舌质淡，苔薄白或白腻，脉细弱或沉迟，指纹淡滞。

辨证要点 此型为“上盛下虚证”，以咳嗽喘促迁延不愈，喘息无力，动则喘甚，畏寒肢冷，神疲纳呆，面白少华，舌质淡，苔薄白或白腻，脉细弱或沉迟，指纹淡滞为特征。

治法 祛风化痰，补肾纳气。

方药 偏于上盛者用苏子降气汤（《丹溪心法》）加减；偏于下虚者用都气丸（《症因脉治》）合射干麻黄汤（《金匮要略》）加减。

偏于上盛，痰液不多者，加人参、五味子以益气敛肺；偏于下虚，动则气短难续者，加紫石英、诃子、蛤蚧以摄纳补肾；畏寒肢冷者，加淡附片、淫羊藿以温肾散寒；畏寒腹满者，加厚朴、紫苏子以温中除满；痰多色白、屡吐不绝者，加白果、芡实以补肾健脾化痰；发热、咳痰黄稠者，加黄芩、虎杖以清泄肺热。

缓解期

（1）肺脾气虚证

证候 面白少华，气短自汗，易于感冒，咳嗽无力，神疲懒言，形瘦纳差，大便溏薄，舌质淡，苔薄白，脉细，指纹淡。

辨证要点 以面白少华，自汗，易于感冒，神疲纳差，舌质淡，苔薄白，脉细，指纹淡为主要特征。

治法 补肺固表，健脾益气。

方药 人参五味子汤（《幼幼集成》）合玉屏风散（《究原方》）加减。

气虚甚者，加太子参、黄精以补气养阴；汗出多者，加煅龙骨（先煎）、煅牡蛎（先煎）以固涩止汗；食纳减少者，加焦神曲、焦山楂以消食助运；便溏者，加山药、白扁豆以健脾化湿。

（2）脾肾阳虚证

证候 面色苍白，形寒肢冷，动则喘咳，气短心悸，脚软无力，腹胀纳差，大便溏薄，小便清长，舌质淡，苔薄白，脉细弱，指纹淡。

辨证要点 以面色苍白，形寒肢冷，动则喘咳，大便溏薄，舌质淡，苔薄白，脉细弱，指纹淡为特征。

治法 温补脾肾，纳气培元。

方药 肾气丸（《金匮要略》）加减。

虚喘明显者，加蛤蚧、冬虫夏草以补肾纳气；咳甚者，加款冬花、紫菀以止咳化痰；夜尿多者，加益智仁、菟丝子、补骨脂以补肾固摄。

（3）肺肾阴虚证

证候 面色潮红，夜间盗汗，消瘦气短，手足心热，干咳少痰，喘促乏力，舌质红，苔花剥，脉细数，指纹淡红。

辨证要点 以干咳，面色潮红，形体消瘦，手足心热，舌红少津，苔花剥，脉细数，指纹淡红为特征。

治法 清热养阴，补益肺肾。

方药 麦味地黄丸（《体仁汇编》）加减。

盗汗甚者，加知母、黄柏以养阴清热；呛咳不爽者，加百部、南沙参、款冬花以润肺止咳；潮热者，加鳖甲、地骨皮以清虚热。

4. 中医其他疗法

（1）*中成药* ①小青龙颗粒：解表化饮，止咳平喘，用于寒性哮喘证。②小儿肺热咳喘口服液：清热解毒，宣肺化痰，用于热性哮喘证。③玉屏风颗粒：益气固表，健脾止汗，用于肺脾气虚证。④槐杞黄颗粒：益气养阴，用于肺肾阴虚证。

（2）*针灸疗法* ①发作期：取定喘、天突、膻中、内关等。咳嗽痰多者，加丰隆。毫针泻法，每日1次。②缓解期：取肺俞、足三里、肾俞、脾俞、关元等。每次取3～4穴，轻刺加灸，隔日1次。年纪小者可采用快针刺法，不留针。在好发季节前做预防性治疗。

（3）*敷贴疗法* 白芥子、延胡索、甘遂、细辛共研细末，加生姜汁调膏，分别贴在肺俞、心俞、膈俞、膻中穴。适用于哮喘缓解期。每年夏季三伏及冬季三九敷贴，疗效尤佳。根据患儿年龄与治疗反应调整敷贴时间长短。

（4）*推拿疗法* 基本处方：揉天突，搓摩胁肋，揉定喘，揉肺俞，清肺经，推小横纹。随证加减：寒性哮喘加推揉膻中，运内八卦，推三关，揉外劳宫；热性哮喘加揉丰隆，推揉膻中，揉内劳宫，清天河水；肺脾气虚加补脾经，推三关，揉脾俞，补肺经，揉足三里；脾肾阳虚加补脾经，补肾经，揉脾俞，揉肾俞，揉命门，摩揉丹田；肺肾阴虚加补肺经，补肾经，揉肾顶，揉二人上马，运内劳宫，推涌泉，捏脊。治疗时可每日1次或隔日1次推拿。

六、中西医结合诊疗思路

支气管哮喘的急性发作期宜中西医结合治疗，轻、中度哮喘发作可以中医治疗为主，对发作较严重或哮喘持续状态时常须中西医结合治疗。哮喘慢性持续期、临床缓解期或有慢性合并症（如湿疹、特应性皮炎等），中医治疗较西医有明显优势。在辨病与辨证相结合前提下，标本兼治、攻补兼施、防治结合，调理脏腑、纠正体质偏颇，根据三脏不足的偏重，施以益气固表、健脾理气、固肾温阳、活血祛瘀等法。此时重视中医辨证治疗和西医治疗相结合，可以减少糖皮质激素和支气管扩张药物的长期、大量使用，发挥中医药的优势，达到控制哮喘的目的。

七、预防与调护

（1）注意气候影响，做好防寒保暖工作，冬季外出防止受寒。尤其气候转变、换季或流感流行时，要预防外感诱发哮喘。

（2）避免各种诱发因素如海鲜发物、尘螨、花粉、吸烟、漆味、冰冷饮料等。注意改善室内外环境，居室宜空气流通，阳光充足。冬季要保暖，夏季要凉爽通风。合理调整饮食，宜清淡而富有营养，忌进生冷油腻、辛辣酸甜。

（3）适当参加竞争性不强的耐力运动，可以达到增强机体抗病能力，增强体质对气候变化的适应性、提高呼吸效率的目的。但应循序渐进，以免过度刺激。

（4）帮助患儿树立治疗哮喘的信心，解除患儿对该病的恐惧和忧郁心理，克服患儿的自卑感和依赖感等。同时注意疏导，避免情绪激动诱发哮喘。

（5）加强患儿自我管理教育，将防治知识教给患儿及家属，调动他们的抗病积极性，增加对于药物使用、病情评估等方面的了解。

思维导图

- 第五节 支气管哮喘
  - 概念 — 是由多种细胞以及细胞组分共同参与的慢性气道炎症性疾病，以反复发作的喘息、气促、胸闷、咳嗽为主要症状
  - 病因
    - 西医病因病理
      - 病因 — 病因复杂，与特应性体质、环境因素、感染关系密切
      - 病理 — 气道慢性炎症和气道高反应性
    - 中医病因病机 — 肺、脾、肾三脏不足，外因诱发，触动伏痰，痰阻气道，痰随气升，气因痰阻，相互搏结，阻塞气道，宣降失常
  - 临床表现
    - 前驱症状：部分哮喘发作前可有流涕、喷嚏、胸闷、眼鼻痒等症状
    - 主要症状：反复喘息、气促、胸闷和咳嗽，夜间和（或）清晨加重，伴以呼吸困难和哮鸣声
    - 体征：体格检查可见桶状胸、三凹征，听诊肺部可闻及呼气相哮鸣音
  - 诊断与鉴别诊断
    - 诊断
      - 哮喘诊断标准：符合第1～4条或第4、5条者，可诊断为哮喘 — (1) 反复喘息、咳嗽、气促、胸闷，常在夜间和（或）凌晨发作或加剧 (2) 发作时双肺可闻及散在或弥漫性，以呼气相为主的哮鸣音，呼气相延长 (3) 上述症状和体征经抗哮喘治疗有效，或自行缓解 (4) 除外其他疾病所引起的喘息、咳嗽、气促和胸闷 (5) 临床表现不典型者（如无明显喘息或哮鸣音），应至少具备以下1项：详见前文
      - 咳嗽变异性哮喘诊断标准 — (1) 咳嗽持续＞4周，常在运动、夜间和（或）凌晨发作或加重，以干咳为主，不伴有喘息。(2) 临床上无感染征象，或经较长时间抗生素治疗无效。(3) 抗哮喘药物诊断性治疗有效。(4) 排除其他原因引起的慢性咳嗽
    - 鉴别诊断 — 与毛细支气管炎、喘息性支气管炎、支气管淋巴结结核、呼吸道异物相鉴别
  - 临床治疗
    - 西医治疗
      - 急性发作期治疗 — 氧疗、吸入短效β_2受体激动剂、抗胆碱能药物、糖皮质激素、茶碱、辅助机械通气等
      - 慢性持续期和缓解期治疗 — 吸入性糖皮质激素、白三烯受体拮抗剂、长效β_2受体激动剂、缓释茶碱、肥大细胞膜稳定剂等
    - 中医辨证论治
      - 发作期
        - 寒性哮喘 — 温肺散寒，化痰定喘 — 小青龙汤合三子养亲汤
        - 热性哮喘 — 清肺化痰，降气平喘 — 麻杏石甘汤合苏葶丸
        - 外寒内热 — 散寒清热，降气平喘 — 大青龙汤
      - 迁延期
        - 气虚痰恋证 — 消风化痰，补益肺脾 — 射干麻黄汤合人参五味子汤
        - 肾虚痰恋证 — 祛风化痰，补肾纳气
          - 上盛者：苏子降气汤
          - 下虚者：都气丸合射干麻黄汤
      - 缓解期
        - 肺脾气虚证 — 补肺固表，健脾益气 — 人参五味子汤合玉屏风散
        - 脾肾阳虚证 — 温补脾肾，纳气培元 — 肾气丸
        - 肺肾阴虚证 — 清热养阴，补益肺肾 — 麦味地黄丸

第六节　反复呼吸道感染

反复呼吸道感染（recurrent respiratory tract infection，RRTI）是指小儿上呼吸道感染及下呼吸道感染次数增多，在规定时间内超过一定范围的一组疾病。反复呼吸道感染患儿简称“复感儿”，其发病率有逐年上升的趋势，我国儿科呼吸道感染占门诊儿科疾病的 80%，其中 30%为反复呼吸道感染。本病多见于 6 个月～6 岁的小儿，1～3 岁的小儿最为常见。

属中医“虚劳”范畴。

一、病因病机

1. 西医病因病机

感染的部位主要在鼻咽部、扁桃体、喉、气管、支气管及肺泡。发病除与能引起呼吸道感染的病原直接相关外，可能与先天免疫缺陷或后天免疫功能低下、呼吸系统先天畸形、环境因素、饮食因素、维生素 D 代谢异常、精神因素及慢性疾病影响等因素有关。

2. 中医病因病机

小儿反复呼吸道感染病因包括禀赋不足，喂养不当，顾护失宜，素禀体热等。因正气不足，卫外不固，造成外感屡受；或因素禀体热，过食肥甘厚味，食积化火；或邪毒久恋，稍愈又作，呈现易感之势。

本病的基本病机为正虚易感，卫外不固，或邪实内伏、遇感乃发，包括虚实两端。故本病病位在肺，常涉及脾、肾。

（1）肺脾气虚　后天失调，喂养不当，肺脾两虚，日久生化乏源，宗气不足，卫外不固而发病。

（2）营卫失调　素体虚弱，感冒后治疗不当，汗出而邪不尽，肌腠疏松，脉络空虚，外邪极易再次侵袭。一旦新感，引动伏邪，表里同病，往复不已。

（3）脾肾两虚　先天禀赋不足，后天调养失宜，或多病久病，致脾肾两虚，气血生化乏源，易感外邪，反复发病。

（4）肺胃阴虚　素体阴虚，或屡患热病、嗜食辛热燥性食品伤阴，致肺胃阴虚，卫外不固，易感外邪。

（5）肺胃实热　平素嗜食肥甘辛辣或素体内热，致肺胃实热，又言“内无热，外无感”，故易致复感。

二、临床表现

根据不同的年龄、感染部位等，有不同的临床表现，具体见各章节疾病。

三、辅助检查

（1）血常规　病毒感染时白细胞总数正常或偏低；细菌感染时白细胞、中性粒细胞计数均增高。

（2）免疫学检查　免疫球蛋白、T 细胞亚群等检查以了解患儿免疫功能。

（3）胸部 X 线片　下呼吸道感染者可出现相应的影像学特征。

四、诊断与鉴别诊断

1. 诊断

根据年龄、潜在的原因及部位不同，将反复呼吸道感染分为反复上呼吸道感染和反复下呼吸道感染，判断条件见表 3-3。

表 3-3 反复呼吸道感染的判断条件

年龄（岁）	反复上呼吸道感染（次/年）	反复下呼吸道感染（次/年）	
		反复气管支气管炎	反复肺炎
0～2 岁	7	3	2
>2～5 岁	6	2	2
>5～14 岁	5	2	2

注：①两次感染间隔时间至少 7 天。②若上呼吸道感染次数不够，可以将上、下呼吸道感染次数相加，反之则不能，但若反复感染是以下呼吸道为主，则应定义为反复下呼吸道感染。③确定次数需连续观察 1 年。④反复肺炎是指 1 年内反复患肺炎 2 次，肺炎需由肺部体征和影像学证实，两次肺炎诊断期间肺炎体征和影像学改变应完全消失。

2. 鉴别诊断

（1）过敏性咳嗽　表现为刺激性干咳，多为阵发性，白天或夜间咳嗽，常伴有咽喉发痒，遇油烟、灰尘、冷空气等容易诱发。肺通气功能正常，痰细胞学检查嗜酸粒细胞比例不高。抗生素治疗无效。

（2）变应性鼻炎　表现为晨起鼻痒、鼻塞、流涕、喷嚏，常因接触发物而发病。常诉咽喉部不适感、口腔黏液附着、频繁清嗓、咽痒等，有时声音嘶哑。抗组胺药治疗有效。

五、临床治疗

（一）西医治疗

西医主要是针对引起患儿复感的病因进行治疗，酌情配合免疫调节剂，以消除易感因素。

（二）中医治疗

1. 辨证思路

本病的辨证重在明察邪正消长变化，以八纲辨证及脏腑辨证为主。正虚者，以肺、脾、肾虚损为主，邪实以肺胃实热居多，关键要抓住用药的时机。虚证当补虚固本为要，健脾益气，补肺固表；或扶正固表，调和营卫；或温补肾阳，健脾益气；或养阴润肺，益气健脾；实证以清热泻火，通腑泄热。除内服药物治疗外，还可予推拿、艾灸、敷贴等疗法。

2. 治疗原则

中医以扶正为主，祛邪为次，调整脏腑功能，提高患儿抗病能力。

3. 辨证施治

（1）肺脾气虚证

证候 反复外感，面黄少华，动则多汗，少气懒言，形体消瘦，肌肉不实，纳呆，或大便溏薄，口唇色淡，舌质淡红，脉无力，或指纹淡。

辨证要点 以动则多汗，少气懒言，肌肉不实，纳呆，舌质淡红，脉无力，或指纹淡为特征。

治法 健脾益气，补肺固表。

方药 玉屏风散（《究原方》）加减。

余热未清者，加黄芩以清其余热；汗多者，加五味子以固表止汗；纳少者，加炒麦芽、炒山楂以开胃消食；便溏者，加炒白术、茯苓以健脾化湿；便秘者，加大黄、枳壳以行气通便。

（2）营卫失调证

证候 反复外感，汗出恶风，面色少华，四肢欠温，舌淡红，舌苔薄白，脉缓，或指纹淡红。

辨证要点 本证以汗出恶风，四肢欠温，舌淡红，舌苔薄白，脉缓，或指纹淡红为特征。

治法 扶正固表，调和营卫。

方药 黄芪桂枝五物汤（《金匮要略》）加减。

汗多者，加煅龙骨、煅牡蛎以固表止汗；食滞者，加神曲、炒麦芽以消食导滞，身热未清者，加青蒿、银柴胡以清虚热。

（3）脾肾两虚证

证候 反复外感，面色萎黄或面白无华，肌肉不实，多汗易汗，食少纳呆，大便溏，或食后即泻；立、行、齿、发、语迟，或鸡胸龟背，腰膝酸软，形寒肢冷，夜尿多，或五更泄泻，舌苔薄白，脉无力。

辨证要点 以面色萎黄或面白无华，形体消瘦，纳呆便溏，发育迟缓，形寒肢冷，舌苔薄白，脉无力为特征。

治法 温补肾阳，健脾益气。

方药 肾气丸（《金匮要略》）合理中丸（《伤寒论》）加减。

五迟者，加鹿角霜、补骨脂以补肾壮骨；汗多者，加黄芪、防风以益气固表；低热者，加鳖甲、地骨皮以退虚热；阳虚甚者，加鹿茸、紫河车以温阳固本。

（4）肺胃阴虚证

证候 反复外感，面色潮红，或颧红少华，皮肤不润，唇干口渴，盗汗自汗，手足心热，大便干结，舌质红，舌苔少或花剥，脉细数，或指纹淡紫。

辨证要点 以面色潮红，皮肤不润，唇干口渴，大便干结，舌红少苔，脉细数，或指纹淡紫为特征。

治法 养阴润肺，益气健脾。

方药 人参五味子汤（《幼幼集成》）加减。

舌质干红者，加生地黄、地骨皮以养阴清热；大便干结者，加瓜蒌子、柏子仁以润肠通便；盗汗者，加白芍、糯稻根以敛阴止汗；干咳阵作者，加百合、紫菀以润肺止咳。

（5）肺胃实热证

证候 反复外感，口臭，口舌易生疮，咽喉红肿，夜寐欠安，大便干，舌质红，舌苔黄，脉滑数。

辨证要点 以口臭，口舌易生疮，咽喉红肿，便干，舌质红，舌苔黄，脉滑数为特征。

治法 清热泻火，通腑泄热。

方药 凉膈散（《太平惠民和剂局方》）加减。

扁桃体肥大者，加玄参、赤芍以凉血散结；口舌生疮者，加黄连、通草以清泻心火。

4. 中医其他疗法

（1）*中成药* ①玉屏风口服液：益气，固表，止汗，用于肺脾气虚证偏肺气虚者。②龙牡壮骨颗粒：强筋壮骨，和胃健脾，用于脾肾两虚证。③槐杞黄颗粒：益气养阴，用于肺胃阴虚证。

（2）*针灸疗法* 取大椎、肺俞、足三里、肾俞、关元、脾俞。每次取 3～4 穴，轻刺加灸，隔日 1 次。在好发季节前做预防性治疗。

（3）*推拿疗法* 采用常规推拿手法，掐商阳，揉太阳，揉耳后高骨，推攒竹，推坎宫，推三关，辅加腧穴按摩。每日 1 次，1 个月为一疗程。

六、中西医结合诊疗思路

反复呼吸道感染以虚证居多，当以扶正为法，部分实证以清热泻火、通腑泄热为次，坚持内治外调相结合，注重日常饮食、起居调护，尤其在季节变换时期更应重视；西医主要是针对引起患儿复感的病因进行治疗，做好病后调护，酌情配合免疫调节剂。

七、预防与调护

（1）防寒保暖，适时增减衣物。汗出较多时，用干毛巾擦干，勿吹风着凉，洗澡时尤应注意。

（2）“若要小儿安，常需三分饥与寒”，饮食均衡适量而富有营养，不偏嗜冷饮。保持心情舒畅，劳逸结合。

（3）注意环境卫生，保持室内空气流通，避免久居空调房；“数见风日”，进行“三浴”疗法：日光浴、水浴、空气浴。

（4）保持充足睡眠，感冒期间勿去公共场所或人群密集地。

（5）加强儿童的自我管理教育与宣传教育，提高患儿及家属的防病意识与抗病积极性。按时预防接种。

思维导图

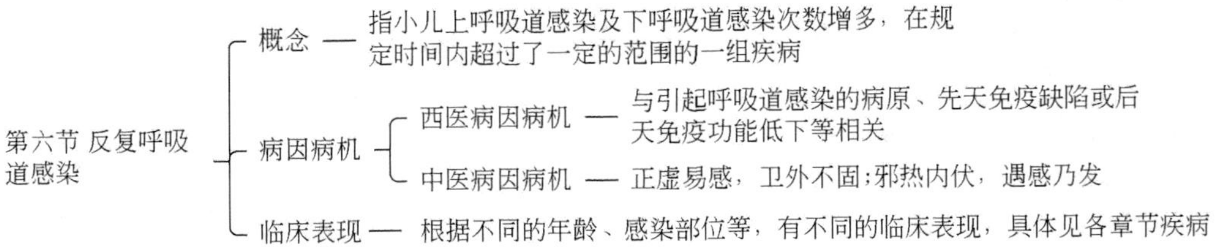

- 第六节 反复呼吸道感染
  - 诊断与鉴别诊断
    - 临床诊断
      - 反复上呼吸道感染
        - 0~2岁一年内超过7次
        - >2~5岁一年内超过6次
        - >5~14岁一年内超过5次
      - 反复下呼吸道感染
        - 反复气管支气管炎
          - 0~2岁一年内超过3次
          - >2~14岁一年内超过2次
        - 反复肺炎 — 0~14岁一年内超过2次
    - 鉴别诊断 — 与过敏性咳嗽、变应性鼻炎相鉴别
  - 临床治疗
    - 辨证论治
      - 肺脾气虚证 — 健脾益气，补肺固表 — 玉屏风散
      - 营卫失调证 — 扶正固表，调和营卫 — 黄芪桂枝五物汤
      - 脾肾两虚证 — 温补肾阳，健脾益气 — 肾气丸合理中丸
      - 肺胃阴虚证 — 养阴润肺，益气健脾 — 人参五味子汤
      - 肺胃实热证 — 清热泻火，通腑泄热 — 凉膈散
    - 西医治疗 — 对引起患儿复感的病因进行治疗，酌情配合免疫调节剂

思考题

1. 小儿呼吸系统的解剖生理特点与中医“肺常不足”有何相关性?
2. 小儿感冒兼证包括哪些？如何辨证论治?
3. 急性支气管炎、支气管肺炎均可出现咳嗽症状，如何鉴别?
4. 急性支气管炎如何辨证论治?
5. 试述肺炎的概念、病理分类、诊断要点及辨证论治原则。
6. 如何根据病原体选用抗生素治疗支气管肺炎?
7. 肺炎合并心衰的诊断条件有哪些?
8. 小儿哮喘的中西医病因病机、诊断标准、西医治疗原则是什么?
9. 哮喘各期中医如何辨证施治？西医治疗药物有哪些?
10. 简述反复呼吸道感染的判定条件、中医辨证思路、西医治疗原则。

呼吸系统疾病病案及古籍选录

第四章　消化系统疾病

第一节　消化系统中西医概述

消化系统由消化管和消化腺组成。消化管包括口腔、咽、食管、胃、小肠和大肠等。消化腺可分为大、小两种类型。小消化腺如食管腺、贲门腺、胃底腺、幽门腺、小肠腺、十二指肠腺和大肠腺等；大消化腺如腮腺、颌下腺、舌下腺、肝脏和胰腺等。消化系统属中医“脾系”范畴。

一、消化系统解剖及生理特点

（1）口腔　包括牙齿、舌、唇、颊、颌骨和唾液腺等，具有吸吮、吞咽、咀嚼、消化、味觉、感觉和语言等功能。3～4 个月时，唾液分泌开始增加，婴儿口底浅，尚不能及时吞咽所分泌的全部唾液，故常发生生理性流涎。

（2）食管　连接咽与胃。新生儿和婴儿的食管呈漏斗状，食管下段贲门括约肌发育不成熟，控制能力差，易引起胃食管反流。

（3）胃　有储存、运动和分泌功能。胃的生理容量随着年龄的增长而增加，出生时仅为 7ml，新生儿约 30～60ml，成人约为 2000ml。婴儿胃呈水平位，胃幽门括约肌发育较好，而贲门和胃底部肌张力低，易引起幽门痉挛而出现呕吐、溢乳。

（4）肠　小儿肠管较成人长，有利于消化和吸收。婴幼儿升结肠及直肠与后腹壁固定较差，易发生肠扭转、疝和肠套叠。此外，小儿肠壁薄，血管丰富且通透性高，肠内细菌及其毒素、消化不全产物等可经肠黏膜进入体内，引起全身感染。

（5）肝　主要功能是合成和分泌胆汁，调节糖类、蛋白质、脂肪、维生素、激素、微量元素等物质的代谢及生物转化。年龄愈小，肝脏相对愈大。婴幼儿在肋缘下可触及肝下缘，一般不超过 2cm；学龄期儿童肋缘下不应触及肝脏。小儿肝糖原储存相对较少，易因饥饿发生低血糖症。

（6）胰腺　分泌胰岛素，控制糖代谢；分泌胰腺液，参与蛋白质、脂肪和糖类的消化。新生儿胰液所含脂肪酶活性不高，直到 2～3 岁才接近成人水平。

（7）肠道菌群　胎儿和刚出生的新生儿消化道内无细菌，出生后数小时细菌很快从口、鼻、肛门侵入肠道，主要分布在结肠和直肠。小儿肠道正常菌群脆弱，易受许多内外界因素影响，如大量使用广谱抗生素，可使正常菌群失调，导致消化功能紊乱。

（8）健康小儿粪便　不同喂养方式，粪便有不同特征。参见第二章第四节小儿诊法概要中“察二便”相关内容。

二、相关检查

（1）腹部X线片及透视　主要用于胃肠道穿孔、肠梗阻、腹部异物、腹部肿块、脏器异位等病变的诊断。

（2）消化道造影　主要用于检查消化道先天发育异常，如食管蹼、食管狭窄、食管裂孔疝、胃肠道旋转不良、肥厚性幽门狭窄、巨结肠等。

（3）腹部超声　操作简便、安全无创，小儿易于接受。主要用于急性阑尾炎、肠系膜淋巴结肿大、肠套叠、肠扭转、疝、胆囊结石、腹型过敏性紫癜、腹腔积液、胆道梗阻等病变的诊断。

（4）CT　主要用于腹部包块、腹腔脓肿、外伤、肝脏及胰腺病变的诊断，也可用于小肠和腹部血管性病变的检查。

（5）消化道内镜检查　是观察、诊断和治疗消化道疾病的可靠手段。内镜检查除用于观察消化道黏膜病变外，还可做黏膜活检或微生物学检查，并且能实施内镜下止血、狭窄的扩张、息肉切除、异物取出等治疗。纤维胃镜检查适用于胃和十二指肠溃疡及黏膜炎症、上消化道出血、误服异物等。纤维结肠镜检查适用于下消化道出血、慢性腹泻、炎症性肠病、息肉等。

（6）幽门螺杆菌检查　诊断方法包括侵入性和非侵入性。侵入性指通过胃镜获取胃黏膜，可行胃黏膜幽门螺杆菌培养、组织染色镜检、快速尿素酶试验等；非侵入性方法有尿素呼气试验、粪便幽门螺杆菌抗原检测、血清幽门螺杆菌抗体检测、幽门螺杆菌核酸检测等。

三、消化系统中医学概述

消化系统属于中医“脾系”范畴。食物的摄入、消化、吸收和排泄的完成需要多个脏腑的参与，但关系最为密切的当属脾胃。脾为后天之本，主运化水谷与输布精微，为气血生化之源，主四肢肌肉，喜燥恶湿，以升为要；胃主受纳，为水谷之海，喜润恶燥，以降为顺。小儿生长旺盛，发育迅速，对水谷精微的需求较成人更迫切，但小儿五脏六腑成而未全，全而未壮，脾胃功能易因喂养不当、饮食失节或疾病的影响，出现受纳、腐熟、精微化生传输等异常，导致呕吐、泄泻、腹痛、积滞、疳证等疾病的发生。古代医家将上述特点概括为“脾常不足”。中医学的这些观点与现代医学关于小儿消化系统的解剖生理特点是相吻合的。

思维导图

- 第一节 消化系统中西医概述
  - 解剖特点
    - 消化管 —— 口腔、咽、食管、胃、小肠、大肠
    - 消化腺 —— 大、小消化腺
  - 生理特点
    - 口腔 —— 婴儿口底浅，易生理性流涎
    - 食管 —— 新生儿、婴儿食管呈漏斗状，贲门括约肌发育不成熟，易胃食管反流
    - 胃 —— 婴儿胃呈水平位，贲门和胃底部肌张力低，易幽门痉挛、呕吐
    - 肠 —— 婴幼儿升结肠及直肠与后腹壁固定差，易发生肠扭转、疝和肠套叠
    - 肝 —— 合成分泌胆汁，调节物质代谢及生物转化，年龄愈小，肝脏相对愈大

- 第一节 消化系统中西医概述
  - 生理特点
    - 胰腺 —— 分泌胰岛素控制糖代谢、分泌胰腺液参与蛋白质、脂肪和糖类消化
    - 肠道菌群 —— 拮抗致病菌；对儿童期免疫、代谢、营养发育成熟起重要作用
    - 健康小儿粪便 —— 不同喂养方式，粪便有不同特征
  - 相关检查
    - 影像学检查腹部X线片及透视、CT
    - 消化道造影、内镜
    - 腹部超声
    - 幽门螺杆菌检查
  - 中医学概述
    - 属中医“脾系”范畴
    - 脾胃互为表里，脾为后天之本，喜燥恶湿；胃主受纳，喜润恶燥
    - 小儿“脾常不足”

第二节　小儿腹泻病

小儿腹泻病（infantile diarrhea）是一组由多病原、多因素引起的以大便次数增多和大便性状改变为特点的消化道综合征，是我国婴幼儿最常见的疾病之一，尤以 6 个月～2 岁的婴幼儿发病率为高，是造成小儿营养不良、生长发育障碍的主要原因之一。该病一年四季均可发生，以夏秋季发病率为高，不同季节发生的腹泻，临床表现也有所不同。

本病属中医“泄泻”范畴。

一、病因病机

（一）西医病因病机

1. 病因

（1）*易感因素*　小儿易发生腹泻与其特有的解剖、生理特点密切相关：①婴幼儿消化系统发育尚未成熟；②机体防御功能较差；③肠道菌群易失调；④人工喂养儿易发生肠道感染等。

（2）*感染因素*　肠道内感染可由病毒、细菌、真菌、寄生虫等引起，以前两者多见，尤其是病毒。

1）病毒感染：寒冷季节的婴幼儿腹泻 80%由病毒感染引起，轮状病毒是引起秋季腹泻最常见的病原。其他如腺病毒、诺如病毒、星状病毒、杯状病毒等均可引起腹泻。

2）细菌感染：主要为大肠埃希菌（包括致病性、产毒性、侵袭性、出血性及黏附-集聚性大肠埃希菌）、沙门菌、空肠弯曲菌等。

3）真菌感染：如白色念珠菌、曲霉菌、毛霉菌等。婴儿以白色念珠菌感染多见。

4）寄生虫感染：如蓝氏贾第鞭毛虫、阿米巴原虫和隐孢子虫等。

5）肠道外感染：如患中耳炎、上呼吸道感染、肺炎、泌尿系感染、皮肤感染或急性传染病时，可因感染原释放的毒素，抗生素治疗，直肠局部激惹等作用而并发腹泻。

6）肠道菌群紊乱：长期、大量地使用广谱抗生素可引起肠道菌群紊乱，肠道正常菌群减少，耐药性金黄色葡萄球菌、变形杆菌、铜绿假单胞菌、难辨梭状芽孢杆菌或白色念珠菌等大量繁殖，引起药物较难控制的腹泻。

（3）非感染因素

1）饮食因素：①食饵性腹泻：多为人工喂养儿，常因喂养不定时、饮食量不当、突然改变食物品种、过早喂食大量淀粉或脂肪类食物等引起腹泻；②过敏性腹泻：如对牛奶或大豆等食物过敏而引起腹泻；③原发性或继发性双糖酶（主要为乳糖酶）缺乏或活性降低，肠道对糖的消化吸收不良而引起腹泻。

2）气候因素：气候突变、天气过热、腹部受凉等都可能诱发消化功能紊乱而致腹泻。

2. 发病机制

肠腔内存在大量不能吸收的、具有渗透活性的物质而致“渗透性”腹泻；肠腔内电解质分泌过多而致“分泌性”腹泻；炎症导致液体大量渗出而致“渗出性”腹泻；肠道运动功能异常而致“肠道功能异常性”腹泻。临床上不少腹泻并非由某种单一机制引起，而是在多种机制共同作用下发生的。

（1）感染性腹泻

1）病毒性肠炎：病毒侵入肠道，导致小肠黏膜回吸收水分和电解质的能力受损，肠液在肠腔内大量积聚而引起腹泻。同时，发生病变的肠黏膜细胞分泌双糖酶不足且活性降低，使食物中碳水化合物分解吸收发生障碍而积滞在肠腔内，并被细菌分解成小分子的短链有机酸，使肠液的渗透压增高；微绒毛上皮细胞钠转运的功能障碍，造成水和电解质的进一步紊乱。

2）细菌性肠炎：由于肠道感染的病原菌不同，发病机制亦不同。①肠毒素性肠炎：各种产生肠毒素的细菌可引起分泌性腹泻，如产毒素大肠埃希菌、空肠弯曲杆菌、金黄色葡萄球菌、产气荚膜杆菌等，病原体侵入肠道后，在肠腔内繁殖，黏附在肠上皮细胞刷状缘，不侵入肠黏膜。细菌在肠腔中释放两种肠毒素，一种为不耐热肠毒素，另一种为耐热肠毒素，两者均使小肠液总量增多，超过结肠的吸收限度而发生腹泻，排出大量无脓血的水样便，导致患儿脱水和电解质紊乱；②侵袭性肠炎：各种侵袭性细菌感染可引起渗出性腹泻，如志贺菌属、沙门菌属、侵袭性大肠埃希菌、空肠弯曲杆菌等，均可直接侵袭小肠和结肠肠壁，使黏膜充血、水肿、炎性细胞浸润引起渗出和溃疡等病变。患儿排出大量含有白细胞和红细胞的菌痢样粪便。结肠由于炎症病变不能充分吸收来自小肠的液体，且某些致病菌还会产生肠毒素，故亦可发生水样便。

（2）非感染性腹泻　主要由饮食不当引起，当进食过量或食物成分不当时，消化过程发生障碍，食物不能被充分消化和吸收而积滞于小肠上部，使肠腔内酸度降低，有利于肠道下部的细菌上移和繁殖；食物发酵和腐败，分解产生的短链有机酸使肠腔内渗透压增高，促使肠蠕动增加，导致腹泻。

（二）中医病因病机

小儿泄泻发生的原因，以感受外邪、内伤饮食、脾胃虚弱为多见。病位主要在脾胃，病机关键为脾失健运，升降失司，水反为湿，谷反为滞，清浊合污下流，形成泄泻。

（1）感受外邪　小儿外感风、寒、暑、热诸邪常与湿邪相合，袭于脾胃而致泻。风寒之邪侵入机体，客于肠胃，阳气受遏，气机不畅，传化失司，发生风寒泻；夏季暑湿当令，脾喜燥而恶湿，湿热困脾，运化失职，传导失司，发生湿热泻。

（2）伤于饮食　小儿若调护失宜，哺乳不当，饮食不洁或失节，过食生冷瓜果或难以消化之物，宿食内停，损伤脾胃，脾损精微失输，胃伤水谷不化，清浊不分，并走大肠，发生伤食泻。

（3）脾胃虚弱　小儿素体脾虚，或久病迁延不愈，脾胃虚弱，胃弱则腐熟无能，脾虚则运化失职，不能分清别浊，清浊相干并走大肠，而成脾虚泄泻。亦有暴泻实证，失治误治，迁延不愈，风寒、湿热外邪已解而脾胃损伤，转成脾虚泄泻者。

（4）脾肾阳虚　小儿禀赋不足，或久病久泻，先耗脾气，继伤脾阳，日久则脾损及肾，造成脾肾阳虚。脾阳虚则难以腐熟水谷、输布水湿，下泄为泻；肾阳不足，温煦失职，阴寒内盛，水谷不化，并走肠间，而致澄澈清冷，洞泄而下的肾阳虚泻。

小儿为稚阴稚阳之体，发病“易虚易实，易寒易热”，故易损阴伤阳发生变证。重症泄泻，因泻下过度，伤阴耗气，出现气阴两伤；甚至阴伤及阳，导致阴竭阳脱的危重变证。或久泻不止，脾气虚弱，土虚木亢，肝旺而生内风，可成慢惊风；脾虚失运，生化乏源，气血不足，无以荣养脏腑肌肤，日久可成疳证。

二、临床表现

不同病因引起的腹泻各具临床特点和过程，根据病情的轻重可分为轻型腹泻和重型腹泻。根据腹泻的病程，可分为病程在 2 周以内的急性腹泻、2 周～2 个月的迁延性腹泻、2 个月以上的慢性腹泻。

1. 轻型腹泻

常由饮食因素及肠道外感染引起。起病可急可缓，以食欲低下，偶有溢乳或呕吐，大便次数增多等胃肠道症状为主，无脱水及全身中毒症状，多在数日内痊愈。

2. 重型腹泻

多由肠道内感染引起，常急性起病，也可由轻型逐渐加重而来。除有较重的胃肠道症状外，还有较明显的脱水、电解质紊乱和全身中毒症状，如发热或体温不升、精神烦躁或萎靡、嗜睡、面色苍白、意识模糊甚至昏迷、休克。

（1）*胃肠道症状* 食欲缺乏，常有呕吐，严重者可吐咖啡色液体；大便次数频繁，每日十余次至数十次，多为黄色水样或蛋花汤样变，含有少量黏液，少数可有少量血便。

（2）*脱水* 由于吐泻丢失体液和摄入量不足，使体液总量尤其是细胞外液量减少，导致不同程度（轻、中、重度）脱水。根据眼窝、囟门凹陷与否，皮肤弹性、循环情况和尿量等临床表现综合分析判断。有关脱水的分度、脱水性质的判断、电解质紊乱的诊断等内容详见第二章第六节小儿体液平衡的特点和液体疗法（见表 2-8）。

3. 几种常见类型肠炎的临床特点

（1）*轮状病毒肠炎* 常见于秋冬季，又称秋季腹泻。呈散发或小流行，经粪-口传播，也可以气溶胶形式经呼吸道感染而致病。潜伏期 1～3 天，多发生在 6～24 个月的婴儿。起病急，常伴发热和上呼吸道感染症状，病初可有呕吐，常先于腹泻；大便次数多、量多、水分多，黄色水样便或蛋花汤样便带少量黏液，无腥臭味，常并发脱水、酸中毒及电解质紊乱。本病为自限性疾病，病程为 3～8 天，少数病程较长。

（2）*诺如病毒肠炎* 全年散发，在人群聚集地亦可引起暴发流行。患者为传染源，主要通过水源、食物经消化道传播。症状类似轮状病毒肠炎，但感染无季节性，症状轻，病程呈自限性，自然病程 1～6 天。

（3）*产毒性细菌引起的肠炎* 多发生在夏季。潜伏期 1～2 天，起病较急。轻症仅大便次数稍增；重症腹泻频繁，量多，呈水样或蛋花汤样，混有黏液，伴呕吐，常发生脱水、电解质和酸碱平衡紊乱。本病为自限性疾病，病程 3～7 天，亦可较长。

（4）*侵袭性细菌引起的肠炎* 全年均可发病。常见的侵袭性细菌有侵袭性大肠埃希菌、空肠弯曲菌、耶尔森菌、鼠伤寒杆菌等。潜伏期长短不一，起病急，腹泻频繁，大便呈黏冻状，带脓血，常伴恶心、呕吐、高热、腹痛和里急后重，可出现严重的中毒症状，如高热、意识改变，甚至出现休克。大便镜检有大量白细胞和数量不等的红细胞，大便细菌培养可找到相应的致病菌。

（5）出血性大肠埃希菌肠炎　大便次数增多，开始为黄色水样便，后转为血水便，有特殊臭味，伴腹痛。大便镜检有大量红细胞，常无白细胞。个别病例可伴发溶血性尿毒综合征和免疫性血小板减少症。

（6）抗生素相关性腹泻　长期应用广谱抗生素可使肠道菌群失调，肠道内耐药的金黄色葡萄球菌、铜绿假单胞菌、变形杆菌、某些梭状芽孢杆菌和白色念珠菌大量繁殖而引起肠炎。多见于营养不良、免疫功能低下或长期应用肾上腺皮质激素患儿，婴幼儿病情多较重。金黄色葡萄球菌肠炎的典型大便为暗绿色，量多带黏液，少数为血便。大便镜检有大量脓细胞和成簇的革兰阳性球菌，培养有葡萄球菌生长。真菌性肠炎多为白色念珠菌所致，表现为大便次数增多，黄色稀便，泡沫较多，带黏液，有时可见豆腐渣样细块。

三、辅助检查

（1）大便常规检查　注意有无白细胞、红细胞与吞噬细胞，有无虫卵、寄生虫、真菌孢子和菌丝，有时需多次检查才能发现病原，有助于腹泻病的病因和病原学诊断。

（2）大便培养　对确定腹泻病原有重要意义，一次粪便培养阳性率较低，须多次培养，新鲜标本立即培养可提高阳性检出率。

（3）酶联免疫吸附试验　敏感性和特异性均较高，可诊断轮状病毒肠炎和其他病毒性肠炎。

（4）血培养　对细菌性痢疾、大肠埃希菌和沙门菌等细菌性肠炎有诊断意义，血液细菌培养阳性者有助于诊断。

（5）血生化检查　腹泻较重者应及时检查血清电解质，可提示脱水的性质、有无电解质紊乱。

（6）动脉血气分析　腹泻较重者还应及时行动脉血气分析，可提示有无酸碱平衡失调及失调类型。

（7）过敏原检测　迁延性、慢性腹泻病因不清或考虑食物过敏因素引起者，可行过敏原检测或食物不耐受检查。

（8）肠镜及结肠、小肠黏膜组织病理学检查　可了解慢性腹泻肠道病理生理变化，同时有助于肠道克隆病等疾病诊断。

四、诊断与鉴别诊断

1. 诊断

根据发病季节、病史（包括喂养史和流行病学资料）、临床表现和大便性状可作出临床诊断。必要时判定有无脱水、脱水的程度和性质，有无电解质紊乱和酸碱失衡。诊断要点包括：

（1）病史　有乳食不节、饮食不洁，或冒风受寒、感受时邪等病史。

（2）临床表现　大便次数和数量较平时明显增多。粪质淡黄色、黄绿或褐色；或清水样，或夹奶块、不消化物，或呈蛋花汤样、稀溏或糊状，或夹少量黏液；大便臭。可伴有恶心呕吐、腹痛、发热、纳差、口渴、小便少等症。严重者可出现气阴两伤或阴竭阳脱的表现。

（3）实验室检查　①大便镜检：可有脂肪球，或少量白细胞、红细胞。②大便病原学检查：可有轮状病毒等病毒检测阳性，或致病性大肠杆菌等细菌培养阳性等。

2. 鉴别诊断

应详细询问病史，积极寻找病因，肠道内感染者及时进行病原学诊断，结合临床特点、相关辅助检查进行鉴别诊断。

（1）生理性腹泻　多见于6个月以内婴儿，形体虚胖，常有湿疹，生后不久即出现腹泻，除大便次数增多外，无其他症状，食欲好，不影响生长发育。近年来发现此类腹泻可为乳糖不耐受的一种特殊类型，添加辅食后，大便即转为正常。

（2）坏死性肠炎　中毒症状较严重，腹痛、腹胀、频繁呕吐、高热，大便糊状呈暗红色，渐出现典型的赤豆汤样血便，常伴休克。腹部X线片呈小肠局限性充气扩张，肠间隙增宽，肠壁积气等。

（3）细菌性痢疾　常有流行病学史，起病急，全身症状重。脓血便伴里急后重，大便镜检有脓细胞、红细胞和吞噬细胞，大便细菌培养可培养出志贺痢疾杆菌。

五、临床治疗

（一）西医治疗

治疗原则为调整饮食、预防和纠正脱水、合理用药及预防并发症。急性腹泻注意维持水、电解质平衡及抗感染治疗；迁延性、慢性腹泻应注意肠道菌群失调及饮食疗法等问题。

1. 饮食疗法

以母乳喂养的婴儿继续哺乳，暂停辅食；人工喂养儿可喂以等量米汤或稀释的牛奶或其他代乳品，由米汤、粥、面条等逐渐过渡到正常饮食。有严重呕吐者可暂时禁食4～6小时，但不禁水，待好转后再由少到多，由稀到稠逐步恢复正常饮食。病毒性肠炎多有继发性双糖酶（主要是乳糖酶）缺乏，对疑似病例可暂停乳类喂养，改为豆制代乳品，或发酵奶，或去乳糖配方奶粉、水解奶粉、氨基酸奶粉等。腹泻停止后逐渐恢复营养丰富的饮食，并每日加餐一次，共两周。

2.药物治疗

（1）控制感染　不建议常规使用抗生素类药，在特定病原感染或临床确诊的情况下才应用。黏液脓血便多为侵袭性细菌感染，可根据药敏情况经验性选用抗生素；用药后48小时病情未见好转，可考虑更换抗生素；用药的第3天须进行随访；强调抗生素疗程要足够；应用抗生素前应首先行大便病原体检测和细菌培养，以便依据分离出的病原体及药物敏感试验结果选用和调整抗菌药物。

（2）肠道微生态疗法　长期腹泻者大多与肠道功能及肠道菌群失调有关，故切忌滥用抗生素，可用肠道微生态疗法。常用的有双歧杆菌、嗜乳酸杆菌、粪链球杆菌、需氧芽孢杆菌等菌制剂。如肠道菌群严重紊乱，应选用2种以上的菌制剂联合治疗。

（3）肠黏膜保护剂　能吸附病原体和毒素，维持肠细胞的吸收和分泌功能，与肠道黏液糖蛋白相互作用可增强其屏障功能，阻止病原微生物的攻击，如蒙脱石散。

（4）补锌治疗　世界卫生组织与联合国儿童基金会建议，对于急性腹泻患儿，应每日给予元素锌20mg（＞6个月），6个月以下婴儿每日10mg，疗程10～14天。

3. 液体疗法

主要是纠正水、电解质紊乱及酸碱失衡。脱水往往是急性腹泻死亡的主要原因，合理的液体疗法是降低病死率的关键。从患儿腹泻开始，就要口服足够的液体预防脱水，发生脱水后要及时补液纠正脱水，常用的液体疗法有口服补液和静脉补液法。

（1）口服补液　世界卫生组织推荐的口服补液盐（oral rehydration salt Ⅲ，ORS Ⅲ）可用于预防和纠正腹泻轻、中度脱水而无明显周围循环障碍者。轻度脱水 50～80ml/kg，中度脱水 80～100ml/kg，少量频服，8～12 小时将累积损失量补足。脱水纠正后维持补液，将 ORS 液加等量水稀释使用。需注意的是新生儿和有明显呕吐、腹胀、休克、心肾功能不全或其他严重并发症的患儿，不宜采用口服补液。

（2）静脉补液　适用于中度以上脱水、严重呕吐、腹泻或腹胀患儿。静脉补液首先要根据脱水的程度和性质制定“三定”，即定量（输液总量）、定性（溶液种类）、定速（输液速度），再根据患儿病情适当调整方案。

小儿急性腹泻第 1 天液体疗法有以下几个方面：

1）定量：包括补充累积损失量、继续损失量和生理需要量。根据脱水的程度确定，轻度脱水时为 90～120ml/kg，中度脱水时为 120～150ml/kg，重度脱水时约 150～180ml/kg。先给予 1/2～2/3 量，余量视病情决定。营养不良、肺炎、心肾功能损害患儿，补液总量应酌减 1/4～1/3。

2）定性：原则为先浓后淡，先盐后糖。低渗性脱水补给 2/3 张液，等渗性脱水补给 1/2 张液，高渗性脱水补给 1/3 张液。若临床上判断脱水性质有困难时，可按等渗脱水补给。脱水一旦纠正，电解质正常后不必将原计划张力的液体全部输完，应当及时修正补液方案，改为 1/5～1/4 张液。

3）定速：输液的速度主要取决于脱水的程度和继续损失的量和速度，原则为先快后慢。有重度脱水或有休克表现需尽快补充血容量，可用等渗含钠液 20ml/kg，在 30～60 分钟内快速输入。累积损失量（扣除扩容液量）应在 8～12 小时补完，每小时 8～10ml/kg；在脱水基本纠正后，补充继续损失量和生理需要量时速度宜减慢，于 12～16 小时内补完，约每小时 5ml/kg；若吐泻缓解，可酌情减少补液量或改为口服补液。

4）纠正酸中毒：因输入的混合液体中含有碱性溶液，脱水纠正后，循环和肾功能改善，轻度酸中毒能随脱水的改善而得到纠正，不需另给碱性药物。对重度酸中毒可根据临床症状结合血气测定结果用 1.4%碳酸氢钠进行纠正。

5）纠正低钾：有尿或来院前 6 小时内有尿者即应及时补钾。轻症患儿可口服氯化钾每天 200～300mg/kg；重度低钾血症须静脉补钾，每天总量一般为 100～300mg/kg。应均匀分配于全日静脉输液中，浓度不应超过 0.3%（新生儿常用 0.15%～0.2%），每日补钾时间不应少于 8 小时。治疗低钾血症须持续补钾 4～6 天或以上，病情好转可由静脉补钾改为口服补钾，当饮食恢复至正常饮食 1/2 时，可停止补钾。

6）纠正低钙：出现低钙症状，如惊跳、手足搐搦时可用 10%葡萄糖酸钙，每次 1～2ml/kg，最大量 10ml/次，用葡萄糖液稀释后静脉滴注。心力衰竭患儿在用洋地黄制剂时应慎用。

7）纠正低镁：在补钙后手足搐搦不见好转反而加重时要考虑低镁血症，可测定血镁浓度。同时用 25%硫酸镁，每次 0.1～0.2ml/kg，深部肌内注射，每日 2～3 次，症状消失后停用。

第 2 天及以后的补液量根据继续丢失和生理需要量补充。病情明显缓解者，可改为口服补液。若腹泻仍频繁或呕吐者，应继续采用静脉补液。生理需要量则按每日 60～80ml/kg 计算，用 1/3 张含钠液补充，能口服则减量；继续丢失的补充原则为丢失多少补多少，一般给 1/3～1/2 张含钠液；同时仍需注意继续补钾和纠正酸中毒。

4. 迁延性和慢性腹泻病的治疗

主要是积极寻找病程迁延的原因，针对病因治疗；同时作好液体疗法、营养治疗和药物疗法。

（1）液体疗法 预防和治疗脱水，纠正电解质紊乱，调节酸碱平衡。

（2）营养治疗 此类患儿多有营养障碍，因此继续饮食是十分必要的。应继续母乳喂养，人工喂养者应调整饮食。少数严重病例不能耐受口服营养物质，可采用静脉营养。长期腹泻合并进食减少可影响维生素和微量元素的吸收和利用，引起维生素和微量元素的缺乏，需注意及时补充。

（3）药物疗法 抗生素应慎用，仅用于分离出特异病原的患儿，并要依据药物敏感试验结果选用。注意应用微生态疗法和肠黏膜保护剂。

（二）中医治疗

1. 辨证思路

（1）辨常证 以八纲辨证为主，常证重在辨寒、热、虚、实，辨证时注意审查病因，大便的性状是辨证的重要依据，同时要注意观察精神、食欲、发热、口渴、小便量、腹痛、腹胀等。

风寒泻大便清稀多泡沫，臭气轻，腹痛重，伴外感风寒症状；湿热泻便次多，便下急迫，色黄褐，气秽臭，或见少许黏液，舌苔黄腻；伤食泻有伤食史，纳呆腹胀，大便稀溏夹白色乳凝块或未消化食物残渣，气味酸臭，腹痛则泻，泻后痛减；脾虚泻病程长，大便稀溏或烂糊，色淡不臭，多于食后作泻，时轻时重，进难消化食物泄泻加重，腹痛喜按；脾肾阳虚泻病程更长，大便澄澈清冷，完谷不化，阳虚内寒证象显著。

（2）辨变证 变证重在辨阴、阳。暴泻或泻下不止，精神不振，皮肤干燥，小便短赤，前囟、眼眶凹陷，唇红，舌红少津，脉细数为气阴两伤证，属重证；精神萎靡，尿少或无，四肢厥冷，面色苍白或青灰，表情淡漠，脉细欲绝，为阴竭阳脱证，属危证。

2. 治疗原则

应遵循“泄泻之本无不由于脾胃”“无湿不成泻”的基本规律，主要以运脾化湿为基本法则。实证以祛邪为主，分别治以疏风散寒、清热利湿、消食导滞。虚证以扶正为主，分别治以健脾益气、温补脾肾。泄泻变证，总属正气大伤，分别治以益气养阴、酸甘敛阴、挽阴回阳、救逆固脱。本病除内服药外，还常使用敷贴、推拿、针灸等治疗。

3. 辨证施治

常证

（1）风寒泻

证候 大便清稀，夹有泡沫，臭味不甚，肠鸣腹痛，或伴恶寒发热，鼻流清涕，咳嗽，舌质淡，苔薄白，脉浮紧，指纹淡红。

辨证要点 以大便清稀有泡沫，臭味不甚，肠鸣腹痛，舌质淡，苔薄白，脉浮紧，指纹淡红为特征。

治法 疏风散寒，化湿和中。

方药 藿香正气散（《太平惠民和剂局方》）加减。

风寒束表，恶寒发热较重者，加防风、羌活以祛风散寒；夹有食滞者，去甘草、大枣，加焦山楂、焦神曲以消食导滞。

（2）湿热泻

证候 大便水样，或如蛋花汤样，泻下急迫，量多次频，气味秽臭，或见黏液，腹痛时作，食欲不振，或伴恶心呕吐，或发热烦躁，口渴，小便短黄，舌质红，苔黄腻，脉滑数，指纹紫。

辨证要点　以大便水样，泻下急迫，量多次频，气味秽臭，舌质红，苔黄腻，脉滑数，指纹紫为特征。

治法　清热利湿，和中止泻。

方药　葛根黄芩黄连汤（《伤寒论》）加减。

湿重水泻者，加车前子、苍术以燥湿利湿；呕吐者，加竹茹、姜半夏以降逆止呕。

（3）伤食泻

证候　大便稀溏，夹有乳凝块或食物残渣，气味酸臭，或如败卵，脘腹胀满，嗳气酸臭，或有呕吐，不思乳食，腹痛拒按，泻后痛减，夜卧不安，舌苔厚腻，或微黄，脉滑实，指纹滞。

辨证要点　有乳食不节史，以便稀夹不消化食物，气味酸臭，脘腹胀痛，泻后痛减，舌苔厚腻，或微黄，脉滑实，指纹滞为特征。

治法　消食化滞，运脾和胃。

方药　保和丸（《丹溪心法》）加减。

呕吐者，加藿香、生姜以和胃止呕；积滞化热者，加黄连以清热燥湿。

（4）脾虚泻

证候　大便稀溏，色淡不臭，多于食后作泻，时轻时重，神疲倦怠，面色萎黄，食少纳呆，脘闷不舒，舌淡苔白，脉缓弱，指纹淡。

辨证要点　病程较长，以大便稀溏，色淡不臭，食后作泻，神疲倦怠，舌淡苔白，脉缓弱，指纹淡为特征。

治法　健脾益气，助运止泻。

方药　参苓白术散（《太平惠民和剂局方》）加减。

胃纳呆滞，舌苔腻者，加藿香、焦山楂以芳香化湿，消食助运；腹痛者，加白芍、木香以理气止痛。亦可应用七味白术散加减治疗。

（5）脾肾阳虚泻

证候　久泻不止，大便清稀，澄澈清冷，完谷不化，或五更泻，或见脱肛，形寒肢冷，面色㿠白，精神萎靡，睡时露睛，舌淡苔白，脉细弱，指纹色淡。

辨证要点　以久泻不止，大便澄澈清冷，完谷不化，五更泻，形寒肢冷，精神萎靡，舌淡苔白，脉细弱，指纹色淡为特征。

治法　温补脾肾，固涩止泻。

方药　附子理中汤（《三因极一病证方论》）合四神丸（《内科摘要》）加减。

脱肛者，加炙黄芪、升麻以升举中阳；久泻滑脱不禁者，加诃子、赤石脂以收敛固涩止泻。

变证

（1）气阴两伤证

证候　泻下过度，质稀如水，心烦不安或精神不振，啼哭少泪，眼窝及囟门凹陷，皮肤干燥或枯瘪，口渴引饮，小便短少，甚至无尿，唇红而干，舌红少津，苔少或无苔，脉细数。

辨证要点　以泻下过度，质稀如水，精神不振，皮肤干燥，无泪少尿，舌红少津，苔少或无苔，脉细数为特征。

治法　益气养阴，酸甘敛阴。

方药　人参乌梅汤（《温病条辨》）加减。

泻下不止者，加山楂炭、诃子、石榴皮涩肠止泻；口渴引饮者，加石斛、玉竹、天花粉、芦根养阴生津止渴。

（2）阴竭阳脱证

证候 泻下不止，次频量多，面色青灰或苍白，精神萎靡，表情淡漠，冷汗自出，哭声微弱，啼哭无泪，尿少或无，四肢厥冷，舌淡无津，脉沉细欲绝。

辨证要点 以精神萎靡，久泻不止，面色青灰或苍白，尿少或无，四肢厥冷，舌淡无津，脉沉细欲绝为特征。

治法 挽阴回阳，救逆固脱。

方药 生脉散（《医学启源》）合参附龙牡救逆汤（经验方）加减。

大便洞泄不止，加干姜、白术温中扶脾；少尿、无泪者加麦冬、五味子敛阴生津。

4. 中医其他疗法

（1）中成药 ①葛根芩连微丸：清热解毒，利湿止泻，用于湿热泻。②藿香正气口服液：解表化湿，理气和中，用于风寒泻。③保和丸：消食导滞，和胃止呕，用于伤食泻。④附子理中丸：温补脾肾，救逆固脱，用于脾肾阳虚泻。

（2）针灸疗法 ①针刺：主穴取足三里、中脘、脾俞、天枢。配穴取内庭、气海。发热加曲池；呕吐加内关、上脘；腹胀加内关；伤食加刺四缝；水样便加刺三阴交。实证用泻法，虚证用补法，每日1～2次。②灸法：取足三里、中脘、神阙。隔姜灸或艾条温和灸。每日1～2次。用于脾虚泻、脾肾阳虚泻。

（3）推拿疗法 ①补脾土，清大肠，清小肠，退六腑，揉小天心，运土入水。用于湿热泻。②分阴阳，揉外劳宫，推三关，摩腹，揉脐，揉龟尾，运土入水。用于风寒泻。③揉板门，清大肠，补脾土，摩腹，运内八卦，点揉天枢，揉中脘。用于伤食泻。④推三关，补脾土，补大肠，摩腹，推上七节骨，捏脊，重按脾俞、胃俞、大肠俞。用于脾虚泻。⑤补脾土，摩腹，推上七节骨，补肾经，揉足三里。用于脾肾阳虚泻。

（4）敷贴疗法 ①五倍子、干姜各10g，吴茱萸、丁香各5g，共研细末，陈醋调和，敷贴肚脐，纱布覆盖固定，每日1次。用于虚寒泄泻。②丁香1份、肉桂2份，共研细末，每次1～2g，姜汁调和成糊状，敷贴肚脐，外用胶布固定，每日1次。用于风寒泻、脾虚泻、脾肾阳虚泻。敷贴疗法根据患儿年龄调整敷贴时间长短。

六、中西医结合诊疗思路

临证时需注意辨证与辨病相结合。腹泻轻者预后良好，可纯中药治疗。若起病急骤，泻下过度，出现重度脱水、电解质紊乱及酸中毒，严重危害患儿的生命安全，治疗上应给予足够重视，及时有效地治疗，尤其要给予正确的液体疗法。久泻迁延不愈者，容易出现营养不良，影响小儿生长发育。中医药治疗腹泻疗效确切，以运脾化湿为基本治则，针对不同病因辨证施治，同时配合小儿推拿、针灸等，可以获得良效。

七、预防与调护

（1）注意饮食卫生。食品应新鲜、清洁；奶具、餐具、日常接触物品要定期消毒；饭前、便后要洗手。

（2）合理喂养。提倡母乳喂养；遵守添加辅食的原则；吐泻严重时暂禁食，病情好转后逐渐增加饮食量；忌食油腻、生冷及不易消化的食物。

（3）传染性强的感染性腹泻流行时注意消毒隔离，避免交叉感染。

（4）注意规范合理应用抗生素，防止诱发抗生素相关性腹泻。

思维导图

- 第二节 小儿腹泻病
  - 概念 —— 一组由多病原、多因素引起的以大便次数增多和大便性状改变为特点的消化道综合征
  - 病因
    - 西医病因病机 —— 由易感因素、感染及非感染因素所致，感染因素主要为病毒感染
    - 中医病因病机
      - 病因 —— 以感受外邪、内伤饮食、脾胃虚弱为多见
      - 病机 —— 脾失健运，升降失司，水反为湿，谷反为滞，清浊合而下降，形成泄泻
  - 临床表现
    - 轻型 —— 以胃肠道症状为主，无脱水及全身中毒
    - 重型 —— 有明显的不同程度脱水、电解质紊乱及全身中毒症状
  - 诊断与鉴别诊断
    - 诊断
      - 病史 —— 有乳食不节、饮食不洁，或冒风受寒、感受时邪等病史
      - 临床表现 —— 大便次数和数量较平时明显增多。伴有粪质的改变、恶心呕吐、腹痛、发热、纳差等症
      - 实验室检查 —— ①大便镜检：可有脂肪球，或少量白细胞、红细胞 ②大便病原学检查：可有轮状病毒等病毒检测阳性，或致病性大肠杆菌等细菌培养阳性等
    - 鉴别诊断 —— 注意不同类型肠炎特点，并与生理性腹泻、坏死性肠炎、细菌性痢疾相鉴别
  - 临床治疗
    - 西医治疗
      - 饮食疗法、药物治疗（控制感染，肠道微生物疗法，肠黏膜保护剂，补锌治疗）、液体疗法（口服补液，静脉补液）
      - 迁延性合慢性腹泻病的治疗（液体疗法、营养治疗、药物疗法）
    - 中医辨证论治
      - 常证
        - 风寒泻 —— 疏风散寒，化湿和中 —— 藿香正气散
        - 湿热泻 —— 清热利湿，和中止泻 —— 葛根黄芩黄连汤
        - 伤食泻 —— 消食化滞，运脾和胃 —— 保和丸
        - 脾虚泻 —— 健脾益气，助运止泻 —— 参苓白术散
        - 脾肾阳虚泻 —— 温补脾肾，固涩止泻 —— 附子理中汤合四神丸
      - 变证
        - 气阴两伤证 —— 益气养阴，酸甘敛阴 —— 人参乌梅汤
        - 阴竭阳脱证 —— 挽阴回阳，救逆固脱 —— 生脉散合参附龙牡救逆汤

第三节 胃 炎

胃炎（gastritis）是指由各种物理性、化学性或生物性有害因素引起的胃黏膜或胃壁炎性改变的一种疾病。根据病因可分为原发性和继发性两大类；据病程分急性胃炎和慢性胃炎两种。

本病属中医“胃脘痛”“呕吐”“痞满”等范畴。

一、病因病机

（一）西医病因病理

1. 病因

（1）急性胃炎　多为继发性，病因有：①严重感染、休克、颅内损伤、严重烧伤、呼吸衰竭和

其他危重疾病所致的应激反应（又称急性应激性黏膜病变）；②误服毒性物质和腐蚀剂或摄入由细菌及其毒素污染的食物；③服用对胃黏膜有损害的药物（如阿司匹林等非甾体抗炎药）；④食物过敏、胃内异物、情绪波动、精神紧张和变应性炎症等引起胃黏膜的急性炎症。

（2）慢性胃炎　是有害因子长期反复作用于胃黏膜引起损伤的结果。小儿以非萎缩性胃炎（以往称浅表性）最常见，约占 90%～95%，萎缩性胃炎和特殊类型胃炎少见。慢性胃炎病因尚未完全明确，可能与下列因素有关：

1）幽门螺杆菌（helicobacter pylori，Hp）感染：Hp 的胃内感染是胃炎的主要病因，在活动性、重度胃炎中 Hp 检出率很高。慢性胃炎的家族聚集倾向也表明了 Hp 在家族成员间的传播。

2）胆汁反流：各种原因引起胃肠道动力异常，十二指肠胃反流，反流的胆盐刺激降低了胃黏膜对离子通透的屏障功能，使得胃液中氢离子得以反弥散进入胃黏膜引起炎症。

3）长期食（服）用刺激性食物或药物：如粗糙、过硬、过冷、过热、辛辣的食品，经常暴饮暴食，饮浓茶、咖啡，服用阿司匹林等非甾体抗炎药及类固醇激素类药物。

4）神经精神因素：持续精神紧张、压力过大，可使消化道激素分泌异常。

5）全身慢性疾病影响：如慢性肾炎、尿毒症、重症糖尿病、肝胆系统疾病、类风湿关节炎、系统性红斑狼疮等。

6）其他因素：如环境、遗传、免疫、营养等因素均与发病有关。

2. 病理

（1）急性胃炎　表现为上皮细胞变性、坏死，黏膜下充血、水肿，固有膜大量中性粒细胞浸润，无或极少有淋巴细胞、浆细胞，腺体细胞呈不同程度变性坏死。

（2）慢性胃炎　非萎缩性胃炎见上皮细胞变性，小凹上皮细胞增生，固有膜炎症细胞（淋巴细胞、浆细胞）浸润；萎缩性胃炎主要为固有腺体萎缩、肠腺化生及炎症细胞浸润。

（二）中医病因病机

小儿胃炎的病因有乳食积滞、寒邪客胃、湿热中阻、肝气犯胃、脾胃虚寒、胃阴不足等。病变部位主要在胃，与肝、脾二脏相关。基本病机为胃失和降，气机不利。初期外邪犯胃，脾胃升降失调，食、湿、气、寒、热郁于中焦，以实为主，实中兼虚；后期则脾胃受伤，化源不足而致气血阴阳不足。

（1）寒邪犯胃　胃脘部为风冷寒气所侵，或过食生冷瓜果等，寒邪客于胃肠，寒主收引，寒凝则气滞，以致经络不通，气血壅阻不行，发为胃脘痛。

（2）食滞胃肠　小儿乳食不节，或暴饮暴食，或过食不易消化的食物，积滞中脘，损伤脾胃，胃不受纳，脾胃失健，气机升降失司，胃气上逆则生呕吐，传化失职则致胃脘部疼痛不适。

（3）湿热中阻　由于过食炙煿、辛热之品，损伤脾胃或感受湿热之邪，蕴于中焦，可致脾胃升降失职，导致腹痛或呕吐。

（4）肝气犯胃　小儿因情志变化，使情志怫郁，肝气不畅，横逆犯胃，发为胃脘痛，或胃失和降，气逆于上而呕吐。

（5）脾胃虚寒　乳食寒凉，外感风寒，苦寒攻伐药物损伤，素体不足，均可使寒凝中脘，中阳不运，脾胃升降失司，发为胃脘痛或呕吐。

（6）胃阴不足　热病后期伤津，或素嗜辛辣，或气郁化火导致胃阴耗伤，胃失濡养，虚热内生所致。

二、临床表现

（1）急性胃炎 发病急骤，轻者仅有腹痛、恶心、呕吐，严重者可出现呕血、便血、脱水、电解质及酸碱平衡紊乱。有感染者常伴有发热等全身中毒症状。

（2）慢性胃炎 表现为较长时间的间断性腹痛，疼痛常出现于进食过程中或餐后，多数位于上腹部、脐周，轻者为间歇性隐痛或钝痛，严重者为剧烈绞痛。常伴有食欲不振、恶心、呕吐、腹胀，甚至影响营养状况及生长发育。胃黏膜糜烂出血者伴呕血、黑便。

三、辅助检查

（1）血常规、C反应蛋白 急性感染或呕吐时，白细胞可升高，C反应蛋白升高；并发消化道出血时，红细胞和血红蛋白含量均可降低。

（2）胃镜检查 是最有价值、最可靠的诊断手段。多适于慢性胃炎患儿。

（3）幽门螺杆菌检测（Hp 检测） 分为侵入性和非侵入性两大类。侵入性指通过胃镜获取胃黏膜，可行胃黏膜Hp培养、组织染色镜检、快速尿素酶试验。非侵入性方法有^{13}C尿素呼气试验、粪便Hp抗原检测和血清Hp抗体检测。

（4）其他检查 腹部B超、腹部X线、肝功能等检查有助于鉴别诊断。

四、诊断与鉴别诊断

1. 诊断

急性胃炎主要依据病史、临床表现及体检进行诊断。慢性胃炎诊断及分类主要根据胃镜下表现和病理组织学检查。

2. 鉴别诊断

（1）消化性溃疡 主要是指胃溃疡和十二指肠溃疡。各年龄儿童均可发病，以学龄儿童多见。幼儿期胃和十二指肠溃疡发病率相等，常见进食后呕吐、间歇发作脐周及上腹部疼痛，少见烧灼感、食后减轻等成人常见症状；学龄前及学龄期儿童以原发性十二指肠溃疡多见，表现为反复发作性脐周及上腹部胀痛、烧灼感，饥饿时或夜间多发。严重者可出现呕血、便血、贫血。粪便潜血试验阳性。胃镜检查是目前诊断溃疡病最佳的方法。

（2）急性胰腺炎 起病急，多有过食肥甘厚味病史，以上腹部疼痛为主要症状，伴恶心、呕吐。辅助检查血清及尿淀粉酶明显增高，腹部B超或CT、MRI检查可明确诊断。

（3）肠套叠 婴幼儿多见，起病急，突然发生阵发性腹痛或阵发性哭闹、呕吐、便血和腹部扪及腊肠样肿块。疑似病例早期未排出血便前应做直肠指检。腹部B超或CT检查可确诊。

（4）肠蛔虫病 常有不固定腹痛、偏食、异食癖、恶心、呕吐等消化功能紊乱症状，往往有吐虫、排虫史，粪便中或可见虫卵，目前发病率下降。

（5）急性肠系膜淋巴结炎 常发生于儿童及少年，多在呼吸道感染的同时或之后发生。以右下腹疼痛为主，脐周可有放射痛，局部有压痛，但无肌紧张及反跳痛。腹部B超检查可诊断。

（6）功能性（再发性）腹痛 是一种常见的儿童期心身疾病。与情绪改变、生活事件、家庭成员过度焦虑等有关。表现为弥漫性、发作性腹痛，可伴有恶心、呕吐等症状，持续数十分钟或数小时后自行缓解，临床和辅助检查往往没有阳性发现。

五、临床治疗

（一）西医治疗

1. 急性胃炎

去除病因，积极治疗原发病，避免服用一切刺激性食物和药物，及时纠正水、电解质紊乱。监测生命体征及呕吐与黑便情况，治疗上可用静脉滴注抑酸剂、口服胃黏膜保护剂、局部黏膜止血的方法。细菌感染者应用抗生素治疗。

2. 慢性胃炎

（1）饮食治疗　养成良好的饮食习惯和生活规律。饮食定时定量，避免食用刺激性食品和对胃黏膜有损害的药物。

（2）药物治疗　①黏膜保护剂：如碱式碳酸铋、硫糖铝、蒙脱石散等；②抑制胃酸分泌的药物：常用西咪替丁、雷尼替丁、法莫替丁等；③有幽门螺杆菌感染者应进行规范的抗 Hp 治疗。

（二）中医治疗

1. 辨证思路

采用八纲辨证，首先当辨寒热虚实，属于寒者，实证治以散寒祛邪为主，虚证治以温中补虚为主；属于热者，以实热为主，又常夹湿热，治疗当清热利湿；病程日久伤阴者，要注意顾护胃阴。其次当辨在气在血，初痛在气，久痛在血。胃脘痛且胀，以胀为主，痛无定处，时痛时止，伴胸脘痞满，喜叹息，得嗳气或矢气则痛减者，常与情志不舒有关，多属气分；若久延不愈，其痛如刺如锥，持续不解，痛有定处，痛而拒按，伴食后痛增，舌质紫暗，舌下脉络紫暗迂曲者，多属血分。

2. 治疗原则

以理气和胃为基本原则。实证者，治以祛邪为主，根据病邪不同，分别用温中散寒、消食导滞、清热化湿、疏肝理气、活血化瘀诸法；虚证者，治以扶正为主，根据虚寒、阴虚之异，分别用温中益气、养阴益胃之法；虚实并见者，则扶正祛邪之法兼而用之。

3. 辨证施治

（1）寒邪犯胃证

证候　胃脘冷痛，疼痛暴作，以绞痛为主，痛甚则额冷汗出，疼痛遇寒加重，得温则缓，可伴有纳呆，呕吐清水痰涎，面色㿠白，小便清长，大便溏薄，舌淡红，苔白，脉弦紧。

辨证要点　以常有感寒、饮冷史，疼痛剧烈，遇寒加重，得温则缓，舌淡红，苔白，脉弦紧为特征。

治法　温中散寒，理气止痛。

方药　良附丸（《良方集腋》）合藿香正气散（《太平惠民和剂局方》）加减。

兼夹宿食症见胸闷、腹胀者，加神曲、麦芽、鸡内金以消食化积；腹满便秘者，加大黄、枳实以行气通腑。

（2）食滞胃肠证

证候　脘腹胀满，疼痛拒按，进食后痛甚，嗳腐吞酸，口气臭秽，不思乳食，恶心呕吐，吐物酸臭或呕吐不消化食物，吐后痛缓，泻下酸臭或大便不畅、便干，夜卧不安，舌质红，苔厚腻或苔厚微黄，脉实有力或脉滑。

辨证要点　多有饮食不节史，以脘腹胀满，进食后痛甚，恶心呕吐，舌质红，苔厚腻或苔厚微黄，脉实有力或脉滑为特征。

治法　消食导滞，行气止痛。

方药　保和丸（《丹溪心法》）加减。

食积化热，便秘者，加大黄、枳实以通腑泄热；呕吐者，加藿香、苏梗以行气宽中。

（3）湿热中阻证

证候　腹部胀满疼痛，痛势急迫，疼痛拒按，胃脘痞满，吐酸，口苦或黏，口臭，心烦，恶心呕吐，渴喜冷饮，大便干或大便不畅，小便黄，舌红，苔黄或黄腻，脉滑数。

辨证要点　以腹部胀满疼痛，口苦或黏，渴喜冷饮，舌质红，苔黄或黄腻，脉滑数为特征。

治法　清热化湿，调中行气。

方药　三仁汤（《温病条辨》）加减。

胃痛甚者，加川楝子、延胡索以行气止痛；热重者，加黄芩、黄连以清热燥湿；呕血、黑便者，加茜草根、蒲黄炭以凉血止血。

（4）肝气犯胃证

证候　脘腹胀满疼痛，痛引两胁，晨起或情绪紧张时加重，嗳气频作，反酸，胃脘饱胀，餐后尤甚，不思乳食，恶心呕吐，好动易烦，烦躁易怒，胸闷，喜太息，矢气多，大便时干时稀，舌质红，苔薄白，脉弦。

辨证要点　以脘腹胀满疼痛，痛引两胁，烦躁易怒，胸闷，喜太息，舌质红，苔薄白，脉弦为特征。

治法　疏肝理气，和胃止痛。

方药　柴胡疏肝散（《景岳全书》）加减。

嘈杂泛酸明显者，加乌贼骨、煅瓦楞子以收敛制酸；胁痛明显者，加金铃子、延胡索以疏肝理气；食滞纳呆者，加枳壳、莱菔子以行气导滞；嗳气频作者，加半夏、旋覆花以降逆和胃；大便不畅者，加厚朴、槟榔以行气除胀。

（5）脾胃虚寒证

证候　病程较长，腹部隐痛，时作时止，受凉加重，痛处喜按喜温，泛吐清水，食少纳呆，食后腹胀，手足欠温，少气乏力，神疲倦怠，面色㿠白，大便溏薄，甚则便血。舌质淡，边有齿痕，苔薄白，脉细弱或沉缓。

辨证要点　以腹部隐痛，痛处喜按喜温，少气乏力，神疲倦怠，面色㿠白，舌质淡，苔薄白，脉细弱或沉缓为特征。

治法　温中健脾，益气和胃。

方药　黄芪建中汤（《金匮要略》）或理中汤（《伤寒论》）加减。

口流清涎，四肢不温者，加制附子、吴茱萸、肉桂以温补脾肾；餐后腹胀，下午尤甚，短气乏力，神疲者，加升麻、柴胡、黄芪以益气升阳。

（6）胃阴不足证

证候　脘腹隐隐灼痛，饥不欲食，餐后饱胀，纳少，烦渴喜冷饮，手足心热，口干，舌燥咽干，大便干结，舌红少津，苔少或花剥，脉细数。

辨证要点 以脘腹隐隐灼痛，饥不欲食，烦渴喜冷饮，舌红少津，苔少或花剥，脉细数为特征。

治法 养阴益胃，和中止痛。

方药 益胃汤（《温病条辨》）加减。

口干渴甚者，加天花粉、知母以生津润燥；大便干结者，加火麻仁、肉苁蓉以润肠通便。

4. 中医其他疗法

（1）*中成药* ①藿香正气胶囊：解表化湿，理气和中，用于寒邪犯胃证。②健儿消食口服液：健脾益胃，理气消食，用于食滞胃肠证。③枳实导滞丸：消积导滞，清热利湿，用于湿热中阻证。④疏肝健胃丸：疏肝开郁，导滞和中，用于肝气犯胃证。⑤附子理中丸：温脾散寒，止泻止痛，用于脾胃虚寒证。

（2）*中医外治疗法* ①粗盐 500g，小茴香 100g，炒热，装入布袋封口，敷熨胃痛部位。用于寒凝气滞者。②吴茱萸，厚朴，生姜适量研末，用黄酒调成药饼，贴于中脘、脐部。用于胃脘痛、呕吐者。

（3）*针灸疗法* ①体针：取中脘、内关、足三里、小肠俞、大肠俞。实证用泻法，强刺激；虚证用补法。针后亦可加灸法或拔火罐。②耳针：选胃区、神门区、交感区。

（4）*推拿疗法* ①揉一窝风，揉外劳宫，摩腹，拿肚角，按脾俞、胃俞。用于寒邪犯胃证。②清胃经，顺运八卦，推四横纹，按揉板门，清大肠，分腹阴阳，推下七节骨，捏脊。用于食滞胃肠证。③清胃经，运八卦，退六腑，推四横纹，清大肠。用于湿热中阻证。④补脾经，揉外劳宫，运八卦，推三关，揉一窝风，揉脐，揉脾俞、胃俞、肾俞，捏脊，揉足三里。用于脾胃虚寒证。⑤揉板门，运水入土，顺运内八卦，运外八卦，推四横纹，开璇玑，推膻中，揉中脘，分腹阴阳。用于各证。

六、中西医结合诊疗思路

本病以中医治疗为主，可配合西医治疗。中医辨证论治，实证以祛邪和胃为主，虚证以健脾养胃为主，可配合针灸、推拿等法。西医治疗以针对原发病和对症治疗为主，有幽门螺杆菌感染者应规范使用抗菌药物。

七、预防与调护

（1）生活与饮食习惯规律，忌暴饮暴食，忌饥饱不均，少量频次进食易消化食物；避免过食生冷、油腻、咖啡、浓茶及辛辣刺激性食物。

（2）正确喂养，不共用餐具。

（3）保持乐观的情绪，避免过度劳累与紧张。

（4）有过敏史的患儿，应避免接触或进食易引起机体过敏之物，如鱼虾、海鲜等。

（5）慎用水杨酸类、肾上腺皮质激素类等药物。

思维导图

- 第三节　胃炎
  - 概念 —— 由各种物理性、化学性或生物性有害因素引起的胃黏膜或胃壁炎性改变的一种疾病
  - 病因
    - 西医病因病理 —— 急性胃炎多为继发因素所致；慢性胃炎多为感染Hp、胆汁反流、长期服用刺激性食物或药物、神经精神因素、全身慢性疾病影响所致
    - 中医病因病机
      - 病因：乳食积滞、寒邪客胃、湿热中阻、肝气犯胃、脾胃虚寒、胃阴不足等
      - 病机：胃失和降，气机不利
  - 临床表现
    - 急性胃炎 —— 发病急，轻者腹痛、恶心、呕吐，重者呕便血、脱水、电解质及酸碱平衡紊乱
    - 慢性胃炎 —— 较长时间的间断性腹痛，重者剧烈绞痛，常伴有食欲不振、恶心、呕吐、腹胀等
  - 诊断与鉴别诊断
    - 诊断
      - 急性胃炎主要依据病史、临床表现及体检进行诊断
      - 慢性胃炎诊断及分类主要根据胃镜下表现和病理组织学检查
    - 鉴别诊断 —— 与消化性溃疡、急性胰腺炎、肠套叠、肠蛔虫病、急性肠系膜淋巴结炎、功能性（再发性）腹痛相鉴别
  - 临床治疗
    - 西医治疗
      - 急性胃炎 —— 去除病因，积极治疗原发病，及时纠正水、电解质紊乱，治疗上可用抑酸剂、胃黏膜保护剂等。细菌感染者应用抗生素治疗
      - 慢性胃炎 —— 饮食治疗，药物治疗（黏膜保护剂、抑制胃酸分泌的药物、有幽门螺杆菌感染者应进行规范的抗 Hp 治疗）
    - 辨证论治
      - 寒邪犯胃证 —— 温中散寒，理气止痛 —— 良附丸合藿香正气散
      - 食滞胃肠证 —— 消食导滞，行气止痛 —— 保和丸
      - 湿热中阻证 —— 清热化湿，调中行气 —— 三仁汤
      - 肝气犯胃证 —— 疏肝理气，和胃止痛 —— 柴胡疏肝散
      - 脾胃虚寒证 —— 温中健脾，益气和胃 —— 黄芪建中汤或理中汤
      - 胃阴不足证 —— 养阴益胃，和中止痛 —— 益胃汤

第四节　厌　食　症

厌食症是以小儿较长时间的食欲减退、厌恶进食、食量减少为特点的一种疾病。本病可见于各年龄段的儿童，以 1～6 岁的小儿多见，可发生于任何季节，夏季暑湿当令，症状尤甚。本病一般预后良好，但长期不愈者，可使气血生化乏源，抗病能力下降，而易罹患他病，亦可造成营养不良、多种维生素与微量元素缺乏，继而影响小儿的生长发育。本病需除外全身性和消化系统器质性疾病。

本病属中医的“厌食”范畴。

一、病因病机

（一）西医病因病机

1. 病因

（1）饮食因素　①未及时添加辅食：婴儿若辅食添加不及时，错过对食物味觉、质地的敏感期，

往往在1岁后拒食新口味和不同质地的食物，引起厌食症。②饮食习惯不良：饮食搭配不合理，过食高蛋白、高糖饮食使食欲下降；生活不规律，吃饭不定时，随意吃糖果、点心、冷饮等零食均影响食欲。偏食、挑食、水果与蔬菜摄入不足、食物过精细等造成维生素及锌、铜、硒等微量元素缺乏，可引起味觉功能和胃黏膜消化功能的降低，从而诱发厌食症。

（2）药物因素　服用一些药物（如红霉素、磺胺类等）可刺激胃黏膜导致厌食；抗生素长期应用会引起肠道菌群失调、微生态失衡，造成腹胀、恶心、腹泻等，诱发厌食症。

（3）气候因素　夏季气温过热，湿度大，可使消化液分泌减少、消化酶活性降低、胃酸减少，导致厌食。

（4）精神因素　小儿受到强烈惊吓、离开亲人及熟悉的环境、家长反复诱导、强迫进食等，均可使情绪低落，导致厌食。

2. 发病机制

各种不良影响因素或疾病影响，可使消化道分泌减少，酶活性下降，胃肠平滑肌舒缩功能紊乱，致消化功能降低；还可以影响中枢神经系统对消化功能的调节而引起厌食。

（二）中医病因病机

厌食症多由先天不足、喂养不当、病后失调、情志影响、外邪直中等引起，其中以喂养不当最为常见。本病病位主要在脾胃，病机为脾胃不和，纳化失司。病初多属脾胃失运之轻证、实证；若病程迁延，或失治误治，则损伤脾胃气阴而转化为虚证；甚则病久致气血化生乏源，影响小儿生长发育，转为积滞或疳证。

（1）脾失健运　小儿感受时令之湿不化，或为饮食不节所伤，或因疾病损伤脾胃，导致脾气困遏不舒，运化功能失健，产生厌食。

（2）脾胃气虚　胎禀不足，脾胃虚弱之儿，往往生后即表现不欲吮乳，若后天失于调养，则脾胃更弱，食欲欠振，不思乳食；或厌食日久，继而脾气耗损。

（3）脾胃阴虚　小儿素体阴虚或罹患温热病后，津液耗伤，或嗜食辛辣刺激之物，脾胃津液受损，故受纳失职，而致厌食。

二、临床表现

（1）症状　食欲低下，不思饮食，甚至厌恶进食，食量明显少于同龄正常儿童，患病连续2个月以上。严重者伴有消瘦、乏力、精神行为异常等。需排除其他急慢性疾病。

（2）体征　厌食症患儿形体可略瘦，病程较久的，可影响生长发育，身高、体重均低于同龄儿；严重者伴有营养不良，形体明显消瘦，转为疳证。

三、辅助检查

（1）血常规　血红蛋白正常或低于正常值，可有轻度贫血。

（2）血生化检查　血浆蛋白轻度下降，顽固性神经性厌食17-羟类固醇下降，血浆皮质醇含量正常或偏高。

（3）肠道吸收功能　D-木糖吸收排泄试验可低于正常。

（4）微量元素　血清锌、铜、铁等微量元素可低于正常。

四、诊断与鉴别诊断

1. 诊断

目前无统一的诊断标准，但出现以下几种情况，可考虑厌食症：①年龄为 14 岁以下；②病程 2 个月及以上；③食欲明显减退，不思饮食，甚至拒食，进食量明显减少；④蛋白质热量、矿物质及维生素摄入量不足；⑤除外遗传因素，身高、体重均低于同龄正常平均水平。

2. 鉴别诊断

（1）疰夏　为夏季季节性疾病，有“春夏剧，秋冬瘥”的发病特点。临床表现除食欲不振外，可见精神倦怠、大便不调，或有发热等症状，秋凉后则自行恢复正常。

（2）积滞　有伤乳食史，除不思乳食外，应有脘腹胀满、嗳吐酸腐、大便酸臭等乳食停聚、积而不消、气滞不行之症。

五、治疗

（一）西医治疗

有明显食欲减退者，须查明病因，本病治疗以去除病因为主。多数病例一旦去除病因，食欲会逐渐恢复，无需特殊治疗。助消化药有一定增进食欲的作用，但疗效有限，过多使用会加重消化道负担，不可滥用。

1. 一般治疗

改善饮食习惯，形成良好生活规律，保持心情舒畅，适当运动。

2. 对症治疗

（1）纠正微量元素缺乏　若有缺锌，口服甘草锌颗粒或葡萄糖酸锌口服液。

（2）助消化剂　口服胃酶合剂或干酵母片对增进食欲有一定作用。

（二）中医治疗

1. 辨证思路

本病应以脏腑辨证为纲，主要从脾胃辨证，区别是以运化功能失健为主，还是以气虚、阴虚为主。凡病程短，仅表现纳呆食少，食而乏味，饮食稍多即感腹胀，形体尚可为脾失健运证；病程较长，食而不化，大便溏薄，并伴面色少华，乏力多汗，形体偏瘦为脾胃气虚；若食少饮多，口舌干燥，大便秘结为脾胃阴虚。

2. 治疗原则

以运脾开胃为基本原则，分别采用运脾和胃、健脾益气、滋脾养胃之法。

3. 辨证施治

（1）脾失健运证

证候　食欲不振，厌恶进食，食而乏味，或伴胸脘痞闷，嗳气泛恶，大便不调，偶尔多食后则脘腹饱胀，形体尚可，精神正常，舌淡红，苔薄白或薄腻，脉尚有力。

辨证要点　多为厌食初期，以厌恶进食，食而乏味，舌淡红，苔薄白或薄腻，脉尚有力为特征。

治法　调和脾胃，运脾开胃。

方药　不换金正气散（《太平惠民和剂局方》）加减。

脘腹胀满者，加木香、莱菔子以理气宽中；大便干者，加火麻仁、决明子以润肠通便。

（2）脾胃气虚证

证候　不思进食，食而不化，大便溏薄夹不消化食物，面色少华，形体偏瘦，肢倦乏力，舌质淡，苔薄白，脉缓无力。

辨证要点　以不思进食，食而不化，面色少华，形体偏瘦，肢倦乏力，舌质淡，苔薄白，脉缓无力为特征。

治法　健脾益气，佐以助运。

方药　异功散（《小儿药证直诀》）加减。

苔腻便稀者，去白术，加苍术、薏苡仁以燥湿健脾；情志抑郁者，加柴胡、佛手以解郁疏肝。

（3）脾胃阴虚证

证候　不思进食，食少饮多，皮肤失润，大便偏干，小便短黄，甚或烦躁少寐，手足心热，舌红少津，苔少或花剥，脉细数。

辨证要点　以不思进食，食少饮多，大便偏干，舌红少苔，脉细数为特征。

治法　滋脾养胃，佐以助运。

方药　养胃增液汤（经验方）加减。

口渴烦躁者，加天花粉、胡黄连以清热生津除烦；大便干结者，加火麻仁、郁李仁以润肠通便。

4. 中医其他疗法

（1）中成药　①越鞠保和丸（片）：消食导滞，健脾和胃，用于脾失健运证。②醒脾养儿颗粒：醒脾开胃、养血安神，用于脾胃气虚证。

（2）推拿疗法　①补脾土，顺运内八卦，清胃经，掐揉四缝穴，摩腹，揉足三里。用于脾失健运证。②补脾土，顺运内八卦，揉足三里，摩腹，捏脊。用于脾胃气虚证。③揉板门，补胃经，顺运八卦，分手阴阳，揉二马，揉中脘。用于脾胃阴虚证。

（3）针灸疗法　①体针：取脾俞、足三里、阴陵泉、三阴交，用平补平泻手法，适于脾失健运证；取脾俞、胃俞、足三里、三阴交，用补法，适于脾胃气虚证；取足三里、三阴交、阴陵泉、中脘、内关，用补法，适于脾胃阴虚证。以上各型均用中等刺激不留针，每日 1 次，10 次为 1 疗程。②耳穴：取脾、胃、肾、神门、皮质下。耳穴压豆，隔日 1 次，双耳轮换，10 次为 1 疗程。每日按压 3～5 次，每次 3～5 分钟，以稍感疼痛为度。用于各证型。

六、中西医结合诊疗思路

厌食症的病因多样，应详细询问病史及进行相应的检查，以明确病因，对因治疗。饮食疗法应遵循“胃以喜为补”的原则，即通过服用患儿喜爱的食物来诱导开胃。中医治疗以脾胃为基础，分证论治，配合推拿、针灸等治疗。同时应注意患儿心理及饮食习惯的调节，走多元化综合治疗之路。

七、预防与调护

（1）掌握科学的喂养方法。母乳喂养的婴儿 4 个月后应逐步添加辅食。

（2）及时查明病因，采取针对性治疗措施。

（3）注意精神调护，培养良好的性格，变换生活环境要逐步适应，防止惊恐恼怒。

思维导图

- 第四节 厌食症
  - 概念 — 以小儿较长时间的食欲减退、厌恶进食、食量减少为特点
  - 病因
    - 西医病因病机 — 由饮食、药物、气候及精神因素所致
    - 中医病因病机 — 由先天不足、喂养不当、病后失调及情志影响等，导致脾胃不和，纳化失司
  - 临床表现
    - 症状 — 食欲低下、不思饮食，甚至厌恶进食适量明显少于正常儿童，患病连续2个月以上
    - 体征 — 身高、体重均低于同龄儿；严重者伴有营养不良，形体消瘦
  - 诊断与鉴别诊断
    - 诊断 — ①年龄为 14 岁以下；②病程 2 个月及以上；③食欲明显减退，不思饮食，甚至拒食，进食量明显减少；④蛋白质热量、矿物质及维生素摄入量不足；⑤除外遗传因素，身高、体重均低于同龄正常平均水平
    - 鉴别诊断 — 与慢性消耗性疾病、神经性厌食相鉴别
  - 临床治疗
    - 西医治疗 — 改善饮食习惯；适当运动；对症治疗（纠正微量元素缺乏、应用助消化剂）
    - 中医辨证论治
      - 脾失健运证 — 调和脾胃，运脾开胃 — 不换金正气散
      - 脾胃气虚证 — 健脾益气，佐以助运 — 异功散
      - 脾胃阴虚证 — 滋脾养胃，佐以助运 — 养胃增液汤

第五节　口　　炎

口炎（stomatitis）是指口腔黏膜由于各种感染引起的炎症，感染常由病毒、真菌、细菌等引起。本病多见于婴幼儿，可单独发生，亦可继发于全身其他疾病，如腹泻、营养不良、急性感染、维生素缺乏等。临床以真菌及病毒感染所致的口炎最为常见。本节主要介绍鹅口疮和疱疹性口炎。

鹅口疮

鹅口疮（oral candidiasis）是由白色念珠菌感染引起的口腔黏膜急性假膜性损害。临床以口腔及舌上生有白屑或白屑满布，状如鹅口为主要特征。多见于新生儿以及久病体弱的婴幼儿，腹泻、营养不良、长期使用广谱抗生素或类固醇激素的婴幼儿易患此病。一年四季均可发病，轻症预后良好，少数重症白屑可蔓延至咽喉、气道、食道，影响呼吸与吮乳，甚至危及生命。西医称“急性假膜型念珠菌性口炎（acute pseudomembranous candidal stomatitis）”。

中医称为鹅口疮，因其色白如雪，故又称“雪口”。

一、病因病机

1. 西医病因病机

本病由白色念珠菌感染引起。新生儿可在出生通过产道时接触母体有霉菌的分泌物而感染，或

由被污染的乳具感染而致病；婴儿常因体质虚弱、营养不良、长期使用广谱抗生素或不适当应用激素，造成体内菌群失调，霉菌乘虚而入并大量繁殖，引起鹅口疮。

2. 中医病因病机

本病多由先天热毒内蕴、素体虚弱、久病久泻、口腔不洁、感受秽毒之邪所致。主要病变在心、脾、肾，舌为心之苗，口为脾之窍，脾脉络于舌旁，若感受秽毒之邪，循经上炎，则可发为口舌白屑之症。其病机关键为毒热之邪循经上炎，熏蒸口舌。

（1）心脾积热　孕妇素体积热，胎热内蕴传于胎儿；或因出生后不注意清洁口腔卫生，黏膜破损，为秽毒之邪所侵，秽毒积热蕴于心脾，邪热循经上乘，熏灼口舌，发为本病。

（2）虚火上炎　胎禀不足，肾阴亏虚；或后天调护失宜；或久病体虚、久泻伤阴，肾阴不足，水不制火，虚火循经上炎，发为本病。

二、临床表现

（1）一般表现　口腔黏膜表面覆盖小点或小片状白屑，呈白色或灰白色乳凝块样，微凸起，可逐渐融合成大片，白屑界线清楚，不易拭去，周围无炎症反应。如强行剥离后，可见局部黏膜潮红、粗糙，可有溢血，但不久又为新生白屑覆盖。不痛，不流涎，一般不影响吃奶，无全身症状。

（2）重症表现　口腔全部被白屑覆盖，甚至可蔓延到咽、喉、气管、食管、肺或肠管，此时可危及生命，出现低热、拒食、呕吐、吞咽困难、声音嘶哑或呼吸困难等表现。

三、辅助检查

取少许白膜涂片，加10%氢氧化钠1滴，在显微镜下可见到白色念珠菌孢子和菌丝。

四、诊断与鉴别诊断

1. 诊断

（1）多见于新生儿及营养不良、久病体弱、长期泄泻的婴幼儿，或长期使用抗生素、激素的患儿。

（2）舌上、颊内、牙龈或上颚散布白屑，白屑界线清楚，可融合成片不易拭去。如强行剥落可见局部黏膜充血、糜烂。重者可向咽喉处蔓延，影响吮乳与呼吸，偶可累及食管、肠道、气管等。

（3）白膜在显微镜下见到白色念珠菌孢子和菌丝，即可确诊。

2. 鉴别诊断

（1）口疮　口腔内有黄白色溃疡点，常有疼痛及流涎。鹅口疮则白屑周围无炎症反应，无疼痛、流涎。

（2）白喉　是由白喉杆菌引起的急性传染病。白喉假膜多见于扁桃体，渐次蔓延于咽或鼻腔等处，其色灰白，不易擦去，多伴发热、咽痛、声音嘶哑、犬吠样咳嗽等症状，病情严重者可见进行性喉梗阻、呼吸困难，甚至危及生命。

（3）残留奶块　其状与鹅口疮相似，但以棉签轻拭，即可除去。

五、临床治疗

（一）西医治疗

一般无需口服抗真菌药物。用 2%碳酸氢钠溶液，于哺乳前后清洗口腔。病变广泛者，局部涂抹 10 万～20 万 U/ml 制霉菌素鱼肝油混悬液，每日 2～3 次。亦可口服肠道微生态制剂，纠正肠道菌群失调，抑制真菌生长。预防应注意哺乳卫生，加强营养，可适当加服维生素 B_2、维生素 C。

（二）中医治疗

1. 辨证思路

本病主要根据病程长短、白屑多少，同时结合全身症状，辨别其病性虚实与病情轻重。

实证一般病程短，起病急，口腔白屑满布，周围黏膜焮红，可伴口渴、尿赤、便秘等症状；虚证多见于早产儿、久病体弱儿，多病程较长，起病缓，口腔白屑较稀散，周围黏膜不红，疼痛不显，伴有大便稀溏、食欲不振、神疲虚烦、形体消瘦等症状。轻证白屑较少，不痛，不流涎，呼吸平稳，身热不著，吮乳如常；重证白屑堆积，并伴高热、烦躁、呼吸困难、拒食、呕吐等症状。

2. 治疗原则

本病治疗以清热泻火为主，虚证可以滋阴降火。轻证可以局部外用药物治疗，重证则应内治、外治兼施。

3. 辨证施治

（1）心脾积热证

证候　口腔舌面满布白屑，周围黏膜焮红，烦躁不宁或啼哭，纳呆或拒食，或伴面赤，唇红，小便短黄，大便干结。舌质红，苔薄黄，脉滑数或指纹紫滞。

辨证要点　以口腔舌面白屑较多，周围黏膜焮红，舌质红，苔薄黄，脉滑数或指纹紫滞，伴全身邪热炽盛为特征。

治法　清心泻脾。

方药　清热泻脾散（《医宗金鉴》）加减。

大便干结者，加生大黄以通腑泄热；湿热重，舌红、苔黄厚腻者，加藿香、薏苡仁以清热化湿。

（2）虚火上炎证

证候　口腔内白屑稀散，周围黏膜红晕不著，形体瘦弱，颧红盗汗，口干不渴，手足心热，虚烦不寐，大便干结。舌红，苔少，脉细数，指纹淡紫。

辨证要点　以白屑散在，周围红赤不著，时发时止，绵绵不休，舌红苔少，脉细数，指纹淡紫，伴阴虚内热症状为特征。

治法　滋阴降火。

方药　知柏地黄丸（《医宗金鉴》）加减。

便秘者，加火麻仁、郁李仁以润肠通便；久病反复，虚火上炎者，少佐肉桂以引火归原。

4. 中医其他疗法

（1）中成药　①清热解毒口服液：清心泻脾，用于心脾积热证。②知柏地黄丸：滋阴降火，用于虚火上炎证。

（2）推拿疗法 ①清心经，清胃经，揉小天心，按揉小横纹，掐揉四横纹，清天河水，退六腑。用于心脾积热证。②揉二马，补肾经，推小横纹，清天河水，水底捞明月，揉涌泉。用于虚火上炎证。

（3）中药外治法 ①锡类散、养阴生肌散，任选一种，每次适量，涂敷患处，每日 2～3 次。用于虚火上炎证。②冰硼散、青黛散、西瓜霜喷剂，任选一种，每次适量，喷涂患处，每日 3～4 次。用于心脾积热证。

六、中西医结合诊疗思路

本病重在明确诊断，分辨虚实。分证论治，内外合治。

七、预防与调护

（1）加强孕期卫生保健，患阴道霉菌病者要及时治愈。

（2）注意小儿口腔清洁，婴儿奶具要及时煮沸消毒。及时清洗患儿口腔，用消毒纱布或棉签蘸冷开水或 2%硼酸溶液，清洗口腔，每日 2～3 次。

（3）注意饮食卫生，营养要全面均衡，多食富含维生素食物，多饮碱化水。

（4）避免过烫、过硬的食物，避免不必要的口腔擦拭，防止损伤口腔黏膜。

（5）避免长期使用广谱抗生素或肾上腺皮质激素。

疱疹性口炎

疱疹性口炎（herpetic stomatitis）是由单纯疱疹病毒 1 型感染所致，临床以口腔内出现单个或成簇小疱疹，迅速破溃后形成黄白色溃疡为主要临床特征的口腔炎症。因剧烈疼痛，影响进食和休息，同时伴有发热、流涎、拒食、淋巴结肿大等症状。本病一年四季均可发病，多见于 1～3 岁小儿，具有传染性。

本病属中医“口疮”范畴。

一、病因病机

1. 西医病因病机

本病主要为感染单纯疱疹病毒 1 型（HSV-1）所致。其发病机制是致病因素对口腔黏膜或黏膜下皮层的直接损伤。

2. 中医病因病机

病因既有外因，也有内因。内因责之于素体积热或阴虚火旺，外因主要是感受外邪，风热乘脾，或调护不当，秽毒内侵，心脾积热。病位主要在心、脾、肾。病机关键为心脾肾三经素蕴积热，或阴虚火热，邪毒熏蒸口舌所致。

（1）风热乘脾 外感风热之邪，由口鼻及肌表侵入，首先犯于肺卫，继则内侵脾胃，脾开窍于口，火热循经上炎，熏灼口舌牙龈，故口腔黏膜破溃，发为口疮。

（2）心脾积热 调护失宜或喂养不当，恣食肥甘厚腻之物，蕴而生热，积于心脾，循经上炎；或因口腔不洁和黏膜破损，秽毒入侵，内热与外邪相合，均可致邪热积于心脾，循经上炎而致口舌生疮。

（3）虚火上炎 素体虚弱，气阴两虚；或久病久泻，阴液耗伤，久则肾阴亏虚，水不制火，虚火上炎，熏灼口舌而生疮。

二、临床表现

（1）常好发于颊黏膜、齿龈、舌、唇内及邻近口周皮肤。

（2）多急性起病。起病时可有发热，1～2 天后，口腔黏膜出现成簇的或单个的小疱疹，直径约 2mm，壁薄而透明，周围有红晕，水疱迅速溃破后形成浅表溃疡，有黄白色纤维素样分泌物覆盖。

（3）疼痛剧烈，常伴有拒食、流涎、烦躁、颌下淋巴结肿大伴压痛等症状。病程为 1～2 周。

三、辅助检查

（1）*血常规* 白细胞总数及中性粒细胞偏高或正常。

（2）*病毒分离检测* 取疱疹疱液行病毒分离检测，可鉴定出单纯疱疹病毒 1 型。

四、诊断与鉴别诊断

1. 诊断

（1）学龄前儿童多见。有喂养不当，过食炙煿，或外感发热的病史。

（2）发热、拒食、流涎、烦躁，齿龈、舌体、两颊、上颚等处可见疱疹，周围有红晕，大小不一，甚则满口糜腐，疼痛流涎，常伴颌下淋巴结肿大、疼痛。

（3）血常规可见白细胞数及中性粒细胞数偏高或正常。

（4）疱疹疱液病毒分离检测，可鉴定出单纯疱疹病毒 1 型。

2. 鉴别诊断

（1）*疱疹性咽峡炎* 由柯萨奇病毒感染引起，常骤然发热、咽痛，疱疹为成簇的小水疱，溃破形成溃疡，主要发生于咽部和软腭，有时见于舌，但不累及齿龈和颊黏膜。

（2）*细菌性口炎* 多为链球菌、金黄色葡萄球菌感染，多见于免疫力低下的婴幼儿。初起口腔黏膜充血水肿，随后发生糜烂和溃疡，可融合成片，覆盖有灰白色、边界清楚的假膜，涂片染色可见大量细菌。

（3）*手足口病* 是由肠道病毒、柯萨奇病毒感染引起的时行疾病，多见于 5 岁以下小儿，一般在夏秋季节流行，具有较强的传染性。以发热伴口腔黏膜、手、足及臀部皮肤疱疹为特征，疱疹壁厚，不易破溃，口腔黏膜疱疹破溃后形成溃疡，疼痛明显。

五、临床治疗

（一）西医治疗

1. 一般治疗

保持口腔清洁，多饮水，避免进食刺激性食物，注意补充蛋白质及维生素。

2. 药物治疗

局部可喷涂锡类散、西瓜霜，涂抹 2.5%～5%金霉素鱼肝油等药物。症状严重者给予抗病毒治疗，有合并细菌感染时可用抗生素治疗。

（二）中医治疗

1. 辨证思路

本病先以八纲辨证分实证、虚证，继而结合脏腑辨证以明确病变部位。

凡起病急，病程短，口腔疱疹数目多、溃疡面大，周围黏膜红赤，局部灼热疼痛，口臭流涎，或伴发热、烦躁、哭闹拒食等症状者，多为实证，病位多在心脾；凡起病缓，病程长，反复发作，口腔疱疹、溃疡相对较少，疼痛不著，或伴低热、颧红盗汗、神疲、纳呆、便溏等症状者，多为虚证，病位多在肾。若口疮见于舌边、舌尖部，并伴有烦躁哭闹、夜眠不安、尿短赤者，多属心；若口疮发生于唇颊部、上颚、齿龈、口角，并伴有口臭流涎、脘腹胀满、大便秘结者，多属脾胃。

2. 治疗原则

实证治以清热解毒，清泻心脾；虚证治以滋阴降火，引火归原。

3. 辨证施治

（1）风热乘脾证

证候　口腔溃烂以口颊、口角、上颚、齿龈、口唇等处为主，甚则满口糜烂，周围焮红，灼热疼痛，口臭，流涎，拒食，烦躁多啼，大便秘结，小便短赤，或伴发热恶风。舌质红，苔薄黄，脉浮数，指纹浮紫。

辨证要点　本证为外感风热之后口疮初起。以起病较急，口腔溃疡较多，周围焮红，灼热疼痛，多伴发热，舌质红，苔薄黄，脉浮数，指纹浮紫为特征。

治法　疏风散火，清热解毒。

方药　银翘散（《温病条辨》）加减。

发热不退者，加生石膏、栀子以清热泻火；口臭、便秘者，可予凉膈散以表里双解。

（2）心火上炎证

证候　口腔溃疡或糜烂，以舌边、舌尖为多，红肿灼热，疼痛较重，烦躁啼哭，面赤唇红，口干欲饮，进食困难，小便短黄，舌尖红，苔薄黄，脉细数，指纹紫滞。

辨证要点　以舌上、舌边溃烂，色赤疼痛，心烦不安，小便短赤，舌尖红赤，苔薄黄，脉细数，指纹紫滞为特征。

治法　清心凉血，泻火解毒。

方药　泻心导赤散（《医宗金鉴》）加减。

口渴甚者，加石膏、天花粉以清热生津。大便秘结，加大黄、枳实以通腑泻火。

（3）虚火上炎证

证候　口腔溃烂较少，周围色不红或微红，无疼痛或微痛，反复发作或迁延不愈，神疲颧红，手足心热，舌质红，舌苔少或花剥，脉细数，指纹淡紫。

辨证要点　本证多见于素体虚弱，久病久泻或热病后患儿。以口舌溃疡，稀疏色淡，反复发作或迁延不愈，疼痛轻，伴阴虚内热之象为特征。

治法　滋阴降火，引火归原。

方药　六味地黄丸（《小儿药证直诀》）加肉桂。

五心烦热者，加地骨皮、白薇以清热除烦；溃疡经久不愈者，加五倍子、珍珠粉以收敛生肌。

4. 中医其他疗法

（1）中成药　①双黄连口服液：清热疏风，用于风热乘脾证。②知柏地黄丸：滋阴降火，用于虚火上炎证。

（2）中药外治法　①吴茱萸适量，捣碎，醋调敷涌泉穴，临睡前固定，次日晨起去除。用于虚火上炎证。②冰硼散、锡类散、西瓜霜，任选一种，少许，涂敷患处，每日 2～3 次。用于风热乘脾证、心火上炎证。

六、中西医结合诊疗思路

本病总由火热所致，辨证应首先分清实火、虚火，继而结合脏腑辨证以确定病变之脏腑。实证，病位多在心脾；虚证，病位多在肾。实证治以清热解毒，清泻心脾积热为主；虚证治以滋阴降火、引火归原为主。本病以中医治疗为主，症状严重者可予西医抗感染等治疗。

七、预防与调护

（1）注意饮食卫生，饮食餐具经常清洁消毒，注意口腔卫生，餐后温水漱口，早晚刷牙。

（2）饮食宜清淡，多食新鲜蔬菜和水果，不宜过食辛辣刺激、肥甘厚味。

（3）加强身体锻炼，增强体质，避免感染。

思维导图

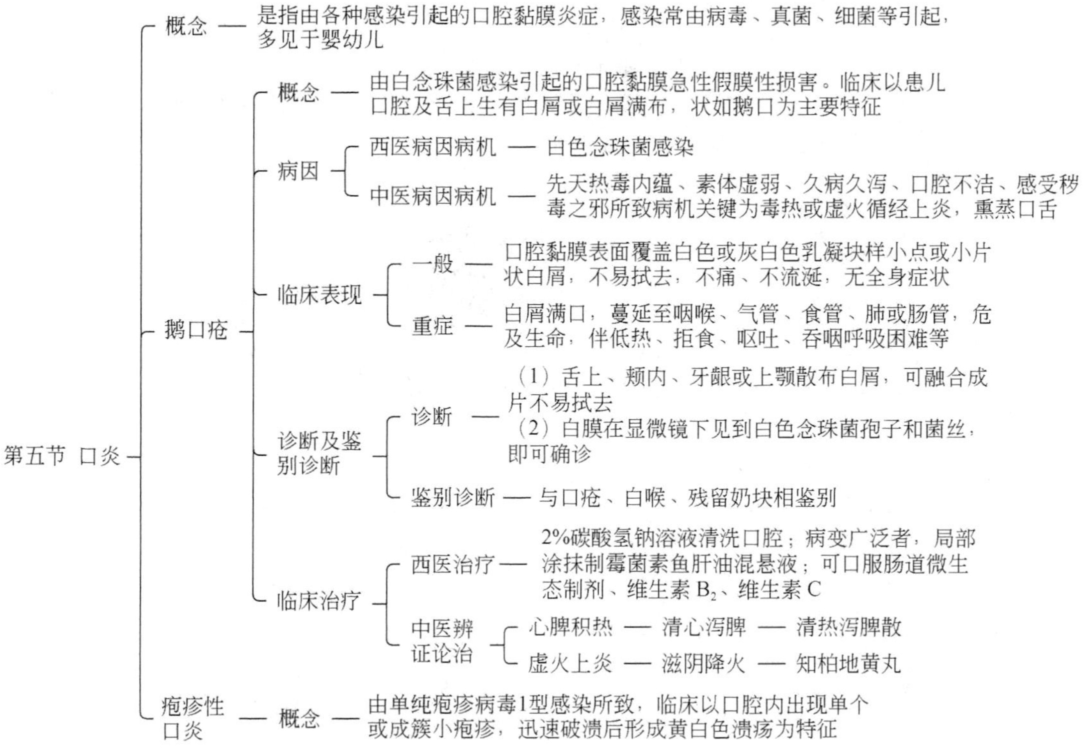

- 第五节 口炎 — 疱疹性口炎
  - 病因
    - 西医病因病机 — 主要为感染单纯疱疹病毒1型（HSV-1）致口腔黏膜损伤
    - 中医病因病机 — 内因责之于素体积热或阴虚火旺，外因主要是感受外邪，风热乘脾，或调护不当，秽毒内侵，心脾积热病机关键为心脾肾三经积热，或阴虚火热，邪毒熏蒸口舌
  - 临床表现 — 起病急，伴发热、痛剧，伴发热、拒食、流涎、颌下淋巴结肿大压痛等
  - 诊断及鉴别诊断
    - 西医治疗 — （1）齿龈、舌体、两颊、上颚等处可见疱疹，常伴发热、颌下淋巴结肿大、疼痛等
      （2）血常规可见白细胞数及中性粒细胞数偏高或正常
      （3）疱疹疱液病毒分离检测，可鉴定出单纯疱疹病毒1型
    - 鉴别诊断 — 与疱疹性咽峡炎、细菌性口炎、手足口病相鉴别
  - 临床治疗
    - 西医治疗 — 一般治疗；药物治疗（局部外用锡类散、西瓜霜，2.5%～5%金霉素鱼肝油等药物。症状严重者给予抗病毒治疗，有合并细菌感染时可用抗生素治疗）
    - 中医辨证论治
      - 风热乘脾证 — 疏风散火，清热解毒 — 银翘散
      - 心火上炎证 — 清心凉血，泻火解毒 — 泻心导赤散
      - 虚火上炎证 — 滋阴降火，引火归原 — 六味地黄丸加肉桂

思考题

1. 简述小儿泄泻的中医病因病机、治疗原则、常见证型及主方。
2. 生理性腹泻的特点是什么？
3. 小儿感染性腹泻的常见病原体有哪些？
4. 小儿胃炎的病因病机是什么？如何辨证论治？
5. 鹅口疮的诊断要点是什么？
6. 鹅口疮的实证与虚证的鉴别要点有哪些？
7. 口疮的定义及辨证思路是什么？
8. 疱疹性口炎与手足口病如何鉴别？
9. 小儿厌食常见的发病原因、证型有哪些？如何辨证施治？
10. 厌食与积滞如何鉴别？

消化系统疾病病案及古籍选录

第五章　泌尿系统疾病

第一节　泌尿系统中西医概述

泌尿系统包括肾、输尿管、膀胱和尿道。属中医“肾系”范畴。

一、解剖特点

（1）肾脏　肾脏位于腹膜后脊柱两侧，左右各一，形似蚕豆，右肾位置较左肾低。婴儿肾脏占体重比值相对成人较大，位置略低，其下极可低至髂以下第 4 腰椎水平，易被触及；2 岁以后始达髂嵴以上。

（2）输尿管　婴幼儿输尿管长而弯曲，管壁肌肉和弹力纤维发育不良，容易受压及扭曲而导致梗阻，发生尿潴留而诱发感染。

（3）膀胱　婴儿膀胱位置比年长儿高，尿液充盈时，膀胱顶部常在耻骨联合之上，随年龄增长逐渐下降至盆腔内。

（4）尿道　新生女婴尿道较短，仅 1cm（性成熟期长 3～5cm），外口暴露接近肛门，易受细菌污染。男婴尿道较长，常有包茎及包皮过长，尿垢积聚时易引起上行性细菌感染。

二、生理特点

肾脏的生理功能主要通过肾小球滤过和肾小管重吸收、分泌及排泄来完成，概括为：①排泄功能：排泄体内代谢终末产物；②维持内环境稳定：调节机体水、电解质、酸碱平衡；③内分泌功能：产生激素和生物活性物质，如促红细胞生成素、肾素、前列腺素等。小儿出生后上述功能已基本具备，但调节能力较弱、储备能力较差，1～2 岁时接近成人水平。

（1）肾小球滤过率（glomerular filtration rate，GFR）　新生儿出生时 GFR 较低，约为 20ml/($1.73m^2$·min)，为成人的 1/4，早产儿更低，3～6 个月为成人的 1/2，6～12 个月为成人的 3/4，故不能有效地排出过多的水分和溶质，易发生水肿，2 岁时达成人水平。

（2）肾小管重吸收和排泄功能　肾小管对肾小球滤液中的水及各种溶质选择性重吸收，以保持机体内环境的稳定。新生儿及婴幼儿对钠的重吸收很低，因而在钠负荷过大时不能迅速排钠，易发生水肿；早产儿葡萄糖肾阈较低，易出现糖尿。

（3）浓缩和稀释功能　新生儿和婴幼儿由于髓袢短，尿素生成量少，抗利尿激素（ADH）分泌不足，浓缩尿液功能不足，在应激状态下保留水分的能力低于年长儿和成人。婴幼儿入量不足时易发生脱水，甚至诱发急性肾功能不全。大量水负荷或者输液过快易出现水肿。

（4）酸碱平衡　新生儿及婴儿肾保留 HCO_3^- 的能力差，碳酸氢盐的肾阀低；泌 NH_3 和 H^+ 的能力低；尿中排磷酸盐量少，排出可滴定酸的能力受限，易发生酸中毒。

（5）内分泌功能　新生儿的肾已具有内分泌功能，其血浆肾素、血管紧张素和醛固酮均等于或高于成人，生后数周内逐渐降低；新生儿肾血流量低，前列腺素合成速率较低。

（6）小儿排尿特点　新生儿生后头几日，摄入量较少，每日排尿4～5次；1周后新陈代谢旺盛，进水量较多而膀胱容量较小，排尿次数增至每日20～25次，1岁时仍可达每日15～16次，学龄前和学龄期每日6～7次，至3岁已能控制排尿。

三、泌尿系统疾病相关检查

1. 尿液检查

（1）尿量　儿童尿量个体差异较大，出生后48小时平均尿量30～60ml/d，婴儿尿量400～500ml/d，幼儿尿量500～600ml/d，学龄前儿童尿量600～800ml/d，学龄期儿童尿量800～1400ml/d。小儿24小时尿量＞3ml/（kg·h）为多尿，＜0.8ml/（kg·h）为少尿。

（2）外观　正常小儿新鲜尿为透明、淡黄色。出生后几日内含尿酸盐结晶，放置后有红褐色沉淀。寒冷季节尿排出放置后可见白色浑浊，为盐类结晶。

（3）酸碱度　出生后几日内因尿内含尿酸盐多而呈强酸性，以后接近中性或弱酸性，pH多为5～7。尿pH受饮食种类影响很大，也受药物和疾病影响。

2. 影像学检查

常选用超声检查及X线检查。超声检查可用于先天性肾脏异常、肾内囊性病变、肾肿瘤、肾结石、胡桃夹现象等的诊断；X线检查包括泌尿系X线片、腹部CT、静脉尿路造影、排尿性膀胱尿道造影等，可用于泌尿系外伤、结石、先天畸形、钙化、肾血管病变等的诊断。

3. 肾组织病理检查

肾组织病理检查包括光镜、免疫荧光和电镜检查，能够明确病理分型及病变严重程度，指导临床治疗，判断预后。

四、泌尿系统中医学概述

泌尿系统属中医学“肾系”范畴。“肾系”包括肾与膀胱，肾与膀胱相表里，与现代医学的肾脏不同，中医学“肾”的功能更为广泛，除包括现代医学肾脏的部分功能，如“肾主水”，还包括一部分内分泌、生殖、神经等系统的功能，如“肾藏精”“主纳气”“主生殖”“主骨生髓”。

肾系疾病为儿科常见疾病，常见水肿、遗尿、尿频、淋证等多种病证，临床多以浮肿、尿少、尿血、尿频、尿痛等为主要临床表现，病证相对复杂，单纯虚证、实证可见，但更多呈现虚实夹杂证。治疗上以温补肾元、固本为主，兼顾宣肺利水、健脾助运、清热利湿、通利膀胱等。特别要重视肺脾肾三脏在水液代谢中的作用，注重气血水的关系，关注本虚与风邪、湿邪、水湿、瘀血等标实的关系。肾系病证多为长期慢性疾病，临证时需要多一些爱心、耐心、细心，给患者和家长更多战胜疾病的信心，也有利于治疗方案的长期坚持。

思维导图

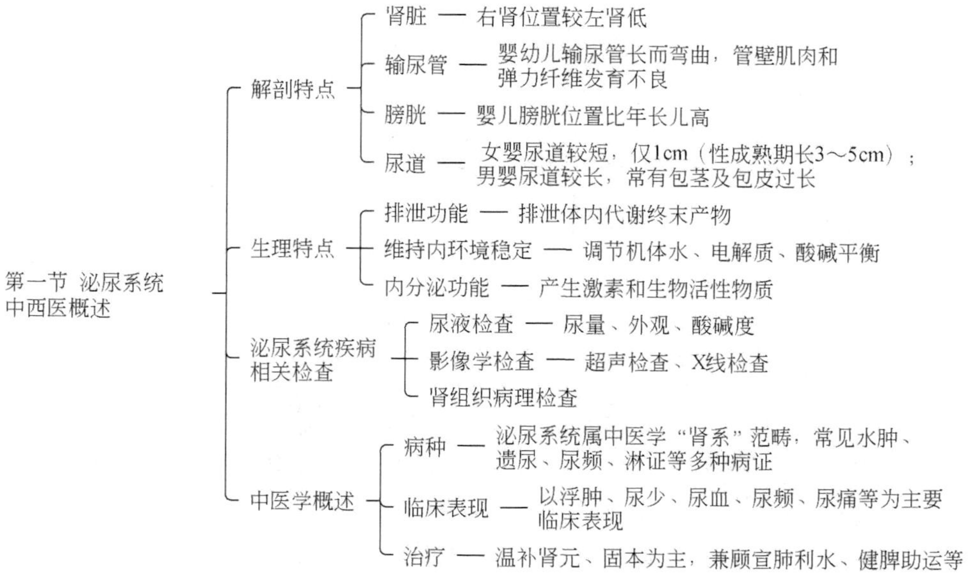

第二节　急性肾小球肾炎

急性肾小球肾炎（acute glomerulonephritis，AGN）简称急性肾炎，多有前驱感染，急性起病，以血尿、蛋白尿、水肿、高血压和肾小球滤过率下降为特点，广义上统称为急性肾炎综合征。可分为感染性和非感染性，前者又可分为急性链球菌感染后肾小球肾炎（acute poststreptococcal glomerulonephritis，APSGN）和非链球菌感染后肾小球肾炎，临床以APSGN多见。

本节内容主要介绍APSGN，该病一年四季均可发病，年龄以3～8岁多见，2岁以下少见。男女比例约为2∶1。预后一般良好，多数半年内恢复正常，少数尿检轻微异常者可持续1年或更长。

本病多属中医“水肿”范畴，可为“阳水”“风水”“皮水”；血尿明显者，可为“尿血”。

一、病因病机

1. 西医病因病理

（1）病因　最常见的致病菌是A组乙型溶血性链球菌，不同细菌型感染部位相异，咽部感染多为12型，皮肤感染多为49型。其他细菌（肺炎双球菌、葡萄球菌和革兰氏阴性杆菌等）、病毒（如流感病毒、腮腺炎病毒、柯萨奇病毒等）、真菌、钩端螺旋体、立克次体和疟原虫等感染也可引起急性肾炎，但比较少见。

（2）发病机制　主要为致病菌株通过抗原-抗体免疫复合物或自身免疫引起肾小球毛细血管炎症病变，免疫复合物机制包括循环免疫复合物和原位免疫复合物两种：①链球菌抗原或变性的IgG与抗体结合后，形成循环免疫复合物，随血液循环流经肾，沉积于基底膜内皮下，激活补体，产生一系列免疫损伤；②肾小球基底膜原有的抗原与其产生的抗体结合，形成原位免疫复合物，产生免疫损伤。此外，病毒和其他病原体也可直接侵袭肾组织而致肾炎（见图 5-1）。

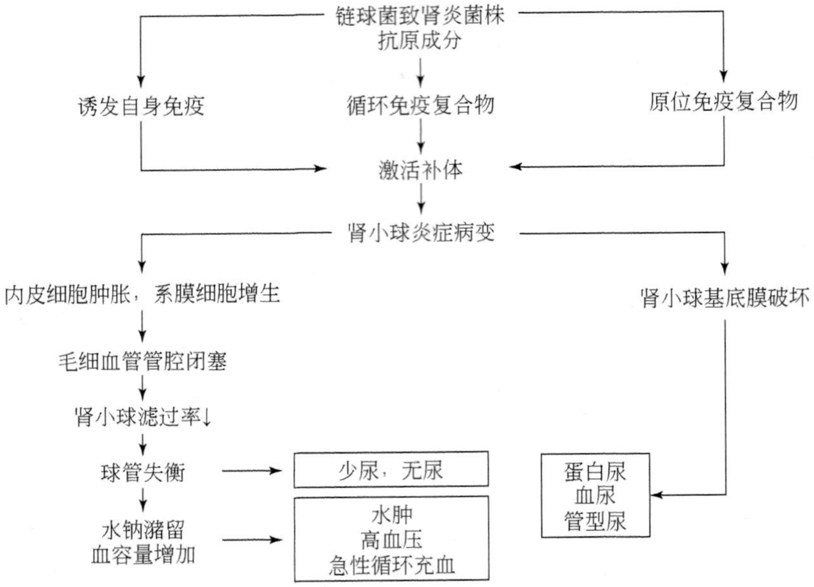

图 5-1　急性肾炎发病机制示意图

（3）病理　光镜下典型改变为弥漫性、渗出性和增生性肾小球炎性病变，具体为内皮细胞、系膜细胞及基质增生，炎症细胞浸润，肾小球肿胀，毛细血管管腔变窄。电镜下可见电子致密物沉积，上皮细胞下“驼峰”样沉积为特征性改变。免疫荧光检查可见肾小球毛细血管袢和（或）系膜区有颗粒状 IgG、C3 等沉积物。

2. 中医病因病机

本病病因包括外因和内因，外因为感受风邪、水湿或疮毒；内因为先天禀赋不足或素体虚弱。外邪侵袭，正气不足，邪毒入里，伤及脏腑，致肺、脾、肾三脏功能失调，水液代谢失常，导致水肿。伤及肾络，出现尿血。

（1）感受风邪　风寒或风热外袭，客于肺卫，肺气郁遏，宣降失司，通调失职，水道不利，以致风遏水阻，风水相搏，流溢肌肤而发为水肿，称之为“风水”。

（2）湿热内侵　皮肤疮疖，湿热内侵，初伤肺脾，继伤及肾，肾不主水，三焦气化失常，水泛为肿；湿热下注，伤及下焦血络而致血尿。

（3）气阴不足　湿热水毒留恋，耗气伤阴，脏腑失养，邪恋正虚，病程迁延难愈，可见阴虚邪恋证、气虚邪恋证。

（4）变证　在疾病发展过程中，若邪毒炽盛，正不胜邪，可出现一系列危重症。①水凌心肺：若水邪泛滥，阻遏气机，上凌心肺，肺失肃降，心失所养，则咳嗽、气急、胸闷、心悸，甚则发绀；②邪陷心肝：湿热邪盛，郁阻脾胃，内陷厥阴，肝阳上亢，肝风内动，心窍闭阻，可见头痛、眩晕，甚则惊厥、神昏；③水毒内闭：若湿浊内盛，壅塞三焦，气机升降失常，致使水毒内闭，可发生少尿无尿、恶心呕吐，甚则昏迷。

二、临床表现

本病轻重表现悬殊，轻者可无明显临床表现，仅实验室检查异常；重者并发严重循环充血、高血压脑病和急性肾损伤。

1. 前驱感染

发病前 1～3 周多有上呼吸道或皮肤感染，如急性化脓性扁桃体炎、咽炎、猩红热、脓疱病等。

2. 典型表现

主要表现为水肿、血尿、少尿、蛋白尿和高血压；急性期可伴有发热、乏力、恶心、呕吐、腹痛、腰痛、全身不适等表现。

（1）*水肿*　为早期最常见的症状，以眼睑及颜面浮肿为主，可累及躯干和双下肢，重者遍及全身，呈非凹陷性；少数可伴胸水、腹水。

（2）*血尿、少尿*　半数患儿有肉眼血尿，镜下血尿几乎见于所有病例。通常肉眼血尿 1～2 周后转为镜下血尿，镜下血尿持续 1～3 个月，少数持续 6 个月或更久。初期可见尿量减少，但发展至少尿或无尿者较少。

（3）*蛋白尿*　可伴有不同程度的蛋白尿，一般为轻至中度，少数可达肾病水平。

（4）*高血压*　初期可见高血压，与尿量相关，多数于 1～2 周后随尿量增加而恢复正常。

3. 严重表现

严重表现多出现在急性期，主要有严重循环充血、高血压脑病和急性肾损伤。

（1）*严重循环充血*　多发生于起病后 1～2 周内，因水钠潴留、血容量扩大、循环负荷过重导致，表现为气急，咳嗽，胸闷，不能平卧，肺底部湿啰音，肺水肿，肝大压痛，心率快、奔马律等。严重循环充血状态与真正心肌泵衰竭不同，但持续过久，也可发展至真正心力衰竭。

（2）*高血压脑病*　多发生于病程早期，因血压急剧增高，脑血管痉挛，致颅内压升高，表现为剧烈头痛，恶心呕吐，继之出现视力障碍，眼花、复视、暂时性黑矇，并有嗜睡、烦躁，或阵发性惊厥，渐入昏迷，严重时发生脑疝。具有高血压伴视力障碍、惊厥、昏迷三项之一即可诊断。

（3）*急性肾损伤*　严重少尿或无尿患儿可出现血尿素氮及肌酐升高、电解质紊乱和代谢性酸中毒。一般持续 3～5 日，在尿量逐渐增多后，病情好转。若持续数周仍不恢复，则病情严重，可能为急进性肾炎。

4. 非典型表现

（1）*无症状的亚临床肾炎*　可无水肿、高血压及肉眼血尿，仅发现镜下血尿；或尿检正常，仅血补体 C3 降低。

（2）*有肾病表现的急性肾炎*　以急性肾炎起病，但水肿、蛋白尿突出，呈肾病综合征表现。

三、辅助检查

（1）*尿常规*　尿镜检可见红细胞，多为严重变形，另可见白细胞、颗粒管型、细胞管型等；尿蛋白多在（＋）～（＋＋＋）之间。

（2）*血液检查*　血常规白细胞计数可正常或增高，红细胞计数及血红蛋白可稍低，多为血容量扩大，血液稀释所致；血沉增快。

（3）血清补体测定　急性期绝大多数患儿血清总补体及C3明显下降，6～8周后恢复正常。

（4）抗链球菌抗体检查　上呼吸道链球菌感染者，抗链球菌溶血素O（ASO）50%～80%滴度升高，一般于感染后2～3周出现，3～5周达高峰，半数患儿半年后恢复正常。皮肤感染者，ASO升高不明显，抗脱氧核糖核酸和抗透明质酸酶滴度升高。

（5）经皮肾穿刺活检术　典型病例不需肾活检，但如持续尿量减少，肾功能进行性下降，疑为急进性肾炎者；持续肉眼血尿或达肾病水平蛋白尿者；病后3个月仍有高血压、持续低补体血症或肾功能损害者可行肾活检明确诊断。

四、诊断与鉴别诊断

1. 诊断

（1）有前期链球菌感染史，急性起病。

（2）出现水肿、少尿、血尿和高血压，可伴不同程度蛋白尿。

（3）急性期血清ASO滴度升高，C3浓度暂时性降低。

2. 鉴别诊断

（1）IgA肾病　可有前驱感染，常在感染后1～2天出现肉眼血尿，血清补体C3正常。确诊依靠肾组织活检病理诊断。

（2）原发性急进性肾小球肾炎　不明原因或有前驱感染史。进行性少尿、无尿。补体正常，可迅速发展为肾功能衰竭。

（3）原发性肾病综合征　以大量蛋白尿、低白蛋白血症、高脂血症及凹陷性水肿为典型表现。

五、临床治疗

（一）西医治疗

以清除感染病灶，积极对症处理，预防急性期并发症为主要原则。

1. 一般治疗

急性期需卧床休息2～3周，待肉眼血尿消失、血压恢复、水肿减退即可逐步增加室内活动量。无临床症状、尿常规基本正常、血沉恢复正常可开始上学，3个月内不宜剧烈运动。有水肿、高血压者，应限盐及限水；有氮质血症者，应限制蛋白摄入；少尿无尿者，应限制高钾食物摄入。

2. 抗感染治疗

对有咽部、皮肤感染灶者，给予青霉素或其他敏感药物治疗，疗程7～10天。

3. 对症治疗

（1）利尿　对尿少、水肿、高血压者应给予利尿剂。可口服氢氯噻嗪1～2mg/（kg·d），分2次口服。无效或水肿明显者，可用呋塞米（速尿）1～2mg/（kg·次），每日2～3次口服；尿量显著减少伴氮质血症者，可肌注或静脉注射，每6～8小时1次。禁用保钾利尿剂及渗透性利尿剂。

（2）降压　可选用血管紧张素转换酶抑制剂、钙通道阻滞剂一种或联合应用，常用卡托普利、贝那普利、硝苯地平、氨氯地平等。

4. 并发症治疗

（1）严重循环充血 严格卧床休息，限制钠水摄入，快速利尿，降压，以减轻心脏前后负荷。仍不能控制时，可行透析或血滤，以迅速缓解循环过度负荷。

（2）高血压脑病 应快速给予镇静、利尿、扩血管、降压等治疗。紧急降压首选硝普钠，5～20mg 溶于 100ml 葡萄糖注射液中，以 0.25μg/(kg·min) 速度，视血压调整滴数。应注意点滴速度、需新鲜配制、输液瓶应包裹避光。对持续抽搐者，可应用地西泮 0.3mg/(kg·次)，总量不超过 10mg，静脉注射。

（3）急性肾衰竭 是急性肾炎的主要死亡原因，以保持水、电解质及酸碱平衡为治疗原则。严格控制 24 小时入量，供给足够热量。少尿和尿闭者应快速利尿。必要时行血液透析。

（二）中医治疗

1. 辨证思路

本病以八纲辨证结合脏腑辨证为要，常证着重辨表里虚实，变证着重辨脏腑。急性期为正盛邪实阶段，起病急，变化快，浮肿及血尿明显。常证以风水相搏证、湿热内侵证为主；变证则为全身浮肿，持续尿少、尿闭，并可在短期内出现邪陷心肝、水凌心肺、水毒内闭的危急证候。恢复期多为正虚邪恋，并有阴虚及气虚之不同，临床特点为浮肿已退，尿量增加，肉眼血尿消失，但镜下血尿或蛋白尿未恢复。

2. 治疗原则

急性期以祛邪为旨，宜宣肺利水、清热凉血、解毒利湿；恢复期则以扶正兼祛邪为要。发生变证时，分别采用泻肺逐水、平肝泻火、通腑降浊之法。

3. 辨证施治

急性期常证

（1）风水相搏证

证候 浮肿自眼睑开始可波及全身，以头面部肿势为著，皮色光亮，按之随手而起，尿少色赤，微恶风寒或伴发热，喉核红肿疼痛，鼻塞，咳嗽，舌质淡，苔薄白或薄黄，脉浮紧或浮数。

辨证要点 多见于病程早期，以颜面浮肿为甚，伴有风邪表证为特征。

治法 疏风宣肺，利水消肿。

方药 麻黄连翘赤小豆汤（《伤寒论》）合五苓散（《伤寒论》）加减。

咳嗽气喘者，加葶苈子、紫苏子、桑白皮以泻肺平喘；偏风寒者，加羌活、荆芥、防风以疏风散寒；偏风热者，加金银花、连翘、黄芩以疏散风热；血压升高明显者，去麻黄，加天麻、钩藤、夏枯草以平肝潜阳；血尿重者，加大蓟、小蓟、三七粉以清热凉血、活血止血。

（2）湿热内侵证

证候 头面肢体浮肿或轻或重，小便黄赤短少，甚则尿血，烦热口渴或见口苦口黏，头身困重，常有近期疮毒史，舌质红，苔黄腻，脉滑数。

辨证要点 常见于近期有疮毒史患儿，以血尿、烦热口渴、头身困重，舌质红，苔黄腻，脉滑数为特征。

治法 清热利湿，凉血止血。

方药　五味消毒饮（《医宗金鉴》）合小蓟饮子（《济生方》）加减。

小便赤涩者，加石韦、金钱草、车前草以清热利湿；口苦口黏者，加茵陈、郁金、龙胆草以燥湿清热；皮肤湿疹者，加苦参、白鲜皮、地肤子以燥湿解毒；大便秘结者，加大黄、枳实以通腑泄浊；口苦心烦者，加淡竹叶、黄芩以泻火除烦。

急性期变证

（1）水凌心肺证

证候　全身明显水肿，频咳气急，胸闷心悸，不能平卧，烦躁不宁，面色苍白，甚则口唇青紫，指甲发绀，舌质暗红，舌苔白腻，脉沉细无力。

辨证要点　多见于病程早期，以频咳气急，胸闷心悸，舌质暗红，舌苔白腻，脉沉细无力为特征。

治法　泻肺逐水，温阳扶正。

方药　己椒苈黄丸（《金匮要略》）合参附汤（《世医得效方》）加减。

若见面色灰白，四肢厥冷，汗出脉微，是心阳虚衰之危象，应急用独参汤或参附龙牡救逆汤以回阳救逆。

（2）邪陷心肝证

证候　肢体面部浮肿，头痛眩晕，视物模糊，烦躁不安，甚则抽搐、昏迷，口苦，恶心呕吐，尿短赤，舌质红，苔黄糙，脉弦数。

辨证要点　多见于病程早期血压急剧升高者，以眩晕，烦躁不安，视物模糊，甚则抽搐、昏迷，舌质红，苔黄糙，脉弦数为特征。

治法　平肝泻火，清心利水。

方药　龙胆泻肝汤（《太平惠民和剂局方》）合羚角钩藤汤（《通俗伤寒论》）加减。

大便秘结者，加大黄、芒硝以泻火通便；头痛眩晕者，加夏枯草、石决明以平肝潜阳；恶心呕吐者，加竹茹、胆南星化浊降逆止呕；昏迷抽搐者，加服牛黄清心丸或安宫牛黄丸以清热解毒，息风开窍。

（3）水毒内闭证

证候　全身浮肿，尿少或尿闭，色如浓茶，头晕头痛，恶心呕吐，腹痛频频，嗜睡，甚则昏迷，舌质淡胖，苔垢腻，脉象滑数或沉细数。血尿素氮、肌酐显著升高。

辨证要点　多见于病程早期，以尿少尿闭，色如浓茶，嗜睡或昏迷，舌质淡胖，苔垢腻，脉象滑数或沉细数为特征。

治法　通腑泄浊，解毒利尿。

方药　温胆汤（《三因极一病证方论》）合附子泻心汤（《伤寒论》）加减。

恶心呕吐者，加用玉枢丹以辟秽化浊止呕；昏迷惊厥者，加用安宫牛黄丸或紫雪丹，水溶化后鼻饲以清热息风，开窍定惊。

恢复期

（1）阴虚邪恋证

证候　乏力头晕，手足心热，腰酸盗汗，或有反复咽红，持续镜下血尿，舌红苔少，脉细数。

辨证要点　本证是恢复期最常见的证型，以血尿迁延，手足心热，舌红苔少，脉细数为特征。

治法　滋阴补肾，兼清余热。

方药　知柏地黄丸（《医宗金鉴》）合二至丸（《证治准绳》）加减。

低热者，加青蒿、鳖甲以养阴清热；血尿日久不愈者，加仙鹤草、茜草以清热凉血止血；反复咽红者，加玄参、牛蒡子、冬凌草、板蓝根以清热解毒利咽。

（2）气虚邪恋证

证候　身倦乏力，面色萎黄，纳少便溏，自汗出，易感冒，血尿不消，舌淡红，苔白，脉缓弱。

辨证要点　本证多见于素体肺脾气虚患儿，以身倦乏力，易于感冒，纳少便溏，舌淡红，苔白，脉缓弱为特征。

治法　健脾益气，兼化湿浊。

方药　参苓白术散（《太平惠民和剂局方》）加减。

汗多者，加龙骨、牡蛎以收敛止汗；血尿持续不消者，加三七、当归活血养血止血；舌质淡暗或有瘀点者，加丹参、红花、泽兰以活血化瘀。

4. 中医其他疗法

（1）中成药　①黄葵胶囊：清利湿热，解毒消肿，用于湿热证。②肾炎康复片：益气养阴，补肾健脾，清解余毒，用于恢复期气虚邪恋、阴虚邪恋证。③知柏地黄丸：滋阴降火，用于恢复期阴虚邪恋证。

（2）针灸疗法　①体针：取三焦俞、肾俞、水分、气海、复溜穴。初起加用肺俞、列缺、偏历、合谷；高血压配曲池、太冲。恢复期加用脾俞、足三里、阴陵泉。初起平补平泻，恢复期用补法，隔日 1 次，10 次为一疗程。②耳针：取肺、脾、肾、膀胱、肾上腺、腹等穴，每次选 2～3 穴，毫针中等刺激。隔日 1 次，两耳轮替，10 次为一疗程。

（3）推拿疗法　以滑石粉为介质，急性期，平肝经，清肺经、胃经、脾经、小肠经、退六腑；恢复期，平肝经，补肾经、补脾经、揉二人上马，清小肠。每日 1 次，10 次为一疗程。

六、中西医结合诊疗思路

急性期，在西医控制感染、对症治疗的基础上，积极运用中医清热凉血、利水消肿等方法，注重祛邪；对危重症患儿，要积极运用现代医学抢救及替代治疗措施。

恢复期，中医药的优势更明显，运用扶正祛邪、活血化瘀等方法，注重扶正兼顾祛邪，可提高临床疗效，使病程进一步缩短；对血尿持续存在的患儿，注重活血止血，注意避免服用时间过久。

七、预防与调护

（1）积极预防感染。加强卫生宣教，注意皮肤清洁，尽量避免呼吸道、皮肤、口腔、中耳等各部位感染。

（2）监测出入量及血压，水肿期应每日记录出入量，急性期高血压者应每日测血压。

（3）高度水肿和明显高血压时，宜低盐饮食 60mg/（kg・d）；严格限制水入量。尿少尿闭时，应限制高钾食物，如豆类、香蕉、橘子、橙子等。病情稳定后，应避免长期低盐甚至无盐、低蛋白饮食。

思维导图

- 第二节 急性肾小球肾炎
  - 概念 — 多有前驱感染，急性起病，以血尿、蛋白尿、水肿、高血压和肾小球滤过率下降为特点
  - 病因
    - 西医病因病理 — 最常见的致病菌是A组乙型溶血性链球菌
    - 中医病因病机
      - 外因为感受风邪、水湿或疮毒；内因为先天禀赋不足或素体虚弱
      - 病机为外邪侵袭，正气不足，邪毒入里，伤及脏腑，致肺、脾、肾三脏功能失调，水液代谢失常导致水肿
  - 临床表现
    - 前驱感染 — 发病前1~3周有上呼吸道或皮肤等前驱感染
    - 典型表现 — 主要表现为水肿、血尿、少尿、蛋白尿和高血压
    - 严重表现 — 严重表现多出现在急性期，主要有严重循环充血、高血压脑病和急性肾衰竭
    - 非典型表现 — 无症状的亚临床肾炎、有肾病表现的急性肾炎
  - 诊断及鉴别诊断
    - 诊断 — （1）有前期链球菌感染史，急性起病 （2）出现水肿、少尿、血尿和高血压，可伴不同程度蛋白尿 （3）急性期血清ASO滴度升高，补体C3浓度暂时性降低
    - 鉴别诊断 — 与IgA肾病、原发性急进性肾小球肾炎、原发性肾病综合征相鉴别
  - 临床治疗
    - 西医治疗 — 一般治疗；抗感染治疗；对症治疗（利尿、降压）；并发症的治疗（严重循环充血、高血压脑病和急性肾衰竭）
    - 中医辨证论治
      - 常证
        - 风水相搏证 — 疏风宣肺，利水消肿 — 麻黄连翘赤小豆汤合五苓散
        - 湿热内侵证 — 清热利湿，凉血止血 — 五味消毒饮合小蓟饮子
      - 变证
        - 水凌心肺证 — 泻肺逐水，温阳扶正 — 己椒苈黄汤合参附汤
        - 邪陷心肝证 — 平肝泻火，清心利水 — 龙胆泻肝汤合羚角钩藤汤
        - 水毒内闭证 — 通腑泄浊，解毒利尿 — 温胆汤合附子泻心汤
      - 恢复期
        - 阴虚邪恋证 — 滋阴补肾，兼清余热 — 知柏地黄丸合二至丸
        - 气虚邪恋证 — 健脾益气，兼化湿浊 — 参苓白术散

第三节　肾病综合征

肾病综合征（nephrotic syndrome，NS），简称肾病，是一组由多种病因引起的肾小球基底膜通透性增加，导致血浆内大量白蛋白从尿中丢失的临床综合征。临床以大量蛋白尿、低白蛋白血症、高脂血症及不同程度水肿为主要特征。

肾病综合征是儿童时期泌尿系统常见病，发病多为学龄前儿童，其中尤以2～5岁为发病高峰。男女比例为（1.5～3.7）∶1。本病按病因可分为原发性、继发性和先天性三大类。本病的预后转归与其肾脏病理关系密切，微小病变型预后最好，局灶节段性肾小球硬化预后最差。本节主要论述原

发性肾病，约占儿童时期肾病综合征总数的 90%。

小儿肾病属中医“水肿”范畴，其特点为水肿明显，病程较长，且缠绵难愈，反复发作，多为“阴水”，以虚证、寒证为主。

一、病因病机

（一）西医病因病理

1. 病因及发病机制

原发性肾病综合征的病因及发病机制目前尚不明确。近年来的研究已证实：①肾小球毛细血管壁结构或电化学的改变可导致蛋白尿；②非微小病变型肾病肾小球常见免疫球蛋白和（或）补体成分沉积，局部免疫病理过程可损伤滤过膜的正常屏障作用而发生蛋白尿；③微小病变型肾病肾小球未见以上沉积，其滤过膜静电屏障损伤原因可能与细胞免疫失调有关；④T 淋巴细胞功能异常与本病的发生有关；⑤某些类型的肾病可能与基因缺陷或突变有关。

（1）大量蛋白尿　为最根本的病理生理改变，也是导致本病其他三大特点的根本原因。由于肾小球滤过膜受免疫或其他原因的损伤，电荷屏障和（或）分子筛的屏障作用减弱，血浆蛋白大量漏入尿中。微小病变型肾病主要是电荷屏障减弱或消失，使带阴电荷的白蛋白大量漏入肾小囊，形成选择性蛋白尿；而非微小病变肾病，分子筛也常受损，故不同分子量的血浆蛋白均可漏出，导致非选择性蛋白尿。

（2）低白蛋白血症　大量血浆白蛋白自尿中丢失是低白蛋白血症的主要原因；白蛋白从肾小球滤出后被肾小管吸收分解，为次要原因。低白蛋白血症是病理生理改变中的关键环节，可对机体内环境（尤其是渗透压和血容量）的稳定及多种物质代谢产生多方面的影响：产生水肿，诱发低血容量休克，影响脂类代谢。

（3）高胆固醇血症　可能由于低蛋白血症致肝脏代偿性白蛋白合成增加，有些脂蛋白与白蛋白经共同合成途径而合成增加，再加以脂蛋白脂酶活力下降、大分子脂蛋白难以从肾脏排出而蓄积于体内等因素而出现高脂血症。

（4）水肿　肾病综合征的水肿机制尚未完全阐明。传统的理论认为，由于血浆白蛋白下降，血浆胶体渗透压降低，血浆中水分由血管内转入组织间隙直接形成水肿；另一方面又导致血容量下降，通过容量和压力感受器使体内神经体液因子发生变化（如抗利尿激素、醛固酮、利钠因子等），引起水钠潴留而导致全身水肿。除上述传统理论外，近年提出原发的肾性水钠潴留，也是形成水肿原因之一。因此，肾病综合征的水肿可能是上述诸多因素共同作用的结果，而且在不同的患儿、不同病期原因有所不同。

2. 病理

儿童期最常见微小病变型，光镜下肾小球形态正常或缺乏明显的病变；电镜下肾小球上皮细胞呈弥漫性足突融合，免疫荧光检查多为阴性。其他还有局灶节段性肾小球硬化、系膜增生性肾小球肾炎、膜性肾病、膜增生性肾小球肾炎等病理类型。成人多见膜性肾病型。

（二）中医病因病机

小儿肾病的病因包括内因和外因。内因与先天禀赋不足、久病体虚、肺脾肾三脏亏虚有关；外因为感受外邪，其中以外感风邪（风寒或风热）、湿、热、热毒最多见。外邪入里内侵肺脾肾是本病发作或复发的最常见诱因。本病以肺脾肾三脏虚弱为本，尤以脾肾亏虚为主。肺脾肾三脏虚弱，气化、运化功能失常，封藏失职，精微外泄，水液停聚，是本病的主要病机。

1. 本证

肾病的本证以正虚为主，包括肺脾气虚、脾肾阳虚、肝肾阴虚及气阴两虚。

（1）肺脾气虚　肺为水之上源，有通调水道之功；脾为土脏居中焦，有运化水湿之能，为水之堤防。肺气虚则气不化精而化水，脾虚则土不制水而反克，肺脾气虚致水不归经而横溢肌肤，甚至泛溢全身。

（2）脾肾阳虚　肾为水脏，为水之下源，主温煦和蒸化水液，水湿内停，影响脾阳之运化，脾虚及肾，命门火衰，无以温化水湿从膀胱而去，所谓关门不利则聚水而为水肿。

（3）肝肾阴虚　患儿素体阴虚，或过用温燥之品，易致肝肾阴虚，真阴不足，水不济火，相火妄动。

（4）气阴两虚　肺脾气虚，运化无权，病程迁延，气损及阴，致肾阴亏虚，虚热上扰。

2. 标证

外感风邪、水湿、湿热、瘀血及湿浊是肾病发生发展过程中的病理环节，与肺脾肾三脏虚弱互为因果。

（1）外感风邪　若肺脾肾三脏气虚，卫外不固则易感受外邪，外感风邪，营卫不和，邪滞于络进一步伤及肺脾肾，从而致水液代谢障碍加重，病情反复。

（2）水湿　脾虚不能运化水湿，肾虚不能化气行水，或外感水湿之邪，水湿中阻，外溢肌肤而致水肿。

（3）湿热　水湿内停，郁久化热可成湿热；或长期过量用扶阳辛热之品而助火生热，并易导致外邪热毒入侵，邪热与水湿互结，酿成湿热。湿热久结，难解难分，从而使病情反复迁延难愈。

（4）血瘀　精不能化气行水，水停则气阻，气滞则血瘀；阳气虚衰，无力推动血液运行，血行瘀阻，或脾肾阳虚，温煦无能，日久寒凝血滞，均可导致血瘀。

二、临床表现

1. 一般表现

一般起病隐匿，常无明显诱因。水肿是最常见的临床表现，开始见于眼睑、颜面，逐渐遍及全身。水肿为凹陷性，重者可出现浆膜腔积液如胸水、腹水等，男孩可有显著阴囊水肿。严重水肿患儿大腿和上臂内侧及腹壁皮肤可见皮肤白纹或紫纹。

患儿可因长期蛋白质丢失出现蛋白质营养不良，表现为面色苍白、皮肤干燥、毛发干枯萎黄、指（趾）甲出现白色横纹、耳壳及鼻软骨薄弱，亦可伴有精神萎靡、倦怠无力、食欲减退等症状。肾炎型肾病患儿可有血压增高和血尿。

2. 并发症

（1）感染　肾病患儿极易患各种感染。其原因为：①免疫功能低下（包括体液免疫功能低下、细胞免疫功能不足）；②蛋白质营养不良；③高度水肿造成局部血液循环障碍；④应用激素、免疫抑制剂。常见呼吸道、肠道、皮肤和尿路感染等。对于此类长期应用激素患儿尤需注意结核病的活动与播散。

（2）电解质紊乱和低血容量　常见的诱因为：①呕吐、腹泻、强力利尿而致水液、电解质丢失；②长期禁盐饮食；③低蛋白血症；④长期应用激素后突然停用。常见的电解质紊乱为低钾、低钠、低钙血症。低血容量时可出现体位性低血压、肾前性氮质血症等，严重时甚至出现低血容量性休克。

（3）血栓形成　肾病综合征易呈高凝状态而致各种动、静脉血栓形成，以肾静脉血栓形成最为多见。典型表现为突发腰痛，出现血尿或血尿加重，少尿，甚至发生肾功能衰竭，双侧下肢不对称肿胀和活动障碍，但大部分病例为亚临床型，无明显症状。导致肾病综合征高凝状态的常见原因有：①高脂血症时血黏稠度增加；②肝脏合成凝血物质增加；③尿中丢失抗凝血酶；④血浆纤溶酶原活性下降；⑤感染或血管壁损伤激活内源性凝血系统；⑥肾上腺皮质激素的应用促进高凝；⑦强力利尿而致血液浓缩等。

（4）急性肾功能减退　本征急性起病时暂时性轻度氮质血症并不少见。病程中偶可发生急性肾功能减退。其原因为：①低血容量、不恰当地大量利尿致肾血流灌注不足，甚至可致肾小管坏死；②严重的肾间质水肿、肾小管被蛋白管型堵塞以致肾小囊及近曲小管内静水压力增高而肾小球滤过减少；③药物引起的肾小管间质病变；④并发双侧肾静脉血栓形成。

（5）生长迟缓　频繁复发和长期大剂量糖皮质激素治疗的患儿，常出现维生素 D 及钙代谢紊乱、生长障碍和青春期开始时间延迟，但多数患儿在肾病缓解后有生长追赶现象。

三、辅助检查

（1）尿常规　尿蛋白明显增多，定性检查≥＋＋＋，24 小时尿蛋白定量≥50mg/kg，或随机或晨尿尿蛋白/肌酐（mg/mg）≥2.0。少数有短暂镜下血尿。

（2）血浆蛋白　血浆总蛋白低于正常，白蛋白下降更明显，常＜25g/L，严重者低于 10g/L，并有白蛋白、球蛋白比例倒置。IgG 和 IgA 水平降低，IgE 和 IgM 有时升高。

（3）血清胆固醇　多明显增高，其他脂类如甘油三酯、磷脂等也可增高。由于脂类增高血清可呈乳白色。

（4）肾功能检查　一般正常。单纯型 NS 患者尿量极少时可有暂时性氮质血症，少数肾炎型者可伴氮质血症。

（5）血清补体测定　单纯型 NS 血清补体正常，肾炎型者补体可下降。

（6）经皮肾穿刺活检术　激素耐药型 NS 应行肾活检，以明确病理类型，指导治疗，判断预后。

（7）基因检测　对激素耐药者除尽早肾活检外，对高度怀疑遗传性或先天性肾病者，应尽早送检基因检测，避免过度免疫抑制剂的使用。

四、诊断与鉴别诊断

（一）诊断

（1）大量蛋白尿　24 小时尿蛋白定量≥50mg/kg，或晨尿尿蛋白/肌酐（mg/mg）≥2.0，1 周内 3 次晨尿尿蛋白定性（＋＋＋）～（＋＋＋＋）。

（2）低蛋白血症　血清白蛋白低于 25g/L。

（3）高脂血症　血清胆固醇高于 5.7mmol/L。

（4）不同程度的水肿。

以上 4 项中 1 和 2 为诊断的必要条件。

（二）分类

1. 按临床表现分两型

（1）单纯型肾病 具备上述表现者。

（2）肾炎型肾病 除以上表现外，尚具有以下四项之一或多项者：①血尿：2 周内分别 3 次离心尿镜检红细胞≥10 个/HP，并证实为肾小球源性血尿；②反复或持续高血压，并除外糖皮质激素等原因所致；③肾功能异常，排除血容量不足等所致；④低补体血症。

2. 按激素的治疗反应分三型

（1）激素敏感型肾病 以泼尼松足量 2mg/（kg・d）或 60mg/（m^2・d）治疗≤4 周尿蛋白转阴者。

（2）激素耐药型肾病 以泼尼松足量治疗＞4 周尿蛋白仍阳性者。又可分为初治耐药和迟发耐药。后者指激素治疗 1 次或多次缓解后，再次激素治疗＞4 周尿蛋白仍阳性者。

（3）激素依赖型肾病 对激素敏感，但连续两次减量或停药 2 周内复发者。

3. 复发与频复发

（1）复发 肾病缓解儿童，连续 3 天出现 24 小时尿蛋白定量≥50mg/kg，或晨尿尿蛋白/肌酐（mg/mg）≥2.0，或晨尿尿蛋白由阴性转为（＋＋＋）～（＋＋＋＋）。

（2）非频复发 首次完全缓解后 6 个月内复发 1 次，或 1 年内复发 1～3 次。

（3）频复发 指半年内复发≥2 次，或 1 年内复发≥4 次。

（三）鉴别诊断

（1）急性肾小球肾炎 多见于溶血性链球菌感染之后，病初表现为晨起双眼睑水肿，以后发展至下肢及全身水肿，水肿为非凹陷性。可见肉眼血尿或镜下血尿、高血压、ASO 升高、补体下降等。

（2）紫癜性肾炎 患儿除有水肿、血尿、蛋白尿等表现外，有紫癜样皮疹、关节肿痛、腹痛、便血等症状。

（3）乙型肝炎病毒相关性肾炎 多数患儿可有血尿和（或）蛋白尿，血清乙肝病毒抗原阳性，肾组织学改变为膜性肾病。

五、临床治疗

（一）西医治疗

正确使用以糖皮质激素为主的综合治疗。其中包括控制水肿、维持水电解质平衡、供给适量的营养、预防和控制感染。

1. 一般治疗

除高度水肿、并发感染者外，一般不需绝对卧床。病情缓解后活动量逐渐增加。缓解 3～6 个月后可逐渐参加学习，但宜避免过劳。

2. 对症治疗

（1）利尿 对糖皮质激素耐药或未使用激素而水肿较重伴尿少者可配合使用利尿剂，必要时扩容利尿，考虑使用血浆、白蛋白、低分子右旋糖酐等，但需密切观察出入量、体重变化、电解质紊乱及肾功能损伤等。

（2）防治感染　注意预防患儿因免疫功能低下而反复发生感染，注意皮肤清洁，避免交叉感染，一旦发生感染应及时治疗。

3. 肾病综合征初发病例治疗

诊断确定后应尽早选用泼尼松治疗。临床有短、中、长三种疗程使用方法，目前多数专家推荐使用中长疗程。但因长期使用激素可导致儿童生长发育障碍等副作用，越来越多的专家尝试缩短激素疗程。

（1）诱导缓解阶段　采用足量泼尼松（泼尼松龙）每日 2mg/kg，全日量不超过 60mg，分 3 次口服，2 周内尿蛋白转阴者，疗程共 4 周。若足量激素诱导治疗＞2 周尿蛋白转阴者，诱导缓解疗程为 6 周。

（2）巩固维持阶段　激素减量方法较多，临床常采用中长程疗法，提倡逐渐过渡至隔日晨起顿服，继续用药 4 周，以后每 2 周减量 2.5～5mg，直至停药。一般总疗程 6～9 个月，根据情况可延长至 12 个月。

4. 非频复发肾病的治疗

积极寻找复发诱因，积极控制感染，少数患儿控制感染后可自发缓解。若未缓解，可采用足量泼尼松每日 2mg/kg 重新诱导缓解，尿蛋白转阴 3 天后改为 1.5mg/（kg • d），隔日晨起顿服 4 周，然后逐渐减量。

激素治疗的副作用：长期使用糖皮质激素易发生感染或诱发结核灶的活动，代谢紊乱，消化性溃疡，精神欣快，生长迟缓，还可出现白内障、无菌性股骨头坏死、急性肾上腺皮质功能不全、戒断综合征等。

5. 频复发、激素依赖型及激素耐药型肾病的治疗

激素依赖型肾病可采用拖尾疗法，或在感染时增加激素维持量，或应用提高糖皮质激素受体水平的药物，或更换糖皮质激素种类来降低复发率。激素耐药型肾病综合征还可考虑大剂量甲基泼尼松龙冲击治疗；也可行肾穿刺明确病理类型并加用免疫抑制剂治疗。常用的免疫抑制剂有环磷酰胺（CTX）、环孢素 A（CsA）、霉酚酸酯（MMF）、他克莫司（FK506）、利妥昔单抗（RTX）等。

6. 其他治疗

（1）抗凝治疗　肾病综合征常呈高凝状态，可应用肝素、低分子肝素、双嘧达莫等抗凝、抗血小板聚集。

（2）血管紧张素转换酶抑制剂　是激素耐药型的辅助药物，有利于控制血压、降低蛋白尿和维持或延缓肾功能进展。

（3）免疫调节剂　对于激素依赖和频复发患儿，可予左旋咪唑口服。

（二）中医治疗

1. 辨证思路

首先要区别本证与标证，权衡孰轻孰重。肾病的本证以正虚为主，有肺脾气虚、脾肾阳虚、肝肾阴虚及气阴两虚。肾病的初期、水肿期及恢复期多以阳虚、气虚为主；病久不愈或反复发作或长期使用激素者，可由阳虚转化为阴虚或气阴两虚，而阳虚乃病理演变之本始。

肾病的标证以邪实为患，有外感、水湿、湿热、血瘀及湿浊。临床以外感、湿热、瘀血多见，水湿主要见于明显水肿期，湿浊则多见于病情较重或病程晚期。在肾病的发病与发展过程中，本虚与标实之间是相互影响、相互作用的，正虚易感受外邪、生湿、化热、致瘀而使邪实，即所谓“因虚致实”；邪实反过来又进一步损伤脏腑功能，使正气更虚，从而表现出虚实寒热错杂、病情反复、迁延不愈的临床特点，尤其难治性病例更为突出。

在肾病不同阶段，标本虚实主次不一，或重在正虚，或重在标实，或虚实并重。一般在水肿期，多本虚标实兼夹，在水肿消退后，则以本虚为主。

2. 治疗原则

肾病的治疗应紧扣“本虚标实”的病机，以扶正培本为主，重在益气健脾补肾、调理阴阳，同时注意配合宣肺、利水、清热、化瘀、化湿、降浊等祛邪之法以治其标。在具体治疗时应掌握各个不同阶段，解决主要矛盾。应根据虚实及标本缓急，确定扶正与祛邪孰多孰少。

3. 辨证施治

本证

（1）肺脾气虚证

证候　全身浮肿，面目为著，尿量减少，面白身重，气短乏力，纳呆便溏，自汗出，易感冒，或有上气喘息，咳嗽，舌质淡胖，苔薄白，脉虚弱。

辨证要点　以全身浮肿，头面肿甚，自汗出，易感冒，纳呆便溏，自汗气短乏力，舌质淡胖，苔薄白，脉虚弱为特征。本证多见于病程的早期或激素维持治疗阶段。

治法　益气健脾，宣肺利水。

方药　防己黄芪汤（《金匮要略》）合五苓散（《伤寒论》）加减。

浮肿明显者，加姜皮、陈皮、大腹皮以利水行气；伴上气喘息，咳嗽者，加麻黄、苦杏仁、桔梗以宣肺止咳；常自汗出而易感冒者，重用黄芪，加防风、牡蛎以益气固表；伴有腰脊酸痛者，多为肾气虚之证，加五味子、菟丝子、肉苁蓉以滋养肾气。

（2）脾肾阳虚证

证候　全身明显浮肿，按之深陷难起，下肢尤甚，面白无华，畏寒肢冷，神疲倦卧，小便短少不利，可伴有胸水、腹水，纳少便溏，恶心呕吐，舌质淡胖或有齿印，苔白滑，脉沉细无力。

辨证要点　本证多见于大量蛋白尿持续不消，病情加剧者。以高度浮肿，面白无华，畏寒肢冷，小便短少不利，舌质淡胖或有齿印，苔白滑，脉沉细无力为特征。

治法　温肾健脾，化气行水。

方药　真武汤（《伤寒论》）合黄芪桂枝五物汤（《金匮要略》）加减。

腹部胀满，纳差者，加草果、厚朴、木香、大腹皮以行气导滞；肢冷畏寒者，加淫羊藿、仙茅、巴戟天、杜仲以温补肾阳；兼有咳嗽，胸满气促不能平卧者，加防己、花椒、葶苈子以泻肺利水。

（3）肝肾阴虚证

证候　浮肿或重或轻，头痛头晕，心烦躁扰，口干咽燥，手足心热，或有面色潮红，目睛干涩或视物不清，痤疮，失眠多汗，舌红苔少，脉弦细数。

辨证要点　本证多见于素体阴虚，过用温燥之品或利尿过度，尤多见于大量使用激素者，以头痛头晕，心烦易怒，手足心热，口干咽燥，舌红苔少，脉弦细数为特征。

治法　滋阴补肾，平肝潜阳。

方药　知柏地黄丸（《医宗金鉴》）加减。

肝阴虚突出者，加沙苑子、菊花、夏枯草以养肝平肝；肾阴虚突出者，加枸杞子、五味子、天冬以滋阴补肾；阴虚火旺者，重用地黄、知母、黄柏以滋阴降火。

（4）气阴两虚证

证候　面色无华，神疲乏力，汗出，易感冒或有浮肿，头晕耳鸣，口干咽燥或长期咽痛，咽部暗红，手足心热，舌质稍红，苔少，脉细弱。

辨证要点　本证多见于病程较久，或反复发作，或长期、反复使用激素后，其水肿时有反复者。本证的气虚是指肺脾气虚，阴虚是指肾阴虚。其中以汗出，反复感冒，神疲乏力为气虚特征；以头晕耳鸣，口干咽燥，长期咽痛，咽部暗红，手足心热为阴虚特征。

治法　益气养阴，化湿清热。

方药　六味地黄丸加黄芪（《小儿药证直诀》）加减。

气虚证突出者，重用黄芪，加党参、白术增强益气健脾之功；阴虚偏重者，加玄参、牛膝、麦冬、枸杞子以养阴；此外，在激素减撤过程中，患儿由阴虚转向阳虚，而见神疲乏力，面色苍白，少气懒言，口干咽燥，头晕耳鸣，舌质由红转淡，此乃阴阳两虚之证，采用阴阳双补之法，应加益气温肾之品，如淫羊藿、肉苁蓉、菟丝子、巴戟天以阴阳并补。

标证

（1）外感风邪证

证候　发热，恶风，无汗或有汗，头身疼痛，流涕，咳嗽，或喘咳气急，或咽痛，乳蛾肿痛，舌苔薄，脉浮。

辨证要点　本证可见于肾病的各个阶段，外感风寒以发热恶风寒，无汗，头身痛，流清涕，咳痰稀白为特征；外感风热以发热，有汗，口渴，咽红，流浊涕或黄涕为特征。

治法　外感风寒辛温宣肺；外感风热辛凉宣肺。

方药　外感风寒，荆防败毒散（《摄生众妙方》）加减；外感风热，银翘散（《温病条辨》）加减。

无论风寒、风热，如同时伴有水肿者，加茯苓、猪苓、泽泻、车前子以宣肺利水；乳蛾肿痛者，加板蓝根、蒲公英、冬凌草以清热利咽。

（2）水湿证

证候　全身广泛浮肿，肿甚者可见皮肤光亮，可伴有腹胀水臌，水聚肠间，漉漉有声，或见胸闷气短，心下痞满，甚有喘咳，小便短少，舌质淡，苔白腻，脉沉。

辨证要点　以中度以上水肿，伴水臌（腹水）、悬饮（胸水），舌质淡，苔白腻，脉沉为特征。水臌责之于脾肾肝；悬饮责之于肺脾。

治法　一般从主证治法。伴水臌、悬饮者可短期采用补气健脾、逐水消肿法。

方药　防己黄芪汤（《金匮要略》）合己椒苈黄丸（《金匮要略》）加减。

脘腹胀满者，加大腹皮、厚朴、莱菔子、槟榔以行气除胀；胸闷气短，喘咳者，加麻黄、苦杏仁、紫苏子、姜皮、桑白皮以宣肺降气利水；若水臌、悬饮，胸闷腹胀，大小便不利，体气尚实者，可短期应用甘遂、牵牛子以攻逐水饮。当单纯中药不能奏效时，可配合输注血浆或白蛋白及西药利尿剂短期应用。

（3）湿热证

证候　皮肤脓疱疮、疖肿、疮疡、丹毒等；或口黏口苦，口干不欲饮，脘闷纳差；或小便频数不爽、量少、有灼热或刺痛感、色黄赤混浊，小腹坠胀不适，或有腰痛，恶寒发热，口苦，便秘。舌质红，苔黄腻，脉滑数。

辨证要点 湿热证为肾病患儿最常见的兼夹证，可出现于病程各阶段，尤多见于足量长期使用激素或大量用温阳药之后。临证应区分上、中、下三焦湿热之不同。上焦湿热以皮肤疮毒为特征；中焦湿热以口黏口苦、脘闷纳差、苔黄腻为特征；下焦湿热则以小便频数不爽、量少、尿痛，小腹坠胀不适等为特征。

治法 上焦湿热，清热解毒燥湿。中焦湿热，清热化浊利湿。下焦湿热，清热利水渗湿。

方药 上焦湿热，五味消毒饮（《医宗金鉴》）加减；中焦湿热，甘露消毒丹（《温热经纬》）加减；下焦湿热，八正散（《太平惠民和剂局方》）加减。

咽喉肿痛者，加牛蒡子、冬凌草、板蓝根以利咽消肿；血尿明显者，加大蓟、小蓟、白茅根以凉血止血，或三七粉、琥珀粉另调服。

（4）血瘀证

证候 面色紫暗或晦暗，眼睑下青暗，皮肤不泽或肌肤甲错，有紫纹或血缕，常伴有腰痛或胁下有癥瘕积聚，唇舌紫暗，舌有瘀点或瘀斑，舌苔少，脉弦涩。

辨证要点 血瘀亦为肾病综合征常见的标证，可见于病程的各阶段，尤多见于难治病例或长期足量用激素之后，以面色晦暗，唇暗舌紫，有瘀点瘀斑，舌苔少，脉弦涩为特征。

治法 活血化瘀。

方药 桃红四物汤（《医宗金鉴》）加减。

尿血者，加仙鹤草、蒲黄炭、墨旱莲、三七以止血；瘀血重者，加水蛭、三棱、莪术以活血破血；血胆固醇过高，多从痰瘀论治，加泽泻、瓜蒌、半夏、山楂以化痰活血；兼有郁郁不乐，胸胁胀满，腹胀腹痛，嗳气呃逆等气滞血瘀症状者，加郁金、陈皮、大腹皮、木香以行气活血。本证之高黏滞综合征，可用水蛭粉装胶囊服用，每日1.5～3g为宜。本证也可用丹参注射液或脉络宁注射液静脉滴注治疗。

（5）湿浊证

证候 纳呆，恶心或呕吐，身重困倦或精神萎靡，水肿加重，舌苔厚腻，血尿素氮、肌酐增高。

辨证要点 本证多见于水肿日久不愈，水湿浸渍，脾肾衰竭，水毒潴留，使湿浊水毒之邪上逆者。以恶心呕吐、纳差、身重困倦或精神萎靡，血尿素氮、肌酐增高为特征。

治法 利湿降浊。

方药 温胆汤（《三因极一病证方论》）加减。

呕吐频繁者，加赭石、旋覆花以降逆止呕；舌苔黄腻，口苦口臭之湿浊化热者，加黄连、黄芩、大黄以解毒燥湿泻浊；肢冷倦怠，舌质淡胖之湿浊偏寒者，加党参、附子、吴茱萸、姜汁黄连、砂仁以寒温并用，温中清热。

4. 中医其他疗法

（1）*中成药* ①雷公藤多苷片：祛风解毒、除湿消肿、舒筋通络。用于肾病综合征各个证型。②肾康宁片：补脾温肾，渗湿活血，用于脾肾阳虚证。③强肾片：补肾填精，益气壮阳，用于阴阳两虚证。④六味地黄丸：滋阴补肾，用于肝肾阴虚证。

（2）*推拿疗法* ①补肾经3分钟，揉二马2分钟，揉丹田2分钟，揉神阙2分钟，推三关2分钟。用于脾肾阳虚证。②平肝经2分钟，补肾经2分钟，揉二马2分钟，揉三阴交2分钟，清天河水2分钟，揉丹田1分钟。用于肝肾阴虚证。

六、中西医结合诊疗思路

随着对肾组织病理、免疫病因病理研究的不断进展，以及对中医辨证分型及治疗规律的研究日益丰富，从单纯中药汤剂治疗发展为与雷公藤制剂、激素、免疫抑制剂等有机配合的中西医结合治疗，明显提高了疗效，降低了复发率，提高了缓解率，预后转归有了显著好转。

对肾病综合征的中西医结合治疗，依据激素使用不同阶段结合中医辨证的方案已很成熟，目前国医大师丁樱教授运用“序贯辨治”疗法取得了良好疗效。在应用激素的早期，采用健脾温阳利水法，方选黄芪防己汤、五苓散、五皮饮、真武汤等加减；在激素应用的中期，采用健脾益气、滋阴清热法，方选用知柏地黄汤、异功散加减；在激素应用的后期（包括激素的减量及维持量阶段），采用健脾益气、补肾助阳法，在中期用药基础上加入淫羊藿、仙茅、金樱子等。在恢复期（巩固疗效期），可少量长期服用四君子汤、玉屏风散并给予平补阴阳之品等。西药辅助中药阶段性治疗，能减少尿蛋白、抗高凝、增强免疫功能、减少感染、激发肾上腺皮质功能、顺利撤减激素，从而为肾病综合征的彻底治愈起到很好的辅助治疗作用。

七、预防与调护

（1）积极寻找病因，清除潜在感染，若有皮肤疮疖痒疹、龋齿或扁桃体炎等病灶应及时处理。

（2）水肿明显者应卧床休息，病情好转后可逐渐增加活动。

（3）给予低盐、低脂、优质低蛋白饮食，显著水肿和严重高血压时应短期限制水钠摄入，摄入盐量 1～2g/d。病情缓解后不必继续限盐。水肿期应予清淡易消化食物。在热能供给充足的情况下，蛋白质摄入量应为 0.8～1.0g/（kg·d），以高生物价的动物蛋白（乳、鱼、蛋、禽、牛肉等）为宜，避免过高或过低。但当出现氮质潴留时，蛋白质摄入量应为 0.5～0.6g/（kg·d），此时可增加必需氨基酸的用量以补充机体对蛋白质的需求。在应用糖皮质激素时，应每日给予适量钙剂和维生素 D。

（4）水肿期每日应准确记录患儿的出入量、体重变化及电解质情况。

思维导图

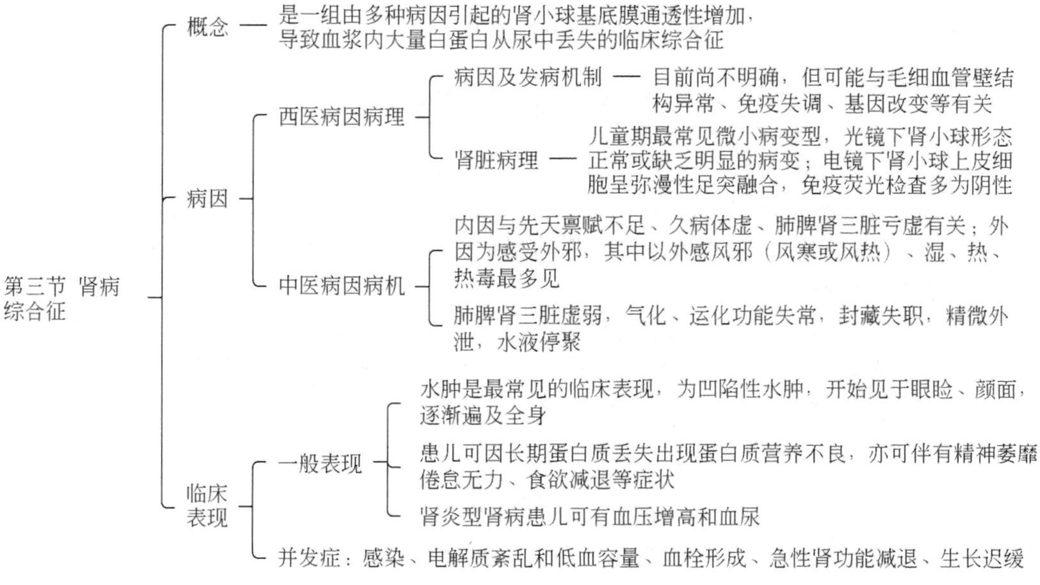

- 第三节 肾病综合征
  - 诊断及鉴别诊断
    - 诊断：按临床表现分为单纯型肾病和肾炎型肾病
      - 单纯型：三高一低 —
        - （1）大量蛋白尿 24 小时尿蛋白定量≥50mg/kg，或晨尿尿蛋白/肌酐（mg/mg）≥2.0，1 周内3 次晨尿尿蛋白定性（＋＋＋）～（＋＋＋＋）
        - （2）低蛋白血症 血清白蛋白低于 25g/L
        - （3）高脂血症 血清胆固醇高于 5.7mmol/L
        - （4）不同程度的水肿
        - 以上 4 项中 1 和 2 为诊断的必要条件
      - 肾炎型 — 除“三高一低”表现外，尚具有以下四项之一或多项者：①血尿；②反复或持续高血压；③肾功能异常：排除血容量不足所致；④低补体血症
    - 鉴别诊断 — 与急性肾小球肾炎、紫癜性肾炎、乙型肝炎病毒相关性肾炎
  - 临床治疗
    - 西医治疗 — 正确使用以糖皮质激素为主的综合治疗：一般治疗；对症治疗（利尿、防治感染）；初发病例治疗；非频复发肾病的治疗；频复发、激素依赖型及激素耐药型肾病的治疗；其他治疗（抗凝治疗、血管紧张素转换酶抑制剂、免疫调节剂）
    - 中医辨证论治
      - 本证
        - 肺脾气虚证 — 益气健脾，宣肺利水 — 防己黄芪汤合五苓散
        - 脾肾阳虚证 — 温肾健脾，化气行水 — 真武汤合黄芪桂枝五物汤
        - 肝肾阴虚证 — 滋阴补肾，平肝潜阳 — 知柏地黄丸
        - 气阴两虚证 — 益气养阴，化湿清热 — 六味地黄丸加黄芪
      - 标证
        - 外感风邪
          - 外感风寒：辛温宣肺 — 荆防败毒散
          - 外感风热：辛凉宣肺 — 银翘散
        - 水湿 — 一般从主证治法。伴水臌、悬饮者可短期采用补气健脾、逐水消肿法 — 防己黄芪汤合己椒苈黄丸
        - 湿热
          - 上焦：清热解毒燥湿 — 五味消毒饮
          - 中焦：清热化浊利湿 — 甘露消毒丹
          - 下焦：清热利水渗湿 — 八正散
        - 血瘀 — 活血化瘀 — 桃红四物汤
        - 湿浊 — 利湿降浊 — 温胆汤

第四节 泌尿道感染

泌尿道感染（urinary tract infection，UTI）是指病原体直接侵入尿路，在尿液中生长繁殖，并侵犯尿路黏膜或组织而引起损伤的感染性疾病。感染可累及上、下尿路，肾盂肾炎为上尿路感染，膀胱炎和尿道炎为下尿路感染。

本病可发生于任何年龄，女孩发病率高，为男孩的 3～4 倍，1 岁以内小儿，特别是 3 个月以内的婴儿，男孩比女孩多见。若男孩反复出现尿路感染，需注意尿路畸形的可能。

本病归属于中医“淋证”“尿频”等范畴。

一、病因病机

（一）西医病因病机

1. 病因

任何致病菌均可引起泌尿道感染，但绝大多数为革兰氏阴性杆菌，如大肠埃希菌、副大肠埃希菌、变形杆菌、克雷伯菌、铜绿假单胞菌，少数为肠球菌和葡萄球菌。大肠埃希菌是泌尿道感染中最常见的致病菌，占60%～80%。

2. 发病机制

错综复杂，是宿主内在因素与细菌致病性因素相互作用的结果。

（1）感染途径　①上行性感染：致病菌从尿道口上行并进入膀胱，引起膀胱炎，膀胱内的致病菌再经输尿管移行至肾脏，引起肾盂肾炎，这是泌尿道感染最主要的途径。膀胱输尿管反流是细菌上行感染的直接通道。②血源性感染：经血源途径侵袭尿路的致病菌主要是金黄色葡萄球菌。多发生在新生儿和婴儿。③淋巴感染和直接蔓延：结肠内和盆腔的细菌可通过淋巴管感染，肾脏周围邻近器官和组织的感染也可直接蔓延感染。

（2）宿主内在因素　①尿道周围菌种及尿液性状的变化，为致病菌入侵和繁殖创造了条件。②细菌黏附于尿路上皮细胞是其在泌尿道增殖引起感染的先决条件。③泌尿道感染患儿分泌型IgA的产生存在缺陷，使尿中分泌型IgA浓度减低，增加发生泌尿道感染的机会。④先天性或获得性尿路畸形，增加泌尿道感染的危险性。⑤新生儿和婴儿抗感染能力差，尿道口常受细菌污染，致上行发生泌尿道感染。⑥糖尿病、高血压、慢性肾病、贫血及长期使用糖皮质激素或免疫抑制剂的患儿，其泌尿道感染的发病率可增高。

（3）肾瘢痕形成的高危因素　随着UTI发作次数增多，肾瘢痕形成呈指数增长。

（二）中医病因病机

本病主要由外感或内生湿热之邪导致。病位在肾与膀胱，可涉及心、肝、脾，主要病机为膀胱失约。

（1）膀胱湿热　外感湿热之邪，湿热内蕴；或外阴不洁，湿热上侵；恣食肥甘，酿生湿热。湿热之邪客于肾与膀胱，湿阻热郁，气化不利，开合失司，膀胱失约而致。

（2）心火炽盛　调护失宜，嗜食辛热甘腻，热留心脾，或素体热盛，心火亢盛，热移于下焦，客于膀胱，膀胱失约而致。

（3）肝肾阴虚　湿热久恋不去，伤及肝肾之阴；或脾肾阳虚，日久阳损及阴；或素为阴虚体质，肾阴不足，虚热内生，客于膀胱，膀胱失约而致。

（4）脾肾气虚　小儿先天不足，或病后失调，导致脾肾气虚。肾气虚则下元不固，气化不利，开阖失司；脾气虚则中气下陷，运化失常，水失制约，而致排尿异常。

二、临床表现

1. 急性泌尿道感染

症状因年龄及感染累及部位而异。年长儿与成人相似，年龄越小全身症状越明显，局部排尿刺激症状多较轻，易被忽视。

（1）新生儿期　临床症状极不典型，可表现为发热或体温不升、吃奶差、呕吐、腹泻等，许多患儿可见生长发育停滞，体重增长缓慢或不增，部分患儿可伴烦躁、嗜睡或抽搐等神经系统症状。黄疸也可能是新生儿 UTI 的早期表现。

（2）婴幼儿期　以全身症状为主，局部症状轻微或无。常以发热最突出，拒食、呕吐、腹泻等也较明显。可有排尿时哭闹、尿频、尿布有臭味或顽固性尿布疹等。

（3）儿童期　若为急性膀胱炎，常表现为尿频、尿急、尿痛、排尿困难等尿路刺激症状，有时可有终末血尿或遗尿，全身症状多不明显。若为急性肾盂肾炎，全身症状多较明显，表现为发热、寒战、腰痛等，可伴肾区叩击痛和肋脊角压痛，部分患儿有血尿、少量蛋白尿。

2. 慢性泌尿道感染

病情迁延或反复发作，伴有贫血、消瘦、生长迟缓、高血压或肾功能不全。多合并膀胱输尿管反流或先天性尿路结构异常，B 超检查或静脉肾盂造影可见肾瘢痕或畸形。

3. 无症状性菌尿

临床无症状，而尿培养菌落数＞10^5/ml。约 1/3 患儿可有症状性尿路感染史，1/5 患儿伴膀胱输尿管反流或局部肾瘢痕。

三、辅助检查

（1）尿常规　白细胞≥5 个/HP，即可怀疑 UTI。可见血尿和蛋白尿，肾盂肾炎时还可出现中等蛋白尿、白细胞管型尿及晨尿的比重和渗透压减低。

（2）尿培养细菌学检查　尿细菌培养及菌落计数是诊断 UTI 的主要依据。通常认为清洁中段尿培养菌落数＞10^5/ml 可确诊，10^4～10^5/ml 为可疑，＜10^4/ml 系污染。通过耻骨上膀胱穿刺获得的尿培养，只要发现有细菌生长，即有诊断意义。临床高度怀疑泌尿道感染，而普通尿培养阴性者，应进行 L 型细菌及厌氧菌培养。

（3）影像学检查　常用的影像学检查有泌尿系 B 型超声检查、核素肾静态扫描、排泄性膀胱尿路造影。

四、诊断与鉴别诊断

1. 诊断

（1）临床有尿路感染症状或清洁尿沉渣白细胞＞10 个/HP，其清洁中段尿细菌定量培养菌落数＞10^5/ml；

（2）无症状者，2 次清洁中段尿细菌定量培养菌落数＞10^5/ml，为同一菌种；

（3）膀胱穿刺尿培养细菌阳性。

完整的 UTI 诊断除证实真性细菌尿外，还应进一步明确：①UTI 系初发、复发或再感染；②确定致病菌的类型并做药敏试验；③有无尿路畸形，如膀胱输尿管反流、尿路梗阻等复杂性 UTI 的存在；④UTI 的定位诊断，即上尿路感染或下尿路感染。

2. 鉴别诊断

（1）急性肾小球肾炎　初期可有轻微尿路刺激症状，尿常规检查中红细胞增多，有少量白细胞，但多有管型尿及蛋白尿，且多伴水肿、高血压，尿培养阴性有助于鉴别。

（2）白天尿频综合征（即神经性尿频） 多发生在婴幼儿时期，醒时尿频，次数多，甚至数分钟一次，入睡消失。反复发作，精神、饮食正常，尿常规检查正常，无其他痛苦。

五、临床治疗

（一）西医治疗

1. 一般处理

嘱多饮水以增加尿量，鼓励患儿进食，供给足够的热卡、丰富的蛋白质和维生素。尿路刺激症状明显者可用抗胆碱药物治疗或口服碳酸氢钠以碱化尿液；对高热、头痛者给予解热镇痛剂。

2. 抗生素治疗

（1）抗菌药物选用原则 主要包括：①感染部位：对肾盂肾炎应选择血浓度高的药物，对膀胱炎应选择尿液中浓度高的药物；②感染途径：如发热等全身症状明显或属血源性感染，多选用青霉素类或头孢菌素类治疗；③根据尿培养及药物敏感试验结果，同时结合临床疗效选用抗生素；④选择对肾脏损害小的药物。

（2）治疗方法 ①急性期：抗生素不推荐短程疗法，一般要求持续 5～7 天或更长时间。上尿路感染疗程为 10～14 天；下尿路感染疗程为 5～7 天。完成治疗 1 周后进行复查。②再次感染：急性症状控制后可用复方磺胺甲噁唑、呋喃妥因等其中一种，以小剂量（治疗量的 1/3～1/4）于每晚睡前服用 1 次，疗程可持续 3～4 个月。

3. 积极治疗尿路结构和功能异常

如膀胱输尿管反流和排空功能异常等。

（二）中医治疗

1. 辨证思路

本病辨证关键在于辨虚实。急性期多属实证，多见于膀胱湿热证与心火炽盛证；病程长者或反复发作的慢性患儿多为虚证或虚中夹实，多见于肝肾阴虚证与脾肾气虚证。

2. 治疗原则

本病以利湿通淋为基本原则。治疗要分清虚实，实证宜清利湿热，虚证宜健脾补肾或滋阴降火。

3. 辨证施治

（1）膀胱湿热证

证候 起病较急，小便频数刺痛，点滴而下，小便黄赤或混浊，大便秘结，小腹胀满，甚则痛引脐中，哭闹不安，或伴发热，舌红，苔黄厚腻，脉滑数，指纹紫。

辨证要点 本证急性期最常见。以起病急，尿频、尿急、尿痛、小便黄赤，舌红，苔黄厚腻，脉滑数，指纹紫为特征。

治法 清热解毒，利湿通淋。

方药 八正散（《太平惠民和剂局方》）加减。

寒热往来者，加柴胡、黄芩以和解少阳；恶心呕吐者，加半夏、竹茹以除烦降逆止呕；腹胀便秘者，加枳实，重用大黄以通腑泄热，理气导滞；小腹坠胀者，加乌药、川楝子以行气通淋；小便红赤者，加白茅根、茜草炭以清热利尿，凉血止血。

（2）心火炽盛证

证候　起病较急，小便频急，灼热刺痛，尿色黄赤甚则尿血，少腹拘急，口舌生疮，心烦失眠，面色红赤，口渴欲饮冷，大便秘结，舌尖红，苔黄，脉滑数，指纹紫。

辨证要点　以起病急，尿频、尿急、尿痛、小便黄赤，口舌生疮，心烦失眠，舌尖红，苔黄，脉滑数，指纹紫为特征。

治法　清心泻火，导赤通淋。

方药　导赤散（《小儿药证直诀》）加减。

大便秘结者，加大黄以通腑泄热；大便溏薄而黏滞者，加薏苡仁以利水渗湿；尿痛而急、色赤而涩者，加石韦、萹蓄、瞿麦以清热利湿通淋。

（3）肝肾阴虚证

证候　病程较久，小便淋漓，色黄短赤，低热盗汗，五心烦热，颧红咽干，夜寐不安，腰膝酸软，目眩耳鸣，舌红而嫩，苔少，脉细数，指纹淡。

辨证要点　以病程长，小便黄赤，低热盗汗，五心烦热，颧红咽干，舌红而嫩，苔少，脉细数，指纹淡为特征。

治法　滋阴降火，利湿通淋。

方药　知柏地黄丸（《医宗金鉴》）加减。

小便频数者，加萹蓄、瞿麦以清热利湿通淋；心烦不得眠者，加酸枣仁、柏子仁以宁心安神；潮热盗汗者，加地骨皮、煅龙骨、煅牡蛎以凉血除蒸，敛阴止汗。

（4）脾肾气虚证

证候　病程日久，小便频数，淋漓不尽，尿色混浊，神倦乏力，面色萎黄，纳差，小腹坠胀，腹痛绵绵，大便稀溏，甚则畏寒怕冷，手足不温，眼睑浮肿，舌质淡或有齿痕，苔薄腻，脉细弱，指纹淡。

辨证要点　以病程长，尿频，淋漓不尽，乏力，面黄，纳差，畏寒，舌质淡或有齿痕，苔薄腻，脉细弱，指纹淡为特征。

治法　健脾补肾，利湿通淋。

方药　缩泉丸（《魏氏家藏方》）加减。

尿液混浊者，加茯苓、车前子以化湿利水；夜尿增多者，加覆盆子、桑螵蛸、海螵蛸以益肾固涩；畏寒怕冷，四肢不温者，加制附子、肉桂以温补肾阳。

4. 中医其他疗法

（1）中成药　①八正合剂：清热、利尿、通淋，用于膀胱湿热证。②三金片：清热解毒，利湿通淋，用于膀胱湿热证。③知柏地黄丸：滋阴降火，用于肝肾阴虚证。

（2）针灸疗法　①主穴：委中、下髎、阴陵泉、束骨。配穴：小便灼热刺痛加曲池；尿血加血海、三阴交；少腹胀满加曲泉；寒热往来加内关；腰痛加耳穴，取肾、腰骶区。适用于实证。②主穴：委中、阴谷、复溜、照海、太溪。配穴：腰背酸痛加关元、肾俞；多汗补复溜、泻合谷；尿频尿痛加中极、阴陵泉；低热、盗汗加中脘、照海；形寒肢冷、大便稀薄加关元、肾俞。适用于虚证。

（3）中药外治法　金银花 30g，蒲公英 30g，地肤子 30g，艾叶 30g，赤芍 15g，通草 6g，生姜 15g。布包水煎，注意温度，避免烫伤。坐浴，每日 1～2 次，每次 15～20 分钟。用于治疗尿频、尿急、尿痛。适用于膀胱湿热证。

六、中西医结合诊疗思路

本病的治疗，早期应积极采用中西医结合治疗以提高疗效，反复发作、病情迁延患儿中医治疗有明显的优势。中医治疗早期以祛邪为主，反复发作、病情迁延患儿应以扶正为主。西医治疗应选择敏感抗生素治疗，慢性者或反复发作、病情迁延者应积极查找原因，排除尿路畸形。

七、预防与调护

（1）加强儿童期卫生教育，养成良好的生活习惯，注意多饮水，不穿开裆裤及紧身内裤，不坐地玩耍。

（2）及时发现和处理男孩包茎、蛲虫感染等；及时矫治尿路畸形，防止尿路梗阻和肾瘢痕形成。

（3）患病期间饮食宜清淡，多饮水，不宜食用辛辣食物。

思维导图

- 第四节 泌尿道感染
  - 概念 —— 指病原体直接侵入尿路，在尿液中生长繁殖，并侵犯尿路黏膜或组织而引起损伤的感染性疾病
  - 病因病机
    - 西医病因病机 —— 任何致病菌均可引起，其中大肠埃希菌最常见，约占60%～80%
    - 中医病因病机 —— 外感或内生湿热之邪，致膀胱失约
  - 临床表现
    - 急性泌尿道感染
      - 新生儿期 —— 临床症状极不典型，可表现为发热或体温不升、吃奶差、呕吐、腹泻等
      - 婴幼儿期 —— 以全身症状为主，局部症状轻微或无。常以发热最突出，拒食、呕吐、腹泻等也较明显。可有排尿时哭闹、尿频等
      - 儿童期
        - 急性膀胱炎，常表现为尿频、尿急、尿痛、排尿困难等尿路刺激症状
        - 若为急性肾盂肾炎，全身症状多较明显，表现为发热、寒战、腰痛等，可伴肾区叩击痛和肋脊角压痛，血尿、少量蛋白尿
    - 慢性泌尿道感染 —— 病情迁延或反复发作，伴有贫血、消瘦、生长迟缓、高血压或肾功能不全
    - 无症状性菌尿 —— 临床无症状，而尿培养菌落数＞10^5/ml
  - 诊断及鉴别诊断
    - 诊断 —— 临床有尿路感染症状，清洁尿沉渣白细胞＞10个/HP，其清洁中段尿细菌定量培养菌落数＞10^5/ml；
    - 鉴别诊断 —— 与急性肾小球肾炎、白天尿频综合征（即神经性尿频）相鉴别
  - 临床治疗
    - 西医治疗 —— 一般治疗；抗生素治疗；积极治疗尿路结构和功能异常
    - 中医辨证论治
      - 膀胱湿热证 —— 清热解毒，利湿通淋 —— 八正散
      - 心火炽盛证 —— 清心泻火，导赤通淋 —— 导赤散
      - 肝肾阴虚证 —— 滋阴降火，利湿通淋 —— 知柏地黄丸
      - 脾肾气虚证 —— 健脾补肾，利湿通淋 —— 缩泉丸

第五节 遗 尿

遗尿，是指5周岁以上的小儿睡中小便自遗，醒后方觉的一种病症。

本病多见于10岁以下的儿童，男孩发病率高于女孩，性别差异多在青春期前消失，部分有明显的家族史。全球多个国家和地区遗尿的患病率有较大差异，为1.7%～33.0%，据2020年相关文献报道，我国儿童遗尿总患病率为4.8%。遗尿具有一定自限性，但亦有部分儿童的遗尿症缠绵难愈或反复发作，影响生长发育。长期遗尿对患儿的心理人格造成不良影响，引起社交障碍。

一、病因病机

1. 西医病因病机

遗尿的发病机制尚不完全清楚，目前认为主要涉及睡眠觉醒功能异常、抗利尿激素失调以及膀胱尿道功能异常。常见遗传、精神、内分泌因素和中枢神经系统神经递质及受体异常等。

（1）*觉醒功能异常* 觉醒阈值增高、中枢对膀胱充盈信号不敏感、膀胱感觉减退、白天睡眠剥夺、睡眠中缺氧等，导致觉醒功能异常。

（2）*抗利尿激素失调* 睡前饮水过多、抗利尿激素夜间分泌不足、抗利尿激素敏感性下降等，导致夜间多尿。

（3）*膀胱尿道功能异常* 膀胱容量小、逼尿肌过度活动、尿道括约肌不稳定、排尿控制功能发育延迟等，导致膀胱尿道功能异常。

2. 中医病因病机

遗尿为水液代谢失调之病，常见病因为先天禀赋不足、大病久病病后失调、湿热内蕴、情志失调等。病位主要在膀胱，与肺、脾、肾三脏都有关系。病机为三焦气化失司，膀胱约束不利。尤以肾气不足、膀胱虚寒最为多见。

（1）*肾气不足* 肾的开阖主要靠肾的气化功能来调节。肾气不足，则下焦虚寒，气化功能失调，闭藏失司，不能约束水道而遗尿。

（2）*肺脾气虚* 肺主敷布津液，脾主运化水湿，肺脾二脏共同维持正常水液代谢。若肺脾气虚则水道制约无权，所谓“上虚不能制下”。

（3）*心肾失交* 心肾失交，水火不济，夜梦纷纭，梦中尿床，或欲醒而不能，小便自遗。

（4）*肝经湿热* 肝经郁热，疏泄失司，或湿热下注，移热于膀胱，以致遗尿。

二、临床表现

1. 病情程度的判断

对于遗尿程度的判断，美国精神卫生协会制定的标准是，每周2～3个夜晚尿床属于轻度遗尿；每周4～6个夜晚尿床属于中度遗尿；每周7个夜晚均尿床属于重度遗尿。

2. 临床分型

（1）根据遗尿发生的特点，分为原发性和继发性遗尿。自幼遗尿，没有6个月以上的不尿床期，并除外器质性疾病者为原发性；无论是自愈或者经过治疗，若曾经有过连续6个月以上的不尿床期，又出现尿床，为继发性。

（2）根据是否伴随有白天下尿路症状，分为原发单症状性及非单症状性夜间遗尿。

（3）根据是否有夜间多尿和膀胱容量小分为5种类型，分别为夜间多尿型、膀胱功能异常型、尿道功能异常型（尿道不稳定、逼尿肌-括约肌协同失调）、混合型（同时存在前面几种类型）、其他型（既无夜间多尿也无膀胱容量小）。

（4）顽固性遗尿，指经3个月正规治疗，疗效欠佳或者停药后复发者。

三、辅助检查

（1）*尿常规*　可以帮助排除糖尿病和无症状的泌尿系感染等。晨起首次尿比重有助于判断去氨加压素治疗遗尿的疗效。

（2）*影像学检查*　腹部和盆腔超声检查可以发现泌尿系统结构异常、膀胱壁厚度、残余尿量。腰骶部X线平片或MRI检查有助于脊柱裂和脊髓及神经病变的诊断。排尿期膀胱尿道造影对有显著白天排尿症状和反复泌尿系感染患者的诊断有帮助。

（3）*尿动力学检查*　顽固性遗尿、非单症状性夜间遗尿或有尿道、膀胱病史且家长不能配合完成记录排尿日记患儿，需要进行尿动力学检查。

四、诊断与鉴别诊断

1. 诊断

（1）年龄≥5岁；

（2）睡眠中不自主排尿，每周≥2次，并持续3个月以上；

（3）对于大年龄儿童诊断标准可适当放宽夜间遗尿次数。

2. 鉴别诊断

（1）*尿路感染*　尿频、尿急、尿痛，白天清醒时小便也急迫难耐，裤裆常湿。小便常规检查有白细胞或脓细胞，尿细菌培养可呈阳性。

（2）*尿失禁*　尿液自遗不论昼夜，多见于先天发育不全或脑病后遗症的患儿。

五、临床治疗

（一）西医治疗

1. 治疗原则

重视基础治疗，依据病因和临床分型选择警铃（叫醒）和药物疗法。

2. 基础治疗

贯穿治疗的全过程，主要包括作息饮食调节、行为治疗、觉醒训练与心理治疗。

3. 药物治疗

在警铃疗法的基础上选择不同的药物，包括去氨加压素、M受体拮抗剂等。①夜间多尿型：去氨加压素治疗；②膀胱功能异常型：联合 M 受体拮抗剂；③混合型：可选择去氨加压素联合警铃疗法，或联合 M 受体拮抗剂等；④尿道功能异常型（尿道不稳定、逼尿肌-括约肌协同失调）：选择生物反馈和括约肌（会阴部）电刺激疗法；⑤其他型（膀胱容量和夜间尿量均正常）：予警铃疗法或去氨加压素治疗；伴有晚上觉醒障碍者睡前口服盐酸甲氯芬酯胶囊。

（二）中医治疗

1. 辨证思路

本病重在辨虚实寒热，虚寒者多，实热者少。虚寒者常见肾气不足证、肺脾气虚证及心肾不交证。实热者常见于肝经湿热证。

2. 治疗原则

以温补下元、固摄膀胱为主要治则。

3. 辨证施治

（1）肾气不足证

证候　尿床次数较多，小便清长，面白少华，神疲乏力，智力可较同龄儿稍差，肢冷畏寒，舌质淡，苔白滑，脉沉无力。

辨证要点　以尿量多，次数频繁，兼见面白，形寒，腰膝酸软，舌质淡，苔白滑，脉沉无力为特征。

治法　温补肾阳，固涩小便。

方药　菟丝子散（《太平圣惠方》）加减。

少腹不温，畏寒明显者，加淡附片、肉桂以温补肾阳，益火之源；近年来研究发现在温肾固涩方中加入麻黄可醒脑开窍、固摄膀胱，提高疗效。

（2）肺脾气虚证

证候　夜间遗尿，日间尿频而量多，经常感冒，面色少华，神疲乏力，食欲不振，大便溏薄，舌质淡红，苔薄白，脉缓弱。

辨证要点　以白天尿频、尿量多、小便清长，反复感冒，神疲乏力、自汗、纳少，舌质淡红，苔薄白，脉缓弱为特征。

治法　补肺益脾，固摄膀胱。

方药　补中益气汤（《脾胃论》）合缩泉丸（《魏氏家藏方》）加减。

寐深者，加麻黄、石菖蒲以助阳化气，醒神开窍；畏寒者，加肉桂以温补下元；纳呆者，加鸡内金以健胃消食，缩尿止遗。

（3）心肾失交证

证候　梦中遗尿，寐不安宁，烦躁叫扰，白天多动少静，难以自制，或五心烦热，形体较瘦，舌质红，苔薄少津，脉沉细数。

辨证要点　以寐不安宁，烦躁叫扰，五心烦热，舌质红，苔薄少津，脉沉细数为特征。

治法　清心滋肾，安神固脬。

方药　导赤散（《小儿药证直诀》）合交泰丸（《韩氏医通》）加减。

五心烦热者，加五味子、酸枣仁、牡丹皮以宁心除烦，清热生津；小便混浊者，加石韦、萆薢以利湿通淋去浊。

（4）肝经湿热证

证候　梦中遗尿，小便量少色黄，大便干结，性情急躁，夜卧不安，目睛红赤，舌质红，苔黄腻，脉滑数。

辨证要点　以小便量少，色黄臊臭，夜寐不安，性情急躁，目睛红赤，舌质红，苔黄腻，脉滑数为特征。

治法　清利湿热，泻肝止遗。

方药　龙胆泻肝汤（《太平惠民和剂局方》）加减。

性情急躁者，加决明子、香附以清肝利水，疏肝理气；夜卧不宁者，加黄连、竹茹、郁金以清心除烦。

4. 中医其他疗法

（1）*中成药*　①五子衍宗丸：补肾益精，用于肾气不足证。②缩泉丸：补肾缩尿，用于肾气不足证。③龙胆泻肝丸：清肝胆，利湿热，用于肝经湿热证。

（2）*针灸疗法*　①体针：主穴选通里、大钟、关元穴，先针通里，以泻法强刺激，得气后再针大钟穴，留针 10～15 分钟，起针后再用艾条温和灸关元穴 3～5 分钟，1 日 1 次，6 次为 1 疗程。或取长强穴，快速刺入皮下 5 分，沿尾骨和直肠之间，深刺 1.5 寸许。配穴选气海、足三里、肾俞及三阴交，交替使用，1 日或隔日 1 次。用于脾肾两虚证。②耳针：主穴选遗尿点（在肾点与内分泌点之间，食道点的下方）。配穴选肾点、皮质下。每次留针 30 分钟，10 次为一疗程。用于脾肾两虚证、肺脾气虚证、心肾失交证。

（3）*推拿疗法*　①每日下午揉丹田 200 次，摩腹 20 分钟，揉龟尾 30 次。较大儿童可用擦法，横擦肾俞、八髎，以热为度。用于脾肾两虚证、心肾失交证。②补脾土、补肾水各 300 次，推三关 300 次，揉丹田 20 分钟，按百会 50 次，每日下午进行。用于脾肾两虚证、肺脾气虚证、心肾失交证。

六、中西医结合诊疗思路

大部分患儿运用中医综合疗法可以治愈，对于顽固性遗尿的患儿可联合西医治疗，提高疗效。必要时注重心理疗法的参与。

七、预防与调护

（1）勿使患儿白天玩耍过度，睡前不要饮水过多、进食稀饭或吃含水分多的水果。

（2）幼儿每晚按时唤醒排尿，逐渐养成自控的排尿习惯。

（3）家长不能打骂体罚遗尿患儿，应消除其紧张心理。

思维导图

- 第五节　遗尿
  - 概念 — 俗称尿床，是指5周岁以上的小儿睡中小便自遗，醒后方觉的一种病症
  - 病因病机
    - 西医病因病机 — 主要涉及睡眠觉醒功能异常、抗利尿激素失调以及膀胱尿道功能异常
    - 中医病因病机
      - 病因为先天禀赋不足、大病久病病后失调、湿热内蕴、情志失调等
      - 病机为三焦气化失司，膀胱约束不利。尤以肾气不足、膀胱虚寒为最多见
  - 临床表现 — 年龄≥5岁，睡眠中不自主排尿，每周≥2次，持续3个月以上

第五节 遗尿
- 诊断与鉴别诊断
  - 诊断 ——
    - （1）年龄≥5岁
    - （2）睡眠中不自主排尿，每周≥2次，并持续3个月以上
    - （3）对于大年龄儿童诊断标准可适当放宽夜间遗尿次数
  - 鉴别诊断 —— 与尿路感染、尿失禁相鉴别
- 临床治疗
  - 西医治疗 —— 基础治疗（作息饮食调节、行为治疗、觉醒训练与心理治疗）；药物治疗（去氨加压素、M受体拮抗剂）
  - 中医辨证论治
    - 肾气不足证 —— 温补肾阳，固涩小便 —— 菟丝子散
    - 肺脾气虚证 —— 补肺益脾，固涩膀胱 —— 补中益气汤合缩泉丸
    - 心肾失交证 —— 清心滋肾，安神固脬 —— 导赤散合交泰丸
    - 肝经湿热证 —— 清利湿热，泻肝止遗 —— 龙胆泻肝汤

思考题

1. 急性肾小球肾炎常见的临床表现、西医治疗原则、并发症有哪些？
2. 急性肾小球肾炎常见的中医变证都有哪些，如何辨证论治？
3. 肾病综合征临床表现及诊断标准是什么？
4. 肾病综合征复发与频复发如何界定？按激素的治疗反应分为哪三种情况？
5. 肾病综合征中医辨证本证都有哪些，如何辨证论治？
6. 肾病综合征、急性肾小球肾炎如何鉴别诊断？
7. 试述小儿泌尿道感染的尿常规及尿培养的参考标准是什么？
8. 试述小儿泌尿道感染急性期的中医辨证论治要点。
9. 遗尿的定义及治疗原则是什么？
10. 肾气不足与脾肺气虚之遗尿的证候、治法及方药是什么？

泌尿系统疾病病案及古籍选录

第六章　血液系统疾病

第一节　血液系统中西医概述

血液系统由血液和造血器官组成。造血器官主要包括骨髓、胸腺、脾和淋巴结。血液由血浆和悬浮其中的血细胞构成。血液系统疾病是指原发或主要累及血液和造血器官的疾病，如红细胞疾病、粒细胞疾病、单核巨噬细胞疾病、淋巴细胞疾病、浆细胞疾病、造血干细胞疾病、脾功能亢进、出血性及血栓性疾病等。

一、小儿的造血特点

小儿造血分为胎儿期造血和出生后造血。

1. 胎儿期造血

胚胎期造血依次按卵黄囊、肝脾（胸腺、淋巴结）、骨髓顺序分为三个阶段。

（1）卵黄囊造血期　自胚胎第 3 周起，卵黄囊内形成很多血岛，血岛细胞中出现原始有核血细胞，至胚胎 6～8 周后卵黄囊造血开始减退，至胚胎 12～15 周消失。

（2）肝脾造血期　肝脏的造血是从胚胎第 6 周开始，主要产生有核红细胞和少量粒细胞、巨核细胞。肝脏是胎儿期的主要造血部位，在 4～5 月达到高峰，6 个月后逐渐减退。

脾脏在胚胎 8 周左右开始生成红细胞、粒细胞、淋巴细胞和单核细胞，同时出现破坏血细胞的功能；至胎儿 5 个月后，生成红细胞和粒细胞的功能减退，但生成淋巴细胞的功能可维持终身。

胸腺是中枢淋巴器官。胚胎在第 6～7 周就已出现胸腺，并开始生成淋巴细胞。来源于卵黄囊、肝脏或骨髓的淋巴干细胞在胸腺中诱导分化为前 T 细胞，并迁移至周围淋巴组织中，增殖并发育为 T 淋巴细胞，这种功能可维持终生。胚胎期的胸腺还生成少量的红细胞和粒细胞，但持续时间甚短。淋巴结在胚胎 11 周开始生成淋巴细胞，并成为终身生成淋巴细胞和浆细胞的器官。胎儿期的淋巴结也具有短时间的红系造血功能。

（3）骨髓造血期　胚胎自第 6 周开始出现骨髓，从 4 个月起出现造血活动，之后迅速成为主要的造血器官，可生成粒细胞、红细胞、巨核细胞等。在孕 22 周后，骨髓成为主要的造血部位，并成为永久造血器官直至终生。

2. 出生后造血

（1）骨髓造血　出生后主要是骨髓造血。在婴幼儿期，人体的骨髓全部是红骨髓，都可以参与造血。从 5～7 岁时人体长骨中的部分红髓逐渐被黄髓代替，至 18 岁时红髓仅分布于脊柱、胸骨、肋骨、肩胛骨、颅骨、骨盆以及肱骨、股骨的近端；黄髓有潜在的造血功能，当人体需要增加造血时，黄髓可再次转变为红髓来造血。

（2）骨髓外造血　一般情况下，在出生2个月后骨髓外造血停止（淋巴细胞与巨噬细胞除外）。只有在机体受到各种感染，或发生溶血、贫血时，或者是骨髓受到异常细胞侵犯及骨髓纤维化等情况时，肝、脾、淋巴结根据情况需要恢复到胎儿时期的造血状态，出现肝、脾及淋巴结肿大，外周血可见到有核红细胞或（和）幼稚中性粒细胞。这种特殊反应称为“骨髓外造血”，病因得到纠正后可以恢复到正常状态。

二、小儿的血常规特点

（1）红细胞数与血红蛋白量　小儿出生时红细胞数为（5.0～7.0）$\times 10^{12}$/L，血红蛋白量为150～220g/L，少数未成熟儿的红细胞数会稍低于这个水平。在出生后的6～12小时内，因进食较少和不显性失水而致血液浓缩，红细胞数常比出生时高。新生儿的红细胞数和血红蛋白量有所降低，至2～3个月时红细胞数降至3.0×10^{12}/L，血红蛋白量降至110g/L左右，出现轻度贫血，称为生理性贫血。3个月后红细胞数和血红蛋白量开始缓慢增加，到12岁时达成人水平。

出生时的网织红细胞数量较高，为红细胞的4%～6%，出生后的5～7天迅速下降到0.5%～1.5%，4～6周时上升到2%～8%，5个月以后又下降到1%～1.5%，婴儿期以后达成人水平（0.5%～1.5%）。

正常情况下，在胚胎期、胎儿期、儿童和成年阶段，分别存在6种不同的血红蛋白分子。分别是Gower1、Gower2、Portland、HbF、HbA1和HbA2。

（2）白细胞数与分类　新生儿的白细胞总数是（15～20）$\times 10^9$/L，在出生后6～12小时内迅速增加达到（21～28）$\times 10^9$/L，之后逐渐下降，1周左右时平均数是12×10^9/L，婴儿期白细胞总数维持在10×10^9/L左右，8岁以后方接近成人水平7×10^9/L。

小儿末梢血的白细胞分类主要是中性粒细胞与淋巴细胞的比例变化：出生时的中性粒细胞约占65%，淋巴细胞约占30%，与成人类似，生后4～6天时两者比例基本相等。以后在整个婴儿期均是淋巴细胞占优势，约占60%，中性粒细胞约占35%。学龄前期中性粒细胞逐渐增加，4～6岁时两者又相等。7岁以后小儿的白细胞分类与成人分类相似。

（3）血小板数　出生后6个月血小板计数即与成人相似，为（150～300）$\times 10^9$/L。

（4）血容量　小儿血容量占体重的比例相对成人较高。新生儿血容量约占自身体重的10%，平均300ml；儿童血容量占自身体重的8%～10%；成人血容量仅占自身体重的6%～8%。

（5）造血干细胞（hemopoietic stem cell，HSC）　造血干细胞来源于胚胎干细胞，形态类似淋巴细胞，最早出现在卵黄囊血岛上，然后迁徙到肝脏，大约在胚胎第9个月时定位在骨髓。具有自我更新和增殖分化的能力，但绝大多数处在非增殖状态。HSC是各种血细胞和免疫细胞的起源细胞，可以增殖分化为各种淋巴细胞、浆细胞、红细胞、血小板、单核细胞和各种粒细胞。出生后可以从骨髓、外周血、脐带血中获取HSC。理论上讲，移植造血干细胞可以在患者体内重建完全的、永久的造血功能。

三、血液系统疾病相关检查

（1）血常规　为临床基础检查，可以观察血细胞的数量变化及形态分布。

（2）造血干细胞的测定方法　脾结节形成单位测定，长期培养起始细胞测定，CD34抗原测定。

（3）骨髓组织病理学检查　在于明确病理分型及病变严重程度，指导临床治疗，判断预后。

四、血液系统中医学概述

1. 血的生理功能

血的生理功能有二：其一是营养濡润全身脏腑经脉。其二是神志活动的物质基础。

2. 血与五脏的关系

（1）血与心　心主血脉。全身的血液依赖心气的推动，通过经脉而到全身，发挥其濡养功能。心气充沛则心血宁而神安；心气虚则血不宁，继而出现神乱不寐或心悸。

（2）血与肺　肺朝百脉。血的运行需要气来推动，气的功能有赖脾的运化和肺的宣发肃降，血液随着气的宣发肃降运行至全身。同时，肺主一身之气，司呼吸，负责调节全身气机，肺健方能辅助心脏推动和调节血液的正常运行。

（3）血与脾　脾为后天之本，气血生化之源。《灵枢•决气》曰："中焦受气取汁，变化而赤，是谓血。"若中焦脾胃虚弱，胃不能受纳，脾不能运化，则水谷精微无以生且无以化，化源不足则气血俱虚。此外，脾主统血，统摄五脏六腑之血行于脉道，脾气充则固摄有力，而血液循行不会溢出脉外。

（4）血与肝　肝主藏血，指肝有贮藏血液和调节血量的功能。肝藏血充沛，肝气疏泄功能强健，可以根据人体动静之不同需要来调节脉管中的血流量，使经脉中的血量维持在一个相对恒定的水平上，这对血液的畅行具有重要意义。《素问・六节藏象论》中有记载"肝者，罢极之本，魂之居也，其华在爪，其充在筋，以生血气。"说明肝还有造血功能。

（5）血与肾　肾为先天之本，主藏精。血由精生，乙癸同源，中医有"精血同源"之说。《素问・生气通天论》云"骨髓坚固，气血皆从。"意思是血的生成源于骨髓，所谓"肾主骨，生髓"此之谓也。肾与血有两方面的紧密关系：一是肾中精气化生元气，可温煦脾土，促进脾胃的生化功能，水谷精微旺盛而奉心化赤为心血；二是肾藏精，精与血可以互化，血可养精，精可化血，此即"精血同源"。

此外血与气关系密切。气属阳，血属阴，气能生血、摄血、行血，"气为血之帅，血为气之母"，血液运行有赖于气的推动和固摄作用，这两种力量的协调平衡维持着血液的正常循行。若推动力量不足，则可出现血液流速缓慢，出现滞涩、瘀血等改变；若固摄力量不足，则可出现血液外溢，导致出血。

综上所述，血液在全身的正常循行需要心、肺、肝、脾等脏腑的相互配合，五脏中的任何一个脏腑发生功能失调都会引起血行异常。

思维导图

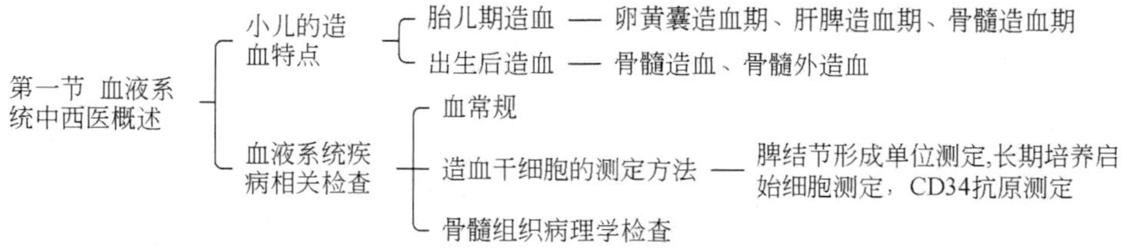

- 第一节 血液系统中西医概述 —— 中医学概述
  - 血的生理功能 —— 营养濡润全身脏腑经脉，是神志活动的物质基础
  - 血与五脏的关系
    - 血与心 —— 心主血脉 —— 心气充沛则心血宁而神安
    - 血与肺 —— 肺朝百脉、司呼吸 —— 肺健则助心脏推动和调节血液的正常运行
    - 血与脾 —— 脾为气血生化之源，主统血 —— 脾气充则固摄有力，而血液循行不会溢出脉外
    - 血与肝 —— 肝主藏血 —— 肝藏血充沛，肝气疏泄功能强健，促进血脉畅行
    - 血与肾 —— 肾主藏精，精血同源
      - 肾中精气化生元气，可温煦脾土，水谷精微旺盛而奉心化赤为心血
      - 肾藏精，精与血可互化，血可养精，精可化血

第二节　小儿贫血概述

贫血（anemia）是指外周血中单位容积内的红细胞计数、血红蛋白量或红细胞压积低于正常的一种临床综合征。海拔每增高 1000m，血红蛋白升高约 4%。WHO 依据血红蛋白值给出的贫血标准是：6 月～5 岁小儿低于 110g/L，5～11 岁儿童低于 115g/L，12～14 岁儿童低于 120g/L。6 个月以内婴儿的血红蛋白值变化较大尚无统一标准。我国小儿血液学组（1989 年）暂定的贫血诊断标准（以海平面计）是血红蛋白在生后 10 天内＜145g/L，1～4 个月内＜90g/L，4～6 个月内＜100g/L 者属于贫血。

一、贫血分类

（一）按贫血程度分类

根据外周血检测的血红蛋白含量或红细胞数值分类。

血红蛋白（Hb）在 90～120g/L 属于轻度，60～90g/L 属于中度，30～60g/L 属于重度，血红蛋白＜30g/L 时为极重度。

新生儿的外周血红蛋白在 120～144g/L 是轻度，90～120g/L 是中度，60～90g/L 是重度，低于 60g/L 时属于极重度。

（二）按形态分类

根据红细胞平均容积（MCV）、红细胞平均血红蛋白量（MCH）和红细胞平均血红蛋白浓度（MCHC）的测值分类。具体见表 6-1。

表 6-1　贫血的细胞形态分类

分类	RBC 平均体积（fl）	RBC 平均 Hb 量（pg）	RBC 平均 Hb 浓度（%）
正常值	80～94	28～32	32～38
大细胞性	＞94	＞32	32～38
正细胞性	80～94	28～32	32～38
单纯小细胞性	＜80	＜28	32～38
小细胞低色素性	＜80	＜28	＜32

（三）按病因分类

1. 红细胞和血红蛋白生成不足

（1）造血物质缺乏　如缺铁性贫血、巨幼红细胞性贫血（维生素 B_{12}、叶酸缺乏）、维生素 B_6 缺乏、蛋白质缺乏等。

（2）骨髓造血功能障碍　如再生障碍性贫血。

（3）其他　如慢性感染、慢性肾脏病、癌症等疾病过程中出现的贫血。

2. 溶血性贫血

因红细胞自身内在异常或外在因素导致的溶血所引发的贫血。

（1）红细胞内在异常　包括红细胞膜结构缺陷（如遗传性球形红细胞增多症）、红细胞酶缺乏（如葡萄糖-6-磷酸脱氢酶缺乏）、血红蛋白异常（如珠蛋白生成障碍性贫血、血红蛋白病）等。

（2）红细胞外在因素　包括免疫因素（体内存在破坏红细胞的抗体，如新生儿溶血病、药物所致的免疫性溶血性贫血等）和非免疫因素（如感染、药物、物理、化学因素等）。

3. 失血性贫血

包括急性失血和慢性失血所导致的贫血。

二、诊断

贫血是一种症状或综合征，确切而详细的病史、全面的体格检查和必要的实验室检查是诊断贫血的重要依据。

1. 病史

包括发病年龄、喂养史、既往史、家族史以及伴随症状等。

（1）发病年龄　年龄对于儿童贫血的诊断意义重大。小儿时期的贫血多具有年龄特点。如出生后即刻有严重贫血者要考虑到产前或产时失血；出生后 48 小时内出现贫血伴有黄疸者考虑新生儿溶血病；儿童期发病者多考虑慢性失血性贫血、营养性贫血及其他原因的贫血。

（2）喂养史　详细询问婴幼儿的喂养方法、饮食的质与量、饮食搭配及辅食添加过程等。如人工喂养又未及时添加辅食的婴儿容易患营养性贫血；幼儿及年长儿的饮食质量差或配比不合理者容易患缺铁性贫血；发病前有蚕豆食入史患儿，要考虑葡萄糖-6-磷酸脱氢酶缺乏引起的贫血。

（3）既往史及家族史　既往史包括有无寄生虫感染、消化系统疾病、结核病等慢性疾病史，以及是否服用过氯霉素、磺胺等药物史。考虑与遗传有关的贫血，如葡萄糖-6-磷酸脱氢酶缺乏、珠蛋白生成障碍性贫血等，要询问家族（或近亲）中是否有同样患者。

（4）伴随症状　需详细询问伴随症状，如伴有黄疸和血红蛋白尿则提示有溶血，伴有呕血、便血、瘀斑等提示有出血，伴有神经和精神症状如嗜睡、震颤等提示存在维生素 B_{12} 缺乏。

2. 体格检查

（1）生长发育及营养状况　患儿若存在生长发育不良、发育障碍或营养不良多见于慢性贫血。如β-珠蛋白生成障碍性贫血患儿有眼距宽、鼻梁低等特征。

（2）皮肤、黏膜　一般情况下，皮肤和黏膜的苍白程度与贫血程度成正比。

（3）指甲和毛发　如缺铁性贫血的患儿指甲薄且易脆，严重者见扁平甲甚至呈匙形反甲。巨幼细胞贫血患儿头发细黄、干稀、无光泽，有的呈绒毛状。

（4）肝脾、淋巴结　肝脾和淋巴结肿大是婴幼儿贫血的常见体征。肝脾轻度肿大多提示髓外造血；肝脾明显肿大且以脾大为主者，多提示遗传性溶血性贫血；有明显淋巴结肿大者应考虑造血系统恶性病变（如白血病、恶性淋巴瘤）。

3. 实验室检查

血液及骨髓检查结果是小儿贫血诊断和鉴别诊断的重要依据。

（1）外周血象及网织红细胞　可根据红细胞数和血红蛋白量及细胞的形态判断有无贫血及其程度，分析病因。如红细胞体积较小、染色浅、中央淡染色区扩大时提示缺铁性贫血，红细胞形状呈球形、染色深提示遗传性球形红细胞增多症。

网织红细胞计数可反映骨髓造红细胞的功能，数目增多提示骨髓造血功能活跃，数目减少提示造血功能低下。另外，在治疗过程中网织红细胞计数还有助于判断疗效，如有效的缺铁性贫血治疗2～3天后网织红细胞即开始增加。

（2）骨髓检查　骨髓涂片检查对白血病、再生障碍性贫血、营养性巨幼细胞贫血等疾病的诊断和鉴别诊断都具有决定性意义。骨髓活体组织检查对白血病、转移瘤等骨髓病变具有重要的诊断价值。

（3）血红蛋白分析　如血红蛋白碱变性试验、血红蛋白电泳、包涵体生成试验等对珠蛋白生成障碍性贫血和异常血红蛋白病的诊断有重要意义。

（4）红细胞脆性试验　红细胞脆性增高主要见于遗传性球形红细胞增多症，脆性减低主要见于珠蛋白生成障碍性贫血。

（5）特殊检查　如红细胞酶活力测定对先天性红细胞酶缺陷所致的溶血性贫血有诊断价值；抗人球蛋白试验有助于自身免疫性溶血的诊断；血清铁、铁蛋白、红细胞游离原卟啉等结果有助于通过分析患儿的铁代谢来帮助诊断缺铁性贫血；基因分析对遗传性溶血性贫血不但有肯定的诊断意义，同时还可作为产前诊断的重要手段。

思维导图

- 第二节　小儿贫血概述
  - 概念 — 指外周血中单位容积内的红细胞数、血红蛋白量或红细胞压积低于正常的一种临床综合征
  - 贫血分类
    - 按贫血程度分类 — 血红蛋白在90～120g/L属于轻度，60～90g/L属于中度，30～60g/L属于重度，＜30g/L时为极重度
    - 按形态分类 — 分为大细胞性、正细胞性、单纯小细胞性、小细胞低色素性贫血
    - 按病因分类
      - 红细胞和血红蛋白生成不足 — 造血物质缺乏、骨髓造血功能障碍等
      - 溶血性贫血 — 红细胞内在异常、红细胞外在因素
      - 失血性贫血 — 急性失血和慢性失血
  - 诊断
    - 病史 — 包括发病年龄、喂养史、既往史、家族史以及伴随症状等
    - 体格检查 — 生长发育及营养状况，皮肤、黏膜，指甲和毛发，肝脾、淋巴结
    - 实验室检查 — 外周血象及网织红细胞、骨髓检查、血红蛋白分析、红细胞脆性试验、红细胞酶活力测定等

第三节 缺铁性贫血

缺铁性贫血（iron deficiency anemia，IDA）是由于体内铁缺乏致使血红蛋白合成减少而发生的贫血，临床特征包括小细胞低色素性贫血、血清铁蛋白量减少和铁剂治疗有效等。本病多见于6月～3岁的婴幼儿，是我国儿科重点防治的常见病之一。

本病多属中医“血虚”“黄肿病”“虚劳”等范畴。

一、病因病机

（一）铁代谢与西医病因病机

1. 铁代谢

（1）人体铁元素的含量及其分布　人体内的含铁总量随着年龄、体重、性别和血红蛋白量的不同而不同。健康成年人的总铁量中64%用于合成血红蛋白，3.2%用于合成肌红蛋白，32%以铁蛋白及含铁血黄素的形式贮存于骨髓、肝、脾中，仅有0.8%存在于含铁酶内和以运铁形式存在于血浆中。

（2）铁的来源　体内的铁主要来源于食物和红细胞释放。食物中的铁分为血红素铁和非血红素铁。动物性食物（如精肉、血）中的铁是血红素铁，含量高，且吸收率高，吸收率达10%～25%。植物性食物中，木耳的含铁量较高，但属于非血红素铁，吸收率低，仅有1.7%～7.9%。体内红细胞衰老或被破坏时所释放的血红蛋白铁几乎可全部被再利用。

（3）铁的吸收和运转　通过食物摄取的铁主要以Fe^{2+}形式在十二指肠和空肠上段被吸收进入肠黏膜细胞，然后被氧化成Fe^{3+}。其中一部分与细胞中的去铁蛋白结合形成铁蛋白，暂时保存于肠黏膜细胞中；另一部分与细胞质中的载体蛋白结合后移出细胞外进入血液，再与血浆中的转铁蛋白结合，之后会随着血液循环被运送到需铁和储铁的组织中发挥作用。

正常情况下，血浆中的转铁蛋白仅有1/3与铁结合，称为血清铁（serum iron，SI），其余的2/3仍具有与铁结合的能力，在体外加入一定量的铁可使其变成饱和状态，这种加入的铁量被称为未饱和铁结合力。血清铁与未饱和铁结合力之和称为血清总铁结合力（total iron binding capacity，TIBC）。血清铁在总铁结合力中所占的百分比称之为转铁蛋白饱和度（transferrin saturation，TS）。

（4）胎儿和儿童的铁代谢　胎儿通过胎盘从母体获得铁。孕后期3个月获铁量最多，足够胎儿及分娩后4～5月内使用。另外，新生儿由于生理性溶血释放的铁增多，随后是生理性贫血期造血相对较低下，需铁量相对减少，因此，婴儿早期不易发生缺铁。但是在6月～3岁期间，生长发育迅速，且婴儿主食人乳或牛乳铁含量低，或辅食添加不科学所导致的铁摄入及吸收量不足，故此时小儿的缺铁性贫血发生率高。

2. 病因与发病机制

（1）病因：①先天储备不足：孕母严重缺铁导致胎儿从母体所获的储备铁不足。②生后摄入不足：多见于以乳制品为主要食物又未能及时添加含铁食物的小儿，属于喂养不当造成的铁摄入不足。③生长发育迅速需求量高：多见于5月～1岁小儿。④肠道吸收障碍：主要见于慢性腹泻患儿。⑤丢失过多：存在长期慢性失血疾病，如钩虫病、肠息肉等。

（2）发病机制　体内缺铁时血红素的合成就减少，血红蛋白合成随之不足，造成红细胞的细胞质少，故细胞体积变小、颜色变浅。缺铁对细胞分裂、增殖的影响较小，所以红细胞数量减少的程度不如血红蛋白量的减少明显，因此是小细胞低色素性贫血。同时，缺铁可影响肌红蛋白的合成，引起体内含铁酶的活性降低，这些含铁酶与生物氧化、组织呼吸、神经介质分解与合成有关，进而影响组织和器官的功能，临床可出现胃肠道、循环系统和神经系统等的功能障碍。此外，缺铁还可引起细胞免疫功能下降，易患感染性疾病。

需要特别说明的是：机体缺铁不会即刻显现贫血，而是依次出现铁减少期、红细胞生成缺铁期、缺铁性贫血期三个阶段。一般只有在第三阶段才会出现小细胞低色素性贫血及一些非血液系统症状。临床治疗时要关注到这一特点。

（二）中医病因病机

1. 病因

（1）孕期失调　或由孕母体弱，或孕期失于调护，或疾病影响等，皆可影响胎儿发育致先天不足，气血内亏，故出生即易发生贫血。

（2）喂养不当，生长过快　小儿对营养物质的需求较为迫切，加之“脾常不足”的特点，脾胃运化功能薄弱，若喂养不当，饮食不节，偏食、少食、挑食，或乳母乳汁清稀、数量不足，或添加辅食不当等，皆可损伤脾胃导致气血生化乏源而发生贫血。

（3）其他因素　疾病影响、药物克伐等因素可耗气伤血，或损伤小儿脾胃功能，致气血生化乏源而发生贫血。

2. 病机

病机总属血虚不荣。病位主要在脾胃，可累及心、肝、肾。

（1）脾胃虚弱　脾胃失调，运化失健，血化无源，致血虚不荣。

（2）心脾两虚　贫血日久不愈，脾胃虚弱日甚，气血生化乏源益重，终致心血亏虚，心失所养，以致心脾两虚。

（3）肝肾阴虚　贫血日久，迁延不愈，则血不化精，血虚及阴，致肝肾阴血亏虚。

（4）脾肾阳虚　久病耗伤精血，阴损及阳，可致脾肾阳虚。

二、临床表现

1. 一般表现

黏膜逐渐苍白，以口唇及甲床较为明显。患儿易疲乏，不爱活动。年长儿可诉头晕、乏力、耳鸣、恶心、纳差等症状。

2. 髓外造血表现

由于骨髓外造血，故可见到肝、脾和淋巴结肿大。年龄愈小、病程愈久、贫血愈重则肝脾肿大愈明显。

3. 非造血系统特征

（1）消化系统症状　食欲减退最普遍，少数患儿出现异食癖（如嗜食泥土、墙皮、煤渣等），或有呕吐、腹泻，也可见到口腔炎、舌炎或舌乳头萎缩，严重者可出现萎缩性胃炎或吸收不良综合征。

（2）神经系统症状 表现为烦躁不安或萎靡不振，甚至有注意力不集中、记忆力减退，严重者智力发育迟缓，低于同龄儿。

（3）心血管系统症状 贫血程度加重时心率随之增快，严重者可发生心脏扩大甚至心力衰竭。

（4）其他症状 因患儿免疫功能降低而较易发生感染。也可因上皮组织功能异常而见到反甲。

三、辅助检查

1. 血常规检查

红细胞数及血红蛋白均降低，血红蛋白降低尤甚。外周血涂片见红细胞大小不等，以小细胞为多，中央淡染区扩大，呈小细胞低色素性改变：MCV＜80fl，MCH＜26pg，MCHC＜31%。网织红细胞数正常或轻度减少。白细胞和血小板计数多在正常范围。

2. 骨髓象检查

骨髓呈增生现象，红系以中、晚幼红细胞增多明显。各期红细胞的胞体均小，胞质少，染色偏蓝，胞质成熟程度落后于胞核。

3. 铁代谢检查

（1）血清铁蛋白（serum ferritin，SF） SF值可较敏感地反映体内贮存铁的情况。在缺铁早期（储存铁减少，但供红细胞合成血红蛋白的铁尚未减少）即可表现出数值下降。用放射免疫法测定SF＜12μg/L时提示缺铁。感染、肿瘤、肝脏和心脏疾病时SF会明显升高，此时测定红细胞内碱性铁蛋白有助于鉴别诊断。

（2）红细胞游离原卟啉（free erythrocyte protoporphyrin，FEP） 缺铁时，FEP不能完全与铁结合成血红素，血红素合成减少，反馈性调节使FEP合成增多，当FEP＞0.9μmol/L（500μg/dl）时提示细胞内缺铁。FEP增高还可见于铅中毒、慢性炎症和先天性原卟啉增多症。

（3）SI、TIBC和TS 这三项检查结果通常在缺铁后期（表现明显小细胞低色素性贫血）才出现异常，反映血浆中的铁含量。SI＜9～10.7μmol/L（50～60μg/dl）时有意义；TIBC＞62.7μmol/L（350μg/dl）时有意义；TS＜15%时有诊断意义。

4. 骨髓可染铁

这是一项反映体内贮存铁的敏感而可靠的指标。骨髓涂片观察红细胞内的铁粒细胞数，如＜15%提示细胞内铁减少。

四、诊断与鉴别诊断

1. 诊断

符合以下第1条和第2～9条中任2条或以上，即可诊断：

（1）小细胞低色素性贫血：男性Hb＜120g/L，女性Hb＜110g/L，红细胞形态呈低色素性表现；

（2）有明确的缺铁病因和临床表现；

（3）血清铁蛋白＜14μg/L；

（4）SI＜8.95μmol/L，TIBC＞64.44μmol/L；

（5）转铁蛋白饱和度＜0.15；

（6）骨髓铁染色显示骨髓小粒可染铁消失，铁粒幼细胞＜15%；

（7）FEP＞0.9μmol/L（全血），血液锌原卟啉（ZEP）＞0.9μmol/L（全血），或 FEP/Hb＞4.5μg/gHb；
（8）血清可溶性运铁蛋白受体（sTfR）浓度＞26.5nmol/L（2.25mg/L）；
（9）铁治疗有效。

2. 鉴别诊断

（1）营养性巨幼细胞性贫血　因维生素 B_{12} 或叶酸缺乏引起的大细胞性贫血。维生素 B_{12} 或叶酸缺乏可使细胞分裂、增殖的速度明显减慢。临床主要表现为贫血症和神经精神症状。检查见到红细胞的胞体变大和骨髓中出现巨幼红细胞。用维生素 B_{12} 和（或）叶酸治疗有效可证实诊断。

（2）铁粒幼红细胞性贫血　因铁利用障碍引起的小细胞低色素性贫血。骨髓涂片中细胞外铁明显增加，以骨髓中出现大量环状铁粒幼红细胞为特征。血清铁含量升高，总铁结合力下降。铁剂治疗不但无效反可加重病情。部分患儿用维生素 B_6 可有较好疗效。

（3）再生障碍性贫血　骨髓检查是其诊断的金标准。再障是多种原因引起骨髓造血功能低下或衰竭而出现的全血细胞减少。临床以贫血、出血、感染等为特征。血常规检查见到全血细胞减少，网织红细胞减少。骨髓象见到多部位增生降低，三系造血细胞均明显减少，非造血细胞增多。

（4）地中海贫血　遗传基因缺陷引起的小细胞低色素性贫血，有家族史，发病人群主要是儿童，发病有地区性。地中海贫血的症状与贫血程度关系密切。轻型患者可无症状。重型患者可见到脸色苍白，活动后气促、心慌、胸闷等，还可能出现颧骨凸出、前额突出等特殊面容（如头颅大，额、顶、枕部圆凸，鼻梁低平等）和肝脾明显肿大；末梢血涂片见到红细胞大小不等，中央淡染区扩大，并有较多的靶形红细胞及有核红细胞；血清铁、骨髓铁粒幼细胞均升高。血红蛋白电泳可分离出异常血红蛋白。可行基因检测确诊。

五、临床治疗

（一）西医治疗

治疗原则主要是去除病因和补充铁剂。轻度贫血的治疗应以指导家长科学喂养为主。中度以上的贫血，在给予口服铁剂治疗同时宜配合中医辨证论治。中药既可以减轻铁剂副作用又能促进铁吸收，增强疗效。

1. 去除病因

因喂养不当致病者宜指导家长科学喂养。因他病致病者应及时治疗原发病，如钩虫引起的慢性失血必须及时给予针对性治疗。

2. 补充铁剂

铁剂是治疗缺铁性贫血的特效药，常采用口服二价铁盐的方式。

（1）口服铁剂　二价铁比三价铁更利于吸收，故多采用。常用的铁剂有硫酸亚铁，剂量按元素铁计算，即每日补充元素铁 4.5～6mg/kg [折合硫酸亚铁 0.03g/（kg·d）]，分 3 次于餐间服用；可同时口服维生素 C 以促进铁剂的吸收。用药期间忌食牛奶、茶、咖啡及抗酸药。

（2）注射铁剂　仅用于口服不耐受或有胃肠道疾病而贫血又较重的患儿。常用剂型是右旋糖酐铁复合物，方法是肌内注射或静脉注射。注射铁剂容易发生不良反应，局部可产生疼痛及荨麻疹，还可见发热、关节痛、头痛或局部淋巴结肿大，严重者可出现过敏性休克，故当慎用。

铁剂治疗有效者在用药2～3天后即可见到网织红细胞升高，5～7天达高峰，2～3周后下降至正常；治疗1～2周后可见血红蛋白相应增加，通常3～4周后贫血被纠正。如3周内血红蛋白上升不足20g/L，应注意及时查找原因。经治疗，血红蛋白恢复正常后还应继续服用铁剂6～8周再停药，以增加贮存铁量。

3. 输注红细胞

一般情况下不必用此方法。输血的适应证：①贫血严重，特别是并发心力衰竭者。②合并感染者。③急需外科手术者。Hb在30g/L以下者用等量换血方法，Hb在30～60g/L者输注4～6ml/kg浓缩红细胞，Hb在60g/L以上不必输红细胞。

（二）中医治疗

1. 辨证思路

本病以脏腑辨证为主，与病因辨证相结合，分证施治。

（1）察病因病机　缺铁性贫血需详问病史，使治疗具有针对性。尽可能明确是否为饮食因素、虫积或疾病等导致。

（2）明脏腑虚实　本病病位在脾胃，并与心、肝、肾三脏功能密切相关。一般轻度贫血多属脾虚；重度贫血兼有肝肾亏虚。病在脾者除面色萎黄或苍白外，突出表现是纳呆、倦怠乏力、气短懒言、头昏头晕；累及心者伴见心悸怔忡、虚烦不寐、盗汗、五心烦热；病久及肝肾者多有口唇淡白、畏寒肢冷、浮肿久痢等特点。

2. 治疗原则

本病以虚证居多，以调补脾胃、益气养血为要，不可拘于血虚只补其血。

3. 辨证施治

（1）脾胃虚弱证

证候　长期食欲不振，面色萎黄无华，唇淡不泽，指甲苍白少泽，神疲乏力，形体消瘦，体重增加缓慢，大便不调，舌淡苔白，脉细无力，指纹淡红。

辨证要点　本证多见于轻、中度贫血。以面黄少华，唇淡甲苍，纳呆乏力，大便不调，体重增加缓慢，舌淡苔白，脉细无力，指纹淡红为特征。

治法　健脾养胃，调气生血。

方药　香砂六君子汤（《古今名医方论》）加减。

食欲不振者，加山楂、麦芽以消食化积；便溏，食物不化者，加干姜、山药以温中止泻。

（2）心脾两虚证

证候　面色萎黄或苍白，唇甲淡白，食欲不振，纳谷不香，发黄枯脆或软，容易脱落，心悸气短，头晕目眩，夜寐欠安，懒动声低，精神不振，或有注意力不集中，记忆力下降，舌淡红，苔薄白，脉细弱，指纹淡红。

辨证要点　本证多见于中度贫血。以脾胃虚弱证兼见有头晕，心悸，夜寐欠安，舌淡红，苔薄白，脉细弱为特征。

治法　运脾宁心，益气生血。

方药　归脾汤（《正体类要》）加减。

腹胀明显者，去白芍、熟地黄，加苍术、砂仁以运脾理气；眠差，便秘者，加柏子仁、酸枣仁以宁心安神润肠。

（3）肝肾阴虚证

证候　头晕目眩，双目干涩，面色苍白，肌肤不泽，毛发枯黄，爪甲易脆，或四肢震颤抽动，或两颧潮红，潮热盗汗，甚至发育迟缓，舌红少苔或光剥、裂纹，脉弦数或细数。

辨证要点　本证多见于中重度贫血患儿。以头晕目眩，双目干涩，两颧潮红，潮热盗汗，爪甲枯脆，舌红少苔或光剥、裂纹，脉弦数或细数等为特征。

治法　滋肝补肾，益精生血。

方药　左归丸（《景岳全书》）加减。

潮热盗汗者，加地骨皮、白薇以养阴清热；眼目干涩者，加石斛、夜明砂以滋阴清肝明目。

（4）脾肾阳虚证

证候　患儿面白虚浮，唇舌爪甲苍白，毛发稀疏易断或脱发，精神萎靡，发育迟缓，或见囟门迟闭，方颅，鸡胸，畏寒肢冷，纳谷不馨，或有大便溏泄，舌淡苔白，脉沉细无力，指纹淡。

辨证要点　本证多见于贫血重症，以面白虚浮，唇舌爪甲苍白，囟门迟闭，方颅，鸡胸，大便溏泄，畏寒肢冷，舌淡苔白，脉沉细无力为特征。严重者有明显的发育迟缓和多系统症状。

治法　温补脾肾，填精补血。

方药　右归丸（《景岳全书》）加减。

畏寒肢冷者，加制附子、桂枝以温补肾阳；大便溏泄者，加益智仁、肉豆蔻以温阳止泻。

4. 中医其他疗法

（1）中成药　①小儿生血糖浆：健脾养胃，补血生津，可用于贫血各证。②健脾生血颗粒：健脾和胃，养血安神，用于脾胃虚弱证、心脾两虚证。③归脾丸：益气健脾，养血安神，用于心脾两虚证。

（2）针灸疗法　取膈俞、足三里、隐白、三阴交为主穴，配气海、命门。采用补法，每日针 1 次，针后加灸。年龄较小患儿可单用灸法。10 天为一疗程。

（3）推拿疗法　①补脾经，推三关，补心经，分手阴阳，顺运内八卦，揉足三里，摩腹，揉血海，捏脊。每日 1 次，10 次为一疗程。休息 3～5 天继续进行下一个疗程。②补脾经（左侧）、推三关（左侧）各 100 次，摩腹 3～5 分钟，捏脊 3～5 次。隔日 1 次，10 次为 1 疗程。休息 3～5 天继续进行下一个疗程。

（4）食疗　①海带、芥蓝各 100g，同煮当菜食。②鸭血、糯米、薏苡仁、百合、莲肉、山药各 30g，加大枣 10 枚，煮粥。婴儿饮米汤及烂粥，儿童吃粥。

六、中西医结合诊疗思路

临证应查找病因，辨别疾病轻重。如有饮食不当及原发疾病，应及时给予纠正及治疗。轻度贫血首选对证中药，做好喂养指导；中重度贫血可中西医结合治疗，确诊缺铁性贫血后，积极给予铁剂治疗，同时加用中医辨证施治以增强疗效；极重度贫血，应尽早明确病因，在积极治疗原发病的基础上，根据病情选用中药，对危重症患儿，要积极运用现代医学抢救及替代治疗措施。

七、预防与调护

（1）提倡母乳喂养，及时添加含铁丰富的辅食。

（2）养成良好的饮食习惯，科学搭配饮食结构，纠正偏食、挑食、嗜食零食等不良习惯。

（3）饮食方面宜给予容易消化、营养丰富的饮食。多食用含铁丰富且铁吸收率高的食品，如动物肝脏、瘦肉、鱼、鸡血、鸭血、红枣、黑木耳等，但不可过于滋补。

（4）贫血患儿抵抗力下降，因此要预防感冒，注意天气变化，及时增减衣物。

（5）重度贫血患儿注意休息，必要时卧床。还应密切观察病情变化，及时采取急救措施。

（6）在服铁剂时忌服茶叶水、大量牛奶及含鞣质类水果、药物，以免影响铁的吸收。

思维导图

- 第三节 缺铁性贫血
  - 概念 — 由于体内铁缺乏致使血红蛋白合成减少而发生的贫血，临床特征包括小细胞低色素性贫血、血清铁蛋白量减少和铁剂治疗有效等
  - 病因病机
    - 西医病因病机
      - 病因 — 先天储备不足、生后摄入不足、生长发育迅速需求量高、肠道吸收障碍、丢失过多
      - 发病机制 — 缺铁时血红素的合成减少，血红蛋白合成随之不足；同时可影响肌红蛋白的合成，引起体内含铁酶的活性降低
    - 中医病因病机
      - 病因 — 孕期失调、喂养不当、疾病影响、药物克伐等
      - 病机 — 总属血虚不荣
  - 临床表现
    - 一般表现 — 黏膜逐渐苍白、易疲乏
    - 髓外造血表现 — 肝、脾和淋巴结轻度肿大
    - 非造血系统特征
      - 消化系统症状 — 食欲减退、异食癖，或有呕吐、腹泻，口腔炎、舌炎或舌乳头萎缩，萎缩性胃炎或吸收不良综合征等
      - 神经系统症状 — 烦躁不安或萎靡不振、注意力不集中、记忆力减退等
      - 心血管系统症状 — 加重时心率随之增快，严重者可发生心脏扩大甚至心力衰竭
      - 其他症状 — 易被感染、反甲
  - 诊断及鉴别诊断
    - 诊断 — （1）小细胞低色素性贫血：男性 Hb＜120g/L，女性 Hb＜110g/L，红细胞形态呈低色素性表现；（2）有明确的缺铁病因和临床表现；（3）血清铁蛋白＜14ug/L；（4）SI＜8.95umol/L，TIBC＞64.44umol/L；（5）转铁蛋白饱和度＜0.15；（6）骨髓铁染色显示骨髓小粒可染铁消失，铁粒幼细胞＜15%；（7）FEP＞0.9umol/L（全血），血液锌原卟啉（ZEP）＞0.9umol/L（全血），或 FEP/Hb＞4.5ug/gHb；（8）血清可溶性运铁蛋白受体（sTfR）浓度＞26.5nmol/L（2.25mg/L）；（9）铁治疗有效
      符合以下第 1 条和第 2～9 条中任 2 条或以上，即可诊断

- 第三节 缺铁性贫血
  - 诊断及鉴别诊断 — 鉴别诊断 — 与营养性巨幼细胞性贫血、铁粒幼红细胞性贫血、再生障碍性贫血、地中海贫血相鉴别
  - 临床治疗
    - 辨证施治
      - 脾胃虚弱证 — 健脾养胃，调气生血 — 香砂六君子汤
      - 心脾两虚证 — 运脾宁心，益气生血 — 归脾汤
      - 肝肾阴虚证 — 滋肝补肾，益精生血 — 左归丸
      - 脾肾阳虚证 — 温补脾肾，填精补血 — 右归丸
    - 西医治疗 — 去除病因、补充铁剂、输红细胞

第四节　免疫性血小板减少症

免疫性血小板减少症（immune thrombocytopenia，ITP）既往又称特发性血小板减少性紫癜，是儿童临床最常见的出血性疾病。其临床特点为皮肤、黏膜自发性出血，血小板减少，束臂试验阳性，出血时间延长和血块收缩不良。

ITP 分为原发性 ITP 和继发性 ITP 两类。本节内容主要介绍原发性 ITP。原发性 ITP 发病率为（4～5）/10 万。在各年龄期均可发生，一般多见于 3～6 岁的小儿。一般预后良好，严重的可见颅内出血，病死率为 0.5%～1%。

本病属中医“血证”“紫癜”“虚劳”等范畴。

一、病因病机

1. 西医病因病机

（1）*病因*　多数患儿在发病前 1～3 周有病毒感染史或疫苗接种史。与 ITP 密切相关的病毒有 EB 病毒、风疹病毒、水痘-带状疱疹病毒、巨细胞病毒、腺病毒等。

（2）*发病机制*　发病机制尚未明确。目前认为与病毒感染后产生的免疫机制有关，可能有两种形式：①机体在病毒感染后，血循环中病毒抗原与病毒抗体形成免疫复合物，非特异性式地吸附在血小板上，使血小板易被单核巨噬细胞系统吞噬和破坏，则血小板的寿命缩短，导致血小板减少。②病毒感染后产生血小板相关抗体（PAIgG），PAIgG 与血小板膜发生交叉反应，使血小板受到损伤而被单核巨噬细胞系统所清除。PAIgG 的含量与血小板呈负相关：即 PAIgG 愈高，血小板数愈低；但也有少数患儿的 PAIgG 含量不增高。因血小板和巨核细胞有共同抗原性，抗血小板抗体同样作用于骨髓中巨核细胞，导致巨核细胞成熟障碍，使血小板进一步减少。目前研究已证实，辅助性 T 细胞（Th）和细胞毒 T 细胞（CTL）的活化及相关细胞因子紊乱是导致本病慢性化过程的重要因素。

2. 中医病因病机

中医学认为，小儿素体正气亏虚是本病的内因，感受风热之邪或其他疫疠之气是本病的外因。

（1）*风热伤络*　外感风热邪毒，侵袭肺卫，郁于肌表，灼伤血络，出现皮肤黏膜紫癜。

（2）*血热妄行*　感受风热、疫疠诸邪，入里化热，内扰营血，灼伤血络，迫血妄行，溢出常道，出现皮肤黏膜紫癜或伴其他出血症状。

（3）*气不摄血*　小儿体质虚弱或久病迁延导致脾气虚弱，不能统摄血液，以致血不循经，溢于脉络之外，渗于皮肤之间出现紫癜。

（4）阴虚火旺　小儿先天禀赋不足或疾病迁延日久，耗伤气阴，虚火上炎，则虚火灼伤脉络，渗出脉外可致紫癜。

总之，本病病位在心、肝、脾、肾。病机不外乎虚实两端，疾病初期多见实证、热证，病久则以虚证为主。在疾病发展过程中也常常由实转虚或虚实夹杂。离经之血，留而为瘀，故血瘀贯穿全程。若反复发作，病情严重者，可致精血亏虚，气阴两竭。

二、临床表现

儿童 ITP 以自发性皮肤和（或）黏膜出血为突出表现，瘀点、瘀斑呈针尖至米粒大小，遍布全身，而以四肢为多，在易于碰撞的部位更为多见。常见鼻衄、牙龈出血，呕血、便血较少见，偶见肉眼血尿。青春期女孩可有月经过多。重者可有面色苍白、贫血，偶见失血性休克。严重可引起颅内出血，是引起死亡的主要原因。

三、辅助检查

（1）血液检查　血小板计数 $<100\times10^9$/L（至少两次），血小板形态可轻度增大。出血轻重与血小板数量有关。血小板计数一般在 50×10^9/L 以下，易有出血倾向；低于 20×10^9/L 时，出血明显；低于 10×10^9/L 则出血严重。

（2）骨髓象　骨髓检查的主要目的是排除其他疾病。骨髓检查可见骨髓增生活跃，巨核细胞增多或正常，伴有成熟障碍。而典型的 ITP，无需应用糖皮质激素时，骨髓穿刺不是必须检查项目。

（3）血小板相关抗体测定　主要是 PAIgG 增高，但 PAIgG 增高并非是 ITP 的特异性改变，其他免疫性疾病亦可增高；若同时测定 PAIgM 和 PAIgA，以及测定结合在血小板表面的糖蛋白、血小板内的抗 GPⅡb/Ⅲa 自身抗体可提高临床诊断的敏感性和特异性。

（4）其他　血小板减少使毛细血管脆性增加，束臂试验阳性。

四、诊断与鉴别诊断

（一）诊断

（1）至少 2 次血常规检查示血小板计数减少（$<100\times10^9$/L），外周血涂片血细胞形态无明显异常；

（2）脾脏一般不增大；

（3）骨髓检查示巨核细胞增多或正常伴成熟障碍；

（4）排除其他继发性血小板减少症。

（二）疾病分型

1. 根据病情持续时间分型

（1）新诊断 ITP　指确诊后 3 个月以内的 ITP 患儿。

（2）持续性 ITP　指确诊后 3～12 个月血小板持续减少的 ITP 患者。包括没有自发缓解的患儿和（或）停止治疗后不能维持完全缓解的患儿。

（3）慢性 ITP　指血小板持续减少超过 12 个月的 ITP 患儿。

2. 重症 ITP

指血小板 $<10\times10^9$/L，且就诊时存在需要治疗的出血症状或常规治疗中发生了新的出血症状，

且需要用其他升高血小板药物治疗或增加现有治疗药物的剂量。

3. 难治性 ITP

指满足以下三个条件的患者：①脾切除后无效或者复发；②仍需要（包括但不限于）小剂量肾上腺皮质激素治疗以降低出血的风险；③除外其他引起血小板减少症的原因。

（三）鉴别诊断

（1）过敏性紫癜　紫癜多见于下肢、臀部皮肤，为出血性皮疹，呈对称分布，血小板计数不减少，常伴有荨麻疹及不同程度的关节痛和腹痛，部分患儿出现肾脏损伤。

（2）再生障碍性贫血　以贫血为主要表现，除出血及血小板减少外，三系造血细胞均减少，骨髓造血功能减退，巨核细胞减少或极难查见。

（3）急性白血病　有贫血、出血、感染症状，但外周血白细胞不增高的急性白血病易与 ITP 相混淆，通过血涂片和骨髓检查见到白血病细胞即可确诊。

（4）继发性血小板减少症　往往有明确的病因或原发基础病，如感染、药物、肿瘤、免疫性疾病等原因均可导致血小板减少，应注意鉴别。

（5）系统性红斑狼疮　部分病例可见血小板减少，还可见脱发、口腔溃疡、关节痛、蛋白尿等多系统损害症状，实验室检查多种自身抗体阳性有助于鉴别。

五、临床治疗

（一）西医治疗

将血小板计数提高至相对安全的水平，满足机体止血需要，即以维持 ITP 患儿安全，不发生大出血为基本治疗目的。

1. 一般治疗

ITP 多为自限性，根据出血分级和是否影响生活，结合血小板计数确定是否治疗。在急性出血期以住院治疗为宜，尽量减少活动，避免外伤，明显出血时应卧床休息。应积极预防及控制感染。避免使用阿司匹林等影响血小板功能的药物。

2. 一线治疗

（1）糖皮质激素　为 ITP 一线治疗药物。有降低毛细血管通透性、抑制血小板抗体产生、抑制单核巨噬细胞系统破坏有抗体吸附的血小板。一般用泼尼松口服，剂量为 1～2mg/（kg·d），最大量 60mg/（m^2·d），分次或晨起顿服，视病情逐渐减量，疗程一般不超过 4 周；重型患儿的初始治疗可采用冲击疗法：地塞米松 0.5～2mg/（kg·d），或用甲泼尼龙 20～30mg/（kg·d），静脉滴注，连用 3 天后，改泼尼松口服，血小板上升后，逐渐减量，疗程一般不超过 4 周。停药后如有复发，可再用泼尼松治疗。儿童慢性 ITP，可采用泼尼松大剂量疗法或延长疗程的方案。

（2）丙种球蛋白　有以下主要作用：①封闭巨噬细胞受体，抑制巨噬细胞对血小板的结合和吞噬；②在血小板上形成保护膜，抑制血浆中的 IgG 或免疫复合物与血小板结合，从而避免血小板被巨噬细胞破坏；③抑制自身免疫反应，使血小板抗体减少。适用于重症患儿或激素治疗无效者，对出血症状的控制效果明显。常用剂量 0.4～0.5g/（kg·d），静脉滴注，连用 5 天，或 1g/（kg·d）静脉滴注，连用 2 天，以后每 3～4 周用一次。

3. 二线治疗

（1）脾切除　多适用于慢性 ITP。一般认为，病程超过 1 年，血小板持续<50×10^9/L（尤其<20×10^9/L），用激素及免疫抑制剂等多种疗法无效，出血症状严重，年龄在 6 岁以上为脾切除指征。10 岁以内发病的患儿，5 年自然缓解的机会较大，尽量不做脾切除。新诊断 ITP 多数不需要切脾治疗，只有发生颅内出血或内脏出血，应用其他疗法无效时，才可考虑脾切除。在施行脾切除手术前，必须进行骨髓检查，巨核细胞数减少者不宜行脾切除。术前 PAIgG 极度增高者，脾切除的疗效亦较差。

（2）利妥昔单抗　目前主要用于治疗慢性和难治性 ITP。剂量为 375mg/m^2，静脉滴注，每周一次，连用 4 次。

（3）血小板生成素（thrombopoietin，TPO）和 TPO 受体激动剂　目前主要用于治疗难治性 ITP。重组 TPO，每日 1μg/kg，连用 14 天。血小板生成素拟肽，首次应用从 1μg/kg，每周一次皮下注射。根据血小板计数每周增加 1μg/kg，最大剂量 10μg/kg。若血小板计数持续 2 周≥200×10^9/L，每周减量 1μg/kg。若最大剂量应用 4 周，血小板计数未上升则停药。艾曲波帕为 TPO 受体激动剂，目前也在使用。

4. 三线治疗

一些免疫抑制剂和细胞毒药物，如环孢素、环磷酰胺、霉酚酸酯、硫唑嘌呤等，适用于一线或二线治疗无效时的患儿。但由于缺乏充分的安全性分析，应谨慎应用。

5. 输注血小板

患儿血循环中含有大量抗血小板抗体，输入血小板很快被破坏，故一般不主张输血小板，只有在发生颅内出血或急性内脏大出血危及生命时才输注血小板，并需要同时给予糖皮质激素，以减少输入的血小板被破坏。

6. 其他

达那唑对部分病例有效，剂量为 10～15mg/（kg·d），分次口服，连用 2～4 个月。干扰素α-2b 对部分顽固病例有效，剂量为 5 万～10 万 U/kg，皮下或肌内注射，每周 3 次，连用 3 个月。

（二）中医治疗

1. 辨证思路

本病以八纲辨证结合脏腑辨证为要，着重辨轻重虚实。起病急，病程短，紫癜颜色较鲜明者多属实；起病缓，病情反复，病程缠绵，紫癜颜色较淡者多属虚。新诊断 ITP 多表现为实证，慢性 ITP 多见虚证，持续性 ITP 多属于虚中夹实。出血量小者为轻，出血量大者为重。

2. 治疗原则

新诊断 ITP 多属实证，常为外感邪热之毒，治疗宜采用清热解毒，凉血止血之法；持续性 ITP 多属于虚中夹实，可采用滋阴降火，益气活血之法；兼有瘀血者，配合活血祛瘀法；慢性 ITP 多属虚证，大多因脏腑虚损所致，治疗宜采用健脾养心，益气摄血之法。临证须注意证型之间的相互转化或同时并见。治疗时宜分清主次，统筹兼顾。

3. 辨证施治

（1）风热伤络证

证候　发病前多有外感风热史，发热，微恶风寒，咳嗽，咽红，咽痛等，而后皮肤出现针尖大小的瘀点或瘀斑，色红鲜明，可伴有鼻衄，齿衄，舌质红，苔薄黄，脉浮数或指纹浮紫。

辨证要点　本证多见于新诊断 ITP，多由外感诱发，病程短，以皮肤紫癜鲜红或伴有风热表证，舌质红，苔薄黄，脉浮数为特征。

治法　疏风清热，凉血止血。

方药　银翘散（《温病条辨》）加减。

咽喉肿痛者，加山豆根、板蓝根以清热利咽；瘀点密集者，加紫草、仙鹤草以凉血止血。

（2）血热妄行证

证候　起病较急，皮肤瘀斑瘀点密集，色泽鲜红，伴有齿衄、鼻衄，偶有尿血，面红目赤，心烦口渴，便秘尿少，舌红苔黄，脉数或指纹紫滞。

辨证要点　本证多急性起病，以皮肤瘀点，色泽鲜红，心烦，口渴，舌红，脉数为特征。

治法　清热解毒，凉血止血。

方药　犀角地黄汤（《备急千金要方》）加减。

发热烦渴喜饮者，加生石膏、知母以清热生津；便秘者，加生大黄以泻热通便；瘀点成片者，加紫草、仙鹤草以凉血止血；齿衄、鼻衄者，加白茅根、侧柏炭以凉血解毒；尿血者，加小蓟、茜草以凉血止血；便血者，加三七粉、地榆炭以收敛止血。

（3）气不摄血证

证候　发病缓慢，病程迁延，紫癜反复出现，瘀斑、瘀点颜色淡紫，伴鼻衄、齿衄，神疲乏力，面色萎黄或苍白无华，头晕心悸，食欲不振，大便溏泄，舌淡红，苔薄，脉细弱。

辨证要点　本证多为慢性 ITP。以紫癜反复出现，面色无华，纳呆便溏，舌淡苔薄，脉细无力为特征。

治法　健脾养心，益气摄血。

方药　归脾汤（《正体类要》）加减。

出血不止者，加云南白药、白及以养血止血；若出血过多，突然出现面色苍白，四肢厥冷，汗出脉微者，为阳气欲脱，急用独参汤或参附汤以回阳固脱；若气阴两衰者，用生脉散以救阴生津，益气复脉。

（4）阴虚火旺证

证候　紫癜时发时止，血色鲜红，伴齿衄、鼻衄，低热盗汗，手足心热，心烦颧红，口干咽燥，便干溲黄，舌红少苔，脉细数。

辨证要点　本证多见于慢性 ITP。以紫斑时发时止，心烦少寐，低热盗汗，舌红苔少，脉细数为特征。

治法　滋阴降火，凉血宁络。

方药　大补阴丸（《丹溪心法》）合茜根散（《景岳全书》）加减。

虚火内炽，发热者，加青蒿、鳖甲以清虚热。

4. 中医其他疗法

（1）中成药　①血康口服液：活血化瘀，消肿散结，凉血止血，用于血热妄行证。②宁血糖浆：补血止血，健脾益气，用于气不摄血证。

（2）针灸疗法　①体针：主穴取足三里、曲池，配穴取血海、合谷。每天 1 次，3 次为一疗程，共 5 个疗程。②耳针：主穴取脾、肝、胃；配穴取肺、皮质下、三焦。消毒耳部，按摩 1 分钟，至局部充血为度。将王不留行籽粘在胶布上贴于耳穴，每日按压 3～5 次，每次 1 分钟。两耳交替，7 天为一疗程。适于慢性 ITP。

六、中西医结合诊疗思路

本病采取中西医结合治疗可提高疗效，中医可通过调理脏腑功能，减少复发，改善预后。新诊断 ITP 多属实证、热证，治以清热解毒，凉血止血；持续性、慢性 ITP 多表现虚证或虚实夹杂，治以益气摄血，滋阴降火，佐以活血养血。无明显出血等危重症时单纯中医治疗多能使病情缓解。西医主要采用糖皮质激素，无效可加用大剂量丙种球蛋白或免疫抑制剂。在长期应用糖皮质激素的同时，配合中药滋阴清热，或益气固表，可缓解其副作用，减少使用剂量，缩短应用糖皮质激素的时间。若出血严重，积极输注血小板，及时救治。

七、预防与调护

（1）积极参加锻炼，增强体质，提高抗病能力。

（2）积极寻找引起本病的各种原因，防治各种感染性疾病。

（3）急性期或出血量多时，卧床休息，限制患儿活动，消除紧张情绪。避免外伤和跌仆碰撞引起出血。

（4）饮食宜清淡，富于营养，易于消化。患儿平素可多吃带衣花生仁、红枣等食物。

思维导图

- 第四节　免疫性血小板减少症
  - 概念 — 其临床特点为皮肤、黏膜自发性出血，血小板减少，束臂试验阳性，出血时间延长和血块收缩不良
  - 病因病机
    - 西医病因病机
      - 病因 — 多数患儿在发病前1～3周有病毒感染史或疫苗接种史
      - 发病机制 — 尚未明确，目前认为与病毒感染后产生的免疫机制有关
    - 中医病因病机
      - 病因 — 内因：素体正气亏虚；外因：感受风热之邪或其他疫疠之气
      - 病机 — 热、虚、瘀。疾病初期多见实证、热证，病久则以虚证为主
  - 临床表现
    - 以自发性皮肤和（或）黏膜出血为突出表现，瘀点、瘀斑呈针尖至米粒大，遍布全身，而以四肢为多，在易于碰撞的部位更为多见
    - 常见鼻衄、牙龈出血，呕血、便血少见，偶见肉眼血尿；青春期女孩可有月经过多
    - 重者可有面色苍白、贫血，偶见失血性休克；严重可引起颅内出血
  - 诊断及鉴别诊断
    - 诊断 — 依据临床表现、血小板计数、骨髓象诊断，并与其他疾病鉴别
    - 鉴别诊断 — 与过敏性紫癜、再生障碍性贫血、急性白血病、继发性血小板减少症、系统性红斑狼疮相鉴别

- 第四节 免疫性血小板减少症
  - 临床治疗
    - 西医治疗
      - 一般治疗：尽量减少活动，避免外伤，明显出血时应卧床休息；积极预防及控制感染
      - 一线治疗：糖皮质激素、丙种球蛋白
      - 二线治疗：脾切除、利妥昔单抗、血小板生成素（TPO）和TPO受体激动剂
      - 三线治疗：免疫抑制剂、细胞毒药物
      - 输注血小板
      - 其他（达那唑、干扰素α-2b）
    - 中医辨证论治
      - 风热伤络证 —— 疏风清热，凉血止血 —— 银翘散
      - 血热妄行证 —— 清热解毒，凉血止血 —— 犀角地黄汤
      - 气不摄血证 —— 健脾养心，益气摄血 —— 归脾汤
      - 阴虚火旺证 —— 滋阴降火，凉血宁络 —— 大补阴丸合茜根散

第五节　再生障碍性贫血

再生障碍性贫血（aplastic anemia，AA）简称再障，是一组骨髓造血细胞增生减低和外周血细胞减少为特征的骨髓衰竭性疾病，临床主要表现为贫血、出血、感染等。通常根据病因分为先天性再障和后天获得性再障（acquired aplastic anemia，AAA）。先天性再障主要见于 Fanconi 贫血、先天性角化不良、Shwachman-Diamond 综合征等常染色体隐性遗传性疾病。

本节内容主要介绍后天获得性再障。该病一年四季均可发病，欧美地区年发病率为 2～3/百万，东亚地区为欧美的 3 倍。可发生于各年龄段，但以儿童和青春期较多见，男、女发病率无明显差异。我国儿童再障中绝大多数为获得性再障。根据临床病程进展可分为急性再障和慢性再障。

本病以贫血、出血、感染为临床特点，属中医“髓劳”“虚劳”等范畴。

一、病因病机

1. 西医病因病理

（1）*病因*　获得性再障又分为特发性与继发性两类。特发性再障约占 50%，在病史中找不到发病的明确原因。继发性再障的病因主要包括生物、化学、物理、免疫等因素。生物因素以病毒感染尤为多见，与肝炎、巨细胞、EB 病毒等关系最为密切；化学因素以氯霉素类抗生素、磺胺类药物、抗肿瘤化疗药等的使用，或苯及其衍化物接触多见；物理因素以长期接触射线、放射性物质等多见；此外再障还可继发于免疫系统损伤疾病，如胸腺瘤、系统性红斑狼疮等。

（2）*发病机制*　再障的病理本质是骨髓造血微环境的改变和干细胞受损。目前 T 淋巴细胞异常活化、功能亢进造成骨髓损伤在再障发病机制中占据主要地位。新近研究显示遗传背景在 AA 发病及进展中也可能发挥一定作用，如端粒酶基因突变，也有部分病例发现体细胞突变。

（3）*病理*　骨髓组织病理学检查可见粒细胞系和幼红细胞系均明显减少，巨核细胞不易被发现，全片不见或仅有数个；造血组织与脂肪组织容积比降低，正常造血组织被脂肪组织取代，间质中可见网状细胞、淋巴细胞、浆细胞和嗜碱组织细胞。

2. 中医病因病机

再生障碍性贫血的病因为先天禀赋不足，或后天多种外因损伤，以内因为主。病机为脾肾二脏

功能失调，气血生化乏源。病位在脾肾（骨髓）。

（1）先天不足　肾精不足，则无以生髓化血；肾阳不振，不能鼓动骨髓造血；肾阴亏虚，虚热内生，日久精枯髓竭，无以化生气血；如火旺日久，耗伤真阴，可致反复高热，严重出血，甚至可危及生命。若先天之本累及后天之本而致脾虚，脾虚则气血生化乏源，统摄无力，出现贫血、出血。

（2）邪毒侵袭　邪毒（如温热邪毒、药物、理化因素、病毒等）侵袭人体，直中髓血；或邪毒留而不去，深入骨髓，燔灼营血，均可见发热、各种出血。血虚不能养精，精髓枯涸，精不化血使血脉空虚，以致正虚邪入，循环往复。其病机转化易出现实证向虚证转化，出血之后，临床多见阴血亏虚，气随血耗，邪毒未清或再感邪毒之虚实夹杂证候。

（3）病久迁延　大病久病，致瘀血阻滞，新血不生；病久必虚，则气血不足，阴阳俱损。

二、临床表现

1. 前驱表现

发病前多因外周血全血细胞减少，出现乏力、短气等症状，有时则会出现失眠多梦。同时因免疫力下降，容易继发感染，常首先出现发热、咳嗽等呼吸道感染症状。

2. 典型表现

（1）贫血　因外周血全血细胞减少，常见面色苍白、头晕、乏力、气促、心悸、耳鸣等症状，输血后症状改善，但不持久。

（2）感染　上呼吸道感染最为常见，其次为牙龈炎、支气管炎，而肺炎、败血症等重症感染少见。常见感染菌为革兰氏阴性杆菌和各类球菌。

（3）出血　以皮肤、黏膜出血为主，病情进展，出血症状逐渐加重。多表现为皮肤出血点、牙龈出血，少部分可见阴道出血。久治无效者可发生颅内出血。

3. 严重表现

（1）高热　体温多在39℃以上，个别患者自发病到死亡均处于难以控制的高热之中。

（2）败血症　多因感染所致，以呼吸道感染最为常见，感染菌种以革兰氏阴性杆菌、金黄色葡萄球菌和真菌为主，常合并败血症。

（3）脏器出血　出血无法控制时，易致深部脏器出血、眼底出血及颅内出血，常危及生命。

三、辅助检查

（1）血象　全血细胞减少，贫血为正细胞正色素性。

（2）骨髓象　急性型呈多部位增生减低或重度减低，三系造血细胞明显减少，非造血细胞增多。慢性型不同部位穿刺骨髓象不一致，可从增生不良到增生活跃，但至少要有一个部位增生不良；如增生良好，须有巨核细胞减少。

（3）骨髓活组织检查　骨髓活检可提高再障诊断的正确性，显示造血组织出现不同程度的萎缩，造血细胞/脂肪细胞比例下降，巨核细胞减少。

（4）骨髓核素扫描　可反映造血组织分布和骨髓受累程度。急性再障正常造血部位明显减少，慢性再障正常造血部位减少，常可见局部代偿造血。

（5）其他　造血祖细胞培养，集落形成减少；流式细胞仪检测显示$CD34^+$细胞明显减少。

四、诊断与鉴别诊断

1. 诊断

具备贫血、出血、感染等血细胞减少的相应临床表现，结合如下相关检查结果进行诊断。

（1）血常规检查　红细胞、粒细胞和血小板减少，校正后的网织红细胞＜1%。至少符合以下 3 项中的 2 项：①血红蛋白＜100g/L；②血小板＜100×10^9/L；③中性粒细胞绝对值＜1.5×10^9/L（如为两系减少则必须包含血小板减少）。

（2）骨髓穿刺检查　骨髓有核细胞增生程度活跃或减低，骨髓小粒造血细胞减少，非造血细胞（淋巴细胞、网状细胞、浆细胞、肥大细胞等）比例增高；巨核细胞明显减少或缺如，红系、粒系可明显减少。由于儿童不同部位造血程度存在较大差异，骨髓穿刺部位推荐首选髂骨或胫骨（年龄＜1 岁者）。

（3）骨髓活检　骨髓有核细胞增生减低，巨核细胞减少或缺如，造血组织减少，脂肪和（或）非造血细胞增多，无纤维组织增生，网状纤维染色阴性，无异常细胞浸润。如骨髓活检困难可行骨髓凝块病理检查。

（4）除外检查　必须除外先天性和其他获得性、继发性骨髓造血衰竭。

2. 鉴别诊断

（1）阵发性睡眠性血红蛋白尿（paroxysmal nocturnal hemoglobinuria，PNH）　为红细胞膜获得性缺陷，在补体介导下引起慢性血管内溶血，但无血红蛋白尿等典型症状者极易误诊为再障。本病出血和感染较少见，网织红细胞绝对值增高，尿中含铁血黄素细胞、糖水试验及 Ham 试验呈阳性反应，红细胞补体溶血敏感试验可检出 PNH 红细胞，流式细胞仪检测 $CD55^-$、$CD59^-$细胞增高。

（2）骨髓增生异常综合征（myelodysplastic syndrome，MDS）　MDS 可存在各类血细胞发育异常，如单系或多系血细胞发育异常，环状铁幼粒红细胞、原始细胞增多，或伴有细胞遗传学改变等，与再生障碍性贫血鉴别有一定难度。40%～60%的 MDS 患者具有染色体异常，其中+8、del（20q）和−Y 亦可见于再生障碍性贫血及其他血细胞减少疾病。但 MDS 多存在显著的造血细胞形态异常、骨髓和（或）外周血原始细胞增多、出现-7 等染色体结构异常。

（3）低增生性急性白血病　病程进展缓慢，肝、脾、淋巴结一般不肿大，外周血全血细胞减少，未见或偶见少量原始细胞，骨髓灶性增生减低，但原始细胞百分比达白血病诊断标准。

五、临床治疗

（一）西医治疗

主要包括针对发病机制的治疗及支持治疗，积极对症处理，重点防治出血和感染，维持血红蛋白在一定的水平。

1. 一般治疗

预防感染（注意饮食及环境卫生）；避免出血（防止外伤及剧烈活动）；杜绝接触各类危险因素（如对骨髓有损伤作用和抑制血小板功能的药物）。

2. 对症治疗

（1）纠正贫血　通常认为血红蛋白低于 60g/L 且患儿对贫血耐受较差时，可予红细胞输注治疗；拟行异基因造血干细胞移植者，应输注辐照或过滤后的红细胞悬液。

（2）控制出血　用促凝血药，如酚磺乙胺（止血敏）等；合并血浆纤溶酶活性增高者可用抗纤溶药，如氨基己酸（泌尿系统出血患儿禁用）；严重出血可输注单采浓缩血小板悬液。

（3）控制感染　感染性发热，应取可疑感染部位的分泌物或尿、大便、血液等做细菌培养和药敏试验，并用广谱抗生素治疗，待结果回报后再换用敏感窄谱抗生素。真菌感染可用两性霉素 B 等。

（4）护肝治疗　再障常合并肝损伤，应酌情选用护肝药物。

3. 免疫治疗

（1）抗淋巴/胸腺细胞球蛋白（antithymocyte globulin，ALG/antilymphocyte globulin，ATG）　主要用于重型再障。可与环孢素 A（cyclosporin A，CsA）组成强化免疫抑制方案。用药过程中用糖皮质激素防治过敏反应。若首次应用 ALG/ATG 无效，可改用另一剂型再次治疗，但不能再次接受同一动物来源的 ALG/ATG，以免发生严重过敏反应。

（2）CsA　适用于各型再障。剂量 3～5mg/（kg・d）左右，疗程一般长于 1 年，后考虑缓慢减量。其有效浓度一般建议全血谷浓度在 100～200μg/L。使用时应个体化，参照患儿 T 细胞免疫恢复情况、药物不良反应（如肝肾功能损害、牙龈增生及消化道反应）、血药浓度等调整用药剂量和疗程。

（3）大剂量免疫球蛋白　剂量 1.0g/（kg・d），首剂可加倍，静脉点滴，每 3～4 周一次，共 6 次。

（4）其他　临床也有使用 CD 单克隆抗体、吗替麦考酚酯、环磷酰胺等治疗重型再障。

4. 促造血治疗

（1）雄激素　有刺激造血的作用，适用于各型再障。常用司坦唑醇（康力龙）2mg，每日 3 次；十一酸睾酮（安雄）40～80mg，每日 3 次；达那唑 0.2g，每日 3 次；丙酸睾酮 100mg/d 肌注。疗程和剂量应视药物的效果和不良反应（如男性化、肝功能损害等）调整。

（2）造血生长因子　可以刺激再障患儿体内残存的造血干细胞生长，适用于各型再障，特别是重型再障。常用粒细胞-巨噬细胞集落刺激因子或粒细胞集落刺激因子，剂量 5μg/（kg・d）；红细胞生成素（erythropoietin，EPO），常用 50～100U/（kg・d）。一般在免疫抑制治疗重型再障后使用，剂量可酌减，维持 3 个月以上为宜。

5. 造血干细胞移植

对无感染及其他并发症、有合适供体的重型再障患儿，可考虑同种异体造血干细胞移植。

（二）中医治疗

1. 辨证思路

本病以本虚标实为主，脾肾两虚、精气亏损为本，邪毒、瘀血诸邪为标；急性重症再障以标实为主兼有本虚；慢性再障则以本虚为主，亦可出现虚实夹杂的危重证候。

2. 治疗原则

本病以健脾、补肾为法，按不同阶段辨证施治，随证变法。急性期以气血损伤、血热妄行、热毒互结居多，治宜益气补血、清热凉血、清热解毒。慢性期宜以益气养血、补肾填精等治疗为主。再障多属正虚邪实，扶正固本的同时，应不忘祛邪。不论急性再障还是慢性再障，都当遵从急则治标，缓则治本的原则。

3. 辨证施治

急性期

（1）邪毒侵袭证

证候　皮下大片紫癜，壮热，汗出热不退，口渴烦躁，齿衄，鼻衄，尿血，便血，心悸气短，面色红，舌红无津，苔黄腻，脉浮数。

辨证要点　本证多见于急性发作期，以皮下大片紫癜，壮热，汗出，齿衄，鼻衄，舌红无津，苔黄腻，脉浮数为特征。

治法　清热泻火，凉血解毒。

方药　犀角地黄汤（《备急千金要方》）加减。

热毒炽盛，发热，出血广泛者，加生石膏、紫草以清热凉血，并冲服紫雪丹；便血者，加地榆炭、槐花炭以收敛止血。

（2）阴虚火旺证

证候　偶有发热及出血，面色苍白，周身乏力，自汗盗汗，五心烦热，心悸气短，活动尤甚，舌淡红，苔白，脉沉弱。

辨证要点　本证多见于急性发作期后期，以发热、出血伴有盗汗，五心烦热，舌淡红，苔白，脉沉弱为特征。

治法　清热凉血，滋阴补肾。

方药　知柏地黄丸（《医宗金鉴》）加减。

夜寐欠安者，加茯神、酸枣仁、夜交藤；盗汗明显者加青蒿、鳖甲、丹皮。

（3）热耗真阴证

证候　反复高热，严重出血，有时危及生命，面色苍白、乏力、头晕心悸等贫血症状明显，舌红，苔黄，脉浮大。

辨证要点　本证常见于重型再障，以反复高热，严重出血，舌红，苔黄，脉浮大为特征。

治法　清热解毒，凉血止血。

方药　凉血解毒汤（《痘科金镜赋》）加减。

神昏谵语者，加服安宫牛黄丸以开窍醒神。若出现汗出厥冷等亡阳之证时，急用独参汤或参附汤以回阳救逆；若出现汗出油腻，手足心热等亡阴之证时，急用生脉饮以敛阴固脱。

慢性期

（1）血虚内热证

证候　偶有发热，面色苍白，烦躁，手足心热，少寐，或齿衄，鼻衄，舌质淡，少苔，脉细数。

辨证要点　本证是慢性期常见证型，以面色苍白，烦躁，舌质淡，少苔，脉细数为特征。

治法　补血凉血，清热解毒。

方药　八珍汤《正体类要》加减。

血虚较甚者，加酒黄精、枸杞子以补益精血；发热较甚者，加银柴胡、白薇以清退虚热。

（2）阴亏瘀热证

证候 偶有发热，面色苍白，心悸气短，失眠多梦，头晕乏力，颜面潮红，腰膝酸软，五心烦热，潮热盗汗，口干咽燥。出血反复，兼有鼻衄、齿衄，肌肤甲错或干燥，舌暗红有瘀点，苔少，脉细数。

辨证要点 本证常见于急性发作后的缓解期，以盗汗，五心烦热，肌肤甲错，舌暗红有瘀点，苔少，脉细数为特征。

治法 补血养阴，活血化瘀。

方药 一贯煎（《续名医类案》）合青蒿鳖甲汤（《温病条辨》）加减。

阴虚较甚者，加玄参、酒黄精以滋养阴精；失眠者，加酸枣仁、夜交藤以养心安神。

（3）气血两虚证

证候 面色苍白或萎黄，口唇爪甲淡白，神疲乏力，心悸气短，头晕眼花，少寐，或齿衄、肌衄、鼻衄、便血，舌质淡，苔薄滑，脉虚细。

辨证要点 本证常见于恢复期的患儿，以面白，口唇爪甲淡白，气短，乏力，舌质淡，苔薄滑，脉虚细为特征。

治法 补益气血，壮骨生髓。

方药 人参养荣汤（《太平惠民和剂局方》）加减。

中气下陷，神疲气短者，加柴胡、升麻、黄芪以益气升陷；兼肾气不足者，加山茱萸、菟丝子以补益肾气。

（4）阴阳两虚证

证候 面色苍白，倦怠乏力，腰膝酸软，头晕耳鸣，自汗，盗汗，时有畏寒肢冷，或五心烦热，舌质淡，苔薄白。

辨证要点 以腰膝酸软，头晕耳鸣，或畏寒肢冷，或五心烦热，舌质淡，苔薄白为特征。

治法 大补阴阳，填精益髓。

方药 偏肾阳虚者，可用右归饮（《景岳全书》）合肾气丸（《金匮要略》）加减；偏肾阴虚者，可用三才封髓丹（《医学发明》）合菟丝子丸（《太平惠民和剂局方》）加减。

虚热明显者，加青蒿、地骨皮、鳖甲以养阴清热；出血不止者，加三七、阿胶、仙鹤草以补血止血。

4. 中医其他疗法

（1）中成药 ①再障生血片：滋阴补肾，补气生血，活血止血，用于气血两虚证。②乌鸡白凤丸：补气养血，用于气血两虚证。

（2）针灸疗法 ①体针：取大椎、脾俞、肝俞、关元、曲池、气海、足三里、地机、血海，每次5～6穴，急性期可用泻法，慢性期可用平补平泻或补法，每次15分钟左右，每日1次，15次为一疗程。②耳针：取皮质下、肾上腺、肝、肾、脾、肠、内分泌、脊柱，每次3～4穴，每日1次，10次为一疗程。需视凝血功能状态选择性使用。

（3）食疗 ①牛骨髓、精猪肉、红枣肉各60g，熬膏，每次1汤匙，每日2次。用于气血两虚证。②羊骨粥：羊骨1000g，粳米或糯米50g，细盐少许，葱白2茎，生姜3～5片，煮食。用于肾阳虚衰证。

六、中西医结合诊疗思路

再生障碍性贫血是儿童常见且严重的血液病之一，目前病因尚不完全明确。首先要明确诊断，评估病情轻重，采用中西医结合治疗，西医以对症治疗为主，重症考虑造血干细胞移植；中医以扶正祛邪为法，着重补肾阳、滋肾阴、生髓填精、活血补血为要，慢性期以扶正为主，兼顾祛邪。对于危重症，中西医结合救治。

七、预防和调护

（1）加强体育锻炼，保持心情舒畅，劳逸结合，增强机体抵抗力，尽量不去人员密集的场所，防止病毒感染继发再障。避免暴露于各类射线，不接触有毒化学物质，少用或不用损伤骨髓的药物。

（2）饮食方面注意营养均衡，给予易消化食物，对于有出血倾向者给予无渣半流质饮食，少进食坚硬质锐食物，以防因刺伤而引起出血和感染。

（3）应重视个人和周围环境卫生。注意口腔卫生，饭后、睡前须漱口，宜用软毛牙刷刷牙。保持皮肤清洁，洗澡时擦洗皮肤不宜过重，以免引起皮下出血。秋、冬季气候干燥，可用甘油类润滑剂涂鼻，以防流鼻血。

（4）再障患儿居室或病房空气要新鲜，阳光充足，定时紫外线消毒，重型再障患儿有条件可住层流室或隔离病房。

思维导图

- 第五节 再生障碍性贫血
  - 概念 —— 是一组骨髓造血细胞增生减低和外周血细胞减少为特征的骨髓衰竭性疾病，临床主要表现为贫血、出血、感染等
  - 病因病机
    - 西医病因病理
      - 病因 —— 特发性再障在病史中找不到发病的明确原因；继发性再障的病因主要包括生物、化学、物理、免疫等因素
      - 发病机制 —— T淋巴细胞异常活化、功能亢进造成骨髓损伤
      - 机制 —— 骨髓组织病理学检查可见粒细胞系和幼红细胞系均明显减少，巨核细胞不易被发现，全片不见或仅有数个
    - 中医病因病机
      - 病因 —— 先天不足、邪毒侵袭、病久迁延
      - 病机 —— 精气内夺，以虚损为本，以脾肾二脏功能失调为主
  - 临床表现
    - 前驱表现 —— 乏力、短气、失眠多梦；易继发感染；常首先出现发热、咳嗽等呼吸道感染症状
    - 典型表现 —— 贫血、感染、出血
    - 严重表现 —— 高热、败血症、脏器出血
  - 诊断及鉴别诊断
    - 诊断
      - 血常规检查 —— 红细胞、粒细胞和血小板减少，校正后的网织红细胞 $<1\%$。至少符合以下 3项中的 2 项：①血红蛋白 $<100g/L$；②血小板 $<100\times10^9/L$；③中性粒细胞绝对值 $<1.5\times10^9/L$（如为两系减少则必须包含血小板减少）
      - 骨髓穿刺检查 —— 骨髓有核细胞增生程度活跃或减低，骨髓小粒造血细胞减少，非造血细胞比例增高；巨核细胞明显减少或缺如，红系、粒系可明显减少
      - 骨髓活检 —— 骨髓有核细胞增生减低，巨核细胞减少或缺如，造血组织减少，脂肪和（或）非造血细胞增多，无纤维组织增生，网状纤维染色阴性，无异常细胞浸润
      - 除外检查 —— 必须除外先天性和其他获得性、继发性骨髓造血衰竭
    - 鉴别诊断 —— 与阵发性睡眠性血红蛋白尿、骨髓增生异常综合征、低增生性急性白血病相鉴别

- 第五节　再生障碍性贫血
  - 临床治疗
    - 西医治疗
      - 一般治疗 —— 预防感染；避免出血；杜绝接触各类危险因素
      - 对症治疗 —— 纠正贫血、控制出血、控制感染、护肝治疗
      - 免疫治疗 —— 抗淋巴/胸腺细胞球蛋白、环孢素A、大剂量免疫球蛋白、其他（CD单克隆抗体、吗替麦考酚酯、环磷酰胺等）
      - 促造血治疗 —— 雄激素、造血生长因子
      - 造血干细胞移植 —— 同种异体造血干细胞移植
    - 中医辨证论治
      - 急性期
        - 邪毒侵袭证 —— 清热泻火，凉血解毒 —— 犀角地黄汤
        - 阴虚火旺证 —— 清热凉血，滋阴补肾 —— 知柏地黄丸
        - 热耗真阴证 —— 清热解毒，凉血止血 —— 凉血解毒汤
      - 慢性期
        - 血虚内热证 —— 补血凉血，清热解毒 —— 八珍汤
        - 阴亏瘀热证 —— 补血养阴，活血化瘀 —— 一贯煎合青蒿鳖甲汤
        - 气血两虚证 —— 补益气血，壮骨生髓 —— 人参养荣汤
        - 阴阳两虚证 —— 大补阴阳，填精益髓 —— 偏肾阳虚者，可用右归饮合金匮肾气丸；偏肾阴虚者，可用三才封髓丹合菟丝子丸

思考题

1. 常见的血液系统疾病相关检查有哪些？
2. 试述血与五脏的关系。
3. 小儿贫血如何分类、分度？
4. 试述缺铁性贫血的诊断标准、中医病因病机、证型、治法和方药。
5. 免疫性血小板减少症的临床特点及中医辨证思路是什么？
6. 免疫性血小板减少症如何诊断及分型？骨髓检查特点是什么？一线治疗药物有哪些？
7. 免疫性血小板减少症与过敏性紫癜如何鉴别？
8. 试述再生障碍性贫血的诊断标准、中医病因病机、慢性期的证型、治法及方药是什么？
9. 再生障碍性贫血的常用免疫治疗有哪些？

血液系统疾病病案及古籍选录

第七章　心血管系统疾病

第一节　心血管系统中西医概述

心血管系统由心脏、动静脉以及毛细血管组成，其中心脏是中枢。小儿心血管系统随年龄的增长而逐渐成熟、健全。

一、心脏的发育与解剖特点

1. 心脏的发育

原始心脏于胚胎第 2 周开始形成，至胎龄 22～24 天，由头至尾逐渐形成了动脉干、心球、心房、心室与静脉窦等结构。约于第 4 周起有循环作用，至第 8 周房室间隔已完全长成，即成为四腔心脏。先天性心血管畸形的发生主要在这一时期。

2. 小儿心血管系统解剖特点

（1）*心脏位置*　新生儿心脏位置较高且呈横位，心尖搏动位于第 4 肋间隙锁骨中线外，心尖部分主要为右心室。2 岁后，横位心逐渐变成斜位，心尖搏动下移至第 5 肋间隙，心尖部分主要为左心室。

（2）*房室发育*　婴儿时期心房相对较大，心室在婴儿期后增长迅速。新生儿左右心室壁厚度几乎相等，约 5mm。6 岁时左心室壁厚度达 10mm，右心室壁厚度不及 6mm。15 岁时，左心室壁厚度约为 13mm，右心室壁厚度 7～8mm。

（3）*假腱索*　是连接于室间隔和乳头肌之间，跨越左心室腔，且不附着于二尖瓣的条索状结构。出现率儿童约 63%，成人约 71%，含有传导组织，可视为心室内的一种正常结构。

（4）*瓣膜反流*　小儿时期心脏各瓣膜口生理性反流很常见，发生率依次为三尖瓣反流 60.2%、二尖瓣反流 5.8%、肺动脉瓣反流 4.5%、主动脉瓣反流 0.2%。其机制为瓣膜关闭时逆向撞击前进的血流造成的一种超声伪像，并非真正血流反流。

二、生理特点

心脏通过有节律地收缩和舒张，将静脉血从上、下腔静脉吸纳入右心房，经右心室泵入肺动脉，血液在肺循环进行气体交换转化为氧合血之后，通过肺静脉回流入左心房，经左心室泵入主动脉，供应全身组织器官。一般来说，年龄愈小，心率愈快，血流速度也愈快。但新生儿期迷走神经张力较高，吸吮、恶心、呕吐等兴奋迷走神经的动作均可引起心动过缓，故此期窦性心律的频率极不稳定。小儿每分钟心脏输出量相对较成人大，新生儿约 400～500ml/（kg・min），婴儿约 180～240ml/（kg·min）。

三、病史、体格检查及辅助检查

（一）病史询问

详细病史询问和体格检查，可为疾病的发生发展、诊疗过程及后续诊断性检查提供重要线索，尤其对影像学检查更具针对性。

小儿时期的心血管疾病以先天性心脏病较多见。后天获得性心血管疾病较为常见的是病毒性心肌炎、川崎病、心肌病、风湿性心脏病等。注意询问母亲妊娠早期有无病毒感染、放射线接触、有害药物应用以及家族遗传性疾病等病史。重点询问患儿有无呼吸困难，发绀时间、发绀轻重与哭闹的关系，蹲踞现象及昏厥，声音嘶哑，喂养困难，体格运动发育异常等。既往史中有无反复呼吸道感染、心律失常、游走性关节痛、皮肤黏膜改变、风湿性疾病、舞蹈病等病史。

（二）体格检查

1. 一般体格检查

除检测基本生命体征和生长发育指标外，重点检查有无特殊面容、合并畸形、皮肤黏膜颜色、呼吸困难、皮下结节、水肿、颈动脉异常搏动、颈静脉怒张、四肢脉搏的强弱与对称性、肝脾情况、杵状指（趾）等。常规测量血压，必要时测量下肢血压。

2. 心脏检查

（1）视诊　心前区有无隆起，心尖搏动的位置、强弱及范围。正常<2 岁小儿心尖搏动见于左第 4 肋间，其左侧最远点可达锁骨中线外 1cm；5～6 岁时在左第 5 肋间，锁骨中线上或内侧。正常心尖搏动范围不超过 2～3cm^2。

（2）触诊　进一步明确心尖搏动的位置、强弱、范围，心前区有无抬举感及震颤。有震颤者注意位置、时相、强度和范围。

（3）叩诊　可粗略估计心脏的位置和大小。小儿胸壁薄，叩诊手法宜轻，1 岁以下婴儿因横膈高位，且心脏相对较大，心左界可在乳线外 1cm 左右。

（4）听诊　注意心率的快慢、节律是否整齐、心音强度、心脏杂音和心包摩擦音，必要时变换体位或在运动前后对比听诊。小儿心率波动范围大，测定最好在安静时进行。心脏的杂音对鉴别先天性心脏病的类型有重要意义，需注意其位置、性质、响度、时相及传导方向。

3. 动脉血压

小儿年龄越小，血压越低，不同年龄血压不同。

4. 静脉压

学龄前儿童一般在 40mmH_2O 左右，学龄儿童约为 60mmH_2O。静脉压升高见于右心衰竭、心包积液、缩窄性心包炎等情况。静脉压下降见于血容量不足或微血管扩张时（如休克）。

（三）辅助检查

1. 心电学检查

（1）心电图　是心血管系统检查的重要方法，对各种心律失常的诊断具有特异性，对房室肥大、传导阻滞、电解质紊乱及药物中毒等具有重要提示意义，对心脏位置及心肌病变也有重要参考价值。小儿心电图具有以下特点：①年龄越小，心率越快，各间期及各波时间较短，随年龄增大而逐渐延长；②QRS 综合波以右心室占优势，尤其在新生儿及婴幼儿，随着年龄增长逐渐转为左心室占优势；③右胸前导联的 T 波在不同年龄有一定改变，如生后第 1 天，V1 导联 T 波直立，4～5 天后 T 波转为倒置或双相。

（2）动态心电图　可发现并记录受检者在各种状态（如活动、服药、睡眠等）下，通过常规心电图检查难以显现的心电变化，为临床诊断和治疗提供重要依据。

2. 影像学检查

（1）X 线检查　是小儿先天性心脏病诊断的常用手段，包括透视及摄片。透视可动态观察房室及大血管的搏动、位置、形态以及肺血管的粗细、分布，但不能观察细微病变。要注意正常婴儿胸部 X 线的特点，如胸腺可明显增大，心胸比值年长儿应小于 0.5、1 岁以内的婴儿有时可达 0.55，新生儿心脏可呈球形等。

（2）超声心动图　是重要的无创、无辐射检查技术，可以提供详细的心脏解剖结构信息、心脏功能信息以及部分血流动力学信息，能对绝大多数先天性心脏病作出准确的诊断。常用的有 M 型超声心动图、二维超声心动图、多普勒超声、三维超声心动图等。

（3）MRI　常用于主动脉弓等心外大血管畸形的诊断，是心脏复杂畸形的重要补充检查。

（4）CT　电子束计算机断层扫描和螺旋式 CT 对心脏瓣膜病变、心包和血管壁钙化、心腔肿块、心肌病、心包缩窄、心外大血管异常及其分支的病变等具有较高的诊断价值。

（5）心脏导管检查　是先天性心脏病进一步明确诊断和决定手术之前的重要方法之一，同时经心导管检查还可进行心内膜活体组织检查、电生理测定。

（6）心血管造影　是复杂性先天性心脏病及血管畸形诊断的重要检查手段。特别是数字减影造影技术的发展及新一代造影剂的应用，降低了造影对人体的伤害，而且诊断更精确。

四、心血管系统中医学概述

心血管系统属中医“心系”范畴。常见于古籍中“心痺”“胸痹”“心痛”“心悸”“水肿”等病证记载中。中医学认为，脏腑气血亏虚是其发病之本，而痰浊、瘀血、水饮痹阻心脉则是其发病之标。

心被视为“君主之官”“五脏六腑之大主”，在人类生命活动中起着主宰与统帅的作用。《素问・六节藏象论》载：“心者，生之本，神之变也。”心在行使主血脉及主神明生理功能的同时，与他脏也保持了协同、依存、制约的紧密关系。心主血与肺主气、心主血脉和肺司呼吸之间相互依存的关系，是心肺生理功能的重要联系。心肺之间相较于他脏的距离更为邻近，形态上肺对心脏有保护的作用，具有“相傅”围护“君主”之意。

心脏功能正常，可使血液运行周流不息，营养各脏腑组织；气血运行正常，心才能发挥正常的功能。因此，临床上在心系疾病的辨证施治中，应重视调和气血，以达气血运行平和之目的。

思维导图

- 第一节　心血管系统中西医概述
  - 概述 —— 心血管系统由心脏、动静脉以及毛细血管组成，其中心脏是中枢。小儿心血管系统随年龄的增长而逐渐成熟、健全
  - 心脏的发育与解剖特点
    - 心脏的发育 —— 原始心脏于胚胎第2周开始形成，至胎龄22～24天，形成很多结构。约于第4周起有循环作用，至第8周形成四腔心脏
    - 解剖特点
      - 心脏位置
        - 新生儿 —— 较高且呈横位，心尖搏动位于第4肋间隙锁骨中线外，心尖部分主要为右心室
        - 2岁后 —— 横位心逐渐变成斜位，心尖搏动下移至第5肋间隙，心尖部分主要为左心室
      - 房室发育 —— 婴儿时期心房相对较大，心室在婴儿期后增长迅速
      - 假腱索 —— 是连接于室间隔和乳头肌之间，跨越左心室腔，且不附着于二尖瓣的条索状结构
      - 瓣膜反流
        - 发生率 —— 小儿时期心脏各瓣膜口生理性反流很常见，发生率依次为三尖瓣、二尖瓣、肺动脉瓣、主动脉瓣
        - 机制 —— 瓣膜关闭时逆向撞击前进的血流造成的一种超声伪像，并非真正血流反流
  - 生理特点
    - 年龄愈小，心率愈快，血流速度愈快
    - 新生儿期窦性心律的频率极不稳定
    - 小儿每分钟心脏输出量相对较成人大
  - 病史、体格检查及辅助检查
    - 病史询问 —— 注意询问母亲妊娠早期有无病毒感染、放射线接触、有害药物应用以及家族遗传性疾病等病史
    - 体格检查 —— 包括一般体格检查，心脏检查，动脉血压，静脉压
    - 辅助检查
      - 心电学检查 —— 心电图，动态心电图
      - 影像学检查 —— X线检查，超声心动图，MRI，CT，心脏导管检查，心血管造影
  - 心血管系统中医学概述
    - 中医病名 —— 属“心系”范畴，常见于古籍中“心痺”“胸痹”“心痛”“心悸”“水肿”等病证
    - 病因病机 —— 脏腑气血亏虚是其发病之本，痰浊、瘀血、水饮痹阻心脉则是其发病之标
    - 治疗原则 —— 调和气血，以达气血运行平和之目的

第二节　病毒性心肌炎

病毒性心肌炎（viral myocarditis，VMC）是由病毒侵犯心脏引起的一种以心肌局灶性或弥漫性炎性病变为主的疾病，部分可累及心包或心内膜。临床以心悸、胸闷、神疲乏力、面色苍白、气短、肢冷、多汗为特征，但表现轻重不一，轻者可无明显的自觉症状，仅有心电图改变，重者出现心律失常、心脏扩大，少数发生心源性休克或急性心力衰竭，甚至猝死。

本病一年四季皆可发病，春秋季多发，以3～10岁小儿多见，儿童期的发病率尚不确切。常继发于感冒、麻疹、流行性腮腺炎、腹泻等病毒感染性疾病之后。预后大多良好，一般半年至一年可恢复，迁延不愈者可致顽固性心律失常或扩张性心肌病，甚至死亡。

本病在古代医籍中近似于“心瘅”，根据主要临床表现，散见于“风温”“心悸”“怔忡”“胸痹”“猝死”等内容中。

一、病因病机

1. 西医病因病理

（1）病因　引起心肌炎的病毒种类较多，最常见的是柯萨奇病毒（B 组和 A 组）。其次为埃可病毒、脊髓灰质炎病毒、腺病毒、肝炎病毒、呼吸道合胞病毒、流感和副流感病毒、麻疹病毒、单纯疱疹病毒、流行性腮腺炎病毒等。

（2）发病机制　本病发病机制尚不完全清楚，但目前认为其发病涉及病毒对被感染心肌细胞的直接损害，以及病毒触发人体自身免疫反应而引起的心肌损害。急性期，病毒侵入心肌细胞，在细胞内复制，直接损害心肌细胞，导致变性、坏死和溶解。此外，机体受病毒的刺激，激活细胞和体液免疫反应，产生抗心肌抗体、白细胞介素等，诱导产生细胞黏附因子，促使细胞毒性 T 细胞选择性地向受损心肌组织黏附、浸润和攻击。严重的慢性持久的心肌病变与病毒持续存在及病毒感染后介导的免疫损伤密切相关。

（3）病理　本病心脏受损程度不一，病变可呈局灶性、散发性或弥散性分布。轻者肉眼及光学显微镜观察可无明显异常，但能分离出病毒。较重者心肌细胞溶解、水肿、坏死，间质有炎性细胞浸润，晚期心肌纤维化形成瘢痕。严重者病变广泛，心脏苍白，呈灰色条纹状或大片坏死，心肌软弱，缺乏弹性，心脏扩张，重量增加。病变可累及传导系统、心瓣膜、冠状血管及心包。

2. 中医病因病机

本病的病因既有内因，又有外因。内因责之于正气亏虚，外因多为风热、湿热邪毒侵袭。病位主要在心。心脉痹阻，气阴耗伤为主要病机，瘀血、痰浊为病理产物。重者可发生心阳暴脱的危证。

（1）风热犯心　外感风热邪毒，首犯肺卫，心肺同居上焦，肺朝百脉，与心脉相通，毒邪由表入里，内舍于心，致心脉痹阻，心失所养。

（2）湿热侵心　外感湿热邪毒或饮食不洁，湿热毒邪从口而入，蕴郁于胃肠，沿脾经从胃入膈，注入心中，导致心脉痹阻，心失所养。

（3）气阴两虚　外感风热、湿热之邪，邪毒入里，灼伤营阴，耗伤心之气阴，则气阴亏虚，心脉失养，心气不足，鼓动无力，而致悸动不安。

（4）痰瘀互结　病情迁延，伤及脾肺，肺失宣降，则水津不布；脾不运化，则水湿内停，聚而成痰，阻滞血脉，痰瘀互结，阻滞脉络，致胸闷、胸痛。

（5）心阳虚衰　素体阳虚，复感毒邪，致心阳虚衰；或感邪日久，正气衰弱，心阳不足，甚则心阳虚损；或心阴亏虚，阴损及阳，致心阳虚损，甚则心阳暴脱，发生猝死。

二、临床表现

（1）症状　临床表现轻重不一，多数患儿发病前有呼吸道或肠道感染史，继而出现胸闷、乏力、心悸、气短、面色苍白、缺乏食欲、恶心、呕吐、头晕、多汗、善太息、心前区不适、呼吸困难等症状。

部分患儿起病隐匿，仅有乏力、心悸等非特异性症状。少数重症患儿可发生严重心律失常、心力衰竭、心源性休克，甚至猝死。部分患儿呈慢性进程，演变为扩张型心肌病。新生儿患病时病情进展快，常见高热、反应低下、呼吸困难和发绀，常有神经、肝和肺的并发症。

（2）体征　心脏有轻度扩大，第一心音减弱、低钝，心动过速或过缓，或有期前收缩、房室传导阻滞等心律失常，部分有奔马律。反复心力衰竭者，心脏明显扩大，两肺出现湿啰音及肝、脾肿大。重症患儿可见脉搏微弱及血压下降。

三、辅助检查

1. 血生化指标

（1）肌酸磷酸激酶（CK）及同工酶（CK-MB）　早期、急性期均可升高。CK-MB 是心肌特异性胞质同工酶，升高对心肌损伤诊断意义较大。

（2）乳酸脱氢酶（LDH）同工酶　其增高在心肌炎早期诊断有提示意义，但特异性差。

（3）心肌肌钙蛋白 I 或 T（cTnI 或 cTnT）　对心肌炎诊断特异性强，但敏感度不高。

2. 病原学检测

疾病早期可从咽拭子、粪便、血液中分离出病毒，但需结合血清抗体测定才更有意义。恢复期血清抗体滴度比急性期有 4 倍以上增高，病程早期血中特异性 IgM 抗体滴度在 1∶128 以上。自血液或心肌组织中查到病毒核酸可作为某一型病毒存在的依据。

3. 心电图

缺乏特异性，强调动态观察。常见 ST 段下移，T 波低平、双向或倒置；Q-T 间期延长；各种心律失常，如窦房、房室、室内传导阻滞，各种期前收缩，阵发性心动过速及心房扑动或颤动等。

4. X 线检查

轻型病例心影一般在正常范围，伴心力衰竭或心包积液者可见心影扩大，心力衰竭时可见肺瘀血、水肿征象。

5. 超声心动图

可显示心房、心室的扩大，心室收缩功能受损程度，可探查有无心包积液以及瓣膜功能。

四、诊断与鉴别诊断

1. 诊断

（1）心功能不全、心源性休克或脑心综合征。

（2）心脏扩大（X 线、超声心动图检查具有表现之一者）。

（3）cTnI 或 cTnT 或 CK-MB 升高，伴动态变化。

（4）显著心电图改变。以 R 波为主的 2 个或 2 个以上的主要导联（Ⅰ、Ⅱ、aVF、V5）的 ST-T 改变持续 4 天以上伴动态变化，窦房、房室传导阻滞，完全性右或左束支阻滞，窦性停搏，成联律、成对、多形性或多源性期前收缩，非房室结及房室折返引起的异位性心动过速，心房扑动、心房颤动，心室扑动、心室颤动，QRS 低电压（新生儿除外）及异常 Q 波。

（5）心脏磁共振成像呈现典型心肌炎症表现，具备以下 3 项中至少 2 项：①提示心肌水肿，T2 加权像显示局限性或弥漫性高信号；②提示心肌充血及毛细血管渗漏，T1 加权像显示早期增强；③提示心肌坏死和纤维化，T1 加权像显示至少 1 处非缺血区域分布的局限性晚期延迟增强。

2. 病原学诊断依据

（1）确诊指标　自心内膜、心肌、心包（活检、病理）或心包穿刺液检查，发现以下之一者可确诊：①分离到病毒。②用病毒核酸探针查到病毒核酸。③特异性病毒抗体阳性。

（2）参考依据　有以下之一者结合临床表现可考虑心肌炎由病毒引起：①自患儿粪便、咽拭子或血液中分离到病毒，且恢复期血清同型抗体滴度较第 1 份血清升高或降低 4 倍以上。②病程早期患儿血中特异性 IgM 抗体阳性。③用病毒核酸探针自患儿血中查到病毒核酸。

3. 确诊依据

具备 2 项临床诊断依据，可临床诊断心肌炎。发病同时或发病前 1～3 周有病毒感染证据支持诊断者，同时具备病原学确诊依据之一，可确诊为病毒性心肌炎；同时具备病原学参考依据之一，可临床诊断为病毒性心肌炎。

4. 鉴别诊断

（1）风湿性心肌炎　病前 1～3 周多有链球菌感染史，风湿活动期表现明显，如发热、关节炎、皮下结节、心肌炎、环形红斑，血沉增快、抗链球菌溶血素“O”增高，心电图 P-R 间期延长。

（2）中毒性心肌炎　由非病毒性病原体如细菌、真菌、立克次体、支原体等的毒素引起，可见原发病的临床表现，如大叶性肺炎、支原体肺炎、伤寒等，且中毒症状明显，如高热、面色苍白、精神萎靡，白细胞及中性粒细胞增高等。

五、临床治疗

（一）西医治疗

1. 休息

急性期需卧床休息，以减轻心脏负荷及减少耗氧量。心脏扩大及并发心力衰竭者应绝对卧床休息至少 3～6 个月，病情好转、心脏缩小后可逐步开始活动。

2. 药物治疗

（1）抗病毒药　处于病毒血症阶段的早期患儿，可选用抗病毒治疗，如利巴韦林、α-干扰素等，但疗效不确定。

（2）营养心肌药　1，6-二磷酸果糖、磷酸肌酸钠、维生素 C、辅酶 Q10 等。

（3）免疫球蛋白　大剂量免疫球蛋白通过免疫调节作用减轻心肌细胞损害。

（4）肾上腺皮质激素　通常不使用。对重型患儿合并心源性休克、致死性心律失常（三度房室传导阻滞、室性心动过速）、证实是慢性自身免疫性心肌炎症反应者应足量、早期应用。

（5）抗心律失常药　针对不同类型心律失常选用不同药物。

（6）其他　控制心力衰竭应注意液体摄入量，根据病情可联合应用利尿剂、洋地黄、血管活性药物。要特别注意用洋地黄时饱和量应较常规量减少，并注意补充氯化钾，以避免洋地黄中毒。

（二）中医治疗

1. 辨证思路

本病临床表现不一，证候错杂，辨证较为复杂。首先辨明虚实，其次辨别轻重。

（1）首辨虚实 凡病程短暂，见胸闷胸痛，气短多痰，或恶心呕吐，腹痛腹泻，舌红苔黄，属实证；病程长达数月，见心悸气短，神疲乏力，面白多汗，舌淡或偏红，舌光红少苔，属虚证。急性期多以实证为主，如风热犯心证、湿热侵心证；迁延期、慢性期以虚证为主或虚实夹杂，如气阴两虚证、痰瘀互结证、心阳虚衰证。

（2）次辨轻重 神志清楚，神态自如，面色红润，脉实有力者，病情轻；面色苍白，气急喘息，四肢厥冷，口唇青紫，烦躁不安，脉微欲绝或频繁结代者，病情危重。

2. 治疗原则

治疗原则为扶正祛邪、养心通脉。病初邪毒犯心，以祛邪、养心通脉为要；后期正气损伤，以扶正、养心通脉为主，祛邪为辅。

3. 辨证施治

（1）风热犯心证

证候 发热恶寒，或低热缠绵，或不发热，鼻塞流涕，咽红肿痛，咳嗽有痰，肌肉酸痛，心悸气短，胸闷胸痛，舌红苔薄，脉浮数或结代。

辨证要点 以风热表证并见心悸气短，胸闷胸痛，舌红苔薄，脉浮数或结代为特征。

治法 疏风清热，宁心复脉。

方药 银翘散（《温病条辨》）加减。

邪热炽盛者，加黄芩、栀子、生石膏以清热泻火；胸闷胸痛者，加枳壳、郁金、丹参、红花以活血散瘀；心悸、脉促者，加五味子、柏子仁以养心安神；咽红肿痛者，加牛蒡子、玄参以清热利咽。

（2）湿热侵心证

证候 寒热起伏，全身酸痛，恶心呕吐，腹痛，腹泻，倦怠乏力，胸部憋闷，心悸气短，舌质红，苔黄腻，脉濡数或结代。

辨证要点 以胸闷心悸，倦怠乏力，恶心呕吐，腹痛腹泻，舌质红，苔黄腻，脉濡数或结代为特征。

治法 清热化湿，宁心通脉。

方药 葛根黄芩黄连汤（《伤寒论》）加减。

胸闷者，加瓜蒌皮、薤白以理气宽胸；肢体酸痛者，加羌活、独活、木瓜以祛湿通络；心悸，脉结代者，加丹参、珍珠母、龙骨以宁心安神；恶心呕吐者，加生姜、半夏以化湿和胃止呕；腹痛腹泻者，加木香、薏苡仁以行气化湿止泻。

（3）气阴两虚证

证候 心悸怔忡，胸闷气短，活动后尤甚，少气懒言，倦怠乏力，头晕目眩，烦热口渴，自汗盗汗，夜寐不安，舌红少津，苔少或花剥，脉细数无力或结代。

辨证要点 以心悸气短，倦怠乏力，烦热口渴，舌红少津，苔少或花剥，脉细数无力或结代为特征。

治法 益气养阴，宁心安神。

方药 炙甘草汤（《伤寒论》）合生脉散（《医学启源》）加减。

乏力明显者，加黄芪、西洋参以益气养阴；自汗盗汗者，加浮小麦、麻黄根以敛阴止汗；大便偏干者，加火麻仁、瓜蒌仁以润肠通便；夜寐不安者，加柏子仁、酸枣仁以宁心安神。

（4）*痰瘀互结证*

证候 心悸气短，胸闷憋气或心痛如针刺，善太息，脘腹满闷，恶心泛呕，面色晦暗，唇甲青紫，舌质紫暗，舌尖有瘀点，苔腻，脉滑或结代。

辨证要点 以心悸不宁，胸闷憋气，或心痛如针刺，脘腹满闷，唇甲青紫，舌质紫暗，舌尖有瘀点，苔腻，脉滑或结代为特征。

治法 豁痰化瘀，宁心通络。

方药 瓜蒌薤白半夏汤（《金匮要略》）合失笑散（《太平惠民和剂局方》）加减。

心痛明显者，加川芎、郁金、丹参、降香以理气止痛；痰瘀化热者，加黄连、竹茹以清热化痰；夜不能寐者，加远志、酸枣仁以宁心安神。

（5）*心阳虚衰证*

证候 心悸怔忡，胸闷不舒，面色苍白，四肢不温，肢体浮肿，头晕多汗，甚则大汗淋漓，四肢厥冷，口唇及指（趾）发紫，呼吸浅促，舌质淡胖或淡紫，舌苔薄白，脉细数或脉微欲绝。

辨证要点 以心悸怔忡，面色苍白，畏寒肢冷，呼吸浅促，舌质淡胖或淡紫，舌苔薄白，脉细数或脉微欲绝为特征。

治法 温振心阳，救逆固脱。

方药 参附龙牡救逆汤（经验方）加减。

神疲乏力者，加黄芪、白术以补益元气；形寒肢冷者，加肉桂、干姜以温阳散寒。

4. 中医其他疗法

（1）*中成药* ①生脉饮：益气复脉，养阴生津，用于气阴两虚证。②稳心颗粒：益气养阴，活血化瘀，用于气阴两虚、心脉瘀阻证。

（2）*针灸疗法* 常用穴有内关、列缺、合谷、心俞、神门、足三里、三阴交、阴陵泉等。上述穴位交替使用，平补平泻，留针 15 分钟，7 日为一疗程，适用于配合较好的学龄儿童，出现脉结代不整者。

六、中西医结合诊疗思路

本病采用八纲辨证。首先辨明虚实，其次辨别轻重。虚则补之，治以补气养血，调理阴阳，使气血调畅，阴平阳秘，促进脏腑功能的恢复。实则泻之，治以解毒、化瘀、活血、行气等法，使邪去正安，心神得宁。虚实夹杂时，应根据虚实之多少，攻补兼施，或以攻邪为主，或以扶正为主。

重症若治疗不及时，可出现心阳虚衰、心窍闭塞、阳气暴脱等危候，单纯中药治疗效果欠佳者，应采取中西医结合治疗，配合必要的西医治疗，如氧疗、利尿、强心、抗心律失常等综合治疗。

七、预防与调护

（1）平时注意锻炼身体，增强体质，避免过度劳累。积极预防呼吸道或肠道病毒感染。

（2）注意休息，急性期应卧床休息 3～6 周，有心功能不全或心脏扩大者应卧床休息 3～6 个月。待热退后 3～4 周，心衰控制，心律失常好转，心电图改变好转时，可逐渐增加活动量。

（3）急性期尽量保持安静，以减轻心肌负担，减少耗氧量，必要时可予镇静剂。

（4）饮食宜清淡而富有营养，忌食过于肥甘厚腻或辛辣之品。

（5）密切观察患儿病情变化，一旦发现心率明显增快或减慢、严重心律失常、呼吸急促、面色青紫，应及时抢救。

思维导图

- 第二节　病毒性心肌炎
  - 概念 —— 是由病毒侵犯心脏引起的一种以心肌局灶性或弥漫性炎性病变为主的疾病。临床以心悸、胸闷、神疲乏力、面色苍白、气短、肢冷、多汗为特征
  - 病因病机
    - 西医病因病理 —— 病毒感染，涉及病毒对被感染心肌细胞的直接损害，以及病毒触发人体自身免疫反应而引起的心肌损害
    - 中医病因病机
      - 病因 —— 内因责之于正气亏虚，外因多为风热、湿热邪毒侵袭
      - 病机 —— 心脉痹阻，气阴耗伤
  - 临床表现
    - 症状 —— 临床表现轻重不一
      - 多数患儿发病前有呼吸道或肠道感染史，继而出现胸闷、乏力、心悸、气短、面色苍白、缺乏食欲、恶心、呕吐、头晕、多汗、善太息、心前区不适、呼吸困难等症状
      - 部分患儿起病隐匿，仅有乏力、心悸等非特异性症状
      - 部分患儿呈慢性进程，演变为扩张性心肌病
      - 少数重症患儿可发生严重心律失常、心力衰竭、心源性休克，甚至猝死
      - 新生儿患病时病情进展快，常见高热、反应低下、呼吸困难和发绀，常有神经、肝和肺的并发症
    - 体征
      - 心脏有轻度扩大，第一心音减弱、低钝，心动过速或过缓，或有期前收缩、房室传导阻滞等心律失常，部分有奔马律
      - 反复心力衰竭者，心脏明显扩大，两肺出现湿啰音及肝、脾肿大
      - 重症患儿可见脉搏微弱及血压下降
  - 诊断与鉴别诊断 —— 诊断
    - 心功能不全、心源性休克或脑心综合征
    - 心脏扩大（X线、超声心动图检查具有表现之一者）
    - cTnI或cTnT或CK-MB升高，伴动态变化
    - 显著心电图改变
    - 心脏磁共振成像呈现典型心肌炎症表现
  - 治疗
    - 西医治疗
      - 休息 —— 急性期需卧床休息，以减轻心脏负荷及减少耗氧量
      - 药物治疗 —— 抗病毒药，营养心肌药，免疫球蛋白，肾上腺皮质激素，抗心律失常药等
    - 中医辨证论治
      - 风热犯心证 —— 疏风清热，宁心复脉 —— 银翘散
      - 湿热侵心证 —— 清热化湿，宁心通脉 —— 葛根黄芩黄连汤
      - 气阴两虚证 —— 益气养阴，宁心安神 —— 炙甘草汤合生脉散
      - 痰瘀互结证 —— 豁痰化瘀，宁心通络 —— 瓜蒌薤白半夏汤合失笑散
      - 心阳虚衰证 —— 温振心阳，救逆固脱 —— 参附龙牡救逆汤

第三节　充血性心力衰竭

充血性心力衰竭（congestive heart failure，CHF），简称心衰，是指多种原因导致的心脏结构和（或）功能的异常改变，心室收缩或舒张功能下降，即心排血量绝对或相对不足，不能满足全身组织代谢需求，同时引起神经内分泌调节障碍，对心脏及全身各器官造成影响的一组复杂临床综合征。心衰是儿童时期危重症之一，以1岁以内发病率最高，其中尤以先天性心脏病引起者最多见。

中医古代文献虽无心力衰竭的病名，但类似心衰的证候及治疗已有详细记载。根据其发病病因、病变规律、临床表现等可归于中医"心水""水肿""喘证""心悸""痰饮"等范畴。

一、病因病机

1. 西医病因病理

（1）病因　引起心衰的病因很多，大致可分为心肌收缩功能障碍、心室容量负荷（前负荷）过重、心室压力负荷（后负荷）过重及心室充盈障碍等。常见病因有先天性心血管畸形，也可继发于川崎病、病毒性心肌炎、原发性心肌病、心内膜弹力纤维增生症等。

（2）病理生理　心力衰竭的病理生理变化十分复杂，有血流动力学、神经内分泌系统等因素参与。特征为心排血量不足，肺循环和（或）体循环淤血，出现静脉回流受阻、体内水钠潴留、脏器淤血等表现。

心脏功能从正常发展到心力衰竭，经过一段代偿过程，心脏出现心率增快、心肌收缩力增强、心肌肥厚、心脏扩大。如病因持续存在，则代偿性改变继续发展，心肌能量消耗增多，冠状动脉血供相对不足，心肌收缩速度减慢、收缩力减弱。心率超过一定限度时，舒张期缩短，心排血量反而减少。通过代偿，心排血量不能满足机体代谢需要时，即出现心力衰竭。

2. 中医病因病机

对于心力衰竭的病因病机，现代医家普遍认为其属于本虚标实之证，本虚为阳虚或者气虚，标实则为痰浊、水饮、瘀血。本病病位在心，与肺、肾、肝、脾等脏相关。基本病机为心阳虚衰，血脉运行无力，水停血瘀。

（1）心阳虚衰　若患儿禀赋不足，先天心脉缺损，或病邪犯心，或他脏之疾累及心脉，耗损心气，甚者累及心阳，阳气鼓动无力发为心阳虚衰。心阳虚衰，痰阻血瘀，留滞肺络，肺气闭而失宣。

（2）阳虚水泛　心阳虚衰，可致脾阳不振，甚则累及肾，脾肾阳虚，不能温化水液，水湿内停，泛溢肌肤，则为水肿。

（3）气虚血瘀　心气亏虚，血运不畅，肺脉瘀滞，其宣降功能失司，而见咳嗽或咯血，呼吸困难，不能平卧等症；气虚血滞可见腹胀纳呆，呕恶；心气亏虚，运血无力，血液停滞于肝，则出现胁下痞块、颈静脉怒张等血瘀之症。

二、临床表现

心衰是一组临床综合征，症状与体征系代偿功能失调引起，也因原发疾病及患儿年龄的差异而有所不同。

1. 典型表现

年长儿心衰的症状与成人相似，主要临床表现为食欲减低、精神萎靡、运动后气促、乏力、多汗、纳差、腹痛、体重不增等。典型临床表现可分 3 个方面：

（1）心脏功能障碍 表现为心脏扩大、心动过速、第一心音低钝，重者可出现舒张期奔马律；还可表现为外周灌注不良、血压低、脉压窄、尿量减少。

（2）肺循环瘀血 咳嗽，咳泡沫血痰，呼吸急促，肺部湿啰音，端坐呼吸，不能平卧，甚至出现不同程度青紫等。

（3）体循环瘀血 腹胀，肝脏增大，肝区疼痛，颈静脉怒张，肝颈静脉回流征阳性，水肿等。

2. 其他表现

婴幼儿心衰最显著的临床表现是烦躁和呼吸困难，呼吸浅快，频率可达 50～100 次/分，尤其在纳乳时更明显；喂养困难，体重增长缓慢，烦躁多汗，哭声低弱，肺部可闻及湿啰音或哮鸣音，水肿多首见于眼睑或骶尾部等部位，颈静脉怒张常不明显。

三、辅助检查

（1）胸部 X 线检查 心影多呈普遍性增大，心搏动减弱，肺纹理增多，肺门或肺门附近阴影增加，肺部瘀血。

（2）心电图 不能表明有无心力衰竭，但可了解心衰的病因、心房心室的肥厚程度、心律的变化，对洋地黄类药物的应用也有指导作用。

（3）超声心动图 是评估心脏结构和功能的首选方法。可见心室和心房腔扩大，射血分数及短轴缩短率降低，心室做功指数升高对于病因诊断及治疗前后心功能评估十分重要。

（4）有创性血流动力学测定 采用气囊漂浮导管可测量并计算出血流动力学参数，如：①每搏输出量和心排血指数；②外周血管阻力和肺血管阻力；③心室每搏做功指数。

（5）B 型钠尿肽 是心室肌分泌的重要肽类激素，在心肌受到牵拉和细胞出现坏死时，大量的 B 型钠尿肽能够释放入血，与心衰的严重程度成正相关。

四、诊断与鉴别诊断

1. 诊断

主要依据以下前 4 项，可结合其他几项以及 X 线片、超声心动图等检查作出诊断。

（1）安静时心率增快，婴儿＞180 次/分，幼儿＞160 次/分，不能用发热或缺氧解释。

（2）呼吸困难，青紫突然加重，安静时呼吸达 60 次/分以上。

（3）肝肿大，达肋下 3cm 以上，或在密切观察下短时间内较前增大，不能以横膈下移等原因解释。

（4）心音明显低钝，或出现奔马律。

（5）突然烦躁不安，面色苍白或发灰，不能用原有疾病解释。

（6）尿少、下肢水肿，已除外营养不良、肾炎、维生素 B_1 缺乏症等原因。

2. 鉴别诊断

（1）中毒性心肌炎 有细菌感染的原发病，中毒症状明显（高热、面色苍白、精神萎靡），实验室检测可见血常规中白细胞及中性粒细胞增高。

（2）急性肾炎合并循环充血　多发生于急性肾炎起病后 1～2 周内，临床表现除水肿、血尿、少尿外，还伴气急咳嗽、胸闷、不能平卧、肺底部湿啰音、肺水肿、肝大压痛、心率快、奔马律等。

五、临床治疗

（一）西医治疗

治疗原则是消除病因及诱因，改善血流动力学，保护心功能。

1. 病因治疗

应重视病因治疗，积极治疗引起心力衰竭的原发疾病及诱因，如先心病、甲状腺功能亢进、重度贫血、维生素 B_1 缺乏、病毒性或中毒性心肌炎、呼吸道感染等。

2. 一般治疗

卧床休息（半卧位或端坐位），避免烦躁、哭闹，必要时可适当应用镇静剂。宜进食低盐、易消化食物；适当限制液体摄入量，保持大便通畅。必要时吸氧，纠正水、电解质、酸碱平衡紊乱，尤其是在新生儿期。

3. 洋地黄类药物

洋地黄类药物是儿科临床上广泛使用的强心药物之一。洋地黄除正性肌力作用外，还具有抑制交感神经活性、负性传导、负性心率等作用。

小儿时期常用的洋地黄制剂有地高辛和西地兰。地高辛可供口服及静脉注射，起效快，排泄迅速，剂量易于调节，为儿科治疗心力衰竭的主要药物。西地兰仅供静脉注射。儿童常用洋地黄类药物剂量和用法见表 7-1。

表 7-1　儿童常用洋地黄类药物的剂量和用法

洋地黄制剂	给药途径	洋地黄化总量（mg/kg）	每日平均持续量	起效时间	效力最大时间	中毒作用消失时间	效力完全消失时间
地高辛	口服	＜2 岁 0.03～0.04 ＞2 岁 0.02～0.03 总量不超过 1～5mg	1/5 洋地黄化量，分 2 次	2 小时	4～8 小时	1～2 天	4～7 天
	静脉	口服量的 75%		10 分钟	1～2 小时		
毛花苷丙（西地兰）	静脉	＜2 岁 0.03 ＞2 岁 0.04		15～30 分钟	1～2 小时	1 天	2～4 天

洋地黄类药物的具体应用：

（1）洋地黄化法　对于病情较重或不能口服的患儿，可选用西地兰或地高辛静注，首次给洋地黄化总量的 1/2，余量分 2 次，每隔 4～6 小时给予，多数患儿在 8～12 小时内达到洋地黄化。能口服的患儿开始即可给予口服地高辛，首次给洋地黄化总量的 1/3 或 1/2，余量分 2 次，每隔 6～8 小时给予。

（2）维持量　洋地黄化后 12 小时可开始给予维持量。每次给负荷量的 25%，每天 2 次，间隔 12 小时。维持量的疗程视病情而定，短期难以去除病因者，如心内膜弹力纤维增生症或风湿性心瓣膜病等，则应注意随患儿体重增长及时调整剂量，以维持小儿血清地高辛的有效浓度。

（3）注意事项 用药前了解近期 2～3 周内洋地黄类药物的使用情况，防止过量中毒；用药过程中应注意补充钾盐，避免同时使用钙剂，以免引起洋地黄中毒；心肌炎、缺血、缺氧、电解质紊乱及肝肾功能不全时，心肌对洋地黄耐受性差，剂量均宜偏小，一般按常规剂量减去 1/3，且饱和时间不宜过快。未成熟儿和<2 周新生儿因肝肾功能尚不完善，易引起中毒，洋地黄化剂量亦应偏小，可按婴儿剂量减去 1/3～1/2。有条件可作洋地黄血浓度监测。

（4）洋地黄毒性反应 洋地黄药物的治疗量和中毒量十分接近，故易发生中毒。最常见的表现为心律失常，如房室传导阻滞、室性早搏和阵发性心动过速等；其次为恶心、呕吐等胃肠道症状；神经系统症状如嗜睡、头昏、视力障碍等较少见。洋地黄中毒时应立即停用洋地黄和利尿剂，同时补充钾盐。小剂量钾盐能控制洋地黄引起的室性期前收缩和阵发性心动过速。肾功能不全和合并房室传导阻滞时忌静脉给钾。

4. 非强心苷类正性肌力药

（1）β受体激动剂 如多巴胺（DP）及多巴酚丁胺（DOB）。DP 中等剂量对小儿较为适宜，肺血管阻力升高者宜慎用。DOB 血流动力学效应优于 DP，常与 DP 联合应用。

（2）磷酸二酯酶抑制剂（PDEI） 如氨力农、米力农、奥普力农等。多用于急性心力衰竭或难治性心力衰竭的短期治疗，长期治疗不良反应较多。

5. 利尿剂

可以直接减轻水肿，减少血容量及回心血量，降低左心室充盈压，减轻前负荷。当使用洋地黄类药物而心力衰竭仍未完全控制，或伴有显著水肿者，宜加用利尿剂。常用利尿剂如下：①噻嗪类利尿剂：氢氯噻嗪、氯噻酮等；②髓袢利尿剂：包括呋塞米、依他尼酸、布美他尼等；③保钾利尿剂：螺内酯、氨苯蝶啶等。

6. 血管扩张药

主要作用于静脉侧的容量血管或动脉侧的阻抗血管。常用药物有：卡托普利、依那普利、硝普钠、酚妥拉明（苄胺唑啉）、硝酸酯类（硝酸甘油及硝酸异山梨醇酯）等。

（二）中医治疗

1. 辨证思路

重在分清轻重缓急、标本虚实。急性心衰，病势急重，症见面色苍白，喘息不得卧，汗出淋漓，四肢厥逆；慢性心衰，病势较缓，症见心悸气短，动则加重，浮肿，形寒肢冷或心烦不宁。本虚为阳虚或者气虚；标实则为痰浊、水饮、瘀血。

2. 治疗原则

标本兼顾，以温阳益气为主，根据病情轻重缓急，配合化瘀、行水之法。

3. 辨证施治

（1）心阳虚衰证

证候 面色苍白，唇指青紫，呼吸浅促，或痰多泡沫，额汗不温，四肢厥冷，皮肤发花，胁下痞块，虚烦不安，舌质暗，苔白腻，脉促或沉细微弱。

辨证要点 本证多见于急性心衰，以面色苍白，呼吸浅促，四肢厥冷，胁下痞块，舌质暗，苔白腻，脉促或沉细微弱为特征。

治法 温补心阳，救逆固脱。

方药 参附龙牡救逆汤（经验方）加减。

面唇青紫，肝脏增大者，加川芎、赤芍、红花以活血化瘀。

（2）阳虚水泛证

证候 心悸气喘，不得平卧，动则喘甚，痰多泡沫，面色晦暗或青紫，形寒肢冷，尿少浮肿，舌质暗，苔白滑，脉促或沉而无力。

辨证要点 以心悸气喘，动则喘甚，形寒肢冷，尿少浮肿，舌质暗，苔白滑，脉促或沉而无力为特征。

治法 温补心肾，化气利水。

方药 真武汤（《伤寒论》）合苓桂术甘汤（《金匮要略》）加减。

喘息气急者，加葶苈子以泻肺平喘；口唇青紫，舌暗者，加丹参、红花以活血化瘀。

（3）气虚血瘀证

证候 心悸气短，动则更甚，心胸痹痛，胁下痞块，口唇发绀，两颊暗红，下肢浮肿，舌质紫暗或有瘀点瘀斑，脉涩或结代。

辨证要点 以心悸气短，动则更甚，下肢浮肿，胁下痞块，舌质紫暗或有瘀点瘀斑，脉涩或结代为特征。

治法 活血化瘀，益气通脉。

方药 血府逐瘀汤（《医林改错》）加减。

气虚明显者，去牛膝，加党参以健脾益气；胸胁胀满疼痛明显者，去川芎、当归，加香附、延胡索以理气止痛；兼失眠者，去川芎、当归，加酸枣仁、远志以养心安神。

4. 中成药

（1）生脉注射液 益气养阴，复脉固脱，用于气阴两虚证。

（2）参附注射液 回阳救逆，益气固脱，用于心阳虚衰证。

六、中西医结合诊疗思路

心力衰竭病情复杂，严重影响患儿的身心健康，甚至危及生命。对于本病的治疗，西医占主导地位，尤其对儿童最多见的先天性心脏病引起的心衰，可以通过手术治疗得以解决。

本病内科治疗要分清轻重缓急、标本虚实，急则治其标，缓则治其本。急性心衰，病势急重，应积极运用现代医学抢救措施，并可酌情辅以温补心阳、救逆固脱之法；慢性心衰，病势较缓，以温补心肾、化气利水之法为主。

心衰病位在心，与肺脾肾关系密切，须运用中医整体观念，调补人体气血阴阳，不可只局限于心。心衰临床表现差异大，需辨证施治，个体化治疗，即使是同一个病人，在不同时期，其治疗方法也不同，采用“三因制宜”，选择中医、西医及中西医结合等治疗。

七、预防与调护

（1）避免引起心衰的各种诱因，如控制感染；及时治疗原发病，如小儿先天性心脏病（尤其是左向右分流型）要适时手术，避免发生心力衰竭。

（2）急性心衰和重症心衰均应卧床休息，尽量减少患儿哭闹，保持安静，以减少耗氧量，有呼吸困难的患儿需取半卧位或坐位。

（3）合理饮食，给予易消化、营养丰富的食物，同时限制钠和水的摄入。

思维导图

- 第三节　充血性心力衰竭
  - 概念 —— 简称心衰，是指多种原因导致的心脏结构和（或）功能的异常改变，心室收缩或舒张功能下降，即心排血量绝对或相对不足，不能满足全身组织代谢需求，同时引起神经内分泌调节障碍，对心脏及全身各器官造成影响的一组复杂临床综合征
  - 病因病机
    - 西医病因病理
      - 病因 —— 大致可分为心肌收缩功能障碍、心室容量负荷（前负荷）过重、心室压力负荷（后负荷）过重及心室充盈障碍等
      - 病理生理 —— 心力衰竭的病理生理变化十分复杂，有血流动力学、神经内分泌系统等因素参与
    - 中医病因病机 —— 心阳虚衰，血脉运行无力，水停血瘀
  - 临床表现
    - 典型表现
      - 心脏功能障碍 —— 表现为心脏扩大、心动过速、第一心音低钝，重者可出现舒张期奔马律；还可表现为外周灌注不良、血压低、脉压窄、尿量减少
      - 肺循环瘀血 —— 咳嗽，咳泡沫血痰，呼吸急促，端坐呼吸，不能平卧，甚至出现不同程度青紫等
      - 体循环瘀血 —— 腹胀，肝脏增大，肝区疼痛，颈静脉怒张，水肿等
    - 其他表现 —— 婴幼儿心衰最显著的临床表现是烦躁和呼吸困难，呼吸浅快，喂养困难，体重增长缓慢，烦躁多汗，哭声低弱，肺部可闻及湿啰音或哮鸣音，水肿多首见于颜面、眼睑等部位，颈静脉怒张常不明显
  - 诊断与鉴别诊断
    - 诊断 —— 主要依据以下前4项，可结合其他几项以及X线片、超声心动图等检查作出诊断
      - ①安静时心率增快，婴儿＞180次/分，幼儿＞160次/分，不能用发热或缺氧解释
      - ②呼吸困难，青紫突然加重，安静时呼吸达60次/分以上
      - ③肝肿大，达肋下3cm以上，或在密切观察下短时间内较前增大
      - ④心音明显低钝，或出现奔马律
      - ⑤突然烦躁不安，面色苍白或发灰，不能用原有疾病解释
      - ⑥尿少、下肢水肿，已除外营养不良、肾炎、维生素B_1缺乏症等原因
    - 鉴别诊断
      - 中毒性心肌炎 —— 有细菌感染的原发病，中毒症状明显，实验室检测可见血常规中白细胞及中性粒细胞增高
      - 急性肾炎合并循环充血 —— 多发生于急性肾炎起病后1～2周内，临床表现除水肿、血尿、少尿外，还伴气急咳嗽、胸闷、不能平卧、肺底部湿啰音、肺水肿、肝大压痛、心率快、奔马律等
  - 治疗
    - 西医治疗
      - 治疗原则 —— 消除病因及诱因，改善血流动力学，保护心功能
      - 病因治疗 —— 积极治疗引起心力衰竭的原发疾病及诱因
      - 一般治疗 —— 卧床休息，必要时吸氧，纠正水、电解质、酸碱平衡紊乱
      - 药物治疗 —— 洋地黄类药物，非强心苷类正性肌力药，利尿剂，血管扩张药
    - 中医辨证论治
      - 心阳虚衰证 —— 温补心阳，救逆固脱 —— 参附龙牡救逆汤
      - 阳虚水泛证 —— 温补心肾，化气利水 —— 真武汤合苓桂术甘汤
      - 气虚血瘀证 —— 活血化瘀，益气通脉 —— 血府逐瘀汤

第四节　先天性心脏病

先天性心脏病（congenital heart disease，CHD）是指胚胎期心脏及其血管发育异常所致的心血管先天畸形，是小儿最常见的心脏病。发病率在活产新生儿中为6‰～10‰，如不治疗，约1/3患儿可因严重缺氧、心力衰竭、肺炎等严重并发症在1岁内死亡。近年来，随着微创介入治疗的广泛应用，以及体外循环、深低温麻醉下心脏直视手术等新技术的使用，先天性心脏病的预后已有很大改善。

一、病因病机

（一）西医病因病机

1. 病因

目前认为先天性心脏病的发生主要与遗传、母体和环境因素有关。

（1）*遗传因素*　多为多基因突变，也有单基因突变或染色体畸变。如21-三体综合征患儿约40%合并心血管畸形；在动脉单干、肺动脉狭窄和法洛四联症等多种畸形中，80%存在第22对染色体长臂11带区缺失。

（2）*母体和环境因素*　孕早期宫内感染，如风疹、流行性感冒、腮腺炎和柯萨奇病毒感染等；孕妇接触放射线、有机化学物质或服用某些药物（如抗癌药、抗癫痫药、锂制剂等），罹患代谢性疾病（如糖尿病、苯丙酮尿症、高钙血症等）或某些慢性疾病，以及酗酒、吸食毒品等。

2. 发病机制

先天性心脏病的种类很多，不同类型的先天性心脏病，其发病机制不同。临床上根据心脏左、右两侧及大血管之间有无血液分流分为三大类。

（1）*左向右分流型（潜伏发绀型）*　在左、右心之间或主动脉与肺动脉之间存在异常通道，平时主动脉压力高于肺动脉压力，患儿的氧合血经异常通道再进入肺循环，但主动脉内血液的氧饱和度与正常时相同，故一般不出现发绀；当继续发展至右向左分流时才出现发绀。患儿因为分流，体循环量低于正常，多影响体格发育。由于肺循环量的增加，使患儿易发生反复肺部感染。临床表现为形体瘦小，多咳，活动后气急，心脏扩大，X线检查可见肺部有不同程度的充血。常见房间隔缺损、房室间隔缺损、室间隔缺损及主、肺动脉隔缺损等。

（2）*右向左分流型（发绀型）*　某些原因（如右心室流出道狭窄）致使右心压力增高并超过左心，使血流从右向左分流，或因大动脉起源异常使大量静脉血流入体循环，可出现持续性发绀。常见的有法洛四联症和大动脉转位等。

（3）*无分流型（无发绀型）*　心脏左右两侧或动、静脉之间无异常通路和分流。如肺动脉瓣狭窄和主动脉缩窄等。

（二）中医病因病机

孕母素体虚弱，或调护失宜，或受到不良食物、药物等的刺激，或感受六淫等外邪，影响胎儿，心脏成而未全，形成先天畸形。

病机多属气血亏虚，兼血脉瘀滞，卫外不固。病变脏腑主要在心、脾、肾。先天禀赋不足，加上后天失养，导致心气不足，故出现心悸、气促。心肺不足，表卫不固，更易受外邪侵袭而出现流涕、咳嗽、发热、多汗、乏力等症状。气虚无力行血，瘀血内停，则出现发绀。心脾不足，则形体消瘦、喂养困难。脾肾皆失所养，则生长发育落后。

二、临床常见先天性心脏病

（一）房间隔缺损

房间隔缺损（atrial septal defect，ASD）是由原始房间隔在胚胎发育过程中发育异常所致，发病率占先天性心脏病总数的5%～10%，女性多于男性，比例约为2∶1，分为原发孔（第一孔）型、继发孔（第二孔）型、静脉窦型和冠状静脉窦型。房间隔缺损可合并其他心血管畸形，较常见的有肺静脉异位回流及二尖瓣脱垂等。

1. 病理生理

出生后左心房压高于右心房，房间隔缺损时则出现左向右分流，分流量与缺损的大小、两侧心房压力差、心室的顺应性相关。生后初期左、右心室壁厚度相似，分流量不多。随年龄增长，肺血管阻力及右心室压力下降，右心室壁较左心室壁薄，右心室充盈阻力也较左心室低，故分流量增加。由于右心血流量增加，舒张期负荷加重，故右心房、右心室增大。肺循环血量增加，压力增高，晚期可导致肺小动脉肌层及内膜增厚，管腔狭窄，引起肺动脉高压，当右心房压力高于左心房时，便出现右向左分流而引起持久的发绀。

2. 临床表现

（1）症状　缺损小的大多无症状，偶有暂时性发绀，多在体检时发现本病。随着年龄增长，症状逐渐显现，一方面由于肺循环血流增多而易反复呼吸道感染，严重者早期出现心力衰竭；另一方面由于体循环供血不足，表现为生长发育迟缓，体格瘦小，面色苍白易疲乏，多汗和活动后气促。

（2）体征　多数患儿在婴幼儿期无明显体征，以后心脏增大，心前区隆起，心尖搏动弥散，心浊音界扩大，分流量大者可触及震颤。听诊特点：①第一心音亢进，肺动脉第二心音增强；②第二心音呈固定分裂；③左第2肋间近胸骨旁可闻及2～3级喷射性收缩期杂音；④当肺循环血流量超过体循环达1倍时，则在三尖瓣听诊区可出现三尖瓣相对狭窄的短促与低频的舒张早中期杂音。随着肺动脉高压的进展，左向右分流可逐渐减少，第二心音增强，固定性分裂消失，收缩期杂音缩短，舒张期杂音消失，可出现肺动脉瓣及三尖瓣关闭不全的杂音。

3. 辅助检查

（1）心电图　典型表现为电轴右偏，部分病例有右心房和右心室肥大。如果电轴左偏，提示第一孔型缺损。

（2）X线检查　右心房、右心室、肺动脉总干及其分支均扩大，肺门血管影增粗，透视下可见其随着心脏搏动，肺门影出现浓淡变化，即“肺门舞蹈征”。心影略呈梨形。

（3）超声心动图　右心房、右心室及右心室流出道增宽，室间隔与左室后壁呈同向运动。扇形切面可显示房间隔缺损的部位及大小。

（4）心导管检查　合并肺动脉高压、肺动脉瓣狭窄或肺静脉异位引流可行右心导管检查。导管可通过缺损经右心房进入左心房，以了解肺动脉压力、阻力及分流的大小。

4. 治疗

（1）*内科治疗* 包括抗心力衰竭和心律失常，注意预防和治疗呼吸道感染。

（2）*外科治疗* 有血流动力学改变的继发孔型房间隔缺损首选介入封堵术治疗。原发孔型、静脉窦型及无顶的冠状窦型房间隔缺损目前仍需实施手术治疗。小型房间隔缺损，左向右分流量很小，即肺循环血流量与体循环血流量之比≤1.5 倍者，不一定需要治疗。有重度肺动脉梗阻性病变，为手术禁忌，预后不良。

（二）室间隔缺损

室间隔缺损（ventricular septal defect，VSD）是由胚胎期室间隔发育不全所致，在小儿先天性心血管畸形的发病率中居第一位。小型缺损位置多较低，常见于肌部；中大型缺损位置多较高，常见于膜部。可分为膜周型、肌部型、双动脉下型、邻近三尖瓣型及左室右房通道。室间隔缺损可单独存在，也可与心脏其他畸形并存。

1. 病理生理

因左心室的收缩压显著高于右心室，故室间隔缺损时分流方向为左心室到右心室，造成肺循环血流量增加。本病的血流动力学改变与缺损大小及肺血管状况有关。

（1）*小型缺损* 直径＜0.5cm 或缺损面积＜$0.5cm^2/m^2$ 体表面积，血流动力学变化不大，可无症状。

（2）*中型缺损* 直径 0.5～1cm 或缺损面积 0.5～$1cm^2/m^2$ 体表面积，有明显的左向右分流，肺循环流量可达体循环的 1.5～3 倍以上。

（3）*大型缺损* 直径＞1cm 或缺损面积＞$1cm^2/m^2$ 体表面积，肺循环血流量增加，逐渐引起继发性肺小动脉内膜的增厚及硬化，形成不可逆的阻力性肺动脉高压。当右心室收缩压超过左心室收缩压时，左向右分流逆转为双向分流或右向左分流，出现发绀，即艾森曼格综合征。

2. 临床表现

（1）*症状* 小型缺损可无明显症状，一般活动不受限制，生长发育不受影响；中型及大型缺损在新生儿后期及婴儿期即可出现症状，如喂养困难、吸吮时气急、苍白、多汗、体重不增、易患肺部感染，可发生充血性心力衰竭。

（2）*体征* 心脏搏动活跃时，可闻及Ⅲ～Ⅳ级粗糙的全收缩期杂音，向四周广泛传导，可伴收缩期震颤。分流量大时，在心尖区可闻及二尖瓣相对狭窄的较柔和的舒张中期杂音。大型缺损伴有明显肺动脉高压时，右心室压力显著升高；当出现艾森曼格综合征时，心脏杂音减轻，肺动脉瓣区第二心音亢进。

3. 辅助检查

（1）*心电图* 多为正常或轻度左心室肥大；若肺动脉压力增高不明显，血液分流方向为左向右者，可见左心室肥大；若肺动脉压增高，同时伴较大的左向右分流，可见左、右心室合并肥大。

（2）*X 线检查* 小型缺损心脏形态及大小正常或稍大。较大型缺损心影呈中度或中度以上增大，呈球状或烧瓶状，扩大以左心室为主，有时见左心房增大。亦可见肺动脉段饱满或膨隆、搏动强烈、肺门阴影扩大，主动脉弓影常较正常为小。

（3）超声心动图 可探查室间隔缺损的部位、大小和数目；显示分流束的起源、部位、数目、大小及方向；测量分流速度，计算跨隔压差和右心室收缩压，估测肺动脉压。还可计算肺循环、体循环血流量、左向右分流量大小。

（4）心导管检查 大多在需要获取更多信息对病情进行全面评估时才采用。可进一步证实诊断及进行血流动力学检查，准确评价肺动脉高压程度、计算肺血管阻力及分流等。

4. 治疗

小型缺损有自然闭合的可能，不一定需要手术，可定期随访至学龄前期，如果有临床症状如反复呼吸道感染和充血性心力衰竭时，进行抗感染、纠正心力衰竭等处理。中型缺损临床上有症状者，宜于学龄前期行修补术。大中型缺损和有难以控制的充血性心力衰竭者，肺动脉压力持续升高超过体循环压的 1/2 或肺循环/体循环量之比大于 2∶1 时，须及时手术。

（三）动脉导管未闭

动脉导管未闭（patent ductus arteriosus，PDA），为小儿先天性心脏病常见类型之一，占先天性心脏病发病总数的 10%左右，女孩较多见。胎儿期动脉导管开放是血液循环的重要通道，大约出生后 15 小时即发生功能性关闭；80%在生后 3 个月解剖性关闭；到出生后 1 年，在解剖学上完全关闭。若持续开放，并产生病理、生理改变即称动脉导管未闭。

1. 病理生理

未闭的动脉导管一般分为 3 种类型：

（1）管型 导管连接主动脉和肺动脉两端，粗细一致，长度多在 1cm 左右。

（2）漏斗型 长度与管型相似，但其近主动脉端粗大，向肺动脉端逐渐变窄，临床多见。

（3）窗型 导管很短，直径往往较大。主要是通过导管引起的分流，分流量的大小与导管的直径以及主、肺动脉的压差有关。可见周围动脉舒张压下降而致脉压差增大，肺小动脉管壁增厚，肺动脉压力增高，右心室肥大和衰竭。当肺动脉压力超过主动脉时，左向右分流明显减少或停止，产生肺动脉血流逆向分流入主动脉，患儿下半身发绀，左上肢轻度发绀，而右上肢正常，称为差异性发绀。

2. 临床表现

（1）症状 动脉导管细小者临床上可无症状；导管粗大者可有咳嗽、气急、喂养困难及生长发育落后等。

（2）体征 胸骨左缘上方可闻及连续性“机器样”杂音，占据整个舒张期和收缩期，常伴有震颤，杂音向左锁骨下、颈部和背部传导。收缩压多正常，舒张压很低，脉压差增大，一般可＞40mmHg，脉压增宽为本病临床诊断重要依据之一。

3. 辅助检查

（1）心电图 分流量大的患儿可有不同程度的左心室肥大、电轴左偏，偶有左心房肥大。显著肺动脉高压的患儿，左、右心室均肥厚。

（2）X 线检查 动脉导管细者心血管影可正常。分流量大者肺门阴影扩大，可见搏动，肺野充血。升主动脉及主动脉弓影增宽，搏动增强。肺动脉高压时，右心室亦增大。

（3）超声心动图 二维超声心动图可直接探查到未闭的动脉导管。脉冲多普勒在动脉导管开口处可探测到典型的收缩期和舒张期连续性湍流频谱。叠加彩色多普勒可直接见到分流的方向和大小。

（4）心导管检查　当临床杂音不典型或怀疑合并其他畸形时，应作右心导管检查和造影，进一步明确分流的部位，是否有肺动脉高压及观察动脉导管的粗细和形态。部分患儿心导管可经动脉导管插入降主动脉。

4. 治疗

为防止心内膜炎，有效治疗和控制心功能不全和肺动脉高压，不同年龄、不同大小的动脉导管主张应用手术或经介入方法予以关闭。但完全性大血管转位、肺动脉闭锁、三尖瓣闭锁、严重的肺动脉狭窄中，动脉导管为依赖性者，对维持患儿生命至关重要，此时应使用前列腺素 E_2 或放置支架以维持动脉导管开放。

（四）肺动脉瓣狭窄

肺动脉瓣狭窄（pulmonary stenosis，PS）为单纯性右心室流出道梗阻最常见的类型，约占先天性心脏病的 10%，另外约 20%的先心病可合并肺动脉瓣狭窄。

1. 病理生理

肺动脉瓣狭窄可分为两种类型：

（1）典型肺动脉瓣狭窄　肺动脉瓣三个瓣叶交界处互相融合，使瓣膜开放受限，瓣口狭窄。只有两个瓣叶的交界处融合为肺动脉瓣二瓣化畸形；瓣叶无交界处，仅中心部留一小孔，为单瓣化畸形。瓣环正常，肺动脉干呈狭窄后扩张，有时可延伸到左肺动脉。

（2）发育不良型肺动脉瓣狭窄　肺动脉瓣叶形态不规则且明显增厚或呈结节状，瓣叶间无粘连，瓣叶启闭不灵活，瓣环发育不良，肺动脉干不扩张或发育不良。

由于肺动脉瓣狭窄，右心室排血受阻，收缩期负荷加重，使右心室压力增高，久之则导致右心室肥厚。

2. 临床表现

（1）症状　①轻度狭窄：可无症状，仅在体检时发现杂音。②中度狭窄：在 2～3 岁无症状，但年长后劳累时即感乏力、心慌、气短、易疲劳，偶有水肿、昏厥。③重度狭窄：在婴儿期即可出现症状，发生右心衰竭及发绀；年长儿于中度体力劳动时可出现呼吸困难，可有昏厥甚至猝死。新生儿极重型肺动脉瓣狭窄可出现低氧血症和代谢性酸中毒，生长发育多正常，半数患儿面容硕圆，大多无青紫；狭窄严重者可有青紫。

（2）体征　可有心前区隆起，搏动较强，胸骨左缘上方可扪及收缩期震颤。胸骨左缘上部有洪亮的Ⅲ～Ⅴ级以上喷射性收缩期杂音，向左上胸、心前区、颈部、腋下及背部传导。第一心音后可闻及收缩早期喀喇音。多数患儿肺动脉瓣区第二心音可有分裂。右心室扩大时，可闻及收缩期吹风样杂音，同时伴颈静脉怒张、肝大及下肢水肿。

3. 辅助检查

（1）心电图　轻度狭窄心电图可正常，一般显示右心室肥大，电轴偏右或出现不完全性右束支传导阻滞。右心室肥大程度与狭窄程度成正比。

（2）X 线检查　轻中度狭窄时心脏大小正常；重度狭窄时右心室和右心房可有不同程度增大。

狭窄后的肺动脉扩张为本病特征性的改变，但在婴儿期扩张多不明显。

（3）*超声心动图*　二维超声心动图可显示肺动脉瓣的数目、厚度、收缩时开启情况及狭窄后的扩张情况。多普勒超声可检测肺动脉口血流速度、较可靠地评估肺动脉瓣狭窄的严重程度，彩色血流现象可观察心房水平有无分流。

（4）*心导管检查*　根据右心室收缩压增高，肺动脉收缩压降低，肺动脉和右心室之间压力阶差可对本症进行分级。

（5）*心血管造影*　右心室选择性造影可显示狭窄部位，并评估其严重程度，同时可发现其他并存畸形。

4. 治疗

经皮球囊肺动脉瓣成形术为各年龄段肺动脉狭窄、跨瓣压差＞40mmHg 患儿的首选治疗方法。合并漏斗部狭窄者，球囊导管扩张效果不佳。婴儿右心室压力高达 150～200mmHg 者，提示严重梗阻，应紧急施行手术，切开狭窄的瓣膜，以免延误时间。

三、中医治疗

中医文献中无特定病名和特异治疗方法。本病中医辨证多属气虚、阳虚、血虚、血瘀、痰浊等证，可采用扶正固本中药方剂，如玉屏风散、参苓白术散等。若病程中感受外邪、内伤饮食等，则可辨证施治。

四、中西医结合诊疗思路

先心病患儿若具备首选微创或外科手术指征，建议行适宜手术治疗，此外，部分患儿易反复呼吸道感染，在感染期和非感染期，辨清寒热虚实，予以辨证施治。

五、预防与调护

（1）加强孕妇的保健，特别是在妊娠早期适量补充叶酸，积极预防风疹、流感等病毒性疾病，以及避免与发病有关的因素接触，保持健康的生活方式。

（2）患儿定期检查及随访，科学安排饮食起居，适当的活动，保证良好的生活质量，防治各种感染，为手术创造最佳条件。

思维导图

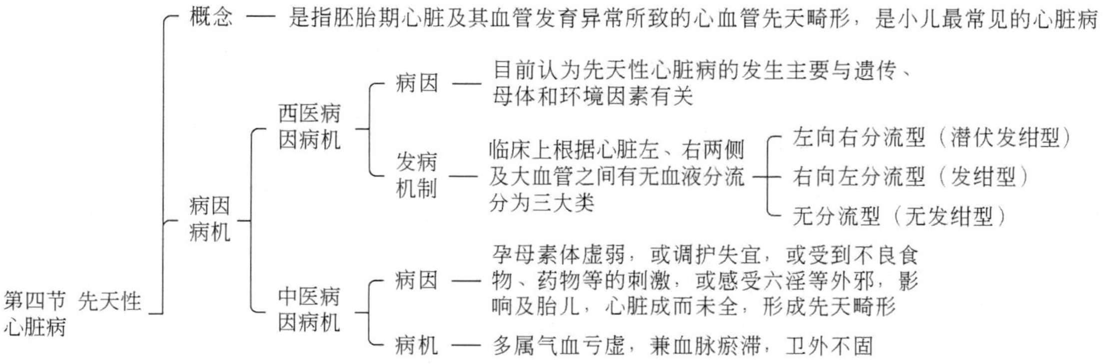

- 第四节 先天性心脏病
  - 临床常见先天性心脏病
    - 房间隔缺损
      - 概念 —— 房间隔缺损是由原始房间隔在胚胎发育过程中发育异常所致，分为原发孔（第一孔）型、继发孔（第二孔）型 、静脉窦型和冠状静脉窦型
      - 病理生理 —— 出生后左心房压高于右心房，房间隔缺损时则出现左向右分流，分流量与缺损的大小、两侧心房压力差、心室的顺应性相关
      - 临床表现
        - 症状 —— 缺损小的大多无症状，偶有暂时性发绀，多在体检时发现本病
        - 体征 —— 多数患儿在婴幼儿期无明显体征，以后心脏增大，心前区隆起，心尖搏动弥散，心浊音界扩大，分流量大者可触及震颤
      - 治疗
        - 内科治疗 —— 包括抗心力衰竭和心律失常，注意预防和治疗呼吸道感染
        - 外科治疗 —— 有血流动力学改变的继发孔型房间隔缺损首选介入封堵术治疗
    - 室间隔缺损
      - 概念 —— 室间隔缺损是由胚胎期室间隔发育不全所致，在小儿先天性心血管畸形的发病率中居第一位
      - 病理生理 —— 因左心室的收缩压显著高于右心室，故室间隔缺损时分流方向为左心室到右心室，造成肺循环血流量增加
      - 临床表现
        - 症状
          - 小型缺损可无明显症状，一般活动不受限制，生长发育不受影响
          - 中型及大型缺损在新生儿后期及婴儿期即可出现症状，如喂养困难、吸吮时气急、苍白、多汗、体重不增、易患肺部感染，可发生充血性心力衰竭
        - 体征
          - 心脏搏动活跃时，可闻及III~IV级粗糙的全收缩期杂音，向四周广泛传导，可伴收缩期震颤
          - 分流量大时，在心尖区可闻及二尖瓣相对狭窄的较柔和的舒张中期杂音
          - 大型缺损伴有明显肺动脉高压时，右心室压力显著升高；当出现艾森曼格综合征时，心脏杂音减轻，肺动脉瓣区第二心音亢进
      - 治疗
        - 小型缺损有自然闭合的可能，不一定需要手术，可定期随访至学龄前期
        - 中型缺损临床上有症状者，宜于学龄前期行修补术
        - 大中型缺损和有难以控制的充血性心力衰竭者，须及时手术
    - 动脉导管未闭
      - 概念 —— 动脉导管未闭为小儿先天性心脏病常见类型之一，占10%左右，出生后15小时即发生功能性关闭；80%在生后3个月解剖性关闭；到出生后1年完全关闭，若持续开放即称动脉导管未闭
      - 病理生理 —— 未闭的动脉导管一般分为3种类型：管型，漏斗型，窗型
      - 临床表现
        - 症状 —— 动脉导管细小者临床上可无症状；导管粗大者可有咳嗽、气急、喂养困难及生长发育落后等
        - 体征 —— 胸骨左缘上方可闻及连续性“机器样”杂音，常伴有震颤，脉压差增大，一般可＞40mmHg
      - 治疗
        - 不同年龄、不同大小的动脉导管主张应手术或经介入方法予以关闭
        - 动脉导管为依赖性者，维持患儿生命可应用前列腺素E_2或放置支架以维持动脉导管开放

- 第四节 先天性心脏病
  - 临床常见先天性心脏病
    - 肺动脉瓣狭窄
      - 概念 —— 肺动脉瓣狭窄为单纯性右心室流出道梗阻最常见的类型，约占先天性心脏病的10%，另外约20%的先心病可合并肺动脉瓣狭窄
      - 病理生理 —— 肺动脉瓣狭窄可分为两种类型
        - 典型肺动脉瓣狭窄
        - 发育不良型肺动脉瓣狭窄
      - 临床表现
        - 症状
          - 轻度狭窄 —— 可无症状，仅在体检时发现杂音
          - 中度狭窄 —— 在2～3岁无症状，但年长后劳累时即感乏力、心慌、气短、易疲劳，偶有水肿、昏厥
          - 重度狭窄 —— 在婴儿期即可出现症状，发生右心衰竭及发绀；年长儿于中度体力劳动时可出现呼吸困难，可有昏厥甚至猝死。
        - 体征
          - 可有心前区隆起，搏动较强，胸骨左缘上方可扪及收缩期震颤
          - 胸骨左缘上部有洪亮的Ⅲ~Ⅴ级喷射性收缩期杂音，向左上胸、心前区、颈部、腋下及背部传导
          - 第一心音后可闻及收缩早期喀喇音
          - 多数患儿肺动脉瓣区第二心音可有分裂
          - 右心室扩大时，可闻及收缩期吹风样杂音，同时伴颈静脉怒张、肝大及下肢水肿
      - 治疗
        - 经皮球囊肺动脉瓣成形术为各年龄段肺动脉狭窄、跨瓣压差＞40mmHg患儿的首选治疗方法
        - 合并漏斗部狭窄者，球囊导管扩张效果不佳
        - 婴儿右心室压力高达150～200mmHg者，提示严重梗阻，应紧急施行手术
  - 中医治疗 —— 本病中医辨证多属气虚、阳虚、血虚、血瘀、痰浊等证，可采用扶正固本中药方剂，如玉屏风散、参苓白术散等。若病程中感受外邪、内伤饮食，则可辨证施治

思考题

1. 心血管系统疾病的常用辅助检查有哪些？
2. 病毒性心肌炎如何诊断？其主要病机是什么？
3. 病毒性心肌炎中医辨证思路、中医证型、治法、方剂是什么？
4. 充血性心力衰竭的诊断要点、基本病机、辨证思路及治疗原则是什么？如何应用洋地黄类药物？
5. 临床常见的先天性心脏病有哪些？
6. 动脉导管未闭分为哪三种类型？
7. 肺动脉瓣狭窄分为哪两种类型？
8. 房间隔缺损的听诊特点有哪些？
9. 室间隔缺损的大小如何分型？其体征有哪些？

心血管系统疾病案及古籍选录

第八章　风湿性疾病

第一节　风湿性疾病中西医概述

风湿性疾病（rheumatic disease）是一组病因不明，主要累及不同脏器结缔组织的自身免疫性疾病。一般认为大部分风湿性疾病的发病机制均有其共同规律。

一、小儿风湿性疾病的分类

（一）炎症性风湿性疾病（inflammatory rheumatic disease）

1. 关节炎症性病变

（1）幼年型特发性关节炎（juvenile idiopathic arthritis，JIA）　包括全身型 JIA、类风湿因子阳性 JIA、脊柱炎相关 JIA、早发 ANA 阳性 JIA、其他类型 JIA、未分类的 JIA 等。

（2）感染性关节炎（infectious arthritis）　细菌、病毒等微生物入侵关节腔内所致的关节炎。

（3）反应性关节炎（reactive arthritis）　如急性风湿热、肠道或泌尿生殖系统等感染后出现的关节炎。

2. 弥漫性结缔组织病（connective tissue disease）

儿童系统性红斑狼疮、新生儿狼疮综合征、抗磷脂综合征、幼年皮肌炎、硬皮病、干燥综合征、混合性结缔组织病等。

3. 系统性血管炎（systemic vasculitis）

（1）多动脉炎　结节性多动脉炎、川崎病、显微镜下多血管炎等。

（2）白细胞破碎性血管炎　过敏性紫癜、过敏性血管炎等。

（3）肉芽肿性血管炎　变态反应性肉芽肿、韦格纳肉芽肿等。

（4）大血管性血管炎　巨细胞动脉炎、大动脉炎。

（5）白塞氏综合征

4. 自身炎症性疾病（auto inflammatory disorders）

近年发现某些炎症反应信号途径传导、调控因子基因突变可扰乱天然免疫，导致炎症反应。如家族性地中海热（familial mediterranean fever，FMF）、高 IgD 伴周期热综合征（high IgD syndrome，HIDS）、肿瘤坏死因子受体相关周期热综合征（tumor necrosis factor receptor-associated periodic fever syndrome，TRAPS）等。

5. 与免疫缺陷相关的关节炎和结缔组织病

如补体成分缺陷、抗体缺陷综合征、细胞介导免疫缺陷等相关疾病。

（二）非炎症性病症（non-inflammatory disorders）

如良性关节过度活动综合征（benign hypermobility syndrome）、痛扩散综合征、生长痛、原发性纤维肌痛综合征、反射性交感神经营养不良、急性一过性骨质疏松症、红斑性肢痛症。

本章主要讨论风湿热、幼年型特发性关节炎、过敏性紫癜、皮肤黏膜淋巴结综合征等小儿常见风湿性疾病。

二、病因及病理特点

1. 病因

风湿性疾病可由感染、免疫、内分泌、代谢、遗传、机能退化以及地理环境等多因素引起，受社会、生理、心理等因素影响，导致机体免疫调节功能紊乱而发病。

2. 基本病理

（1）纤维素变性坏死　可表现在器官、血管壁等组织中。

（2）血管炎　可见炎症性、栓塞性、坏死性血管炎。

（3）炎性细胞浸润　可见单核、巨噬、中性、淋巴细胞等炎性细胞浸润。

三、临床特征

（1）异质性　同一种风湿性疾病发生在不同个体或不同时期，其临床表现可不相同，其预后也不相同，这与发病诱因、遗传背景、激素水平及自身免疫反应强度等因素有关。

（2）多部位受损　可见多脏器、多系统损伤，关节受累是各种风湿性疾病最常见的共同表现。

（3）发病周期长　大多数风湿性疾病发作与缓解交替出现，甚至迁延终身。

（4）多有免疫异常　高效价病理性自身抗体或致敏淋巴细胞。

（5）其他改变　可合并心理行为改变。

四、风湿性疾病相关检查

（1）一般检查　血常规、尿常规、肝肾功能、血沉、C 反应蛋白、血清酶谱（肌酸激酶）。

（2）免疫学检查　免疫球蛋白、补体（C3、C4、CH50）。

（3）人类白细胞抗原检测　HLA-B27、HLA-B5、HLA-DR2/3、HLA-B8 等。

（4）自身抗体　类风湿因子（RF）、抗核抗体（ANA）、抗磷脂抗体（APL）、抗中性粒细胞胞浆抗体（ANCA）、抗着丝点抗体（ACA）、抗角蛋白抗体（AKA）等。

（5）其他　关节液检测、病理活检、影像学检查、同位素扫描、冠状动脉造影等。

五、风湿性疾病中医学概述

1. 中医病因病机

中医对此类疾病的病因认识最早见于《黄帝内经》：“风、寒、湿三气杂至，合而为痹也。其风气胜者为行痹，寒气胜者为痛痹，湿气胜者为着痹也”（《素问・痹论》）；“风雨寒热不得虚，邪不能独伤人”（《灵枢・百病始生》）。风、寒、湿、热邪是风湿性疾病发生发展的外部条件，诸虚、正气不足是其发病的内部原因，痰浊或瘀血停滞、经络气血不通是发病的病理关键。内因为本，外因为标，相互作用，致使风湿性疾病发生。根据不同临床表现属于中医“痹病”“历节”“血证”“斑疹”“温病”等范畴。

2. 中医治疗原则

（1）扶正祛邪　风湿性疾病最根本的病机是本虚标实，其发生发展是内外合邪而致，内外之间又以正虚为本，正气不足在发病早期即已存在，在此基础上外邪得以入侵，故在治疗上应扶正与祛邪并举。

（2）顾护脾胃　风湿性疾病在治疗过程中常因久服损伤脾胃药物而出现胃纳不佳、食入难化、脘腹痞闷、胃脘胀痛不适等症状，故治疗用药应注重顾护脾胃，常用健脾和胃之法，并嘱患儿餐后服药，以减轻药物的毒副作用，使其发挥最大的治疗效果。

（3）中西医结合　风湿性疾病的主要治疗目的是控制病情、减轻症状，运用中西医结合及内外治法等综合治疗，增效减毒，减少口服药物数量，提高患儿生活和生存质量。

此外风湿性疾病病程长，病情易反复，患儿思想活动、情志变化更为复杂。注重精神心理因素对本病的影响，保持正常的心理状态，也有助于疾病的恢复。

思维导图

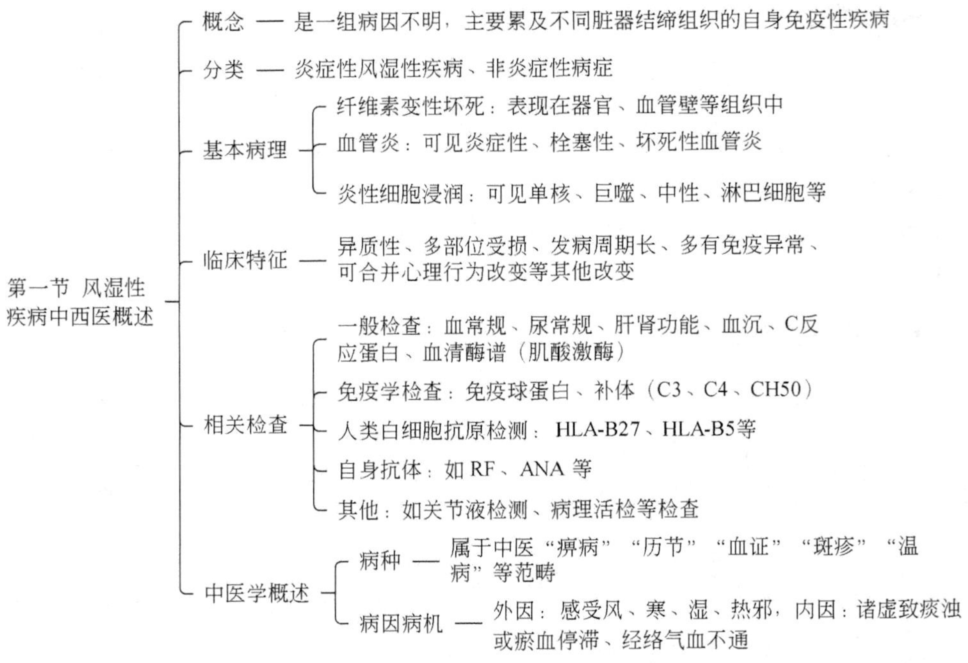

第二节 风 湿 热

风湿热（rheumatic fever，RF）是继发于A组乙型溶血性链球菌感染的一种免疫性炎症疾病，主要累及心脏和关节，脑、皮肤、浆膜、血管等均可受累，以心脏损害最为严重且多见。主要表现为关节炎及心脏炎，可伴有发热、舞蹈病、环形红斑和皮下结节等症状。

该病常见于5～15岁，3岁以内极为少见，无性别差异。一年四季均可发病，冬春多见。其发病率与生活水平有关，居室拥挤、营养低下和医疗资源缺乏有利于链球菌繁殖和传播，易导致本病发生。近年其流行病学规律有一定变化，隐匿型多于暴发型，轻度或不典型病例增多，儿童发病率有所回升。

本病属中医“痹病”范畴，以心脏炎症状为主者属“心痹”“胸痹”“心悸”“怔忡”等范畴。

一、病因病机

（一）西医病因病理

1. 病因

风湿热是继发于A组乙型溶血性链球菌感染（如咽峡炎、扁桃体炎或猩红热）的自身免疫性疾病，皮肤及其他部位链球菌感染不会引起。菌株在咽峡部存在的时长及遗传学背景是影响本病发生的重要因素。

2. 发病机制

（1）链球菌抗原的分子模拟　A组乙型溶血性链球菌的抗原性复杂，各种抗原分子结构与机体器官抗原存在同源性。链球菌感染后产生的特异抗体，一方面可清除链球菌起到保护作用，另一方面这种抗体与人体抗原产生交叉免疫反应，导致器官损害。这种分子模拟机制是风湿热的主要发病机制。

（2）免疫复合物反应　链球菌抗原与抗链球菌抗体作用形成的免疫复合物，可沉积于关节、心肌、心瓣膜，激活补体成分产生炎性病变。

（3）遗传背景　HLA-B35、HLA-DR2等细胞表面标记物与风湿热发病有关，但是否为多基因遗传病及是否存在相关致病基因，尚待进一步证实。

3. 病理

（1）渗出变性期　表现为受累部位结缔组织的渗出、变性和水肿，淋巴细胞和浆细胞浸润，纤维蛋白散在沉积于关节滑膜、心包及胸膜。本期持续2～3周。

（2）增生期　本期特点为风湿小体（Aschoff小体）形成，这是诊断风湿热的病理依据。其广泛分布于肌肉及结缔组织中，好发于心肌、心内膜（包括心瓣膜）、心外膜、关节处皮下组织和腱鞘，中心为肿胀坏死的胶原纤维，边缘为Aschoff细胞，胞质呈嗜碱性，胞核为单核或多核，核仁明显，典型的Aschoff细胞为鹰眼样胞核。本期持续3～4个月。

（3）硬化期　风湿小体中央变性和坏死物质被吸收，炎症细胞减少，纤维组织增生和瘢痕形成，心瓣膜增厚形成瘢痕。本期持续2～3个月。

（二）中医病因病机

因小儿正气不足，感受风、寒、湿、热之邪所致。病位在关节，涉及心、脾、肝。小儿阳常有余，邪易从阳化热，热邪内着，阻于经络，气血失于流通，则反复发热；诸邪内合，气血不畅，经络受阻，骨节失利，则关节红肿热痛。若迁延不已或失治误治，正虚邪恋，波及脏腑，致心脉痹阻，发为心痹，则病重难治。

（1）湿热阻络　风热之邪与湿邪相合，或风寒湿邪郁久化热，热邪与人体气血相搏，阻于经络，导致气血运行不畅，肌肉与关节不利，而见关节红肿热痛，发热等。

（2）寒湿阻络　感受寒湿之邪，寒邪收引，湿邪黏滞，寒湿壅阻经络，导致气血运行不畅，筋脉痹阻，而见关节酸痛，局部不红，遇寒加剧，得温痛减等。

（3）风湿痹心　痹证迁延，内舍于心，正虚邪恋，五脏气血不足，经脉凝滞，气血不畅，波及于心，导致心脉痹阻，血不养心，而见心悸气短，舌色紫暗等。

（4）心脾阳虚　痹证日久，损伤阳气，导致心脾阳虚，水液失于温化，泛溢周身而见心悸，气促不能卧，水肿等。

（5）气虚血瘀　疾病日久，营血化生不足，气血亏虚，导致心脉痹阻，血行不畅，瘀血由之而生，而见神疲乏力，心悸，唇甲发绀等。

二、临床表现

1. 前驱表现

在发病前1～5周有上呼吸道感染病史，症状轻重不一，亦可无症状。

2. 典型表现

（1）关节炎　见于50%～60%患儿，以游走性和多发性为特点，累及四肢大关节，不对称分布，表现为关节红、肿、热、痛、活动受限，受累关节愈后无关节面破坏，不留畸形。

（2）心脏炎　见于40%～50%患儿，发病1～2周出现心肌炎症状。初次发作时以心肌炎和心内膜炎最多见，同时累及心肌、心内膜和心包膜者，称为全心炎。

（3）皮下小结　起病后数周出现，常伴发严重心肌炎。小结坚硬，无触痛，呈圆形，直径0.1～1cm，与皮肤不粘连，可活动，主要分布于肘、腕、膝、踝等关节的伸侧面。2～4周自然消失。

（4）环形红斑　呈环形或半环形、边界清楚、大小不等的粉红色斑，边缘稍隆起，中心苍白，见于躯干及四肢近端；呈一过性，或时隐时现呈迁延性，持续数周。

（5）舞蹈病　起病缓慢，表现为面部或四肢肌肉不自主、无目的地快速运动，如伸舌歪嘴、耸肩缩颈等锥体外系神经系统症状。8～12岁女孩多见，病程1～3个月。

3. 严重表现

（1）心力衰竭　表现为呼吸急促，不能平卧，甚至出现不同程度的青紫，精神萎靡，乏力，多汗，肝脏肿大，颈静脉怒张，水肿等。

（2）风湿性心脏病　风湿热反复发作且病程较久者，因炎性病变修复过程在瓣膜或腱索上产生瘢痕挛缩造成器质性瓣膜损害，成为非活动性慢性风湿性心瓣膜病，即风湿性心脏病，易危及生命。

三、辅助检查

（1）链球菌感染证据　部分患儿咽拭子培养可发现A组乙型溶血性链球菌，50%～80%风湿热患儿血清抗链球菌溶血素O（ASO）升高，多在感染1周后ASO上升，2个月后逐渐下降。

（2）急性炎症反应指标及免疫学检查　血沉（ESR）增快；C反应蛋白（CRP）增高；白蛋白降低，α_1和α_2球蛋白、β球蛋白、黏蛋白增高；IgA、IgG增高，补体C3升高；血清谷草转氨酶、肌酸激酶及乳酸脱氢酶增高。

（3）心电图及影像学检查　心电图可发现窦性心动过速、P-R间期延长和各种心律失常；超声心动图可发现早期、轻型以及亚临床型心脏炎，对轻度心包积液敏感；X线胸片可见肺纹理增粗，心影正常或增大。

四、诊断与鉴别诊断

1. 诊断

目前仍沿用美国心脏协会1992年修订的Jones诊断标准（见表8-1），主要依靠临床表现，辅以实验室检查。但做出完整诊断应注意三点：①除外其他疾病；②有无心脏炎以决定治疗和预后；③是否处于风湿活动期。

如有前驱的链球菌感染证据，并有2项主要表现或1项主要表现加2项次要表现者，高度提示可能为急性风湿热。但对以下3种情况，又缺乏风湿热病因者，可不必严格遵循上述诊断标准，即：以舞蹈病为唯一临床表现者；隐匿发病或缓慢发生的心脏炎；有风湿热史或现患风湿性心脏病，当再感染A组链球菌时，有风湿热复发高度风险者。

表8-1　修订的Jones诊断标准

主要表现	次要表现	链球菌感染证据
1. 心脏炎 （1）杂音 （2）心脏增大 （3）心包炎 （4）充血性心力衰竭 2. 多发性关节炎 3. 舞蹈症 4. 环形红斑 5. 皮下结节	1. 临床表现 （1）既往有风湿热病史 （2）关节痛[a] （3）发热 2. 实验室检查 （1）ESR增快，C反应蛋白升高，WBC增多，贫血 （2）心电图[b]：P-R间期延长、Q-T间期延长	1. 近期患有猩红热 2. 咽拭子培养溶血性链球菌阳性 3. ASO或风湿热抗链球菌抗体增高

注：a 如关节炎已列为主要表现，则关节痛不能作为1项次要表现；b 如心脏炎已列为主要表现，则心电图不能作为1项次要表现。

2. 鉴别诊断

（1）幼年型特发性关节炎　多见于3岁以下小儿，侵犯小关节较多，无游走性特点，反复发作后遗留关节畸形。X线可见关节面破坏，关节间隙变窄和邻近骨骼骨质疏松。

（2）结核性风湿病　为结核菌感染引起的变态反应性关节炎，结核菌素试验强阳性，可有原发复合征和支气管淋巴结结核等病灶，可伴有疱疹性角膜结膜炎。

（3）感染性心内膜炎　先天性心脏病或风湿性心脏病合并感染性心内膜炎时，易与风湿性心脏病伴风湿活动相混淆，长期发热、贫血、脾肿大、皮肤瘀斑或其他栓塞症状有助于诊断，血培养阳性，超声心动图可看到心瓣膜或心内膜有赘生物。

五、临床治疗

（一）西医治疗

治疗以清除链球菌感染为目标；控制临床症状；处理各种并发症，提高患儿身体素质和生活质量。

1. 一般治疗

急性期无心脏炎患儿建议卧床休息 2 周，然后逐渐恢复活动，2 周后达正常活动水平；心脏炎无心力衰竭患儿建议卧床休息 4 周，然后于 4 周内逐渐恢复至正常活动水平；心脏炎伴心力衰竭患儿则需卧床休息至少 8 周，在 2～3 个月内逐渐增加活动。

2. 控制感染

青霉素（40 万单位，每日 2 次）肌内注射，疗程 10～14 天，以彻底清除链球菌感染。青霉素过敏者选用头孢菌素或克林霉素。

3. 抗风湿热治疗

心脏炎时宜早期使用糖皮质激素，泼尼松 2mg/（kg・d），最大量≤60mg/d，分次口服，2～4 周后减量，总疗程 8～12 周。无心脏炎的患儿可用非甾体抗炎药，如阿司匹林 80～100mg/（kg・d），最大量≤3g/d，分 3 次服用，2 周后逐渐减量，疗程 4～8 周。

4. 其他

有充血性心力衰竭时应视为心脏炎复发，及时给予大剂量静脉注射糖皮质激素，如甲泼尼龙每日 1 次，剂量为 10～30mg/kg，共 1～3 次。必要时吸入氧气、给予利尿剂和血管扩张剂。舞蹈病时可用镇静剂。

（二）中医治疗

1. 辨证思路

本病以八纲、脏腑辨证为主。初起以实证为多，根据感受风、寒、湿、热之邪的不同特点，可见湿热阻络证、寒湿阻络证、风湿痹心证，分别治以清热、散寒、祛风、利湿等法；若病延日久，内舍于心，出现心脉瘀阻、脾虚水泛、耗伤气阴的证候，如心脾阳虚证、气虚血瘀证，当明辨标本虚实之主次而治之。

2. 治疗原则

病初以祛邪为主，病久以扶正为要。此外根据“风能胜湿”“治湿必利小便”的治则，用祛风利湿剂，然后按寒热虚实辨治，适当加减。

3. 辨证施治

（1）湿热阻络证

证候　关节肿痛，局部灼热，或呈游走性，皮肤红斑，可伴发热，口渴，汗出，鼻衄，周身沉重，小便短赤，大便黏滞不爽，舌质红，苔黄腻，脉滑数。

辨证要点　多见于疾病初期，以关节肿痛，局部灼热，发热，大便黏滞不爽，舌质红，苔黄腻，脉滑数为特征。

治法　清热化湿，祛风通络。

方药　宣痹汤（《温病条辨》）加减。

热重者，加生石膏、黄芩以清热解毒；关节肿胀者，加威灵仙、牛膝以通络消肿；关节痛剧者，加姜黄、海桐皮以通络止痛；皮肤红斑者，加牡丹皮、紫草以凉血化斑；口渴者，加麦冬、石斛以养阴生津；鼻衄者，加仙鹤草、白茅根以凉血止血。

（2）寒湿阻络证

证候　关节酸痛，局部不红，痛有定处，遇寒加剧，得温痛减，局部皮肤或有寒冷感，或有恶风寒、口淡不渴，舌质淡，苔白腻，脉濡缓。

辨证要点　以关节酸痛，局部不红，遇寒加剧，舌质淡，苔白腻，脉濡缓为特征。

治法　散寒除湿，通络止痛。

方药　蠲痹汤（《医学心悟》）合独活寄生汤（《备急千金要方》）加减。

关节肿胀，皮肤色白者，加防己、木瓜以祛湿；肌肤麻木不仁者，加海桐皮、豨莶草以通经络；疼痛剧烈，局部不红者，可加淡附片以温经散寒。

（3）风湿痹心证

证候　心悸气短，疲乏无力，发热不退，头重身困，关节肿痛，纳呆泛恶，舌质淡，苔腻，脉濡滑。

辨证要点　以心悸气短，疲乏无力，关节肿痛，舌质淡，苔腻，脉濡滑为特征。

治法　祛风除湿，通络宁心。

方药　大秦艽汤（《嵩崖尊生全书》）加减。

心悸肢冷者，加桂枝以温经散寒；纳呆泛恶者，加法半夏、焦山楂以降逆止呕。

（4）心脾阳虚证

证候　心悸怔忡，动则气短，难以平卧，面色无华，浮肿少尿，手足不温，舌质淡胖，苔薄白，脉结代。

辨证要点　以心悸怔忡，动则气短，浮肿少尿，手足不温，舌质淡胖，苔薄白，脉结代为特征。

治法　温阳利水。

方药　真武汤（《伤寒论》）合肾气丸（《金匮要略》）加减。

喘息不得卧，自汗出者，加人参、煅牡蛎、煅龙骨以益气敛汗固脱；心悸甚者，加人参、炙甘草以养阴益气复脉。

（5）气虚血瘀证

证候　病程日久，神疲乏力，心悸气短，动则尤甚，面晦颧红，唇甲发绀，形体瘦弱，舌质紫暗，苔薄，脉细弱或结代。

辨证要点　以神疲乏力，心悸气短，唇甲发绀，舌质紫暗，苔薄，脉细弱或结代为特征。

治法　养血活血，益气通脉。

方药　补阳还五汤（《医林改错》）加减。

纳呆食少，疲乏无力甚者，加茯苓、白术以健脾益气；咳喘甚而有黏痰者，加苏子、白芥子、法半夏以祛痰平喘；咳嗽咯血者，加三七以散瘀止血。

4. 中医其他疗法

（1）中成药　①四妙丸：清热利湿，用于湿热阻络证。②当归拈痛丸：清热利湿，祛风止痛，用于湿热阻络证。

（2）*针灸疗法* ①体针：关节痛常用穴位为肩髃、曲池、外关、后溪、环跳、阳陵泉、绝骨、足三里、膝眼等，每次取 3～5 穴，以泻法为主；心脏炎常用穴位为间使、神门、郄门、心俞、膻中等。每日 1 次，10 次为一疗程。②灸法：采用温和灸法，用于寒湿性关节疼痛。

（3）*推拿疗法* 发热重，清天河水、揉内劳宫、清小肠；上肢关节痛，揉肩井、推三关、揉一窝风；下肢关节痛，按揉足三里、掐膝眼、揉昆仑、拿委中。每日 1 次，10 次为一疗程。

六、中西医结合诊疗思路

风湿热是由 A 组乙型溶血性链球菌感染后产生的自身免疫性疾病，具有一定的遗传学背景。就治疗目标而言，在清除链球菌感染，去除诱因方面西医学有显著优势；但在控制临床症状，处理各种并发症，提高患儿身体素质和生活质量方面，中西医结合治疗优势更为明显。

中医以八纲、脏腑辨证为主。在疾病的不同阶段，中医药干预的重点不同。初起以实证为多，久病耗伤气血，损及肝肾，治疗当以扶正为先，或扶正祛邪并用；若病延日久，内舍于心，出现心脉瘀阻、脾虚水泛、耗伤气阴的证候，当明辨标本虚实之主次而治之。

七、预防和调护

（1）一级预防，即初发预防。预防链球菌感染，阻断链球菌感染传播；预防营养不良，增强体质，提高抗病能力；预防呼吸道感染，加强儿童青少年的健康宣教。

（2）二级预防，即预防风湿热复发或继发风湿性心脏病。首选药物为苄星青霉素，每月肌内注射以预防链球菌感染，注射期限至少 5 年，最好持续到 25 岁。有风湿性心脏病者，宜作终身药物预防。对青霉素过敏者可改用红霉素类药物。

（3）预防细菌性心内膜炎。风湿热或风湿性心脏病患儿，当拔牙或行其他手术时，术前、后应给予抗生素静脉滴注预防细菌感染。

（4）应卧床休息，期限取决于心脏受累程度和心功能状态。同时，对关节肿痛者应限制活动。

思维导图

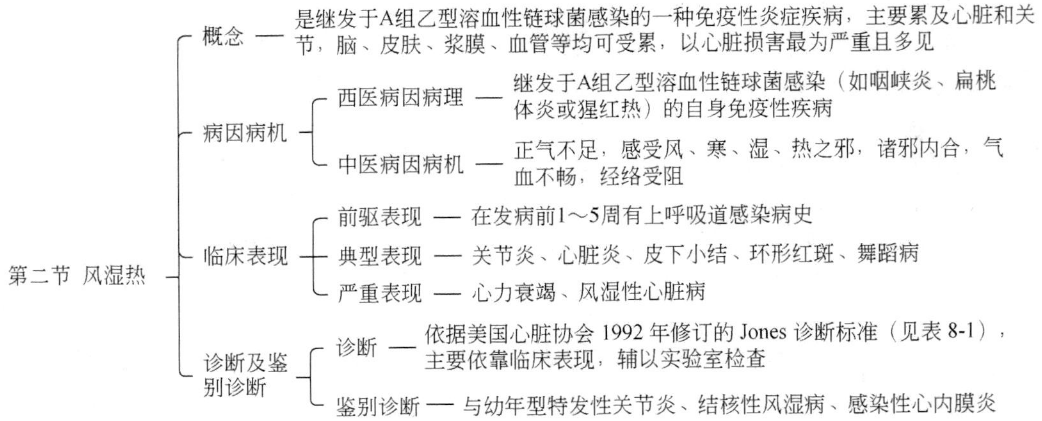

第二节 风湿热
- 临床治疗
  - 西医治疗 —— 一般治疗；控制感染（青霉素）；抗风湿热治疗（糖皮质激素、非甾体抗炎药）；其他（必要时可大剂量甲泼尼龙冲击治疗、利尿剂和血管扩张剂）
  - 中医辨证施治
    - 湿热阻络证 —— 清热化湿，祛风通络 —— 宣痹汤
    - 寒湿阻络证 —— 散寒除湿，通络止痛 —— 蠲痹汤合独活寄生汤
    - 风湿痹心证 —— 祛风除湿，通络宁心 —— 大秦艽汤
    - 心脾阳虚证 —— 温阳利水 —— 真武汤合金匮肾气丸
    - 气虚血瘀证 —— 养血活血，益气通脉 —— 补阳还五汤

第三节　幼年型特发性关节炎

幼年型特发性关节炎（juvenile idiopathic arthritis，JIA）是指18岁以前起病，病程持续6周及以上，并除外其他疾病所致的一组炎症性疾病。临床表现以慢性关节滑膜炎为主要特征，常伴全身发热、皮疹、肝脾和淋巴结肿大、胸膜炎及心包炎等全身多脏器损害。多数病例预后良好，少数可出现失明，或发展为慢性关节炎出现关节功能障碍而致残，甚至并发巨噬细胞活化综合征危及生命。

JIA全球发病率约为（1.6～23.0）/10万名儿童，男女比例约为0.57∶1；但并非所有亚型都如此，例如在早期风湿性关节炎中男性患病风险高于女性。

本病属于中医“痹证”“尪痹”“历节病”等范畴。

一、病因病机

（一）西医病因病理

1. 病因

病因至今尚不明确，可能与多种因素有关。

（1）感染因素　多种细菌（链球菌、耶尔森菌、志贺菌、空肠弯曲菌等）、病毒（细小病毒B19、风疹和EB病毒等）、支原体和衣原体感染可能与本病发生有关。

（2）遗传因素　研究证实JIA具有遗传学背景，如具有HLA-DR4、DR8和DR5位点者是JIA的易发病人群，此外，还有一些其他相关位点。

（3）免疫学因素　易感个体出现体液免疫和细胞免疫的异常，如：①部分患儿血清和关节滑膜液中存在RF和ANA等自身抗体；②关节滑膜液中有IgG和吞噬细胞；③多数患儿的血清IgG、IgM和IgA上升；④外周血$CD4^{+}$ T细胞克隆扩增；⑤血清炎症性细胞因子明显增高。

2. 发病机制

可能由于各种感染性微生物的特殊成分作为外来抗原，激活免疫细胞，通过直接损伤或分泌细胞因子、自身抗体触发异常免疫反应，引起自身组织的损害和变性。自身组织变性成分（内源性抗原）也可作为抗原引发针对自身组织成分的免疫反应，从而加重免疫损伤。

3. 病理

主要病理改变为关节的慢性非化脓性滑膜炎。早期受累关节呈非特异性水肿、充血、纤维蛋白渗出、淋巴细胞和浆细胞浸润；继之滑膜增生形成绒毛状突出于关节腔中，附着于软骨上并向软骨

延伸形成血管。软骨下骨质被纤维性或骨性结缔组织所代替，引起关节畸形、僵直。

（二）中医病因病机

本病内因主要为胎禀不足、脏腑虚损、气血亏虚、营卫不和、腠理不固；外因为感受风寒湿热之邪。其病位在骨、关节、筋脉、肌肉，与心肝脾肾皆有关联。经络痹阻是病机关键。

（1）风寒湿痹　风邪其性善行而数变，多引发关节游走性疼痛，是为“行痹”；寒为阴邪，其性凝滞而收引，多引发关节冷痛肿胀，疼痛剧烈，是为“痛痹”；湿为阴邪，其性重着黏滞，日久留注关节，故多引发关节肿胀，屈伸不利，晨僵明显，阴雨天气易发作，病程缠绵难愈，是为“着痹”。

（2）风湿热痹　热邪多与风邪、湿邪共同致病。湿热之邪可直中入里，或因外感风湿之邪入里化热，或为风寒湿痹经久不愈，蕴而化热，或素体阳气偏盛，或喜食辛辣肥甘，内有蕴热，均可致湿热交蒸，气血瘀滞于经脉关节，而见红肿热痛，渴不欲饮等，是为“热痹”。

（3）寒热错杂痹　病邪的性质若与患儿体质相反，常呈寒热错杂之象。如湿热痹阻证治后热去湿留，或阳虚阴盛之体，易热从寒化，致风湿痹阻或寒湿痹阻证；如阴虚阳盛之体感受风寒湿邪，易寒从热化或邪郁化热，导致湿热或热毒痹阻证；而见寒热错杂，根据寒、热偏重而进一步分为寒重热轻或热重寒轻。

（4）痰瘀痹阻　痹病日久，瘀血内生，津凝成痰，痰瘀互结致关节僵硬变形，刺痛有定处，伴见肌肤甲错、瘀斑等。

（5）肝肾亏损　既病之后，反复发作，迁延不愈，致肝肾亏虚，不能充养筋骨，使筋挛骨弱而缠绵难愈。可见反复发作关节疼痛，拘挛不利，伴见头晕目眩，腰膝酸软等。

二、临床表现

2019 年国际儿童风湿病试验组织发表了 JIA 新的分类标准：18 岁以前起病，持续 6 周及以上病程，并除外其他疾病所致的一组炎症性疾病。

1. 全身型 JIA（systemic onset juvenile idiopathic arthritis，SOJIA）

持续至少 2 周的不明原因发热（除外感染、肿瘤、自身免疫或单基因自身炎症性疾病），每日发作至少连续 3 天，同时伴有 2 个主要标准或 1 个主要标准加 2 个次要标准。

（1）主要标准　包括：①短暂、非固定的红斑样皮疹；②关节炎。

（2）次要标准　包括：①全身淋巴结肿大和（或）肝肿大和（或）脾肿大；②浆膜炎；③持续 2 周或更长时间的关节痛（无关节炎）；④白细胞增多（$\geqslant 15\times10^9$/L），伴中性粒细胞增多。

2. RF 阳性 JIA

关节炎超过 6 周，同时至少间隔 3 个月连续 2 次实验室检测 RF 阳性或至少 1 次环瓜氨酸肽抗体阳性。关节症状较重，后期可侵犯骨关节，发生关节强直变形而影响关节功能。除关节炎表现外，可出现类风湿结节。

3. 脊柱炎相关 JIA

外周关节炎病程≥6 周，合并附着点炎；或关节炎或附着点炎加上超过 3 个月的炎症性腰背部疼痛和骶髂关节炎的影像学异常；或关节炎症加上以下任意 2 项：①骶髂关节压痛；②炎性腰背痛；③HLA-B27 阳性；④急性（症状性）前葡萄膜炎；⑤一级亲属的脊柱关节炎病史。四肢关节炎常为首发症状，但以下肢大关节受累多见。还可有反复发作的急性虹膜睫状体炎和足跟疼痛。

4. 早发 ANA 阳性 JIA

关节炎病程>6 周，发病年龄≤6 岁，至少间隔 3 个月连续 2 次 ANA 抗体阳性且滴度大于 1∶160。排除 SOJIA、RF 阳性关节炎及附着点炎和（或）脊柱炎相关 JIA。发病早、女性较多、慢性虹膜睫状体炎发病率高，ANA 阳性，并与特定 HLA 相关。

5. 其他类型 JIA

关节炎≥6 周，不符合以上各型 JIA 的标准。

6. 未分类的 JIA

关节炎≥6 周，或符合以上 4 型中 1 种以上。

三、辅助检查

（1）炎症指标　血沉明显增快，但少关节型患儿多为轻至中度升高。多关节型和全身型患儿急性期 C 反应蛋白、IL-1、IL-6 增高。

（2）自身抗体　①RF：其阳性率与临床类型有关，可提示严重关节病变；隐匿型类风湿因子可见于约 75%的血清 RF 阴性 JIA 患儿。②ANA：约 40%JIA 患儿出现低中滴度的 ANA。③人类白细胞抗原（human leukocyte antigen，HLA）：部分脊柱炎相关 JIA 患者可有 HLA-B27 阳性。

（3）血常规　急性期可有轻至中度贫血；外周血白细胞计数常增多，特别是全身型 JIA 白细胞可高达（30～50）$\times 10^9$/L，甚至出现类白血病反应。

（4）关节液检查　可以鉴别化脓性关节炎、结核性关节炎等。

（5）X 线检查　早期表现为关节附近软组织肿胀、骨质稀疏和骨膜炎。后期可出现关节面破坏和软骨间隙变窄、融合，以手腕关节多见。

（6）影像学检查　CT 可早期发现骶髂关节、颞颌关节及足部病变。MRI 能发现在未出现骨侵蚀前软骨的损害。超声检查可以发现儿童关节炎时关节腔渗出和滑膜增厚。

四、诊断与鉴别诊断

1. 诊断

JIA 的诊断主要依据起病初期 6 个月的临床表现。凡 18 岁以下全身症状或关节病变持续 6 周及以上，除外其他疾病者，可考虑本病。

2. 鉴别诊断

（1）以高热、皮疹等全身症状为主者　应与以下疾病相鉴别。①全身感染：败血症、结核、病毒感染等。②肿瘤性疾病：白血病、淋巴瘤、恶性组织细胞病、其他恶性肿瘤等。

（2）以外周关节受累为主者　应与风湿热、化脓性关节炎、关节结核、创伤性关节炎相鉴别。

（3）与其他风湿性疾病合并关节炎相鉴别　如系统性红斑狼疮、混合性结缔组织病、血管炎综合征等。

（4）其他　JIA 还需与以下疾病相鉴别，如脊髓肿瘤、腰椎感染、椎间盘病变及溃疡性结肠炎、银屑病和瑞特综合征合并脊柱炎等。

五、临床治疗

本病多采用中西医结合治疗，西医主张早期采用综合疗法，减轻关节疼痛和肿胀；预防关节炎症加重，恢复关节功能，预防关节功能不全和残疾。中医采用辨证治疗，同时配合推拿、针灸、中药浴等方法，可缓解临床症状，提高生存质量。

（一）西医治疗

1. 一般治疗

除急性发热时以外，宜鼓励患儿参加适当的运动。重视心理治疗，应克服患儿因慢性疾病或残疾造成的自卑心理，增强战胜疾病的信心，使患儿的身心健康成长。

2. 药物治疗

（1）非甾体抗炎药（non-steroidal anti-inflammatory drug，NSAID） 是该类疾病的一线药物，包括萘普生、布洛芬、双氯芬酸钠等，一般多种该类药物不联合使用。

（2）缓解病情抗风湿药（disease modifying anti-rheumatic drugs，DMARD） 该类药起效慢，但能延缓或阻止病情发展。如甲氨蝶呤、羟氯喹、艾拉莫德等。

（3）糖皮质激素 能减轻关节炎症和全身反应，主要用于严重的 JIA 相关并发症，如巨噬细胞活化综合征、虹膜睫状体炎严重影响视力者等。

（4）免疫抑制剂 可选择使用环孢素 A、环磷酰胺、硫唑嘌呤、雷公藤多苷。应用上述药物时应定期查血常规和肝功能。

（5）生物制剂 肿瘤坏死因子（TNF-α）抑制剂，常用的有依那西普（Etanercept）、英夫利昔单抗（Infliximab）、阿达木单抗（Adalimumab）。

（6）其他 中药提纯制剂白芍总苷治疗 JIA 有一定疗效。

3. 理疗

对保持关节活动、肌力强度是极为重要的。尽早开始保护关节活动及维持肌肉强度的锻炼，有利于预防关节残疾，改善关节功能。

（二）中医治疗

1. 辨证思路

本病以辨病邪偏盛与证候虚实为关键。病邪着重辨风、寒、湿、热之偏盛。新病多实，久病多虚。突然发病，或发病虽缓，但病程短，多为实证，如风寒湿痹、风湿热痹、寒热错杂痹、痰瘀痹阻证；反复发作，经久不愈多虚实夹杂，如肝肾亏损证。痹证初起，多以邪实为主；病久多属正虚邪实，虚实夹杂。

2. 治疗原则

当以祛邪通络为基本治疗原则，根据邪气的偏盛，分别予祛风、散寒、除湿、清热、化痰、行瘀之法。久痹正虚者，应注重扶正，宜益气养血、补益肝肾；虚实夹杂者，宜标本兼顾。痰瘀作为本病重要的病理因素，治疗应将化痰祛瘀之法贯穿始终。

3. 辨证施治

（1）风寒湿痹

证候　肢体关节疼痛、肿胀或重着，关节屈伸不利，晨僵明显，冬春阴雨天气易发作，局部皮色不红，触之不热，遇寒痛增，得热则减，舌淡或淡红，苔薄白或白厚，脉弦紧或浮缓。

辨证要点　以形寒肢冷，关节疼痛、肿胀或重着，得温痛减，遇寒加重，舌淡或淡红，苔薄白或白厚，脉弦紧或浮缓为特征。

治法　祛风散寒，除湿通络。

方药　蠲痹汤（《医学心悟》）加减。

肢体关节、肌肉疼痛酸楚，游走不定者，为风痹，可用防风汤（《太平惠民和剂局方》）加减；肢体关节疼痛较剧，遇寒痛增，脉弦紧者，为寒痹，可用乌头汤（《金匮要略》）加减；肢体关节疼痛重着，苔白腻，脉沉缓者，为湿痹，可用薏苡仁汤（《类证治裁》）加减。

风胜，关节游走性疼痛，恶风者，加防风、白芷、寻骨风、秦艽以祛风胜湿；寒胜，关节疼痛剧烈者，加制附子、细辛以温阳散寒；湿胜，关节肿胀重着、肌肤麻木不仁者，加泽泻、海桐皮、五加皮以利水渗湿；关节肿大变形者，加红花、乳香、没药以活血散瘀止痛。

（2）风湿热痹

证候　关节疼痛，游走不定，扪之发热，甚则红肿热痛，痛不可触，得冷则舒，遇热则剧，可有肌肤红斑，晨僵，肢体酸楚沉重，或伴发热，口苦，渴不欲饮，舌质红或暗红，苔黄腻，脉滑数。

辨证要点　以关节灼热，游走不定，得冷则舒，晨僵，肢体酸楚沉重，舌质红或暗红，苔黄腻，脉滑数为特征。

治法　清热利湿，宣痹通络。

方药　白虎加桂枝汤（《金匮要略》）合四妙丸（《成方便读》）加减。

风热偏盛，关节疼痛，游走不定者，加秦艽、桑枝、地龙以祛风清热除湿；发热，咽痛者，加重楼、薄荷、牛蒡子、桔梗以疏风清热，解毒利咽；热毒较盛，加板蓝根、虎杖、生石膏以清热解毒利湿；皮肤有红斑者，加水牛角片、牡丹皮、赤芍以清热凉血，活血消斑；关节疼痛剧烈者，加三七、延胡索以活血通络止痛。

（3）寒热错杂痹

证候　肢体关节灼热肿痛，而又遇寒加重，或局部触之不热但自觉发热，全身热象不明显，恶风怕冷，苔白黄；或关节冷痛喜温，而又手心灼热、口干口苦，尿黄，舌红苔白，脉弦或紧或数。

辨证要点　以肢体关节灼热，而又遇寒加重，全身热象不明显，或关节冷痛喜温，而又手心灼热、口干口苦，舌红苔白，脉弦或紧或数为特征。

治法　温经散寒，清热除湿。

方药　桂枝芍药知母汤（《金匮要略》）加减。

寒重热轻者，重用麻黄、桂枝以祛风散寒，加制附子以温经散寒；热重于寒者，加牡丹皮、生石膏、金银花以清热泻火。

（4）痰瘀痹阻证

证候　关节肌肉肿痛日久，痛有定处或痛如针刺，僵硬变形，屈伸不利，周围可见硬结，肢体麻木不仁或重着，肌肤甲错或干燥无光泽，或胸闷痰多，面色晦暗，纳少神疲，舌质紫暗，或有瘀斑，苔白腻，脉涩或弦滑。

辨证要点　本证病程较长，以关节肿僵变形，痛有定处如针刺，舌质紫暗，或有瘀斑，苔白腻，

脉涩或弦滑为特征。

治法　化痰行瘀，蠲痹通络。

方药　双合汤（《万病回春》）加减。

痰浊滞留，皮下有结节者，加胆南星、天竺黄以蠲化痰浊；瘀血明显，关节刺痛固定者，加莪术、三七、地鳖虫以活血散瘀止痛；疼痛不已者，加穿山甲、全蝎、地龙以搜风通络，活血止痛；气虚者，加党参、黄芪以益气通络；痰瘀化热者，加忍冬藤、牡丹皮以清热凉血，疏风通络。

（5）肝肾亏损证

证候　反复发作关节疼痛，拘挛不利，局部轻度灼热红肿，伴头晕目眩，舌干口燥，手足心热，腰膝酸软，舌光红，脉细数。

辨证要点　本病病程较长，以反复发作关节疼痛，拘挛不利，头晕目眩，腰膝酸软，舌光红，脉细数为特征。

治法　滋补肝肾，养血通络。

方药　独活寄生汤（《备急千金要方》）加减。

气虚者，加黄芪、鸡血藤以益气养血；关节不利者，加桑枝、地龙、白僵蚕以通络止痛；骨节疼痛较重者，加姜黄、豨莶草以祛风胜湿通络；肾气虚，腰膝酸软者，加黄精、续断、狗脊以补肾强腰。

4. 中医其他疗法

（1）中成药　①湿热痹片：祛风除湿，清热消肿，通络定痛，用于风湿热痹。②寒湿痹冲剂：祛寒除湿，温经通络，用于风寒湿痹。③尪痹冲剂：补肝肾，强筋骨，祛风湿，通经络，用于肝肾亏损证。④瘀血痹冲剂：活血化瘀，通络止痛，用于痰瘀痹阻证。

（2）针灸疗法　上肢关节，取肩髃、曲池、外关、合谷；下肢关节，取肾俞、大肠俞、八髎、阳陵泉、足三里。隔日 1 次，10 次为一疗程。

（3）中药外治法　海风藤、海桐皮、两面针、桂枝、红花、透骨草各 30g，水煎后熏洗关节，每次 20～30 分钟，每日 1～2 次。用于关节肿痛者。

（4）推拿疗法　患儿取仰卧位，先拿血海、梁丘、阳陵泉、膝眼穴；然后擦揉大腿部；按揉伏兔，被动活动膝关节；拿揉委中、承山、解溪穴；再按揉膝部，可缓解疼痛痉挛。每日 1 次，10 次为一疗程。

六、中西医结合诊疗思路

该病病因至今尚不明确，可能与感染、遗传、免疫等多种因素有关。因此，在治疗上，多以控制感染、抗炎、调节免疫为主，尽快稳定病情。在疾病初期或病程较短者，中医辨证予祛风、散寒、除湿、清热、化痰之法以祛邪；疾病后期予化痰祛瘀之法以蠲痹通络。本病尚有胎禀不足、脏腑虚损、气血亏虚等内因，因此，固护正气、调理体质也是中医药治疗本病的优势所在，最终达到扶正祛邪，促进恢复的目的。

七、预防与调护

（1）注意防寒、防潮和保暖，尤其在气候变化反常时，要避免汗出当风，防止感冒。改善生活与工作环境，避免久居湿地，阴雨寒湿天气更应注意保暖，可在疼痛处加用护套，以免病情加重或急性发作。

（2）饮食宜营养丰富，少食辛辣刺激食物。根据脏腑气血不足的情况，酌情选用各种补养食品，以增强机体的抗病能力。

（3）注意自身功能锻炼，循序渐进，持之以恒，使肢体恢复活动，筋骨强健，以助调护正气。

（4）疾病初发，应积极治疗，防止病邪传变；疼痛剧烈、病情严重者应卧床休息；关节畸形、活动不利者，应防止跌仆，以免发生骨折。

思维导图

- 第三节　幼年型特发性关节炎
  - 概念 — 是指18岁以前起病，病程持续6周及以上，并除外其他疾病所致的一组炎症性疾病
  - 病因病机
    - 西医病因病理 — 病因至今尚不明确，感染、遗传、免疫等因素激活自身免疫机制而发病
    - 中医病因病机
      - 外因感受风寒湿热之邪，内因胎禀不足、脏腑虚损、气血亏虚、营卫不和、腠理不固
      - 病机关键是经络痹阻
  - 临床表现 — 分为全身型JIA、RF阳性JIA、脊柱炎相关JIA、早发ANA阳性JIA、其他类型JIA、未分类的JIA
  - 诊断及鉴别诊断
    - 诊断 — 主要依据起病初期6个月的临床表现。凡18岁以下全身症状或关节病变持续6周及以上，除外其他疾病者，可考虑本病
    - 鉴别诊断
      - 以高热、皮疹等全身症状为主者应与以下疾病相鉴别：①全身感染：败血症、结核、病毒感染等。②肿瘤性疾病：白血病、淋巴瘤、恶性组织细胞病、其他恶性肿瘤等
      - 以外周关节受累为主者：应与风湿热、化脓性关节炎、关节结核、创伤性关节炎相鉴别
      - 与其他风湿性疾病合并关节炎相鉴别：如系统性红斑狼疮、混合性结缔组织病、血管炎综合征等
      - 其他：JIA还需与以下疾病相鉴别，如脊髓肿瘤、腰椎感染、椎间盘病变及溃疡性结肠炎、银屑病和瑞特综合征合并脊柱炎等
  - 临床治疗
    - 西医治疗 — 一般治疗，药物治疗（非甾体抗炎药、缓解病情抗风湿药、糖皮质激素、免疫抑制剂、生物制剂、中药等），理疗（保护关节活动及维持肌肉强度的锻炼）
    - 中医辨证论治
      - 风寒湿痹 — 祛风散寒，除湿通络 — 蠲痹汤
      - 风湿热痹 — 清热利湿，宣痹通络 — 白虎加桂枝汤合四妙丸
      - 寒热错杂痹 — 温经散寒，清热除湿 — 桂枝芍药知母汤
      - 痰瘀痹阻证 — 化痰行瘀，蠲痹通络 — 双合汤
      - 肝肾亏损证 — 滋补肝肾，养血通络 — 独活寄生汤

第四节　过敏性紫癜

过敏性紫癜又称亨-舒综合征（Henoch-Schonlein purpura，HSP），又叫IgA血管炎，是一种以小血管炎为主要病变的疾病。以皮肤紫癜、关节肿痛、腹痛、便血及血尿、蛋白尿为主要临床表现。各年龄均可发病，常见发病年龄为2～8岁，男孩发病率高于女孩，一年四季均有发病，以春季、秋冬季多见。本病预后一般良好，部分患儿可累及肾脏，肾脏受损程度是影响远期预后的关键因素。

本病相当于中医的“紫癜”，属于中医“血证”“肌衄”“紫斑”等范畴。

一、病因病机

1. 西医病因病理

（1）病因　导致本病发生的因素较多，但直接致病因素尚难确定，可能涉及的病因有：①感染：细菌和病毒感染是引起本病最常见的原因。细菌感染尤以链球菌所致上呼吸道感染最多见；病毒感染最常见病原体为微小病毒、风疹病毒、水痘病毒、腺病毒、流感病毒等。此外寄生虫感染也较常见。②食物：主要有鱼、虾、蟹、蛋、牛奶等。③药物：最常见如青霉素、链霉素、各种磺胺类药物、解热镇痛药及镇静剂等。④其他：如植物花粉、昆虫咬伤、预防接种、寒冷等因素也是发病诱因。

（2）发病机制　上述各种因素对特异性体质具有致敏作用，导致B淋巴细胞多克隆活化，患儿T淋巴细胞和单核细胞CD40配体（CD40L）过度表达，促进B淋巴细胞分泌大量IgA和IgE。患儿血清IgA浓度升高，急性期外周血分泌IgA的B淋巴细胞数、IgA类免疫复合物等增高，血清中肿瘤坏死因子-α、IL-6等前炎症因子表达亦升高。IgA、补体C3和纤维蛋白沉积于肾小球系膜、皮肤和肠道毛细血管而发病，最新的血管炎分类标准中已将本病更名为IgA血管炎。本病有一定遗传倾向，家族中同胞可同时或先后发病。

总之，各种因素，包括感染原和过敏原作用于具有遗传背景的个体，激发B细胞克隆扩增，导致IgA介导的系统性血管炎而发病。

（3）病理　本病的病理变化为广泛的白细胞碎裂性小血管炎，以毛细血管炎为主，亦可波及小静脉和小动脉。血管壁可见胶原纤维肿胀和坏死，中性粒细胞浸润，周围散在核碎片。间质水肿，有浆液性渗出，同时可见渗出的红细胞。内皮细胞肿胀，可有血栓形成。病变累及皮肤、肾脏、关节及胃肠道，少数涉及心、肺等脏器。在皮肤和肾脏荧光显微镜下可见IgA为主的免疫复合物沉积。紫癜性肾炎的病理改变：以系膜增生性病变为主，轻者可为轻度系膜增生、局灶性肾炎，重者为弥漫增生性肾炎伴新月体形成。

2. 中医病因病机

小儿素体内伏邪气（热、湿、积）是发病的内因，外感风热及饮食不当、接触特殊气味等是发病的外因。外邪与内伏邪气相合，损伤血络是主要病机。本病病位主要在肺胃脾肾。

（1）风热伤络　外感风热之邪，蕴于皮毛肌肉，与伏热相合，伤及血络，溢于脉外，渗于皮下，发为紫癜；风热侵袭肺卫，肺卫失宣，则可见发热、咳嗽、咽痛等。

（2）血热妄行　邪热由表入里，或内有蕴热，热入血分，迫血妄行，血溢脉外，留于皮下，发为紫癜；邪热损伤胃肠血络则见呕血、便血；气血瘀滞肠络，不通则痛，可致腹痛；邪热夹湿下注膀胱，灼伤下焦血络而见尿血。

（3）湿热痹阻　邪热与内湿相合，湿热邪毒留注四肢关节，阻滞经络，则关节肿痛；湿热邪毒损伤血络，血溢脉外，泛溢肌肤，发为紫癜。

（4）阴虚火旺　素体阴虚，或热邪伤阴，或久病耗伤阴血，阴虚火旺，虚火灼伤络脉，血溢脉外，渗于皮下，发为紫癜。

（5）气虚血瘀　先天禀赋不足，或疾病反复发作后脏腑虚损，气虚则运血无力，瘀血阻滞，血液不循常道，溢于脉外发为紫癜。

综上所述，本病初期多为实证，常见血热、风热、湿热；病久多为虚证，或虚实夹杂，常见气虚、阴虚。瘀血贯穿于本病各阶段，是主要的病理产物。

二、临床表现

发病一般较急，多数患儿在发病前 1～3 周有上呼吸道感染史，多以皮肤紫癜为首发症状，少数以关节、胃肠道症状首发。主要症状和体征有：

（1）*皮肤紫癜* 反复出现皮肤紫癜为本病特点。多见于下肢和臀部，对称分布，伸侧居多，部分累及上肢、躯干，面部少见。典型皮疹初为点片状，色鲜红，高出皮肤，之后颜色加深，并可融合成片，压之不褪色，重症患儿大片融合成大疱伴出血性坏死。皮疹分批出现，新旧并存。消退后一般不留痕迹。部分患儿发病早期手臂、足背、眼周、前额、头皮及会阴部出现血管神经性水肿，肿胀处可有压痛。

（2）*消化道症状* 约 2/3 患儿出现消化道症状。以脐周或下腹部绞痛为主，可伴呕吐。部分病儿出现便血，甚至呕血。少数患儿可并发肠套叠、肠梗阻、肠穿孔或出血性小肠炎，需外科手术治疗。若腹痛在皮疹之前出现，易被误诊为外科急腹症，甚至错行开腹手术。

（3）*关节症状* 近 1/3 病例出现关节症状。多数患儿仅有少数关节疼痛或关节炎。大关节如膝关节、踝关节为最常受累部位。其他关节如腕关节、肘关节及手指关节也可受累。表现为关节及关节周围肿胀、疼痛及触痛，可同时伴有活动受限。关节病变常为一过性，多在数日内消失而不留关节畸形。

（4）*肾脏症状* 30%～60%患儿出现肾脏损害的临床表现。多在皮疹出现后 2 周～2 个月出现，也可出现于皮疹消退后或疾病静止期，2 周内出现者占少数。肾脏症状轻重不一，多数患儿出现血尿和蛋白尿，少数重症患儿伴浮肿及高血压。少数呈肾病综合征表现。有肾脏损伤者，可诊断为紫癜性肾炎。肾脏病变轻重与预后关系密切，多数患儿肾脏病变能完全恢复，少数患儿在几年后发展为慢性肾炎，死于慢性肾衰竭。

（5）*其他表现* 一些少见的中枢神经系统症状是本病潜在危险之一，如颅内出血、惊厥、昏迷、失语等。

三、辅助检查

（1）*血液检查* 外周血白细胞计数正常或增加，分类中嗜酸性粒细胞可增高；血小板计数正常或升高；出血和凝血时间正常，血块收缩试验正常；部分患儿毛细血管脆性试验阳性；血沉轻度增快。

（2）*尿常规* 肾脏受累时可有红细胞、尿蛋白。

（3）*大便常规* 有消化道症状，如腹痛患儿，大便潜血试验可阳性。

（4）*免疫学检查* 约半数病人 IgA 水平升高，IgG、IgM 水平升高或正常，补体 C3、C4 正常或升高。抗核抗体及 RF 阴性。

（5）*肾穿刺活检* 对于肾脏症状较重和迁延患儿可行肾穿刺病理检查以评估病情，指导治疗。

（6）*其他* 腹部超声检查有利于早期诊断肠套叠；头颅 MRI 对有中枢神经系统症状患儿可予确诊。胃肠镜检查有助于本病诊断，但并不提倡常规进行。

四、诊断与鉴别诊断

1. 诊断

主要依靠典型的皮肤紫癜，或同时伴腹痛、便血、关节肿痛、肾损害等表现来进行诊断。

2. 鉴别诊断

（1）免疫性血小板减少症　皮肤、黏膜可见出血点及瘀斑，不高出皮肤，分布在全身各处，血小板数量减少，出血时间延长，骨髓中成熟巨核细胞减少。

（2）细菌感染　如脑膜炎双球菌菌血症、败血症及亚急性细菌性心内膜炎均可出现紫癜样皮疹，这些疾病的紫癜一开始即为瘀血斑，其中心部位可有坏死。起病急骤，全身中毒症状重，血培养阳性。

（3）急腹症　过敏性紫癜在皮疹出现前发生腹痛等症状应与急腹症鉴别。过敏性紫癜的腹痛虽较剧烈，但位置不固定，压痛轻，无腹肌紧张和反跳痛，急腹症压痛、腹肌紧张明显。HSP 除非出现肠穿孔才有上述情况。出现血便时，需与肠套叠、梅克尔憩室做鉴别。

五、临床治疗

（一）西医治疗

目前尚无特异性疗法，主要采用支持和对症治疗。

1. 一般治疗

一般不需要卧床休息，有严重的关节痛、腹痛、便血症状患儿除外，积极寻找和去除致病因素。适量活动，病情稳定后活动量的增加需循序渐进，避免剧烈运动；清淡饮食，忌辛辣刺激，无新出皮肤紫癜持续 10 日以上者，可逐渐添加瘦肉、鸡蛋、牛奶等食物，如有消化道症状时应限制粗糙饮食；注意寻找引起本病的各种原因，去除过敏原。注意正确评估、采用过敏原检测结果。

2. 肾上腺皮质激素与免疫抑制剂

激素对缓解严重的血管神经水肿、关节痛、腹痛有效。一般采用短程用药，在急性发作症状明显时服用泼尼松，1～2mg/（kg·d），分次口服 1～2 周，或用地塞米松、甲泼尼龙静滴，症状缓解后可改为泼尼松口服，并逐渐减量至停药。若并发肾炎且经激素治疗无效者，可考虑联合用免疫抑制剂如吗替麦考酚酯、FK506、环磷酰胺或雷公藤多苷片以抑制严重免疫损伤。

3. 抗凝治疗

口服双嘧达莫片阻止血小板聚集和血栓形成，改善微循环。可选用低分子肝素钠钙，对预防和治疗肾损伤有一定疗效。

4. 抗过敏及其他治疗

临床常用氯雷他定、西替利嗪等抗过敏药物，也可选用白三烯受体拮抗剂及复方甘草酸苷制剂等。

（二）中医治疗

1. 辨证思路

本病以八纲辨证为主。首辨虚实，凡起病急，病程短，紫癜颜色鲜明者多属实证；起病缓，病情反复，病程缠绵，紫癜颜色较淡者多属虚证。其次辨病邪类别，常见风热伤络证、血热妄行证、湿热痹阻证。

2. 治疗原则

本病伏邪为先，外邪诱发，初期祛邪为主，治以清热疏风凉血，久则治以滋阴清热；恢复期常扶正祛邪，治以滋阴补肾、益气摄血，以防复发。活血化瘀贯穿治疗始终。

3. 辨证施治

（1）风热伤络证

证候　起病较急，紫癜以下肢和臀部为多，呈对称性，颜色鲜红，呈丘疹或红斑，大小形态不一，散在分布，或有痒感，伴发热恶风，咳嗽，咽痛，舌质红，苔薄黄，脉浮数。

辨证要点　多见于疾病初起，以紫癜颜色鲜红，散在分布，或有瘙痒，常伴风热表证，舌质红，苔薄黄，脉浮数为特征。

治法　疏风清热，凉血止血。

方药　银翘散（《温病条辨》）加减。

皮肤瘙痒者，加地肤子、蝉蜕、白鲜皮以祛风止痒；尿血者，加白茅根、小蓟、茜草以凉血止血；关节痛者，加秦艽、防己、牛膝以祛风通络；腹痛者，加广木香、延胡索、香橼皮、白芍以行气止痛。

（2）血热妄行证

证候　起病急骤，皮肤瘀点瘀斑密集或成片，颜色红紫，或伴关节肿痛，或伴腹痛，便血尿血，或有发热，面赤咽干，大便干燥，舌质红，苔薄黄，脉浮数。

辨证要点　起病急骤，以皮肤紫癜密集成片，颜色红紫，心烦口渴，舌质红，苔薄黄，脉浮数为特征。

治法　清热解毒，凉血化斑。

方药　犀角地黄汤（《备急千金要方》）加减。

皮肤紫癜多者，加藕节炭、茜草炭、地榆炭以凉血化斑；鼻衄量多者，加白茅根、炒栀子以凉血解毒；尿血者，加小蓟、仙鹤草以凉血止血；便秘者，加生大黄以通腑泄热；便血者，加槐花炭、地榆炭以收敛止血。

（3）湿热痹阻证

证候　皮肤紫癜多见于关节周围，尤以膝踝关节为主，关节肿胀灼痛，影响肢体活动，偶见腹痛、尿血，舌质红，苔黄腻，脉滑数或弦数。

辨证要点　常见于关节症状突出者，以关节周围皮肤紫癜较多，关节肿胀灼痛明显，舌质红，苔黄腻，脉滑数或弦数等为特征。

治法　清热利湿，通络止痛。

方药　四妙丸（《成方便读》）加减。

关节肿痛，活动受限者，加赤芍、鸡血藤、忍冬藤以清热利湿通络；尿血者，加小蓟、大蓟以凉血止血；腹痛较著者，配以芍药甘草汤以缓急止痛。

（4）阴虚火旺证

证候　起病缓慢，时发时隐，或紫癜已退，仍有腰背酸软，五心烦热，潮热盗汗，头晕耳鸣，尿血，便血，舌质红，少苔，脉细数。

辨证要点　病程较长，以紫癜时发时止，五心烦热，潮热盗汗，舌质红，少苔，脉细数为特征。

治法 滋阴补肾，活血化瘀。

方药 大补阴丸（《丹溪心法》）加减。

尿血重者，可另吞服三七粉、琥珀粉以凉血止血。火旺明显者，加黄柏、知母滋阴降火。

（5）气虚血瘀证

证候 病情反复发作，斑疹紫暗，腹痛绵绵，神疲倦息，面色少华，纳少，舌淡边尖有瘀点瘀斑，苔薄白，脉细弱。

辨证要点 病程迁延，以紫癜反复发作，斑疹色淡或紫暗，神疲倦息，面色少华，舌淡边尖有瘀点瘀斑，苔薄白，脉细弱为特征。

治法 补中益气，化瘀止血。

方药 补中益气汤（《脾胃论》）加减。

关节肿痛者，加独活、威灵仙以除湿止痛；腹痛便血者，加云南白药、地榆、木香以理气止痛；食欲不振者，加砂仁、神曲以醒脾消食。

4. 中医其他疗法

（1）中成药 ①荷叶丸：凉血止血，用于血热妄行证。②知柏地黄丸：滋阴降火，用于阴虚火旺证。③肾炎康复片：益气养阴，健脾补肾，清解余毒，用于阴虚火旺证、气虚血瘀证。④雷公藤多苷片：祛风解毒，除湿消肿，舒筋通络，用于过敏性紫癜反复不愈及各型紫癜性肾炎。

（2）针灸疗法 主穴选用曲池、足三里，配穴选用合谷、血海。腹痛者加刺三阴交、太冲、内庭。隔日 1 次，10 次为一疗程。

（3）中药外治法 苦参、百部、地肤子、白鲜皮、蛇床子、徐长卿、紫草、乌梅、荆芥等药物煎煮后熏洗皮肤，以疏通经络、活血化瘀。

六、中西医结合诊疗思路

目前中西医结合治疗本病有较好的疗效，重症紫癜和紫癜性肾炎中西医结合治疗具有独特优势。临床可根据中医辨证思维，将辨证与辨病相结合，在辨证施治的基础上，加用一些有针对性的药物以提高疗效。轻症患儿可单独使用中医药治疗，而对于需服用糖皮质激素及免疫抑制剂的患儿，配合中药治疗，可明显减轻西药的毒副作用，且在激素撤退后又可扶正固本，调理体质，祛除伏邪，防止本病反复。临证时应根据患儿病情轻重制定具体的治疗方案，并进行定期随访。

七、预防与调护

（1）注意寻找引起本病的各种原因，去除过敏原。

（2）清除慢性感染灶，积极治疗上呼吸道感染。

（3）腹痛、关节痛时，宜卧床休息，限制患儿活动，消除紧张情绪，一般病情不宜过度限制活动，禁长期卧床。

（4）密切观察腹痛、腹泻、黑便及关节疼痛、肿胀情况。注意定期查尿常规。

（5）发病期间饮食宜清淡，适当增加含维生素 C 丰富的水果。稳定期需要关注患儿饮食结构，但不可过分控制，以免影响生长发育。

思维导图

- 第四节　过敏性紫癜
  - 概念 —— 又称亨－舒综合征，又叫IgA相关血管炎，是一种以小血管炎为主要病变的疾病
  - 病因病机
    - 西医病因病理 —— 感染原和过敏原作用于具有遗传背景的个体，激发B细胞克隆扩增，导致IgA介导的系统性血管炎
    - 中医病因病机
      - 小儿素体内伏邪气（热、湿、积）是发病的内因，外感风热及饮食不当、接触特殊气味等是发病的外因
      - 病机为外邪与内伏邪气相合，损伤血络
  - 临床表现 —— 发病一般较急，多数患儿在发病前1～3周有上呼吸道感染史，多以皮肤紫癜为首发症状，少数以关节、胃肠症状首发，四大症状为主
  - 诊断及鉴别诊断
    - 诊断 —— 主要依靠典型的皮肤紫癜，或同时伴腹痛、便血、关节肿痛、肾损害等表现来进行诊断
    - 鉴别诊断 —— 与免疫性血小板减少症、细菌感染、急腹症相鉴别
  - 临床治疗
    - 西医治疗 —— 一般治疗；肾上腺皮质激素与免疫抑制剂；抗凝治疗（潘生丁、低分子肝素钙）
    - 中医辨证论治
      - 风热伤络证 —— 疏风清热，凉血止血 —— 银翘散
      - 血热妄行证 —— 清热解毒，凉血化斑 —— 犀角地黄汤
      - 湿热痹阻证 —— 清热利湿，通络止痛 —— 四妙丸
      - 阴虚火旺证 —— 滋阴补肾，活血化瘀 —— 大补阴丸
      - 气虚血瘀证 —— 补中益气，化瘀止血 —— 补中益气汤

第五节　皮肤黏膜淋巴结综合征

皮肤黏膜淋巴结综合征又称川崎病（Kawasaki disease，KD），是一种以全身性中、小动脉炎性病变为主要病理改变的急性发热出疹性疾病。临床以发热、皮疹、球结膜充血、口腔黏膜充血、手足硬性水肿及颈部淋巴结肿大为主要表现。本病一年四季均可发生，年龄以 5 岁以下婴幼儿多见，男孩较多。

根据其急性发热伴皮疹的临床特点，归属于中医“温病”范畴。

一、病因病机

1. 西医病因病理

（1）病因　病因尚未明确，可能与感染有关，有研究表明机体对感染原的变态反应导致了本病的发病。遗传、环境污染、化学物品过敏等非感染因素可能与本病发病有关，需要进一步证实。

（2）发病机制　本病的发病机制尚不清楚。推测感染原的特殊成分，如超抗原直接与 T 细胞抗原受体片段结合，激活 T 细胞。在 T 细胞的诱导下，B 淋巴细胞多克隆活化和凋亡减少，产生大量免疫球蛋白和细胞因子，损伤血管内皮细胞，导致血管壁损伤。

（3）病理　本病的病理变化为全身性血管炎，好发于中动脉，尤其冠状动脉病变最严重。病理过程可分为四期：

Ⅰ期：约 1～2 周，特点为小动脉、小静脉和微血管及其周围的炎症；中、大动脉炎症；淋巴

细胞和其他白细胞的浸润及局部水肿。

Ⅱ期：约 2～4 周，特点为小血管炎减轻，大动脉血管炎少见；以中动脉炎为主，多见冠状动脉血管炎，形成动脉瘤及血栓；单核细胞浸润或坏死性变化显著。

Ⅲ期：约 4～7 周，小血管及微血管炎渐消退；中动脉肉芽肿形成。

Ⅳ期：约 7 周或更久，血管急性炎症病变消失，冠状动脉的血栓形成、狭窄、梗阻、内膜增厚、动脉瘤及瘢痕形成。

除血管炎病变外，还涉及多脏器病理改变，尤以弥漫性间质性心肌炎、心包炎和心内膜炎最为显著，并波及传导系统，可在Ⅰ期引起死亡；冠状动脉瘤破裂及血栓是Ⅱ、Ⅲ期死亡的重要原因；第Ⅲ、Ⅳ期常见缺血性心脏病变，心肌梗死可致死亡。

2. 中医病因病机

本病病因主要是温热邪毒从口鼻而入，循卫气营血传变而发病。病变以肺胃为主，累及五脏。温热邪毒从口鼻而入，蕴于肺胃，肺胃热炽，上循口咽，熏蒸营血，充斥内外，而见高热伴皮疹等主要临床症状。由于热毒炽盛，随营血走窜流注，可内陷于心，或留滞于筋脉、关节、肌肉，或影响三焦气化而致心、肝、肾等脏腑发生病变。

（1）*外感温邪*　温热邪毒从口鼻而入，病程初期邪犯卫表，蕴于肌肤，邪正相争，则见发热、皮疹；温邪袭肺，咽喉为肺胃之门户，则咽红肿痛；热炽气分，则高热不退。

（2）*邪入营血*　热毒炽盛，邪入营分，热毒流注经络，出现手掌、足底红肿；温热毒邪炼液成痰，痰阻脉络出现臀核肿大；温毒之邪，易从火化，伤津耗液，故舌色深绛，状如杨梅，唇红皲裂；目为肝窍，肝火上炎，发为两目红赤。

（3）*气阴两伤*　热盛伤津，气阴耗损，肢末失养，出现黏膜脱皮，甚至脱甲。

二、临床表现

1. 主要表现

（1）*发热*　39～40℃，持续 7～14 天或更长，呈稽留或弛张热型，抗生素治疗无效。

（2）*皮肤黏膜表现*　①皮疹：发热 2～3 天，多数患儿出现多形红斑样或猩红热样皮疹，约 1 周消退。肛周皮肤发红或脱皮。②肢端变化：急性发热早期手足呈硬性水肿，继之手掌、足底弥漫性红斑，恢复期于甲床皮肤交界处出现特征性的膜状脱皮，重者指、趾甲亦可脱落。③黏膜表现：双眼球结膜充血，但无脓性分泌物；口腔咽部黏膜呈弥漫性充血，口唇充血、皲裂，舌乳头突起呈草莓舌。

（3）*颈部淋巴结肿大*　70%～75%患儿伴非化脓性一过性颈淋巴结肿胀，以前颈部最为显著，直径 1.5cm 以上，大多在单侧出现，稍有压痛，于发热后 3 天内发生，数日后自愈。

2. 心脏表现

于病程第 1～6 周可出现心包炎、心肌炎、心内膜炎、心律失常。发生冠状动脉瘤或狭窄者，可无临床表现，少数可有心肌梗死的症状。冠状动脉损害多发生于病程第 2～4 周，但也可发生于疾病恢复期。心肌梗死和冠状动脉瘤破裂可致心源性休克，甚至猝死。

3. 其他表现

可有间质性肺炎、无菌性脑膜炎、消化系统症状（如腹痛、呕吐、腹泻、麻痹性肠梗阻、肝大、黄疸等)、关节痛和关节炎。

三、辅助检查

(1)血液检查 急性期外周血白细胞总数及中性粒细胞比例增高,伴核左移。轻度贫血,血小板计数早期正常,之后开始增多,血液呈高凝状态。血沉明显增快,C 反应蛋白明显升高,可达 100mg/L 以上,补体正常或增高。

(2)心电图 可见窦性心动过速、ST 段和 T 波异常,也可显示 P-R 间期延长,异常 Q 波及心律失常,但 P-R 间期延长急性期后多自行恢复。

(3)超声心动图 急性期可见心包积液,左室内径增大,二尖瓣、主动脉瓣或三尖瓣反流;可有冠状动脉异常,如冠状动脉扩张(直径>3mm)、冠状动脉瘤(直径>4mm)、巨大冠状动脉瘤(直径≥8mm)、冠状动脉狭窄。

(4)冠状动脉造影 如超声检查有多发性冠状动脉瘤,或心电图有心肌缺血表现者,应进行冠状动脉造影,以观察冠状动脉病变程度,指导治疗。

(5)多层螺旋CT 在检测冠状动脉狭窄、血栓形成、血管钙化方面明显优于超声心动图,可部分取代传统的冠状动脉造影。

四、诊断与鉴别诊断

1. 诊断

发热 5 天以上,伴下列 5 项临床表现中 4 项者,排除其他疾病后,即可诊断为川崎病:①双眼球结膜充血,无渗出物;②口唇潮红皲裂,口腔黏膜弥漫性充血,草莓舌;③躯干、四肢多形性红斑;④急性期掌跖红斑、手足硬性水肿,恢复期指趾端膜状脱皮;⑤颈部淋巴结非化脓性肿大。

若发热 5 天,主要临床表现不足 4 项,但超声心动图或血管造影发现有冠状动脉病变者,亦可确诊为川崎病。

2. 鉴别诊断

(1)猩红热 发热 1~2 天出现皮疹,为粟粒状弥漫性均匀丘疹,疹间皮肤潮红,无明显指趾肿胀,有口周苍白圈、帕氏线、杨梅舌等特殊体征,青霉素治疗有效。

(2)传染性单核细胞增多症 持续发热、淋巴结肿大与川崎病有相似之处,但无球结膜充血及口腔黏膜改变,四肢末端无硬肿及脱皮。外周血白细胞分类以淋巴细胞为主,异常淋巴细胞达 10%。

(3)幼年类风湿关节炎 持续低热反复发作,皮疹时隐时现(热退疹隐),关节肿痛,无手指、足趾末端红肿,无掌跖潮红、球结膜充血、口唇潮红、口咽黏膜充血及杨梅舌,无冠脉损害等症状。

(4)渗出性多形红斑 婴儿少见,皮疹范围广泛,有疱疹及皮肤糜烂出血,有口腔溃疡。

五、临床治疗

(一)西医治疗

1. 静脉注射免疫球蛋白(intravenous immunoglobulin,IVIG)

KD 治疗首选静脉输注 IVIG,剂量为 1~2g/kg,推荐剂量 2g/kg,通常在 12~24 小时内单次静脉滴注给药,注意输液速度。大体重患儿(如>20kg)可采用每天 1g/kg 的剂量,连用 2 天。宜于发病后 5~10 天应用,7 天以内最佳,可迅速退热,预防冠状动脉病变发生。应同时应用阿司匹林。

部分患儿对 IVIG 治疗无反应，应尽早再次应用 IVIG（剂量为 1～2g/kg，推荐剂量 2g/kg），仍有发热者，可联合使用糖皮质激素。应用丙种球蛋白患儿在 11 个月内不宜进行麻疹、风疹、腮腺炎和水痘疫苗的预防接种。

2. 阿司匹林

30～80mg/（kg·d），分 3～4 次，连续给药 14 天，以后减至 3～5mg/（kg·d），顿服，至血沉、血小板恢复正常，如无冠状动脉异常，一般在发病后 8～12 周停药。对遗留冠状动脉瘤患者，需长期服用抗凝药物并密切随访。有小的单发冠状动脉瘤患者，应长期服用阿司匹林 3～5mg/（kg·d）直到动脉瘤消退。

3. 糖皮质激素

甲泼尼龙冲击疗法可缩短患儿发热时长，但对 KD 冠脉并发症治疗效果弱于 IVIG，因而建议激素只用于 IVIG 无反应患儿的二线治疗。甲泼尼龙剂量为 30mg/（kg·d），于 2～3 小时输入，根据退热与否，连续用药 1～3 天。

4. 其他治疗

（1）对症治疗　根据病情给予对症及支持疗法，如补充液体、保护肝脏。

（2）抗血小板聚集　血小板显著增多或有冠状动脉病变、血栓形成者，可加用双嘧达莫 3～5mg/（kg·d），分 2 次口服。

（二）中医治疗

1. 辨证思路

本病以温病卫气营血辨证为主。初起邪在肺卫，症见发热恶风，咽红，多为时短暂；迅速热炽气分，症见高热持续，双目红赤，皮疹显现；继而气营（血）两燔，症见斑疹红紫，草莓舌；后期热退后气阴两伤，症见指趾脱皮，疲乏多汗。本病易形成血瘀证，症见臖核肿大，斑疹色紫，手足硬肿，舌质红绛，指纹紫滞等多种征象。

2. 治疗原则

以清热解毒，活血化瘀为主，病初邪在卫气，佐辛凉透表；气营两燔时配合凉血、活血；热退宜益气养阴。活血化瘀贯穿始终。

3. 辨证施治

（1）邪在卫气证

证候　起病急骤，持续发热，微恶风，口渴喜饮，无汗，目赤，唇口潮红，咽部红肿，手掌足底潮红硬肿，面部、躯干出现皮疹，颈部淋巴结肿大，纳差，舌边尖红，苔薄白或薄黄腻，指纹淡紫达风气之间或脉浮数。

辨证要点　多见于疾病初期，以高热持续，目赤咽红，皮疹，手掌足底潮红，颈部淋巴结肿大，舌边尖红，苔薄白或薄黄腻，指纹淡紫达风气之间或脉浮数为特征。

治法　清热解毒，辛凉透表。

方药　银翘散（《温病条辨》）合白虎汤（《伤寒论》）加减。

高热烦躁者，加石膏、知母以清热泻火；颈部淋巴结肿大者，加猫爪草、僵蚕、牡蛎以消肿散结；皮疹鲜红者，加大青叶、赤芍、玄参以清热解毒。

（2）气营两燔证

证候　壮热不退，昼轻夜重，渴欲冷饮，目赤唇干，斑疹鲜红，偶有瘙痒。单侧或双侧颈部淋巴结肿大，坚硬触痛，手足肿胀，掌跖及指趾端潮红，舌质红如草莓，指纹紫或脉滑数。

辨证要点　多见于疾病的极期，以壮热不退，目赤唇干，肌肤斑疹鲜红，颈部淋巴结肿大，舌质红如草莓，指纹紫或脉滑数为特征。

治法　清热解毒，凉营化瘀。

方药　清瘟败毒饮（《疫疹一得》）加减。

淋巴结肿大者，加夏枯草、牡蛎以消肿散结；斑疹瘙痒者，加当归、赤芍、地肤子以通络止痒；口舌糜烂者，加栀子、麦冬以清热泻火。

（3）气阴两伤证

证候　身热已退或低热留恋，神疲乏力，自汗盗汗，指趾末端出现膜状脱皮，口渴喜饮，纳少，舌红少津，苔少或花剥，指纹紫达气关，脉细数。部分患儿可见心悸、脉结代。

辨证要点　见于疾病的恢复期，发热及皮疹已退，以神疲乏力，自汗盗汗，口渴，指趾端脱皮，舌红少津，苔少或花剥，指纹紫达气关，脉细数为特征。

治法　益气养阴，清解余邪。

方药　沙参麦冬汤（《温病条辨》）加减。

余热未退者，加地骨皮、银柴胡以养阴清热；纳呆食少者，加谷芽、麦芽以健脾消食；心悸、脉结代者，予生脉散加丹参以益气养阴活血。

4. 中医其他疗法

（1）中成药　①蒲地蓝消炎口服液：清热解毒，消肿利咽，用于邪在卫气证。②生脉饮口服液：益气复脉，养阴生津，用于气阴两虚心悸者。

（2）针灸治疗　取心俞、神门、内关穴，平补平泻，留针 20 分钟，每日 1 次，10 次为一疗程。

（3）推拿治疗　补脾，清大肠，运内八卦，清小肠，平肝，退六腑，摩腹，直推涌泉，提捏大椎，推脊（由上至下），每日 1 次，5～7 次为一疗程。

六、中西医结合诊疗思路

在西医早期免疫调节治疗、抗凝治疗及对症支持治疗的同时，运用中医温病卫气营血的辨证方法进行辨证论治，可更有效地退热及减轻患儿的临床症状。恢复期应用中药扶正祛邪，可以清除余邪，达到恢复正气、调理脏腑功能的目的。

七、预防与调护

（1）本病急性期应定期复查心脏超声，通常发病 2 周、4 周、8 周复查，8 周冠脉内径正常者再发生冠脉扩张的概率很低，但在发病半年、1 年、2 年、3 年及 5 年时仍应复查。合并冠脉并发症患儿应根据病情增加复查频率，尤其是冠脉巨大瘤患儿。

（2）补充足够的水分，做好口腔护理，饮食宜清淡。

（3）合理安排起居，保持安静，限制活动。

思维导图

- 第五节 皮肤黏膜淋巴结综合征
  - 概念 —— 又称川崎病，是一种以全身性中、小动脉炎性病变为主要病理改变的急性发热出疹性疾病
  - 病因病机
    - 西医病因病理
      - 病因 —— 病因尚未明确，可能与感染诱发的免疫反应有关
      - 病理 —— 本病的病理变化为全身性血管炎，好发于中动脉，尤其冠状动脉病变最严重
    - 中医病因病机 —— 温热邪毒从口鼻而入，循卫气营血传变。病变以肺胃为主，累及五脏
  - 临床表现
    - 主要表现
      - 发热39～40℃，持续7～14天或更长，呈稽留或弛张热型，抗生素治疗无效
      - 皮肤黏膜表现 —— 多形红斑样或猩红热样皮疹、手足呈硬性水肿、膜状脱皮、双眼球结膜充血、草莓舌等
      - 颈部淋巴结肿大
    - 心脏表现 —— 病程第1～6周可出现心包炎、心肌炎、心内膜炎、心律失常。冠状动脉损害多发生于病程第2～4周，但也可发生于疾病恢复期。心肌梗死和冠状动脉瘤破裂可致心源性休克，甚至猝死
    - 其他表现 —— 可有间质性肺炎、无菌性脑膜炎、消化系统症状、关节痛和关节炎等
  - 诊断及鉴别诊断
    - 诊断 —— 发热5天以上，伴下列5项临床表现中4项者，排除其他疾病后，即可诊断为川崎病：①双眼球结膜充血，无渗出物；②口唇潮红皲裂，口腔黏膜弥漫性充血，草莓舌；③躯干、四肢多形性红斑；④急性期掌跖红斑、手足硬性水肿，恢复期指趾端膜状脱皮；⑤颈部淋巴结非化脓性肿大。若发热5天，主要临床表现不足4项，但超声心动图或血管造影发现有冠状动脉病变者，亦可确诊为川崎病
    - 鉴别诊断 —— 与猩红热、传染性单核细胞增多症、幼年类风湿关节炎、渗出性多形红斑相鉴别
  - 临床治疗
    - 西医治疗 —— 静脉注射免疫球蛋白、阿司匹林、糖皮质激素、对症治疗、抗血小板聚集
    - 中医辨证论治
      - 邪在卫气证 —— 清热解毒，辛凉透表 —— 银翘散合白虎汤
      - 气营两燔证 —— 清热解毒，凉营化瘀 —— 清瘟败毒饮
      - 气阴两伤证 —— 益气养阴，清解余邪 —— 沙参麦冬汤

思考题

1. 小儿风湿性疾病如何分类？
2. 风湿热从病理上如何分期？其诊断要点、典型表现、中医证型、西医治疗原则有哪些？
3. 试述幼年类风湿性关节炎的病因病机、如何分型、如何辨证论治。
4. 试述过敏性紫癜的中医病因病机、临床表现、辨证思路及常见证型。
5. 过敏性紫癜血热妄行证的证候、治则、方药是什么？
6. 怎样鉴别过敏性紫癜与免疫性血小板减少症？
7. 试述皮肤黏膜淋巴结综合征的诊断标准、证型、辨证思路及治则。
8. 传染性单核细胞增多症与皮肤黏膜淋巴结综合征如何鉴别？
9. 皮肤黏膜淋巴结综合征西医治疗的首选药物是什么？如何应用？

风湿性疾病病案及古籍选录

第九章　神经系统疾病

第一节　神经系统中西医概述

神经系统按解剖结构分为中枢神经系统和周围神经系统。中枢神经系统包括脑和脊髓，脑涵盖大脑、间脑、小脑、中脑、脑桥和延髓，后三者组成脑干；周围神经系统包括脑神经和脊神经。属中医“脑系”范畴。

一、解剖、生理特点

胎儿的中枢神经系统是由胚胎时期的神经管发育而成。小儿神经系统发育早、速度快，出生时大脑的外观已与成人相似，有主要沟回，但较浅，大脑皮层较薄，细胞分化较差，而中脑、脑桥、延髓发育已较好，可保证生命中枢的正常功能。新生儿的脑重量平均约 390g，达成人脑重（约 1500g）的 25%；6 个月时脑重约 700g；1 岁时达 900g 左右；7 岁时已接近成人脑重。新生儿神经细胞数目已与成人接近，但其树突与轴突少而短。脑重增加主要是神经细胞体积增大、树突增多增长。神经髓鞘化约在 4 岁完成，故在此前外界刺激引起的神经冲动传导慢，易于泛化，不易形成稳定的兴奋灶，易疲劳进入睡眠状态。出生后活动主要由皮质下系统调节，因此动作多缓慢如蠕动样，且肌张力高，随着神经系统发育成熟，活动逐渐由大脑中枢进行调节，动作的随意性、协调性逐渐提升。脑在生长发育时期，对营养和氧的需求量大，在基础状态下，小儿脑耗氧占机体总耗氧量的 50%（成人为 20%）。长期营养缺乏可引起脑的生长发育落后。

脊髓随年龄而增长。脊髓发育在出生时已较成熟，重 2～6g，2 岁时构造接近成人。胎儿期脊髓下端位于第 2 腰椎下缘，4 岁时上移至第 1 腰椎，做腰椎穿刺时应注意小儿的年龄。胎儿的脊髓发育相对较成熟，出生后即有觅食、吸吮、吞咽、拥抱、握持等反射。2 岁以内 Babinski 征对称性阳性可为生理现象。2 岁后神经反射才稳定。

二、体格检查

小儿神经系统检查方法原则上与成人一致，但由于小儿处于不断的生长发育过程中，各年龄阶段有其自身特点，临床应综合分析，灵活应用。

1. 一般检查

（1）*意识、精神状态与行为*　意识障碍可根据小儿对外界的刺激反应状态分为嗜睡、意识模糊、昏睡和昏迷；精神状态要注意有无烦躁、激惹、谵妄、幻觉、迟钝、定向力障碍、情绪异常等；小儿行为主要表现在与他人接触的能力，是否有活动过度、注意力不集中、冲动等表现。

（2）*头面部*　头颅视诊要注意头颅形状、有无外伤、肿物或瘢痕、头皮静脉怒张等。注意囟门闭合及头围情况。颅缝在生后6个月以后不易摸到，若颅内压增高可致颅缝裂开，叩诊时可呈“破壶音”。

许多神经系统疾病可合并五官的发育畸形，如眼距宽可见于21-三体综合征、克汀病，眼球小、白内障见于先天性风疹或弓形体感染，耳大可见于脆性X染色体综合征，舌大而厚见于克汀病、黏多糖病等，临床上应注意寻找原发病。

（3）脊柱　应注意有无畸形、强直、异常弯曲、脊柱裂、脊膜膨出、皮毛窦、叩击痛等。

（4）皮肤　许多先天性神经系统疾病可合并皮肤损害，检查时应注意有无皮肤色素异常、毛发增生等。如神经纤维瘤病可见咖啡牛奶斑，结节性硬化症常可见皮肤色素脱失斑、面部血管纤维瘤。

2. 颅神经检查

（1）嗅神经　常通过观察小儿对香水、橘子、薄荷等气味的反应来判断。检查时不可用刺激三叉神经的物品，如氨水、胡椒粉等。有嗅觉障碍时，要注意排除慢性鼻炎。

（2）视神经　包括视力、视野和眼底的检查。正常小儿出生后即有视觉，检查小婴儿的视觉可用移动的光或鲜艳的物品，年长儿可用视力表检查。5～6个月以上小儿可做视野检查。眼底检查注意视神经乳头、网膜血管、黄斑部和网膜周边部。检查婴幼儿眼底，必须在扩瞳后进行。

（3）动眼、滑车、外展神经　三者共同支配眼睑、眼球运动及瞳孔反射。检查时应注意眼睑是否下垂、眼球的位置、有无眼球震颤和眼球异常运动，以及瞳孔的大小、形状、对称性、对光反射和调节反应等。

（4）三叉神经　运动纤维支配咀嚼肌，感觉纤维传导面部感觉。主要检查张口时下颌有无偏斜、咀嚼肌的肌力、面部感觉和角膜反射。

（5）面神经　支配除提上睑肌以外的所有面部肌肉。上部面肌受双侧大脑皮层支配，下部面肌仅受对侧支配。检查时主要观察微笑时面部表情，鼻唇沟深浅，闭眼、皱眉、露齿时两侧是否对称。注意中枢性与周围性面瘫的鉴别。

（6）听神经　检查时观察小儿对声音、语言和耳语的反应，较大儿童可用音叉测试。前庭功能检查可选用旋转或冷水试验测定，正常儿童在旋转中或冷水灌注后均出现眼球震颤，前庭神经病变时则不能引出眼震。

（7）舌咽神经及迷走神经　为混合神经，常同时受累，损害时可见吞咽困难、声音嘶哑、饮水返呛、咽反射减弱或消失，称真性延髓麻痹。当双侧皮质脑干束损伤时出现构音和吞咽障碍，而咽反射存在，称假性延髓麻痹。

（8）副神经　主要支配胸锁乳突肌及斜方肌。通过观察耸肩、转颈运动来检查其功能。病变时患侧肩部变低，耸肩、向对侧转头力减弱，也可有肌肉萎缩。

（9）舌下神经　主要观察舌静止时的位置，伸舌是否居中，有无舌肌萎缩和肌纤维震颤等。一侧病变时，舌伸出偏向病灶侧，两侧舌下神经损害时，舌则不能运动。

3. 运动功能检查

（1）肌容积　检查有无肌肉萎缩或假性肥大。

（2）肌力　是指肌肉做主动收缩时的力量。上、下运动神经元麻痹均可有肌力减弱，但在锥体外系疾病时肌力则不减弱。肌力可分为6级。0级：肌肉无收缩；1级：可触到或见到肌肉收缩，但未见肢体移动；2级：有主动运动，但不能抵抗重力；3级：能抵抗重力而运动，但不能抵抗人为阻力；4级：能抵抗部分阻力而运动，但力量稍弱；5级：正常肌力。

（3）肌张力　指安静状态下的肌肉紧张度。持被检者肢体做屈伸、旋前旋后、内收外展等被动运动，感觉肌肉的阻力；握捏被检肌组，注意其紧张度。肌张力增高多见于上运动神经元性损害和锥体外系病变。下运动神经元或肌肉疾病时肌张力降低，肌肉松软，甚至关节可过伸。生后 4～5 个月以内小儿四肢屈肌张力较高是正常现象。

（4）共济运动　婴幼儿可观察手拿玩具的动作是否准确。年长儿可进行指鼻试验、跟膝胫试验、闭目直立试验等检查。

（5）姿势和步态　与肌力、肌张力、深感觉、小脑以及前庭功能都有密切关系。观察小儿在各种运动中姿势有何异常。常见的异常步态包括：髋带肌无力致使髋部左右摇摆的“鸭步”、双下肢痉挛的剪刀式步态或偏瘫性痉挛性步态、足间距增宽的小脑共济失调步态和高举腿、重落足的感觉性共济失调步态等。

（6）不自主运动　主要见于锥体外系疾病，常表现为舞蹈样运动、扭转痉挛、手足徐动或抽动等。每遇情绪紧张或进行主动运动时加剧，入睡后症状消失。

4. 感觉功能检查

要设法取得患儿合作，并注意两侧对比，必要时分次进行。浅感觉包括痛觉、触觉、温度觉；深感觉包括位置觉、震动觉。皮层感觉是指闭目状态下测试两点鉴别觉，或闭目中用手辨别常用物体的大小、形态或轻重等。

5. 神经反射检查

（1）生理反射　正常小儿的生理反射有两种，第一类为终生存在的反射，即浅反射和腱反射；第二类为小儿时期的暂时性反射。

1）终生存在的反射：①浅反射：腹壁反射到 1 岁后才比较容易引出，最初的反应呈弥散性；提睾反射要到出生 4～6 个月后才明显；②腱反射：从新生儿期已可引出肱二头肌、膝和踝反射。腱反射减弱或消失提示神经、肌肉、神经肌肉接头处或小脑疾病，反射亢进和踝阵挛提示上运动神经元疾患，恒定的一侧性反射缺失或亢进有定位意义。

2）暂时性反射：各自在一定的年龄期消失，见表 9-1。当它们在应出现的时间内不出现，或在该消失的时间不消失，或两侧不对称都提示神经系统异常。

表 9-1　正常小儿暂时性反射出现与消失年龄

反射	出现年龄	消失年龄
拥抱反射	初生	3～6 个月
吸吮反射和觅食反射	初生	4～7 个月
握持反射	初生	3～4 个月
迈步反射	初生	2～3 个月
颈矫正反射	初生	6 个月
颈肢反射	2 个月	6 个月
支撑反射	5～7 个月	终生存在
降落伞反射	9～10 个月	终生存在

（2）病理反射　包括 Babinski 征、Oppenheim 征、Gordon 征、Hoffmann 征等。检查和判断方法同成人。

6. 脑膜刺激征

包括颈强直、Kernig 征和 Brudzinski 征。见于脑膜炎、脑炎及各种原因引起的颅内压增高等。婴儿囟门及颅骨缝未闭，可缓解颅内压，脑膜刺激征可能不明显或出现较晚。

三、辅助检查

1. 神经电生理学检查

（1）脑电图（electroencephalography，EEG） 儿童不同年龄期，大脑成熟度不同，脑电背景波也不同，故儿童脑电图正常或异常的判定必须结合发育年龄来判断。脑电图检查主要用于：①癫痫的诊断及鉴别诊断：对于确定是否为癫痫发作、癫痫发作类型及综合征的诊断及分型均有重要意义，也有助于判断癫痫病程演变和治疗效果。②脑功能障碍的评估：如脑炎、脑病的辅助诊断及严重程度的判断，也有助于评估病情的演变及预后，指导治疗。

正常儿童中约有5%～7%可以出现脑电图轻度异常，且脑电图异常的程度与疾病严重程度有时也不完全一致。动态脑电图、长程视频脑电图的临床广泛应用提升了诊断准确率。

（2）诱发电位 分别经听觉、视觉和躯体感觉通路，刺激中枢神经诱发相应传导通路的反应电位。目前应用于临床的有脑干视觉诱发电位、脑干听觉诱发电位、体感诱发电位、事件相关电位等。

（3）肌电图（electromyogram，EMG） 常用于检查被测肌肉有无损害及损害的性质（神经源性或肌源性）。神经传导速度可了解被测周围神经有无损害、损害性质（髓鞘或轴索损害）和严重程度。

2. 神经影像学检查

（1）CT 可显示不同层面脑组织、脑室系统、脑池和颅骨等的结构形态。必要时可注入造影剂增强扫描分辨率。CT 能较好地显示病变中较明显的钙化影和出血灶，但对脑组织分辨率不如MRI 高。

（2）MRI 检查分辨率高，能够清楚分辨灰质、白质，显示大多数病变及其组织学特征，但仍有部分病变互相重叠或不能确定，需做增强扫描。此外，颅内磁共振血管造影（MRA）、数字减影血管造影（DSA）对血管病变有较好的诊断价值。

（3）颅脑 B 超 可无创性实时观察颅内结构性病变，在儿科常用于新生儿及婴儿的头围异常增大、惊厥、先天性畸形、缺氧缺血性脑病、对治疗无反应的脑膜炎等疾病的检查。

3. 脑脊液检查

标本通过腰椎穿刺取得，对神经系统疾病特别是神经系统感染和蛛网膜下腔出血有重要的诊断意义。检测项目主要包括外观、压力、常规、生化、病原学和自身免疫性脑炎相关抗体等。腰椎穿刺对于严重颅压增高的患儿，在未有效降低颅压之前，有诱发脑疝的危险，应特别谨慎。

四、神经系统中医学概述

神经系统属中医“脑系”范畴。脑在中医学中的归属一直存在着争议，《内经》将其列入奇恒之腑，“心者，君主之官，神明出焉”，将脑的部分功能归于心。《医学入门》首次提到“血肉之心”和“神明之心”的区别，将“心”分为有形之心和无形之心，后者即为脑髓。

小儿脑系疾病是指外感六淫或疫邪、内伤七情、意外伤害、先天因素以及饮食、痰饮、瘀血等因素直接或间接影响小儿脑髓，导致脑主神明失常，进而影响感觉认知、记忆、思维、运动等功能。涵盖小儿神经系统、心理行为、发育障碍类疾病，其中本章神经系统疾病主要包括小儿惊厥（包含急、慢惊风）、神经系统感染性疾病、小儿癫痫、脑性瘫痪等。

不同病因和病种，辨证差异较大。虚证、实证或虚实夹杂证皆可见。小儿脏腑娇嫩，心神怯弱，肝气未盛，感邪之后，邪气易于枭张，从阳化热化火，火热扰心则生惊，伤肝则引动肝风。同时，小儿心肝尚未充实、经筋刚柔未济，易受惊吓，好动，思维及行为的约束能力较差。小儿禀受父母之精血，若精血不足或孕期调摄失宜，影响胎儿，损伤胎元之气，或年高得子，或堕胎未遂而成胎者，先天精气不足，脑髓未充，脏气虚弱，筋骨肌肉失养而成智力低下、五迟、五软等症。治疗上遵循“急则治其标，缓则治其本”“虚则补之，实则泻之，寒则温之，热则凉之”的原则。部分脑病后期，可能会遗留一些后遗症，可以适当采取针灸、推拿等多种疗法。

思维导图

- 第一节 神经系统中西医概述
  - 解剖、生理特点 —— 小儿神经系统发育早，速度快
    - 出生时大脑的外观已似成人，有主要沟回，但较浅，大脑皮层较薄，细胞分化较差；中脑、桥脑、延髓发育已较好
    - 神经细胞数目已与成人接近，但其树突与轴突少而短
    - 神经髓鞘化约在4岁完成，故在此前外界刺激引起的神经冲动传导慢
    - 脊髓在出生时已较成熟，随年龄增长而发育
  - 体格检查
    - 一般检查 —— 意识和精神状态、头面部、脊柱、皮肤的检查
    - 颅神经检查 —— 嗅神经、视神经、动眼、滑车、外展神经、三叉神经、面神经、听神经、舌咽神经及迷走神经、副神经、舌下神经
    - 运动功能检查 —— 肌容积、肌力、肌张力、共济运动、姿势和步态、不自主运动
    - 感觉功能检查
      - 浅感觉 —— 痛觉、触觉、温度觉
      - 深感觉 —— 位置觉、震动觉等
    - 神经反射检查
      - 生理反射
        - 终生存在的反射 —— 浅反射、腱反射
        - 暂时性反射 —— 拥抱反射、吸吮反射和觅食反射等
      - 病理反射 —— Babinski征、Oppeheim征、Gordon征、Hoffmann征等
    - 脑膜刺激征 —— 颈强直、Kernig 征和Brudzinski征
  - 辅助检查
    - 神经电生理学检查 —— 脑电图、诱发电位、肌电图
    - 神经影像学检查 —— CT、MRI、颅脑B超
    - 脑脊液检查 —— 外观、压力、常规、生化、病原学和自身免疫性脑炎相关抗体等
  - 中医学概述
    - 归属 —— 一般认为神经系统属中医“脑系”范畴
    - 病种 —— 涵盖小儿神经系统以及心理行为、发育障碍类疾病；如神经系统中包括小儿惊厥（包含急、慢惊风）、神经系统感染性疾病、小儿癫痫、脑性瘫痪等
    - 临床表现 —— 小儿认知、记忆、思维、运动等功能受影响。或出现易惊，好动，思维及行为的约束能力较差等表现；或出现智力低下、五迟、五软等症
    - 治疗原则 —— “急则治其标、缓则治其本”“虚则补之，实则泻之，寒则温之，热则凉之”，并适当采取针灸、推拿等多种治疗方法

第二节 小儿惊厥

惊厥（convulsion）是神经元功能紊乱导致脑细胞突然异常放电所引起的不自主的全身或局部肌肉抽搐，伴或不伴有意识丧失。伴有发热者，多系感染性疾病诱发，分颅内感染和颅外感染；不伴发热者，多为非感染性疾病所致。

惊厥是儿童常见的急、重病症，任何季节都可发生，以 1～5 岁儿童多发，年龄越小，发病率越高。一般而言，短暂的惊厥几乎对大脑没有影响；而长时间持续惊厥尤其是惊厥持续状态，则会导致脑组织损伤，造成永久性神经系统损害。

惊厥属于中医“惊风”范畴。其病名较早见于《太平圣惠方》，并根据证候特点分为急惊风、慢惊风。凡起病急暴，属阳属实者，统称急惊风；病久中虚，属阴属虚者，统称慢惊风。慢惊风中若出现纯阴无阳的危重证候，可称为慢脾风。

急惊风来势急骤，常痰、热、惊、风四证具备，以高热、抽搐、昏迷为主要表现。慢惊风来势缓慢，抽搐无力，时作时止，反复难愈，常伴昏迷、瘫痪等症。《活幼心书·明本论》概括惊风的证候特点为四证八候：四证者，指痰、热、惊、风；八候者，指搐、搦、掣、颤、反、引、窜、视。惊风发作时，往往痰、热、惊、风四证混同出现，难以截然分开；八候的出现表示惊风已在发作，但惊风发作时，不一定八候全都出现，且其急慢强弱程度各有不同。《小儿药证直诀》指出急惊风的病位在心肝，慢惊风的病位在脾肾肝，提出“急惊合凉泻，慢惊合温补”的治疗原则，对临床诊疗有一定的指导作用。

一、病因病机

（一）西医病因病机

1. 病因

婴幼儿大脑皮质发育未臻完善，表现为兴奋性活动为主，分析鉴别及抑制功能较差，故容易发生惊厥；神经纤维髓鞘还未完全形成，绝缘和保护作用差，受刺激后兴奋冲动易于泛化；免疫功能低下，血-脑屏障功能差，各种感染后毒素和微生物容易进入脑组织；某些特殊疾病如产伤、脑发育缺陷和先天性代谢异常等都是造成婴幼儿期惊厥发生率高的原因。

引起惊厥的病因可分为感染性和非感染性两大类，根据病变部位又可分为颅内和颅外两类。

（1）感染性

1）颅内感染：各种致病微生物所引起的中枢神经系统感染均可导致惊厥。例如病毒感染可致病毒性脑炎、乙型脑炎；细菌感染可致化脓性脑膜炎、结核性脑膜炎、脑脓肿；真菌感染可致新型隐球菌脑膜炎等；寄生虫感染如脑囊虫病、脑型疟疾、脑型血吸虫病、脑型肺吸虫病。小婴儿宫内感染、巨细胞病毒感染也可出现惊厥。

2）颅外感染：①热性惊厥（febrile convulsion）：既往称为高热惊厥，系指在儿童某一特殊发育时期（一般为 3 个月～5 岁，高峰发病年龄为 6 个月～3 岁），单纯因发热所引起的惊厥发作。②中毒性脑病：系指急性感染过程中出现类似脑病的表现，并非病原体直接侵入脑组织所致，而可能与全身性感染中毒、人体对病原体的过度反应等所引起的脑组织水肿、缺血、坏死等有关。可见于任何年龄小儿，以中毒性细菌性痢疾、伤寒、百日咳、脓毒症、肺炎等疾病的极期多见，惊厥发作多频繁和（或）持续较长时间，常有意识障碍和其他神经精神异常症状，严重者出现昏迷，昏迷时间越久，遗留后遗症的可能性越大。③其他：如破伤风、Reye 综合征等。

（2）非感染性

1）颅内疾病：如新生儿窒息、缺氧缺血性脑病、癫痫、颅内占位性病变（肿瘤、血肿等）、颅脑畸形（大脑皮质发育异常、脑积水、脑血管畸形等）、神经遗传病（溶酶体病、线粒体病、脑白质营养不良等）、自身免疫性脑病（多发性硬化、播散性脑脊髓炎等）等。

2）颅外疾病：①急性代谢紊乱：常见者如低血糖、水电解质紊乱或酸碱平衡失调（低血钙、低血镁、低血钠、高血钠、严重的脱水或酸中毒）等。②急性中毒：如药物（中枢兴奋药、阿托品、抗组胺类药、氯丙嗪等）、植物（毒蘑菇、白果、桃仁、苍耳子等）、农药（有机磷、有机氯等）、杀鼠药（毒鼠强等）、一氧化碳、重金属（铅、汞等）。③心脏疾病：急性心源性脑缺血综合征（阿-斯综合征），先天性心脏病并发脑血栓、脑栓塞等，均可导致惊厥发作。④肾脏疾病：伴高血压或尿毒症时均可引起惊厥。⑤其他：如放射性脑病等。

2. 发病机制

惊厥发病机制尚未完全明了，目前认为是脑内兴奋与抑制过程失衡，大脑大量神经元的同步化放电所致。此外，还与遗传因素、生化因素相关。

（1）解剖及生理因素　见前述。

（2）遗传因素　本病具有家族遗传倾向，常为多基因遗传或常染色体显性遗传伴不完全外显。已报道有多个基因和（或）染色体异常与热性惊厥相关。

（3）生化因素

1）神经递质紊乱：乙酰胆碱、谷氨酸、门冬氨酸等兴奋性递质能使细胞内外电位差减少，导致膜去极化，产生兴奋性突触后电位，使兴奋扩散而致惊厥发作。

2）内环境紊乱：①低钙时使神经与肌膜对钠离子通透性增高，容易发生去极化，导致惊厥发作。②低钠时水由细胞外进入细胞内，使神经细胞水肿，颅内压增高，重者可致惊厥。③缺氧、低血糖时脑神经细胞能量代谢障碍，可引起神经元功能紊乱。此外，高热造成中枢神经过度兴奋，对内外环境刺激的应激性增高，或者造成神经元代谢率增高，氧及葡萄糖消耗增多且摄入减少，致使神经元功能紊乱而引起惊厥。

（二）中医病因病机

1. 急惊风

小儿急惊风的病因主要包括外感时邪、内蕴湿热及暴受惊恐；病位主要在心肝；病机围绕热、痰、惊、风的演变和转化。

（1）外感时邪　包括六淫之邪和疫疠之气。感邪之后，常从阳化热，热盛动风，或者热灼津液，炼液成痰，痰阻窍闭，引动肝风；若感受温邪疫疠之气，则起病急骤，邪热炽盛，传变迅速，内陷心肝。若暑温致病，则易化热化火，迅速深入营血，气营两燔，甚至吐衄、发斑，出现内闭外脱危证。

（2）内蕴湿热　饮食不节，误食污秽或毒物，湿热疫毒蕴结肠腑，内陷心肝，扰乱神明，而致高热昏厥，抽搐不止。

（3）暴受惊恐　小儿元气未充，神气怯弱，若猝见异物、乍闻异声，或不慎跌仆，暴受惊恐，惊则气乱，恐则气下，致使心神不能守舍，神无所依，轻者神志不宁，惊惕不安；重者痰涎上壅，引动肝风，发为惊厥。

2. 慢惊风

小儿慢惊风多因脾胃虚弱，土虚则木亢；或脾肾阳虚，失于温煦；或热病伤阴，不能濡养筋脉所致。其病位主要在脾、肾、肝，病变性质以虚为主，亦可见虚中夹实。

（1）脾虚肝旺　由于暴吐暴泻，久吐久泻，或因他病过用峻利之品，妄用汗、下之法导致脾胃受损。脾胃虚弱，气血生化不足，肝失所养，脾虚肝旺，肝亢而化风，形成慢惊风。

（2）脾肾阳虚　胎禀不足，或久吐久泻，或喂养不当，或误用攻伐之品，损伤脾阳，日久及肾，导致脾肾阳虚，筋脉失于温煦，而致时时搐动之慢脾风证。

（3）阴虚风动　急惊风迁延失治，或温热病后期，热邪久羁，阴液亏耗，或他病影响，致肝肾阴虚，水不涵木，筋脉失于濡养，以致虚风内动。

二、临床表现

全面性（全身性）惊厥发作时意识丧失，局灶性（部分性）发作则意识清楚或仅部分受损。根据肌肉抽搐的特点可分为强直-阵挛、强直、阵挛、痉挛、肌阵挛等多种发作形式。婴幼儿全面性惊厥大多表现为阵挛发作，部分为强直性，很少出现典型的强直-阵挛发作。新生儿惊厥多数不典型，发作症状不明显者，称为轻微发作，可表现为阵发性眼球转动、斜视、凝视或上翻，也可反复眨眼；面肌抽动可有似咀嚼、吸吮动作；也可表现为阵发性面红、苍白、流涎、出汗或呼吸暂停等。临床上有时难以与新生儿生理性动作鉴别，脑电图监测有助于诊断。

三、辅助检查

（1）血、尿、便常规　血常规可提示有无感染性疾病；夏秋季伴发热的惊厥，必要时可冷盐水灌肠，取粪便镜检除外中毒性菌痢。婴幼儿病因不明的感染伴惊厥，应查尿常规除外尿路感染。

（2）血生化检查　一般包括血糖、血钙、血镁、血钠、血尿素氮、肌酐、肝功能等。

（3）脑脊液检查　疑似颅内感染时应尽快作腰穿，送检常规、生化及病原学检查，必要时可查自身免疫性脑炎相关抗体等。

（4）脑电图　癫痫患者多数可有痫样放电；中枢神经系统感染者常见背景慢波活动增多等。脑电图随访复查还有助于对惊厥的预后判断。怀疑热性惊厥者应在发热缓解后2～3周查脑电图。

（5）头颅B超　适用于前囟未闭的婴儿，对脑室内出血、脑积水等具有诊断价值。

（6）脑CT或MRI　对颅内出血、各种占位性病变和颅脑畸形、感染等均有诊断意义。

（7）其他检查　血氨、乳酸、同型半胱氨酸、丙酮酸等血生化检查以及组织化学或染色体检查，常用于诊断遗传代谢性疾病，如尿三氯化铁试验辅助诊断苯丙酮尿症；胸片和结核菌素试验辅助诊断结核性脑膜炎；还有如免疫学检查、毒物检测等。

四、诊断与鉴别诊断

1. 诊断

惊厥是一个症状，应尽快找出病因，给予针对性处理，否则可因反复或持续性惊厥发作导致严重脑损伤。小儿惊厥的病因诊断，必须结合年龄、季节、病史、体征等方面进行全面分析。一般先根据有无发热等感染中毒表现，判断是感染性或非感染性；然后考虑原发疾病在颅内或颅外；最后有针对性地选择必要的辅助检查，从而明确诊断。

（1）年龄　新生儿首先考虑急性代谢紊乱、缺氧缺血性脑病、颅内出血、颅脑畸形、胆红素脑病、败血症、脑膜炎、破伤风等。婴儿首先考虑低血钙、化脓性脑膜炎、热性惊厥（尤其6个月后）、颅脑畸形、晚发性维生素K缺乏致颅内出血、亚急性或慢性硬膜下血肿等。幼儿应考虑热性惊厥、颅内感染、中毒性脑病、低血糖、头部外伤、癫痫等。3岁以上儿童应考虑癫痫、颅内肿瘤、急性心（肾）疾病、中毒、头部外伤、颅内感染、中毒性脑病等。

（2）季节　维生素D缺乏引起的低钙惊厥及一氧化碳中毒好发于冬春季；中毒性细菌性痢疾和肠道病毒感染夏秋季多见；流行性乙型脑炎一般发生于7～9月；而流行性脑膜炎多见于冬春季。

另外注意结合病史、体检情况、辅助检查结果判断。

2. 鉴别诊断

（1）新生儿震颤　是新生儿运动反射发育不完善的表现，常有全身或局部的快速颤抖，可由突然的触觉刺激诱发，不伴有异常的眼或口、颊运动，一般在出生后4～6周消失。

（2）癔症性抽搐　多见于年长儿，女多于男，有情感性诱因，可表现为强直性惊厥，持续时间较长，不会发生跌倒和跌伤，无舌咬伤和大小便失禁，面色无改变，瞳孔不扩大，无意识丧失，无发作后嗜睡，脑电图正常。

（3）晕厥　神经性暂时性脑血流减少可致晕厥，多在疲倦、紧张、受恐吓、突然站立时发生。发作时面色苍白、出汗、手脚发冷、心跳缓慢、血压下降，甚至短暂肢体痉挛、意识丧失。

（4）屏气发作　多在6～12个月龄起病，发作前先有啼哭，后有屏气、呼吸暂停、发绀、短暂强直或阵挛，脑电图无异常，或发作期有慢波发放。

（5）对于热性惊厥可分为单纯型和复杂型，两者需鉴别。单纯型发作表现为全面性发作，无局灶发作特征；发作时间小于15分钟；24小时之内或同一热性病程中仅发作1次。复杂型具有以下特征之一：发作时间长（>15分钟）；局灶性发作；惊厥在24小时之内或同一热性病程中发作≥2次。

五、临床治疗

（一）西医治疗

惊厥急症处理的目的是防止脑损伤、减少后遗症，但对症治疗的同时，尽可能查明原因，针对病因治疗是解除惊厥发作的根本。治疗的基本原则：维持生命体征；药物控制惊厥发作；寻找并治疗引起惊厥的病因；预防惊厥复发。

1. 一般处理

（1）抽搐发作时，切勿强力牵拉，以免导致骨折、瘫痪等后遗症。

（2）保持呼吸道通畅，痰多者，及时吸痰，并给予吸氧。

（3）密切观察患儿生命体征，注意面色、呼吸、血压、脉搏的变化。

（4）维持营养及体液的平衡。

2. 抗惊厥药物的应用

多数惊厥发作可在5分钟内自发缓解，发作超过5分钟者需要及时给予药物抗惊厥治疗。当一种抗惊厥药物疗效不满意时，可以重复应用一次或与其他药物更替使用，但不可反复连续使用同一药物，以免引起蓄积中毒。

（1）地西泮　首选药。优点是对惊厥持续状态有效，作用快，静脉给药数秒钟可进入脑组织，数分钟内于血和脑组织达到峰值；缺点是作用时间短暂，30 分钟后很快下降，剂量过大可引起呼吸抑制，特别是与苯巴比妥合用时可能发生呼吸暂停和血压下降，故应进行呼吸、血压监测。地西泮静脉注射，剂量为每次 0.3～0.5mg/kg，速度为每分钟 1～2mg，必要时可在 15～20 分钟后重复静脉注射。

（2）咪达唑仑　肌内注射或静脉注射 0.2～0.3mg/kg（每次≤10mg）。

（3）苯巴比妥　止惊效果好，维持时间长，副作用少，负荷剂量 15～20mg/kg，分 2 次静注（速度每分钟＜25mg），24 小时后予维持剂量每日 4～5mg/kg。本药与地西泮重叠应用时需监测呼吸、血压、血气和脑电图，并做好气管插管准备。

（4）苯妥英钠　一般在地西泮、苯巴比妥处理无效后使用，惊厥持续状态时可用 15～20mg/kg，分 2 次静脉注射，速度不超过每分钟 1.0mg/kg，24 小时后给予 5mg/（kg·d）维持量。需要监测血压和心电图。

（5）水合氯醛　可用 10%水合氯醛（0.5ml/kg）稀释后灌肠。

3. 对症治疗

（1）控制高热　应用退热药和物理降温。

（2）降低颅压　严重而反复惊厥者常有脑水肿存在，可给予 20%甘露醇每次 0.5～1.0g/kg 静脉注射，并加利尿药呋塞米以脱水治疗；同时应用肾上腺皮质激素以减轻脑水肿，降低颅内压，减轻颅内炎症，给予地塞米松每日 0.2～0.6mg/kg，分次静脉注射，连用 3～5 天。

（3）新生儿惊厥　病因治疗比抗惊厥药物的使用更重要。低血糖引起者，应立即给予 10%葡萄糖 2ml/kg 静脉滴注；低血钙引起者，予 10%葡萄糖酸钙 1～2ml/kg 加入 10%葡萄糖 1～2 倍稀释，缓慢静脉滴注。新生儿惊厥频繁时也可能是由于维生素 B_6 缺乏或依赖造成的，宜静脉注射维生素 B_6 50～100mg，惊厥发作可立即停止。

（4）热性惊厥的预防　对于少数复杂性惊厥、热性惊厥过于频繁（＞5 次/年）或者出现过热性惊厥持续状态（＞30 分钟）的患儿，可考虑采取预防措施：①长期预防：可选用丙戊酸、左乙拉西坦或苯巴比妥口服；②间断临时预防：在发热早期及时口服或直肠应用地西泮，剂量为每次 0.3mg/kg，可每间隔 8 小时应用 1 次，最多连续应用 3 次。这种方法常见的不良反应是嗜睡、共济失调等中枢神经系统症状，这有可能掩盖严重疾病，如脑膜炎、脑炎等。有些热性惊厥发生在发热初期很短的时间内，甚至出现惊厥后才发现发热，因此应用临时口服药预防经常不能及时，导致预防失败。不论是采用长期或临时预防，均应仔细评估利弊，并与家长充分沟通后再做出决定。

（二）中医治疗

1. 辨证思路

首先是区分急惊风与慢惊风。一般来讲，神昏、抽搐伴有发热，急性发作者多为急惊风；神昏、抽搐不伴有发热，病程较长，反复发作者多为慢惊风。

（1）急惊风　主要为病因辨证，可根据发病季节、年龄、病史、致病特点、原发病表现等辨别。起病急骤，发热，伴有鼻塞、流涕、神昏、抽搐，年龄在 3 岁以下者，多为风热动风证；如若伴有头痛项强、恶心呕吐，甚至出现烦躁嗜睡、皮肤出疹发斑，常见于气营两燔证；如高热不退，反复抽搐，两目上视者，可见于邪陷心肝证；抽搐伴腹痛呕吐，大便黏腻或夹脓血，为湿热疫毒证；受惊吓后出现惊惕不安，甚至抽风，神志不清者，为暴受惊恐证。

（2）慢惊风　主要辨别寒热虚实和病变所伤之脏腑。若抽搐无力，时作时止，精神萎靡，面色萎黄，嗜睡露睛，多为脾虚肝亢证；若暴泻久泻之后，手足震颤或蠕动，精神委顿，额汗不温，四肢厥冷，溲清便溏，多为脾肾阳虚证；若肢体拘挛或强直，抽搐时轻时重，面色萎黄或时有潮红，虚烦低热，手足心热，易出汗，舌质绛，苔少或无苔，脉细数，多为阴虚风动证。

2. 治疗原则

（1）急惊风　以清热、豁痰、镇惊、息风为基本治疗法则。热甚者应先清热，痰壅者治以豁痰，惊重者给予镇惊，风盛者急施息风。在急惊风的治疗中既要重视息风镇惊，又不可忽视原发疾病的处理，分清标本缓急，辨证结合辨病施治。

（2）慢惊风　多属虚证，有虚寒和虚热的区别，正虚为本，风动为标，其治疗大法应以补虚治本为主。常用温中健脾、温阳逐寒、育阴潜阳、柔肝息风等治法。

3. 辨证施治

急惊风

（1）风热动风证

证候　起病急骤，发热，头痛，咳嗽，咽红，鼻塞流涕，烦躁不安，突然昏迷抽搐，舌红，苔薄黄，脉浮数。

辨证要点　本证多发于 5 岁以下小儿，尤以 3 岁以下小儿更为常见。以风热表证伴一过性神昏抽搐，舌红，苔薄黄，脉浮数为特征。

治法　疏风清热，息风定惊。

方药　银翘散（《温病条辨》）加减。

抽搐发作者，加石决明、钩藤、白僵蚕，或加服小儿回春丹以平肝息风定惊；痰蒙清窍者，加天竺黄、石菖蒲以清心化痰开窍。

（2）邪陷心肝证

证候　在原发温热疾病基础上，出现高热不退，头痛项强，恶心呕吐，突然肢体抽搐，神志丧失，面色发青，甚则肢冷脉伏，烦躁口渴，舌红，苔黄腻，脉数。

辨证要点　本证多见于原发急性温热疾病如重症肺炎、流行性腮腺炎等，以发热，神昏，抽搐，舌红，苔黄腻，脉数为特征。

治法　平肝息风，清心开窍。

方药　羚角钩藤汤（《通俗伤寒论》）合紫雪丹（《太平惠民和剂局方》）加减。

高热者，加栀子、黄芩、黄连以清热解毒；昏迷狂躁者，加安宫牛黄丸以清心开窍；痰多者，加石菖蒲、天竺黄、胆南星以化痰开窍；大便秘结者，加大黄、芦荟以通腑泄热，釜底抽薪；抽搐频繁者，加石决明、全蝎以息风解痉；头痛剧烈者，加夏枯草、龙胆草以清肝泻火；呕吐不止者，加半夏、玉枢丹以降逆止呕。

（3）气营两燔证

证候　病来急骤，高热，狂躁不安，剧烈头痛，神昏谵妄，抽搐，颈项强直，口渴，舌质深红或红绛，苔黄燥，脉数。

辨证要点　本证多见于夏至之后，以春温、暑温疾病过程中出现高热，神昏抽搐，头痛项强，舌质深红或红绛，苔黄燥，脉数为特征。

治法　清气凉营，息风开窍。

方药　清瘟败毒饮（《疫疹一得》）加减。

频繁抽搐者，加羚羊角、全蝎、僵蚕、钩藤以平肝息风；神志昏迷者，加服至宝丹、紫雪丹、安宫牛黄丸以清心开窍；高热，喉间痰鸣者，加石菖蒲、郁金、竹沥以清热涤痰。

（4）湿热疫毒证

证候　持续高热，神志昏迷，谵妄烦躁，反复抽搐，腹痛拒按，呕吐，大便黏腻或夹脓血，舌红，苔黄腻，脉滑数。

辨证要点　本证多见于夏秋之季，以高热，神昏抽搐，下痢赤白脓血，舌红，苔黄腻，脉滑数为特征。

治法　清热化湿，解毒息风。

方药　黄连解毒汤（《肘后方》）合白头翁汤（《伤寒论》）加减。

苔厚腻，大便黏腻者，加生大黄、厚朴以清肠导滞，化湿解毒；呕吐频繁者，加半夏、玉枢丹以辟秽解毒止吐；出现面色苍白，四肢厥冷，呼吸浅促，脉微欲绝者，为阳气欲脱之证，可急服参附龙牡救逆汤以回阳救逆。

（5）暴受惊恐证

证候　暴受惊恐后突然抽搐，惊惕不安，惊叫急啼，甚则神志不清，四肢厥冷，大便色青，苔薄白，脉乱不齐。

辨证要点　以有暴受惊恐病史，突然抽搐，面色时青时白，如人将捕之状，苔薄白，脉乱不齐为特征。

治法　镇惊安神，平肝息风。

方药　琥珀抱龙丸（《活幼心书》）加减。

本方用量不宜过大，也不宜长期服用，以免耗伤正气。风痰入络者，加茯苓、石菖蒲、远志、龙齿以化痰安神，镇惊息风；面白少华，神疲乏力之气虚血少者，加黄芪、茯苓、当归、白芍以益气养血安神。

慢惊风

（1）脾虚肝旺证

证候　形神疲惫，神志不清，反复抽搐，时作时止，抽搐无力，面色萎黄，不欲饮食，大便稀溏，色带青绿，时有肠鸣，四肢欠温，舌质淡，苔白，脉沉弱。

辨证要点　以抽搐无力，神疲面萎，嗜睡露睛，纳呆便溏，舌质淡，苔白，脉沉弱为特征。

治法　温中健脾，柔肝息风。

方药　缓肝理脾汤（《医宗金鉴》）加减。

四肢厥冷，大便澄澈清冷者，加制附子、肉桂、炮姜以温阳补虚；抽搐频发者，加钩藤、天麻、白芍、菊花以柔肝息风。

（2）脾肾阳衰证

证候　精神委顿，嗜睡或昏迷，面白或灰滞，口鼻气冷，额汗不温，四肢厥冷和大便澄澈清冷，手足蠕蠕震颤，舌质淡，苔薄白，脉沉细无力。

辨证要点　本证为慢惊风的危重阶段。以神昏，面白，四肢厥冷和手足蠕蠕震颤，舌质淡，苔薄白，脉沉细无力为特征。

治法　温补脾肾，回阳救逆。

方药　固真汤（《证治准绳》）合逐寒荡惊汤（《福幼编》）加减。

汗多者，加煅龙骨、煅牡蛎、五味子以收敛止汗；恶心呕吐者，加吴茱萸、胡椒、半夏以温中降逆止呕。

慢惊风脾肾阳衰证即所谓“纯阴无阳”的慢脾风证，其实质是阴盛阳衰，属于慢惊风后期，气阳衰竭的危重阶段，上述症状但见一二者，即应投以益气回阳固脱之品，不可待诸症悉俱再用药，否则延误投药时机，可危及患儿生命。

（3）阴虚风动证

证候 精神倦怠，面色潮红，身热消瘦，五心烦热，肢体拘挛或强直，抽搐时作，大便干结，舌质绛少津，少苔或无苔，脉细数。

辨证要点 此由急惊风或他病经久不愈而来，以身热消瘦，手足心热，肢体拘挛或强直，舌质绛少津，少苔或无苔，脉细数为特征。

治法 滋补肝肾，育阴潜阳。

方药 大定风珠（《温病条辨》）加减。

阴虚潮热者，加银柴胡、地骨皮、青蒿以清虚热；强直性瘫痪者，可选用虫类搜风药物，如全蝎、乌梢蛇、地龙、僵蚕以搜风剔邪，但风药多燥，故宜佐当归、白芍等养血润燥之品。

4. 中医其他疗法

（1）中成药 ①小儿牛黄散：清热镇惊，散风化痰，用于风热动风证。②安宫牛黄丸：清热解毒，镇惊开窍，用于邪陷心肝证。③牛黄镇惊丸：镇惊安神，祛风豁痰，用于暴受惊恐证。

（2）针灸疗法

1）体针：①急惊风：惊厥发作时取人中、合谷、内关、太冲、涌泉、百会等穴止痉。高热取大椎、手十二井穴或十宣穴（点刺放血）。痰鸣取丰隆穴，牙关紧闭取下关、颊车穴。均采取提插捻转泻法，不留针。②慢惊风：脾虚肝旺证取脾俞、胃俞、中脘、天枢、气海、足三里、太冲穴，其中太冲采用泻法，其余穴位采用补法。脾肾阳虚证取脾俞、肾俞、关元、气海、百会穴，诸穴采用补法。阴虚风动证取关元、百会、肝俞、肾俞、三阴交、太溪穴，诸穴采用补法。

2）耳针：取穴神门、脑（皮质下）、心、脑点、交感。强刺激，每隔 10 分钟捻转 1 次，留针 60 分钟。

3）灸法：取大椎、脾俞、命门、关元、气海、百会、足三里穴。用于脾虚肝亢证或脾肾阳虚证。

（3）推拿疗法 慢惊风可采用补脾经，平肝经，补肾经，按揉百会，推三关，拿曲池，揉中脘，按揉足三里，捏脊。每日 1 次。

六、中西医结合诊疗思路

“急则治其标，缓则治其本”，惊厥发作时当采取各种有效措施予以急救处理，运用中医药清热、息风、开窍、豁痰。对惊厥持续状态的患儿要积极运用现代医学抢救措施，然后进行辨证施治；对于处于昏迷状态的患儿，可鼻饲安宫牛黄丸等方法治疗；在控制惊厥发作后，应积极寻找及治疗原发病，预防惊厥复发。

七、预防与调护

1. 急惊风

（1）对于发热患儿，尤其既往有热性惊厥史者，要及时控制体温，必要时加服抗惊厥药物。

（2）对于惊风发作中的患儿，切勿强制按压，以防骨折。要采取头侧位，保持呼吸道通畅，及时清除鼻腔、口腔分泌物，必要时吸痰。

（3）严密监测患儿面色、瞳孔、体温、血压、心率、呼吸等情况。抽搐时间较长者，应给予吸氧。

（4）积极治疗原发病，防止惊厥反复发作。

（5）按计划免疫接种，预防传染病。

2. 慢惊风

（1）患儿抽搐发作时，调护同急惊风。
（2）病情好转后，应予营养丰富、易消化食物。
（3）长期卧床患儿，应经常变换体位，防止褥疮发生。
（4）保证营养，不能吞咽者给予鼻饲。
（5）积极治疗原发病，防止惊厥反复发作。

思维导图

- 第二节 小儿惊厥
  - 概念 — 是神经元功能紊乱导致脑细胞突然异常放电所引起的不自主的全身或局部肌肉抽搐
  - 病因病机
    - 西医病因病机
      - 病因 — 颅内、外感染以及颅内、外非感染性疾病
      - 病机 — 惊厥发病机制尚未完全明了，目前认为是脑内兴奋与抑制过程失衡，大脑大量神经元的同步化放电所致
    - 中医病因病机
      - 病因
        - 急惊风 — 外感时邪、内蕴湿热、暴受惊恐
        - 慢惊风 — 脾虚肝旺、脾肾阳虚、热病伤阴
      - 病机
        - 急惊风 — 围绕热、痰、风、惊的演变和转化
        - 慢惊风 — 脾胃虚弱，土虚木亢；或脾肾阳虚，失于温煦；或热病伤阴，不能濡养筋脉
  - 临床表现
    - 全面性（全身性）惊厥发作时意识丧失，局灶性（部分性）发作则意识清楚或仅部分受损。根据肌肉抽搐特点可分为强直–阵挛、强直、阵挛、痉挛、肌阵挛等多种发作形式
    - 婴幼儿全身性惊厥大多表现为阵挛发作，部分为强直性，很少出现典型的强直–阵挛发作；新生儿惊厥多数不典型
  - 诊断与鉴别诊断
    - 西医诊断 — 惊厥是一个症状，病因诊断很重要，多需结合年龄、季节、病史、体征全面分析，并与其他疾病相鉴别
    - 鉴别诊断 — 与新生儿震颤、癔症性抽搐、晕厥、屏气发作、热性惊厥相鉴别
  - 临床治疗
    - 西医治疗 — 维持生命功能；药物控制惊厥发作（地西泮、咪达唑仑、苯巴比妥、苯妥英钠、水合氯醛）；对症治疗（控制高热、降低颅压、新生儿惊厥的治疗、高热惊厥的预防）
    - 中医辨证论治
      - 急惊风
        - 风热动风证 — 疏风清热，息风定惊 — 银翘散
        - 邪陷心肝证 — 平肝息风，清心开窍 — 羚角钩藤汤合紫雪丹
        - 气营两燔证 — 清气凉营，息风开窍 — 清瘟败毒饮
        - 湿热疫毒证 — 清热化湿，解毒息风 — 黄连解毒汤合白头翁汤
        - 暴受惊恐证 — 镇惊安神，平肝息风 — 琥珀抱龙丸
      - 慢惊风
        - 脾虚肝旺证 — 温中健脾，柔肝息风 — 缓肝理脾汤
        - 脾肾阳衰证 — 温补脾肾，回阳救逆 — 固真汤合逐寒荡惊汤
        - 阴虚风动证 — 滋补肝肾，育阴潜阳 — 大定风珠

第三节　化脓性脑膜炎

化脓性脑膜炎（purulent meningitis）简称化脑，也称细菌性脑膜炎（bacterial meningitis），是小儿时期由各种化脓菌引起的以炎症为主的中枢神经系统感染性疾病。临床主要以发热、惊厥、意识障碍、颅内压增高、脑膜刺激征及脑脊液脓性改变为特征。

本病好发于冬春季，可发生于任何年龄，尤其在婴幼儿中较为常见，随着诊疗水平的不断提高及抗生素的合理使用，本病的预后已有很大改善，但其死亡率在发展中国家仍有5%～15%。约36%的病例遗留各种神经系统后遗症，如听力损害、智力障碍、运动障碍、癫痫等，给患儿家庭及社会带来沉重的负担。因此，早期诊断和及时治疗是改善该病预后的关键。

化脓性脑膜炎属中医“温病”“惊风”“痉病”等范畴。

一、病因病机

1. 西医病因病理

（1）病因　化脓性脑膜炎的常见致病菌有脑膜炎双球菌、肺炎链球菌和流感嗜血杆菌等。各年龄段感染细菌可有不同，如新生儿期主要致病菌包括大肠埃希菌等革兰氏阴性杆菌、B族链球菌、李斯特菌、脑膜炎球菌/脑膜炎奈瑟菌；＜3个月婴儿以革兰氏阴性杆菌（如大肠埃希菌和铜绿假单胞菌等）和金黄色葡萄球菌多见；这些病原菌多来自体内感染灶，如上呼吸道、皮肤等感染。其中，上呼吸道感染是小儿化脓性脑膜炎最常见的前期感染灶。

另外，先天或获得性神经与皮肤的解剖异常如颅底骨折、颅脑手术、脑脊膜膨出、皮肤窦道等，均易继发感染而引起化脓性脑膜炎。

（2）发病机制　①本病主要由体内感染灶的致病菌经血行播散至脑膜所致。患儿先有上呼吸道、皮肤等处的化脓菌感染，致病菌由局部感染灶入血，产生菌血症或败血症，致病菌随血流通过血脑屏障到达脑膜，由于小儿脑脊液中补体成分和免疫球蛋白水平相对低下，使致病菌得以迅速繁殖，引起脑膜和表层脑组织的炎症性病变，形成化脓性脑膜炎。②少数可由邻近组织的感染扩散波及脑膜或细菌直接进入蛛网膜下腔所致。常见中耳炎、副鼻窦炎、乳突炎、头面部软组织感染、皮毛窦感染、颅骨或脊柱骨髓炎、颅脑外伤继发感染等。

（3）病理　在细菌毒素和多种炎症相关细胞因子作用下，形成以软脑膜、蛛网膜和表层脑组织为主的炎症反应，表现为广泛的血管充血、大量的中性粒细胞浸润和纤维蛋白渗出，伴有弥漫性脑水肿。严重者可有血管壁坏死和灶性出血，或发生闭塞性小血管炎而致灶性脑梗死；感染扩散至脑室内膜形成脑室膜炎，累及脑实质形成脑膜脑炎；由于炎症引起脑水肿和脑脊液循环障碍，导致颅内压迅速增高甚至出现脑疝。

2. 中医病因病机

本病发病外因为热毒之邪侵袭，内因为机体正气亏虚，以外因为主。热毒外袭，损伤人体，若素体虚弱，无力御邪，热毒稽留，循经上犯脑窍，毒酿成脓，导致脑窍不利，神明失司而发为本病。其病位主要在脑，涉及心、肝。

（1）邪在卫气　热毒外袭，伤及人体，毒邪稽留，卫气同病，则发热，口渴，头痛不宁。

（2）气营两燔　热毒犯脑，神明失主，则精神萎靡，嗜睡，甚或昏迷。邪扰脑窍，则剧烈头痛、惊厥瘛疭、壮热神昏。

（3）脓毒积脑　热毒壅结，腐化成脓，壅积于脑，则见高热不退，或稍降复升，头痛不休，昏迷抽搐，颈项强直。

（4）邪恋正虚　邪热方衰，正气不足，余邪留恋不除，则成邪恋正虚之证。

（5）瘀痰阻络　脑络不利，血行瘀滞，毒瘀互结，病情深重，则见肢体不利，失语失聪，神志不清或癫痫等。

二、临床表现

年长儿与成人的临床表现相似，婴幼儿症状一般较隐匿或不典型。暴发型流行性脑脊髓膜炎起病急骤，迅速出现皮肤出血点、瘀斑和休克，如得不到及时治疗可在 24 小时内危及生命。

1. 前驱症状及全身感染中毒症状

多数患儿急性起病，病前数日常有上呼吸道或其他感染症状。全身感染或菌血症使患儿出现高热、头痛、精神萎靡、呕吐、肌肉关节疼痛、皮肤出血点、瘀点或充血性皮疹等，小婴儿常表现为拒食、易激惹、烦躁、目光呆滞等。

2. 神经系统表现

（1）急性脑功能障碍症状　随着病情进展，可见进行性意识障碍加重，表现为嗜睡、昏睡、浅昏迷及深度昏迷，并可出现烦躁不安、激惹、迟钝、淡漠等精神症状。部分患儿可出现全面性或局灶性惊厥，惊厥的发生与脑实质炎症、脑梗死及电解质紊乱等有关。

（2）脑膜刺激征　为脑膜炎的特征性表现，包括颈项强直、Kernig 征及 Brudzinski 征阳性等。

（3）颅内压增高　主要症状有剧烈头痛、喷射性呕吐，可伴有血压升高、心动过缓。婴儿可表现为前囟饱满膨隆、颅缝增宽等。重症患儿可有呼吸不规则、血压不稳定、昏迷、去大脑强直，甚至出现脑疝。眼底检查早期一般无特殊发现，颅内压增高时间较长，可出现眼底视乳头水肿。

需要注意，3 个月以下婴儿，起病隐匿，缺乏典型症状和体征，伴或不伴有发热，或体温不升；脑膜刺激征不典型；颅内压增高不明显，可仅表现为吐奶、尖叫、摇头或颅缝裂；惊厥症状不明显或不典型，如仅见面部、肢体轻微抽搐，或呈发作性眨眼、屏气、呼吸不规则等症状不易被发现。

3. 并发症

（1）硬脑膜下积液　约 30%～60%的化脑患儿出现硬膜下积液，多见于 1 岁以内的肺炎链球菌和流感嗜血杆菌脑膜炎患儿，多发生在化脑起病 7～10 天后，临床特征为在化脑治疗过程中体温不降，或热退后复升；病程中出现进行性前囟饱满，颅缝分离，头围增大，呕吐，惊厥，意识障碍，或叩诊有破壶音等。颅骨透照、头颅 B 超或 CT 检查有助于诊断。经前囟硬膜下穿刺可明确诊断。正常小儿硬膜下腔液体小于 2ml，蛋白定量在 0.4g/L 以下。并发硬脑膜下积液可见液体量增多，蛋白含量增加，涂片可找到细菌。

（2）脑室管膜炎　多见于诊断治疗不及时的革兰氏阴性杆菌感染引起的新生儿或婴儿脑膜炎。临床往往出现治疗中发热不退、惊厥频繁、呼吸衰竭，CT 检查有明显脑室扩大，侧脑室穿刺检查脑脊液可确诊。治疗大多困难，病死率和致残率高。

（3）脑积水　多见于新生儿及婴儿，因炎症渗出物阻碍脑脊液循环所致。严重脑积水使患儿头围进行性增大，骨缝分离，前囟扩大而饱满，头皮静脉扩张，头颅叩诊呈破壶音，晚期出现落日眼，精神神经症状逐渐加重。

（4）*其他*　炎症累及第Ⅱ、Ⅲ、Ⅳ、Ⅵ、Ⅶ、Ⅷ对颅神经，可出现相应症状和体征，如失明、耳聋、面瘫等，脑实质受累可导致肢体瘫痪、感觉异常、癫痫发作等。

三、辅助检查

1. 血常规

白细胞总数大多明显升高，可达（20～40）$\times10^9$/L，分类以中性粒细胞为主，占 80%以上。重症患儿特别是新生儿化脑，白细胞总数也可减少。贫血常见于流感杆菌脑膜炎。

2. 脑脊液检查

是确诊本病的重要依据。在患儿病情许可的情况下，应尽早在抗生素使用前采集脑脊液标本。典型化脑的脑脊液外观混浊或稀米汤样，压力增高；白细胞总数显著增多，达 1000×10^6/L 以上，分类以中性粒细胞为主；糖含量明显降低，常在 1.1mmol/L 以下；蛋白质含量增高，多在 1g/L 以上。

早期确认致病菌对明确诊断和指导治疗均有重要意义。因此在做脑脊液常规的同时必须涂片及培养。脑脊液涂片找细菌是早期明确致病菌的重要方法。细菌培养阳性者应同时做药物敏感试验。

利用免疫学技术如乳胶凝集试验、对流免疫电泳、免疫荧光试验等方法，检测患儿脑脊液中致病菌的特异性抗原，用已知抗体（诊断血清）测定脑脊液中的细菌抗原，其敏感性及特异性均较高，有助于快速确定致病菌，对诊断有参考价值。

但对有明显颅内压增高者，应先适当降低颅内压后再行腰椎穿刺，以防腰椎穿刺后发生脑疝。

3. 其他

（1）*血培养*　是明确致病菌的重要方法，对所有疑似化脑的病例均应做血培养，早期未用抗生素治疗者可能获阳性结果，新生儿化脑时阳性率较高。

（2）*皮肤瘀点瘀斑涂片*　是发现脑膜炎双球菌重要而简便的方法。

（3）*血清降钙素原*　可作为鉴别细菌性脑膜炎和无菌性脑膜炎特异和敏感的指标之一，血清降钙素原＞0.5ng/ml 提示细菌感染。

（4）*影像学检查*　有助于了解病变进展及并发症的诊断和监测，对出现异常定位体征、治疗效果不满意、热退又复升、头围增大等情况疑有可能出现颅内局限性脓肿、硬膜下积液或脑积水等并发症，应尽早进行头颅 MRI 或 CT 检查，MRI 较 CT 更能清晰地反映脑部病变。

四、诊断与鉴别诊断

1. 诊断

早期诊断对治疗非常重要。凡急性起病，发热并伴有神经系统的异常症状和体征，应及时进行脑脊液检查，以明确诊断。

婴幼儿和经不规则治疗者临床表现常不典型，后者脑脊液改变亦不明显，病原学检查往往阴性，诊断时应仔细了解病史并详细进行体格检查，结合脑脊液中病原的特异性免疫学检查及治疗后病情转变，综合分析后确立诊断。

2. 鉴别诊断

除细菌外，结核分枝杆菌、病毒、真菌等都可引起脑膜炎，并出现与细菌性脑膜炎相似的临床表现，需注意鉴别。鉴别诊断的关键是脑脊液的检查，尤其是病原学的检查。

（1）结核性脑膜炎　一般呈亚急性或缓慢起病（婴幼儿可急性起病），不规则发热1～2周后出现脑膜刺激征、惊厥、意识障碍等表现，常有结核接触史、PPD试验呈阳性及肺部等其他部位有结核病灶，脑脊液外观呈毛玻璃状，白细胞数多＜500×10^6/L，以淋巴细胞为主，糖及氯化物明显减低，蛋白增高达1～3g/L，薄膜涂片抗酸染色和结核分枝杆菌培养可帮助确定诊断。

（2）病毒性脑膜炎　临床表现与化脑相似，但全身感染中毒症状较轻，常有呼吸道或肠道等病毒前驱感染病史。脑脊液外观清亮，白细胞数（0～数百）$\times10^6$/L，以淋巴细胞为主，蛋白轻度增高或正常，糖、氯化物正常，细菌学检查阴性，脑脊液中病毒特异性抗体和病毒分离有助诊断。

（3）新型隐球菌性脑膜炎　临床表现、病程及脑脊液改变与结核性脑膜炎相似，但起病更为缓慢，症状更为隐匿，病程更长，颅高压症状明显，脑膜刺激征可不明显。确诊需脑脊液涂片墨汁染色找到厚荚膜的发亮圆形菌体，或培养有新型隐球菌生长。

五、临床治疗

（一）西医治疗

化脓性脑膜炎是急症，任何延误治疗或不恰当用药对预后均有不良影响，因此早期合理使用有效的抗生素是化脓性脑膜炎的治疗关键。

1. 抗生素治疗

应选择对病原菌敏感，且能较高浓度透过血-脑屏障的抗菌药物，力求能快速杀菌达到无菌化，因此宜用杀菌性抗生素，不用抑菌药，且要求脑脊液抗生素浓度达到有效杀菌浓度，急性期要静脉给药，应做到用药早、剂量足、疗程够，同时注意药物毒副作用。

（1）病原菌明确前的抗生素选择　对于已行脑脊液检查，而细菌尚未确定的临床诊断为细菌性脑膜炎患儿，包括院外不规则治疗者。应根据不同年龄、季节结合临床分析，采用覆盖最可能病原菌的经验性抗生素治疗。

（2）病原菌明确后的抗生素选择　应参照药物敏感试验结果选择抗生素。肺炎链球菌脑膜炎：多对青霉素耐药，应按病原菌未明确方案选药；流感嗜血杆菌脑膜炎：对氨苄西林敏感者可继续应用，耐药者可用第三代头孢菌素联合美罗培南；脑膜炎球菌：目前该菌大多数对青霉素仍然敏感，故首先选用，但耐药者需选用第三代头孢菌素；B族链球菌：一般对青霉素和氨苄西林敏感，青霉素或氨苄西林联合一种第三代头孢菌素；金黄色葡萄球菌脑膜炎：应参照药敏试验选用萘夫西林、万古霉素或利福平等；革兰氏阴性肠道菌：氨苄西林联合广谱头孢（头孢噻肟或头孢他啶）；革兰氏阴性杆菌：除上述第三代头孢菌素外，可加用氨苄西林或美罗培南。

（3）抗生素疗程　肺炎链球菌和流感嗜血杆菌脑膜炎10～14天，脑膜炎球菌脑膜炎7天，金黄色葡萄球菌和革兰氏阴性杆菌脑膜炎21天以上。当病原菌不明确时，结合临床疗效建议至少治疗2周。若有并发症或经过不规则治疗的患者，还应适当延长疗程。

2. 肾上腺皮质激素的应用

细菌性脑膜炎由于细菌释放大量内毒素，可能促进细胞因子介导的炎症反应，而抗生素治疗后细菌被迅速杀死或溶解，释放出大量内毒素、肽聚糖等炎症因子，会导致脑膜炎症一过性加重。应用肾上腺皮质激素不仅可抑制炎症因子的产生，减轻脑膜的炎性反应和中毒症状，还可降低血管通透性，降低颅内高压，减轻脑水肿，改善脑代谢，从而降低病死率，减少后遗症的发生。常用地塞米松，推荐剂量0.2～0.6mg/（kg·d），分3～4次静脉注射，连用2～3天，应在抗生素治疗前或同时使用。激素应用时机掌握不当、使用时间过长则弊大于利。

3. 对症治疗

（1）急性期严密观察生命体征，注意患儿意识、瞳孔和呼吸节律的变化。
（2）及时处理高热、控制惊厥、抗休克等。
（3）及时使用脱水剂，减低颅内高压，防止发生脑疝。
（4）监测并维持体内水、电解质和酸碱平衡。

4. 并发症治疗

（1）硬脑膜下积液　少量积液无须处理。如积液较多时应行硬膜下穿刺放液，放液量每次、每侧不超过15ml，可反复多次穿刺，如迁延不愈需外科引流。若硬膜下积脓，可进行局部冲洗，并根据病原菌注入相应的抗生素。

（2）脑室管膜炎　可作侧脑室穿刺引流，并注入适宜抗生素。

（3）脑积水　主要行手术治疗，包括正中孔粘连松解、导水管扩张和脑脊液分流术等。

（二）中医治疗

1. 辨证思路

本病辨证以卫气营血为主线，并注意邪正之间的消长转化。病初邪在卫气，治以辛凉解表，清气泄热；疾病极期气营两燔，治以清热凉营，泻火解毒；若病情深重，脓毒积脑，治以泻火解毒，祛瘀开窍；后期邪恋正虚，治以益气养阴，托脓解毒；若遗留智能迟缓、癫痫者，多属痰瘀阻络，治以化痰开窍，活血通络。

2. 治疗原则

中医以清热解毒、消痈祛脓为原则。后期邪恋正虚，治以扶正祛邪，托脓解毒，应发挥中医中药的优势，并可配合针灸、推拿等疗法。

3. 辨证施治

（1）邪在卫气证

证候　发热恶寒，头痛项强，烦躁嗜睡，肢体酸痛，恶心呕吐，小婴儿可见拒绝哺乳，啼哭尖叫，前囟饱满，舌质红，舌苔薄黄，脉数。

辨证要点　本证多有原发疾病史，以发热头痛，颈项强直，舌质红，舌苔薄黄，脉数为特征。

治法　辛凉解表，清气泻热。

方药　银翘散（《温病条辨》）合白虎汤（《伤寒论》）加减。

呕吐明显者，加黄芩、半夏以降逆止呕；里热炽盛者，重用生石膏，加黄芩、蒲公英以清热解毒；头痛剧烈者，加菊花、钩藤、蔓荆子以疏风止痛。

（2）气营两燔证

证候　头痛剧烈，壮热神昏，颈项强直，频繁呕吐，口渴唇干，或烦躁谵妄，前囟凸起，四肢抽搐，大便干结，小便黄赤，舌红或绛，苔黄或黄燥，脉弦数。

辨证要点 以壮热神昏，剧烈头痛，项强呕吐，或谵妄惊厥，舌质红绛，苔黄或黄燥，脉弦数为特征。

治法 清热凉营，泻火解毒。

方药 清瘟败毒饮（《疫疹一得》）加减。

抽搐频作者，加钩藤、石决明以平肝息风；热甚者，加犀角或安宫牛黄丸以清心开窍。

（3）脓毒积脑证

证候 高热不退，或稍降复升，头痛不休，昏迷抽搐，颈项强直，囟门凸起，或有失明、耳聋、面瘫、肢体瘫痪等，舌紫绛，苔黄燥，脉滑数或脉微欲绝。

辨证要点 以高热头痛，神昏惊厥，舌质紫绛，苔黄燥，脉滑数或脉微欲绝为特征。

治法 泻火解毒，祛瘀开窍。

方药 清瘟败毒饮（《疫疹一得》）合通窍活血汤（《医林改错》）加减。

头痛剧烈，囟门凸起者，加龙胆草、牛膝以平肝泻火；呕吐明显者，加半夏、竹茹以降逆止呕；视力减退者，加青葙子、决明子、蔓荆子以清肝泻火；运动障碍者，加桑枝、地龙以活血通络。

（4）邪恋正虚证

证候 身热不退或低热起伏，神疲气短，四肢欠温，口干舌燥，自汗或盗汗，舌质红，苔薄白或少苔，脉细无力。

辨证要点 本证以低热起伏，神疲气短，自汗或盗汗，舌质红，苔薄白或少苔，脉细无力为临床特征。

治法 益气养阴，托脓解毒。

方药 托里透脓汤（《医宗金鉴》）加减。

血虚亏耗者，合四物汤以补血养血；阴伤虚热者，合青蒿鳖甲汤以养阴清热；阳气虚衰者，加肉桂、补骨脂、菟丝子以温阳补肾。

（5）瘀痰阻络证

证候 肢体震颤，或瘫痪不利，或失语失聪，或吞咽困难，或神志不清，或癫痫发作，舌淡红，苔腻，脉涩。

辨证要点 以肢体不利，失语失聪，神志不清或癫痫等，舌淡红，苔腻，脉涩为特征。

治法 化痰开窍，活血通络。

方药 导痰汤（《校注妇人良方》）加减。

震颤明显者，加白芍、当归以活血通络；瘫痪者，合补阳还五汤以益气活血。

4. 中医其他疗法

针灸疗法：惊厥者，针刺人中、百会、印堂、合谷、内关、太冲、涌泉；高热者，针刺曲池、大椎、十宣放血。

六、中西医结合诊疗思路

本病应发挥中西医结合治疗优势。化脓性脑膜炎属急症，易出现后遗症，应尽早杀灭脑脊液中的致病菌，抗菌治疗是关键，故急性期应选择对病原菌敏感且能较高浓度透过血脑屏障的抗菌药物，静脉给药，用药应尽早、足量、足疗程。中医治疗急性期以清热泻火、祛瘀开窍为主，后期邪恋正虚，宜益气养阴、托脓解毒，并可配合针灸、推拿等疗法。

七、预防与调护

（1）增强体质，并注意室内通风，减少呼吸道感染。
（2）积极治疗各种感染性疾病，进行疫苗接种。
（3）密切观察患儿的生命体征。昏迷患儿要注意变换体位，清洁皮肤，防止褥疮。
（4）对服用中药困难的患儿，可通过灌肠或鼻饲给药。

思维导图

- 第三节　化脓性脑膜炎
  - 概念 — 也称细菌性脑膜炎，是小儿时期由各种化脓菌引起的以炎症为主的中枢神经系统感染性疾病。临床主要以发热、惊厥、意识障碍、颅内压增高、脑膜刺激征及脑脊液脓性改变为特征
  - 病因病机
    - 西医病因病机
      - 病因 — 常见致病菌有脑膜炎双球菌、肺炎链球菌和流感嗜血杆菌等
      - 发病机制 — 主要由体内感染灶的致病菌经血行播散至脑膜所致
    - 中医病因病机
      - 病因 — 外因为热毒之邪侵袭，内因为机体正气亏虚
      - 病机 — 热毒外袭，损伤人体，若素体虚弱，无力御邪，热毒稽留，循经上犯脑窍，毒酿成脓，导致脑窍不利，神明失司而发为本病
  - 临床表现
    - 前驱症状及全身感染中毒症状 — 多数患儿起病急，病前常有上呼吸道感染或其他感染病史
    - 神经系统表现
      - 急性脑功能障碍症状
      - 脑膜刺激征
      - 颅内压增高
    - 并发症 — 硬脑膜下积液、脑室管膜炎、脑积水及其他
  - 诊断及鉴别诊断
    - 诊断 — 凡急性起病，发热并伴有神经系统的异常症状和体征，应及时进行脑脊液检查，以明确诊断
    - 鉴别诊断 — 与结核性脑膜炎、病毒性脑膜炎、新型隐球菌性脑膜炎相鉴别
  - 临床治疗
    - 西医治疗 — 抗生素治疗、肾上腺皮质激素的应用、对症治疗、并发症治疗
    - 中医辨证论治
      - 邪在卫气证 — 辛凉解表，清气泄热 — 银翘散合白虎汤
      - 气营两燔证 — 清热凉营，泻火解毒 — 清瘟败毒饮
      - 脓毒积脑证 — 泻火解毒，祛瘀开窍 — 清瘟败毒饮合通窍活血汤
      - 邪恋正虚证 — 益气养阴，托脓解毒 — 托里透脓汤
      - 痰瘀阻络证 — 化痰开窍，活血通络 — 导痰汤

第四节　病毒性脑炎

病毒性脑炎（viral encephalitis，VE）是最常见的中枢神经系统感染性疾病之一，指由多种病毒感染引起的脑实质的炎症，若病变累及脑膜，则临床表现为病毒性脑膜炎，如果脑膜和脑实质同时受累则称为病毒性脑膜脑炎。临床表现以发热、头痛、呕吐、意识障碍或精神异常为主，病情轻重不一，轻者预后良好，重者可有后遗症甚至死亡。

本病属中医“温病”“急惊风”等范畴。

一、病因病机

1. 西医病因病理

（1）病因　很多病毒可引起脑炎、脑膜炎，最常见的病毒有柯萨奇病毒、埃可病毒等肠道病毒；其次为虫媒病毒、单纯疱疹病毒、EB病毒、麻疹病毒、腮腺炎病毒和其他病毒。

（2）发病机制　病毒入侵机体的主要途径有呼吸道、消化道、皮肤、结膜等。当病毒进入机体后是否进入中枢神经系统取决于病毒的性质、寄生部位以及机体对病毒的免疫反应。病毒进入人体后可以在局部复制，通过淋巴系统进入血液，形成病毒血症，扩散到全身，通过血-脑屏障，侵犯脑或脑膜组织；也可以通过初级复制侵入局部周围神经，沿周围神经轴索直接侵袭中枢神经系统而产生脑炎或脑膜炎，如单纯疱疹病毒性脑炎。

病毒性脑炎引起的神经系统损伤，一是由于病毒对神经组织的直接侵袭：病毒大量繁殖，引起神经组织变性、坏死和炎症细胞浸润，以及胶质细胞增生；二是由于机体对病毒抗原的免疫反应：剧烈的免疫反应导致神经纤维脱髓鞘病变及血管和血管周围的损伤，而血管病变又影响脑循环加重脑组织损伤。

（3）病理　病理改变大多呈弥漫性分布，也有呈相对局限性变化。受累的脑组织及脑膜充血水肿，伴单核细胞、浆细胞、淋巴细胞浸润，血管周围组织神经细胞变性、坏死和髓鞘崩解。

2. 中医病因病机

主要因感受温热时行毒邪，包括风热、暑热、燥热毒邪等，暑热之邪常兼夹湿邪。本病病位主要在心、肝、脑，病情大多按温病卫气营血传变。热盛生风，风盛生痰，痰盛生惊，热为生风生痰始动因素，三者互相转化，形成热、痰、风三证。由于邪毒传变迅速，常卫气同病、气营同病、营血同病，甚则内闭外脱。后期邪恋正虚，或余热未尽，或痰蒙清窍，或内风扰动，亦为热、痰、风不尽之病机变化。

（1）邪犯肺卫　毒邪初侵卫分，肺卫不固，可见发热、微恶风寒、鼻塞、流涕等症。

（2）气营两燔　传入气分，阳明热炽则见高热、口渴、便秘等；温热之邪多夹湿，若湿邪偏重，易困阻太阴，蒙闭清阳，可见脘痞、呕恶、便溏、嗜睡等。热毒内窜营分，陷于厥阴，闭阻心窍，引动肝风，则见高热、昏迷、抽搐三大主症。

（3）邪入营血　邪毒深入营血，营血热炽，伤津劫液，阴分受伤，热伏于内，则见身热夜甚。血分有热，迫血妄行，则见皮肤发斑、衄血等。壮热日久，元气大伤，则可见呼吸深浅不匀、节律不整，甚则正不敌邪，内闭外脱，而见面白肢厥、脉微欲绝。

（4）邪恋正虚　温热之邪易伤阴耗气，邪正交争，病至后期常致气阴两伤，余邪留恋，热、痰、风不清，则病情迁延。若日久不愈，脏腑经络难以恢复功能，可致终身病残的后遗症。

二、临床表现

由于病毒性脑炎的病变部位和轻重程度差别较大，因此临床表现多种多样，轻重不一，预后也不相同，轻者1～2周恢复，重者可持续数周或数月，甚至致死或致残。多数急性起病，病前常有一些前驱的或非特异性症状，而后出现神经系统的症状和体征。

1. 前驱症状

可有发热、腹痛、呕吐、眩晕、咽痛、肌痛等前驱症状。

2. 神经系统症状体征

（1）*意识障碍*　轻者无意识障碍，重者可出现不同程度的意识障碍如嗜睡、昏睡、昏迷等，精神症状和异常行为，如淡漠、躁狂、幻觉、失语，以及定向力、计算力与记忆力障碍等。

（2）*颅内压增高*　表现为头痛、呕吐、血压增高等，婴儿表现为烦躁不安、易激惹、前囟饱满等，若出现呼吸节律不规则或瞳孔不等大，或瞳孔忽大忽小，则考虑颅内高压并发脑疝的可能。

（3）*惊厥*　主要表现为全面性或局灶性抽搐发作。

（4）*病理征和脑膜刺激征*　当病变累及锥体束时可出现阳性病理征，累及脑膜出现脑膜刺激征。

（5）*局灶性症状体征*　根据脑部病变累及的部位及程度不同，可表现局灶性定位症状和体征。如小脑受累明显可出现共济失调；脑干受累明显可出现交叉性偏瘫和中枢性呼吸衰竭；如病变累及额叶、颞叶边缘系统，可表现精神情绪异常；基底神经节受累明显则出现手足徐动、舞蹈动作和扭转痉挛。

3. 其他系统症状

因感染病毒不同，临床伴有其他系统相应症状，如肠道病毒性脑炎，可出现皮疹、腹泻；单纯疱疹病毒性脑炎常有口唇或角膜疱疹；腮腺炎病毒性脑炎常有腮腺肿大病史。

三、辅助检查

（1）*脑电图检查*　绝大多数病人有异常表现，主要为弥漫性高波幅慢波，可有痫样放电。脑电图检查不但有助于早期诊断，判断病情，且对疗效及预后的评估也有重要意义。需要强调的是脑炎的脑电图改变为非特异性，亦可见于其他原因引起的脑部疾病。少数患儿脑电图也可正常。

（2）*脑脊液检查*　脑脊液压力正常或增高，外观清亮或微浊。白细胞总数正常或轻度增多，以淋巴细胞为主。蛋白质正常或轻中度升高，糖和氯化物含量基本正常。涂片和培养无细菌发现。

（3）*病原学检查*　从脑脊液中进行相关病毒分离，具有确诊价值，也可通过 PCR 检测脑脊液病毒 DNA 或 RNA，帮助明确病原体；患儿血清检测病毒特异性 IgM 抗体阳性，或恢复期血清特异性抗体滴度较急性期升高 4 倍以上亦具有诊断价值。

（4）*影像学检查*　MRI 显示病变比 CT 更有优势。可发现弥漫性脑水肿以及皮质、脑桥、基底节、小脑的局灶性异常。病变部位 T2 信号延长，DWI 弥散加权时可显示高信号的水分子弥散受限等改变。但轻症患儿或早期多不能发现明显异常改变。

四、诊断与鉴别诊断

1. 诊断

病毒性脑炎的诊断主要根据流行病学史、临床表现、脑脊液改变和病原学检查来鉴定。应注意排除颅内非病毒感染、Reye 综合征等其他急性脑部疾病。

2. 鉴别诊断

（1）颅内其他病原感染　主要根据脑脊液外观、常规、生化和病原学检查，与化脓性、结核性及隐球菌性脑膜炎进行鉴别（见表 9-2）。

（2）Reye 综合征　又称脑病内脏脂肪变性综合征，多见于 3 岁以下婴幼儿，常有病毒感染先驱症状，起病急骤，进展迅速，表现为发热、昏迷、惊厥等急性脑病症状，脑脊液无明显异常，与病毒性脑炎易混淆。但前者有肝功能异常，血氨升高，部分患者血糖下降等特点。

表 9-2　常见颅内感染性疾病的脑脊液改变特点

	压力（kPa）	常规分析			生化分析			其他
		外观	Pandy 试验	白细胞（$\times10^9$/L）	蛋白（g/L）	糖（mmol/L）	氯化物（mmol/L）	
正常	0.69～1.96 新生儿 0.29～0.78	清亮透明	（-）	0～10 婴儿 0～20	0.2～0.4 新生儿 0.2～1.2	2.8～4.5 婴儿 3.9～5.0	117～127 婴儿 110～122	
化脓性脑膜炎	不同程度增高	米汤样混浊	（+）～（+++）	数百至数千，多核为主	明显增高	降低	降低	涂片 Gram 染色和培养可发现致病菌
结核性脑膜炎	不同程度增高	微混，毛玻璃样	（+）～（+++）	数十至数百，淋巴细胞为主	明显增高	降低	降低	薄膜涂片抗酸染色及培养可发现抗酸杆菌
病毒性脑膜炎	正常或轻度增高	清亮，个别微浊	（-）～（+）	正常至数百，淋巴细胞为主	正常或轻度增高	正常	正常	特异性抗体阳性，病毒培养可能阳性
隐球菌性脑膜炎	增高或明显增高	微混	（+）～（+++）	数十至数百，淋巴细胞为主	增高	明显降低	降低	涂片墨汁染色和培养可发现致病菌

五、临床治疗

（一）西医治疗

1. 对症和支持治疗

病毒性脑炎无特效治疗，主要以对症和支持治疗为主。①密切观察病情变化，加强护理，保证营养供给，维持水和电解质平衡。②注意呼吸道和心血管功能的监护与支持。③积极控制脑水肿和颅内高压：静脉注射脱水剂，如甘露醇每次 0.25～0.5g/kg，每日 4～6 次，也可酌情加用地塞米松每日 0.2～0.6mg/kg。④控制惊厥发作：可给予止惊剂，如地西泮、苯巴比妥等。如止惊剂治疗无效，可在控制性机械通气下给予肌肉松弛剂。

2. 抗病毒治疗

除少数病毒外，中枢神经系统病毒感染的治疗缺乏特效方法。

对单纯疱疹病毒、EB 病毒或水痘-带状疱疹病毒引起的严重脑炎，用阿昔洛韦（acyclovir，ACV）治疗，可提高生存率、减少后遗症的发生，阿昔洛韦剂量一般为 15～30mg/（kg·d），分 3 次静脉输入，注意每次滴注时间应在1小时以上，以防损害肾功能。疗程10～14天。

对巨细胞包涵体病毒脑炎，可用更昔洛韦（ganciclovir，DHPG）治疗。诱导治疗剂量为10mg/（kg·d），分2次，每次应在1～2小时缓慢滴入，2周后改为5mg/（kg·d），每日1次静脉滴注，维持治疗至少6周。

3. 肾上腺皮质激素的应用

对重症、急性期的病例，可考虑用肾上腺皮质激素如地塞米松，可减轻炎症、水肿，降低血管通透性。但不宜长期使用，一般不超过5天。EB病毒脑炎如以脱髓鞘病变为主，需根据临床症状、颅内病变恢复以及相关的免疫学指标决定激素疗程。

4. 其他

可酌情选用干扰素和丙种球蛋白等。

（二）中医治疗

1. 辨证思路

本病首辨别病情的轻重，再辨别热、痰、风证在急性期和恢复期的变化。

（1）辨轻重　高热不退，意识障碍出现早，持续时间长，抽搐频繁，甚则出现内闭外脱危象为重证；反之为轻证。

（2）辨急性期热、痰、风证　邪在卫气，以热为主；邪入气营、营血，则出现神昏、抽搐，为痰、风证之征象。

（3）辨恢复期热、痰、风证　低热不退为余热未尽，属热证；痴呆、狂躁、吞咽困难为痰蒙清窍，属痰证；肢体震颤、强直为内风扰动，属风证。

2. 治疗原则

本病以清热、豁痰、开窍、息风为基本治则。根据卫、气、营、血的传变规律，热在卫表者，宜透表散热；热在气分者，宜清气泻火；邪郁化火，入营入血者，宜清营凉血，同时配合豁痰开窍，息风镇惊。恢复期宜扶正祛邪，余热未尽者，宜养阴或益气退热；痰蒙清窍者，宜豁痰开窍；内风扰动者，宜息风定惊，并辅以针灸、推拿等外治疗法。

3. 辨证施治

（1）邪犯卫气证

证候　发热，无汗或少汗，头痛，恶心，呕吐，神烦或嗜睡，舌质偏红，舌苔薄白或黄，脉浮数或洪数，指纹浮紫或紫滞。

辨证要点　以发热，头痛，呕吐，神烦或嗜睡，舌质偏红，舌苔薄白或黄，脉浮数或洪数为特征。

治法　辛凉透表，清热解毒。

方药　银翘散（《温病条辨》）合白虎汤（《伤寒论》）加减。

大便秘结者，加大黄或用凉膈散以通腑泄热；呕吐重者，加竹茹、半夏以降逆止呕；嗜睡明显者，加石菖蒲、郁金以开窍醒神；兼有湿邪者，去石膏、知母，加香薷、藿香、厚朴以芳香化湿。

（2）气营两燔证

证候　高热不退，口渴引饮，剧烈头痛，恶心呕吐，烦躁不安，谵语妄动，颈项强直，四肢抽搐，喉间痰鸣，舌质红绛，舌苔黄腻，脉弦数，指纹紫滞。

辨证要点 以高热口渴，头痛呕吐，神昏抽搐，舌质红绛，苔黄腻，脉弦数，指纹紫滞为特征。

治法 清气凉营，涤痰镇惊。

方药 清瘟败毒饮（《疫疹一得》）加减。

反复抽搐者，加羚羊角、钩藤、地龙以清热平肝镇惊；喉间痰鸣者，加鲜竹沥或用礞石滚痰丸以逐痰降火；高热、昏迷、抽搐同时存在，舌质红绛，舌苔黄腻，脉大有力，不论有无腹胀便秘，均可用大剂量调胃承气汤以通腑涤痰，泄毒下行。

（3）邪入营血证

证候 发热起伏，昏迷不醒，两目上视，牙关紧闭，颈项强直，反复抽搐，肢端逆冷，或有皮肤发斑，衄血，舌质紫绛而干，舌体卷缩僵硬，舌苔剥脱，脉细弦数，指纹紫。

辨证要点 以发热起伏，昏迷不醒，反复抽搐，或有皮肤发斑，衄血，舌质紫绛，舌苔剥脱，脉细弦数，指纹紫为特征。

治法 凉血护阴，开窍息风。

方药 犀角地黄汤（《备急千金要方》）合增液汤（《温病条辨》）加减。

昏迷不醒者，加安宫牛黄丸以清心开窍；抽搐不止者，加羚羊角、钩藤、地龙以息风止痉；痰浊壅盛者，加鲜竹沥、胆南星、天竺黄以清热豁痰。若出现面白肢厥者，急予独参汤灌服至宝丹以益气固脱开窍；大汗淋漓，脉微欲绝者，急予参附龙牡救逆汤以救逆固脱。

（4）邪恋正虚证

1）余热未尽证

证候 低热不退，夜热早凉，虚烦不宁，盗汗时作，口干喜饮，偶有惊惕，舌红少苔，脉细数。

辨证要点 以低热不退，虚烦不宁，舌质红，苔少，脉细数为特征。

治法 养阴清热。

方药 青蒿鳖甲汤（《温病条辨》）加减。

盗汗者，加煅龙骨、五味子以敛汗；口干喜饮者，加石斛、天花粉以生津止渴；惊惕者，加石决明、珍珠母以定惊安神；心烦不宁者，加黄连、阿胶、磁石以清热育阴安神；大便干结者，加火麻仁、知母或加用增液汤以滋阴通便；纳呆便溏者，加太子参、白术、山药以健脾止泻。若属营卫失和，症见不规则发热，面色㿠白，精神倦怠，纳呆食少，大便稀溏，舌质淡嫩，舌苔薄白，脉细无力者，可用黄芪桂枝五物汤加减以益气和营。余热内留不清，气阴两伤而低热不退者，可用竹叶石膏汤加减以清热生津。

2）痰蒙清窍证

证候 意识不清，目光呆滞，失聪失语，喉间痰鸣，吞咽困难，或狂躁哭闹，舌质红，苔腻，脉滑数。

辨证要点 以意识不清，呆滞失聪，喉间痰鸣，舌质红，苔腻，脉滑数为特征。

治法 豁痰开窍。

方药 涤痰汤（《奇效良方》）加减。

神昏不醒，苔白腻者，加苏合香丸以行气温中开窍；痰火内扰，狂躁不宁，舌绛苔黄者，加牛黄清心丸以清心化痰，镇惊祛风。

3）内风扰动证

证候 肢体震颤，不自主动作，或强直瘫痪，舌质红绛，舌苔剥脱，脉细弦数。

辨证要点 以肢体震颤或强直，舌红绛，苔花剥，脉细弦数为特征。

治法　息风止痉。

方药　大定风珠（《温病条辨》）合止痉散（经验方）加减。

体弱多汗，食少面黄者，加黄芪、太子参、山药以益气健脾；肢体震颤或强直瘫痪者，加丹参、红花、木瓜、鸡血藤以活血通络。

4. 中医其他疗法

（1）*中成药*　①清开灵口服液：清热解毒，镇静安神，用于邪犯卫气证。②小儿清热化积散（保婴夺命散）：清热豁痰，镇惊息风，用于气营两燔证。

（2）*针灸疗法*　急性期取百会、风府、风池、大陵、后溪、涌泉、气海。高热加大椎、曲池、合谷；痰涎壅盛，加膻中、中脘、丰隆；昏迷加十宣、印堂；抽搐加水沟、身柱、合谷、太冲。针刺用泻法，可留针。

恢复期痰蒙清窍狂躁不宁者，取人中、大椎、风府、内关、神门、丰隆；痴呆者，取大椎、风池、百会、内关、神门、丰隆；吞咽困难者，取天突、廉泉、合谷、内庭；语言障碍者，取哑门、廉泉、通里、合谷、照海、涌泉；内风扰动上、下肢体强直性瘫痪者，取上肢肩髃、曲池、外关、合谷、下肢环跳、风市、阳陵泉、足三里、委中、丘墟、昆仑；肢体震颤者，取大椎、手三里、间使、合谷、阳陵泉、悬钟。后遗症期取大椎、曲池、足三里、四神聪、风池。针刺平补平泻法，舒筋活络，行气化滞。每日 1 次，7 日为一疗程。

（3）*推拿疗法*　在恢复期、后遗症期，对于关节强直、肢体瘫痪者，用推、揉、运、拿等方法作用于肢体相关经穴和部位，每日 1 次，每次 15～30 分钟。

六、中西医结合诊疗思路

本病无特异性治疗，中西医结合治疗本病可优势互补。急性期尤其是重症患儿，主要以西医对症支持疗法为主；中医治疗按卫气营血、热痰风辨治，尤其是对恢复期、后遗症期患儿，采用中药治疗，配合针灸、推拿及功能训练等综合康复治疗效果较好。

七、预防与调护

（1）加强儿童体育锻炼，增强体质；积极接种各种疫苗（如麻疹、乙脑、风疹等），保护易感人群，防治病毒感染。

（2）积极消灭蚊虫，防止被蚊虫或蜱叮咬，是预防虫媒病毒性脑炎的重要方法。

（3）妊娠妇女有生殖器单纯疱疹病毒感染，行剖宫产可防止新生儿感染。

（4）积极治疗各种感染性疾病，防止邪毒入脑。

（5）密切观察患儿的病情变化，包括体温、呼吸、脉搏、血压、面色、神志、瞳孔等，并及时处理。

（6）对昏迷、瘫痪患儿需经常翻身，拍背，注意皮肤清洁，防止褥疮发生；随时吸痰，保持呼吸道通畅。

（7）对留有后遗症者，可给予功能训练、针灸、按摩、高压氧等康复措施，以促进各种功能的恢复。

思维导图

- 第四节 病毒性脑炎
  - 概念 —— 是最常见的中枢神经系统感染性疾病之一，指由多种病毒感染引起的脑实质炎症。临床表现以发热、头痛、呕吐、意识障碍或精神异常为主
  - 病因病机
    - 西医病因病机
      - 病因 —— 很多病毒可引起脑炎、脑膜炎，最常见的病毒有柯萨奇病毒、埃可病毒等肠道病毒
      - 发病机制 —— 当病毒进入机体后是否进入中枢神经系统取决于病毒的性质、寄生部位以及机体对病毒的免疫反应
    - 中医病因病机
      - 病因 —— 感受温热时行毒邪，包括风热、暑热、燥热毒邪等
      - 病机 —— 热盛生风，风盛生痰，痰盛生惊，热为生风生痰始动因素，三者互相转化，形成热、痰、风三证
  - 临床表现
    - 前驱症状 —— 可有发热、腹痛、眩晕、咽痛、肌痛等前驱症状
    - 神经系统症状体征 —— 意识障碍、颅内压增高、惊厥、病理征和脑膜刺激征阳性、局灶性症状体征
    - 其他系统症状 —— 因感染病毒不同，临床伴有其它系统相应症状
  - 诊断与鉴别诊断
    - 诊断 —— 主要根据流行病学史、临床表现、脑脊液改变和病原学检查来鉴定
    - 鉴别诊断 —— 与颅内非病毒感染、Reye综合征鉴别
  - 临床治疗
    - 西医治疗 —— 对症和支持治疗、抗病毒治疗、肾上腺皮质激素的应用以及其他
    - 中医辨证论治
      - 邪犯卫气证 —— 辛凉透表，清热解毒 —— 银翘散合白虎汤
      - 气营两燔证 —— 清气凉营，涤痰镇惊 —— 清瘟败毒饮
      - 邪入营血证 —— 凉血护阴，开窍息风 —— 犀角地黄汤合增液汤
      - 邪恋正虚证
        - 余热未尽证 —— 养阴清热 —— 青蒿鳖甲汤
        - 痰蒙清窍证 —— 豁痰开窍 —— 涤痰汤
        - 内风扰动证 —— 息风止痉 —— 大定风珠合止痉散

第五节 小儿癫痫

癫痫（epilepsy）是一种由多种病因引起的慢性脑部疾病，以脑神经元过度放电导致反复性、发作性和短暂性的中枢神经系统功能失常为特征，是儿童最常见的神经系统疾病。癫痫发作（epileptic seizure）是指脑神经元异常过度、同步化放电活动所造成的一过性临床表现。二者的含义不同，前者指以反复癫痫发作为主要表现的慢性脑功能障碍性疾病；而后者是一种症状，既可以是癫痫患者的临床表现，也可以见于非癫痫的急性脑功能障碍，例如病毒性脑炎、各种脑病的急性期、热性惊厥等。

我国癫痫的患病率在 4‰～7‰，其中 60%患者起源于小儿时期。经药物治疗后，约 70%的患儿发作可控制，可正常生活和学习，约 30%的患儿成为药物难治性癫痫。癫痫发作时症状和严重程度差异较大，长期、频繁或严重的发作可导致进一步脑损伤，甚至出现持久性神经精神障碍。其预后与起病年龄、病因、发作类型、发作频率及治疗是否规范合理等多种因素有关。

癫痫的全面性发作在古籍中论述较多，多见于“痫病”“痫证”“痫疾”（俗称“羊痫风”“羊吊风”）等。

一、病因病机

1. 西医病因

引起癫痫的病因很多，可归纳为以下几类：

（1）遗传性　癫痫的遗传学病因主要有4种表现形式：单基因突变、多基因突变、细胞（染色体）遗传异常所致的癫痫，及其他遗传性多系统疾病中伴发的癫痫。遗传因素是导致癫痫，尤其是经典的特发性癫痫的重要原因。如婴儿严重肌阵挛性癫痫（Dravet 综合征），约 80%的患者有钠离子通道亚基基因 SCN1A 的致病性变异。

（2）结构性　有明确的结构异常，如出生前及围产期脑损伤、外伤、脱髓鞘病变、神经变性、皮质发育异常、脑肿瘤等。

（3）代谢性　吡哆醇依赖症、果糖 1，6-二磷酸酶缺乏症、尿毒症、氨基酸病（苯丙酮尿症等）、糖原累积病等代谢性疾病均可导致癫痫。

（4）免疫性　免疫性疾病如抗 *N*-甲基-*D*-天冬氨酸受体脑炎和抗 LGI1 脑炎等可直接导致癫痫。

（5）感染性　病毒性脑炎感染急性期之后可出现癫痫。脑囊虫病、脑型疟疾、结核瘤、人类免疫缺陷病毒（HIV）及先天性 Zika 病毒和巨细胞病毒感染等可直接导致癫痫。

（6）病因不明　有部分癫痫目前找不到特定病因，可能随着诊断技术水平的提高，病因也会进一步得到明确。

部分癫痫发作可有明显的诱因，如发热、睡眠不足、过度换气、饥饿或过饱，及情绪刺激、视觉刺激、听觉刺激、前庭刺激、触觉或本体觉刺激等。

2. 中医病因病机

中医病因包括先天因素、后天因素及诱发因素。病位主要在心、肝，但与肺、脾、肾亦密切相关。痰伏脑络，气逆风动是核心病机，其中痰伏脑络是其病理基础，气机逆乱是其启动因素，窍闭风动是其临床表现。

（1）先天因素

主要责之于胎禀不足、胎产损伤和胎中受惊。如父母体弱多病或素有痫疾，或孕期调护失宜，或早产难产等胎产损伤，或母惊于外，胎感于内，均可致胎儿受损，肾精不足，若有所犯，则气机逆乱，引发癫痫。

（2）后天因素

1）痰浊内伏：痰与癫痫的关系最为密切。痰的来源与肺、脾、肾三脏有关。小儿脾常不足，脾胃失于运化，津液失于输布；小儿肾常不足，尤其肾阳不足，不能温化水液；小儿肺常不足，宣降失司，失于通调水道，这三者均可产生痰浊，蒙蔽清窍，阻于经络，因而作痫。

2）惊风频发：外感风热或温热疫毒之邪，热极化火动风，风火相煽，痰火交结，发为惊风。惊风频发，未能根除，风邪与伏痰相搏，上扰神明，闭阻经络，续发痫疾。

3）暴受惊恐：小儿神气怯弱，元气未充，平素痰浊内伏，若乍见异物，卒闻异声，或其他原因，暴受惊恐，可致气机逆乱，痰随气逆，蒙蔽清窍，阻滞经络，发为痫疾。

4）瘀血阻络：产时受伤或颅脑外伤、出血、感染，均可致血络受损，瘀浊停积，阻滞经络，蒙蔽清窍，发为痫疾。

（3）诱发因素

包括发热、疲劳、睡眠不足、作息不规律、过度换气、情志刺激、心理压力大、饮食不当、视听触觉刺激等，导致气机逆乱，触动伏痰，痰随气逆，出现癫痫发作。

若癫痫反复发作，病程迁延或失治误治，可致顽痰壅滞，脏腑受损。若致脾阳虚，可见纳呆神疲、腹胀、四肢不温、大便稀溏等症。若致肾虚，则精亏髓空，脑失所养，可见记忆力、智力、学习能力下降等认知障碍表现。

二、临床表现

2017 年，国际抗癫痫联盟（International League Against Epilepsy，ILAE）提出了癫痫的新分类体系，以临床发作形式和脑电图特点为基础，对癫痫发作、癫痫类型进行分类，对选择治疗策略及评估患儿病情与预后有重要价值，见表 9-3。

表 9-3 ILAE 癫痫发作分类（2017）基础版

起源类型 发作形式及伴随症状	局灶性起源	全面性起源	起源不明
意识受损程度	意识正常、意识障碍	意识丧失	
运动性	自动症 失张力 阵挛 癫痫样痉挛 过度运动 肌阵挛 强直	强直-阵挛 阵挛 强直 肌阵挛 肌阵挛-强直-阵挛 肌阵挛-失张力 癫痫样痉挛	强直-阵挛 癫痫样痉挛
非运动性	自主神经性 行为中止 认知性 情绪性 感觉性	典型失神 不典型失神 肌阵挛失神 伴眼睑肌阵挛的失神	行为中止
进展类型	局灶进展为双侧强直阵挛		
其他			无法分类

（一）癫痫发作的分类

1. 局灶性发作

局灶性发作可伴或不伴意识障碍，当发作时意识情况未知可省略提及意识。局灶性发作包括运动起始和非运动起始，根据痫样放电起源及扩散的脑区不同出现各种相应的症状。此类发作每一次都起源于固定的单侧半球的致痫网络，可以起始后扩散或者不扩散至双侧脑网络，如果扩散至双侧，则会出现症状演变为双侧强直-阵挛发作。“局灶性演变为双侧强直-阵挛”是一种特殊的癫痫发作类型，其反映了癫痫发作的传播方式，而不是单一的癫痫发作类型。

2. 全面性发作

此类发作每一次起源于双侧半球致痫网络的某一点（而不是仅限于某一固定侧网络），并迅速扩散至双侧网络，伴有意识障碍。全面性发作包括运动性和非运动性。

（1）强直-阵挛发作　发作包括强直期、阵挛期及发作后状态。发作前开始为强直期，全身骨骼肌强直性收缩伴意识丧失、呼吸暂停与发绀；继之为阵挛期，全身反复、有节律地猛烈屈曲性抽动；发作后昏睡，逐渐醒来的过程中可有自动症、头痛、疲乏等发作后状态，发作期 EEG 为强直期全导 10Hz 以上的快活动，频率渐慢，波幅增高进入阵挛期的棘慢波，继之可出现电压低平及慢波。

（2）强直发作　发作时全身肌肉僵硬、强烈收缩使肢体固定于某种特殊体位，伴意识丧失。常可见头眼偏斜、双上肢屈曲或伸直、呼吸暂停、角弓反张等，持续 5～20 秒或更长。发作期 EEG 为低波幅 10Hz 以上的快活动或波幅渐增的棘波节律；发作间期 EEG 背景活动异常，伴多灶性棘慢波或多棘慢波暴发。

（3）阵挛发作　仅有肢体、躯干或面部肌肉节律性抽动，而无强直成分，多持续数分钟。发作期 EEG 为全面性（多）棘波或（多）棘慢波。

（4）肌阵挛发作　局部或全身肌肉突然、短暂、触电样收缩，表现为突然点头、前倾或后仰、两臂突然抬起等，轻者仅感到患儿“抖”了一下，重者致跌倒，每次抽动历时 10～50 毫秒，很少超过 100 毫秒。发作期 EEG 为暴发性出现全导多棘慢波、棘慢波。

（5）失张力发作　肌张力突然丧失，不能维持正常姿势，在立位或坐位时更易发现，可见头下垂、肩或肢体突然下垂、屈髋屈膝或跌倒。发作期 EEG 为多棘慢波或低波幅快活动，发作期肌电图可见短暂的电静息，与 EEG 有锁时关系。

（6）失神发作　分为：①典型失神发作：发作时突然停止正在进行的活动，意识丧失但不摔倒，两眼凝视，持续数秒钟后意识恢复，发作后不能回忆，过度换气往往可诱发发作，发作期 EEG 为全导同步 3Hz 棘慢复合波（图 9-1），发作间期背景活动可正常。②不典型失神发作：与典型失神发作表现类似，但开始及恢复速度均较典型失神发作慢。发作期 EEG 为 1.5～2.5Hz 的全导慢棘慢复合波，发作间期背景活动异常。

（二）儿童常见的癫痫和癫痫综合征

癫痫综合征（epileptic syndrome）指由一组具有特定临床表现和脑电图改变的癫痫疾患（即电临床综合征）。临床上常结合发病年龄、发作特点、病因学、伴随症状、脑电图及影像学特征、既往史、家族史、对药物的反应及转归等资料，综合作出某种癫痫综合征的诊断。这对于治疗选择、判断预后等方面都具有重要的指导意义。但需要注意的是，并不是所有癫痫都可以诊断为癫痫综合征。

1. 伴中央颞区棘波的儿童良性癫痫（benign childhood epilepsy with centrotemporal spikes，BECT）

占小儿癫痫的 15%～20%，呈年龄依赖性，通常 2～14 岁发病，8～9 岁多见，男孩多于女孩。常有家族癫痫史。其发作与睡眠关系密切，多在入睡不久或清晨将醒时出现局灶性发作，大多起始于口面部，如唾液增多、喉头发声、口角抽动，意识清楚，但不能主动发声，部分患儿很快继发全面性强直-阵挛发作而意识丧失。发作间期 EEG 背景正常，在中央区和中颞区可见棘波、尖波或棘慢复合波，一侧、双侧或交替出现，睡眠期异常波增多，检出阳性率高（图 9-2）。本病预后良好，药物易于控制，生长发育不受影响，多在 16 岁前停止发作；但少数变异型对认知功能产生影响。

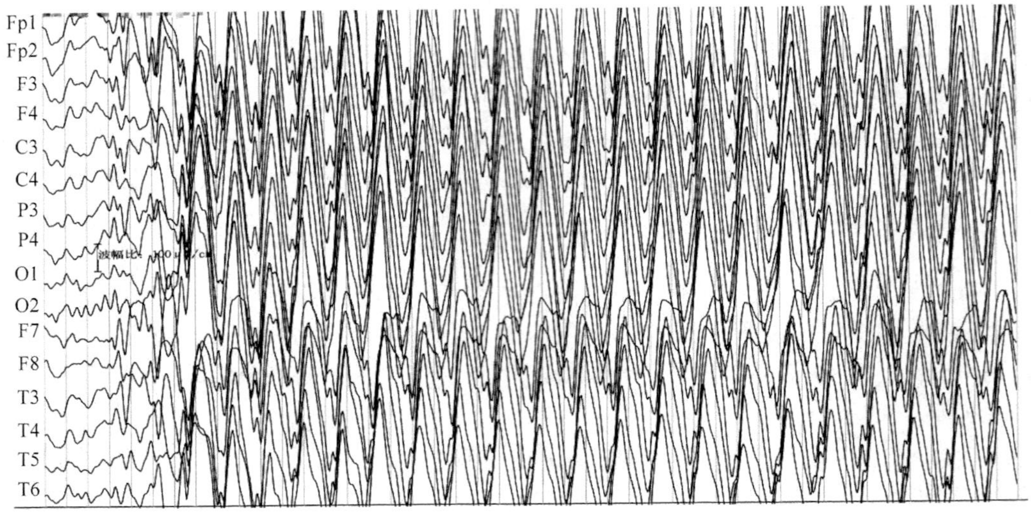

图 9-1 典型失神发作脑电图

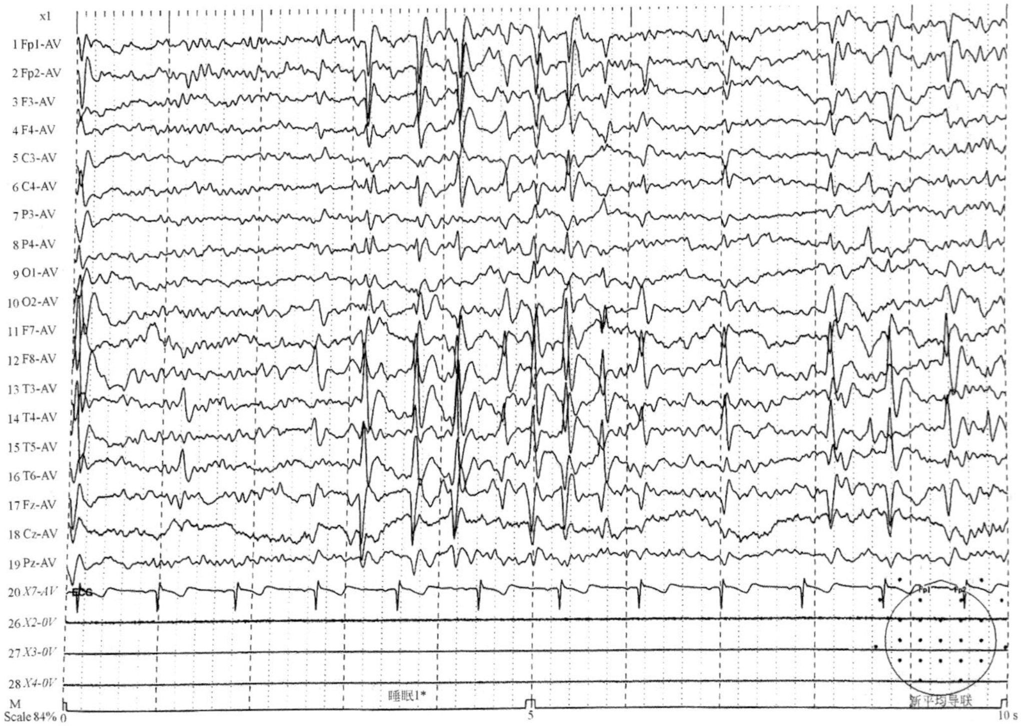

图 9-2 伴中央颞区棘波的儿童良性癫痫发作间期脑电图

2. 儿童失神癫痫

是儿童期常见的特发全面性癫痫综合征。一般4～10岁起病，女孩多于男孩，有明显遗传倾向。表现为频繁典型失神发作，持续数秒，一般不超过30秒。EEG背景正常，发作期为双侧广泛、同步、对称性3Hz棘慢综合波。体格智能发育正常，预后良好，常在12岁前缓解。

3. 婴儿痉挛症

又称West综合征。90%以上在1岁内发病，4～8个月多见。主要特点为频繁的痉挛发作，特异性高峰失律EEG和精神运动发育迟滞或倒退。多在思睡和苏醒期出现，痉挛多成串发作，每串可连续数次或数十次，可伴有哭叫，发作形式为屈曲型、伸展型和混合型，以屈曲型和混合型居多。屈曲型发作时，婴儿前臂前举内收，头和躯干前屈呈点头状，全身屈曲如虾状。伸展型发作时婴儿头后仰，双臂向后伸展。发作间期EEG高度失律，对本病诊断有价值（图9-3）。常见病因包括遗传代谢病、脑发育异常等。大多数属于难治性癫痫，预后不良，部分可转变为Lennox-Gastaut综合征或其他类型发作，绝大多数遗留智力和运动发育落后。

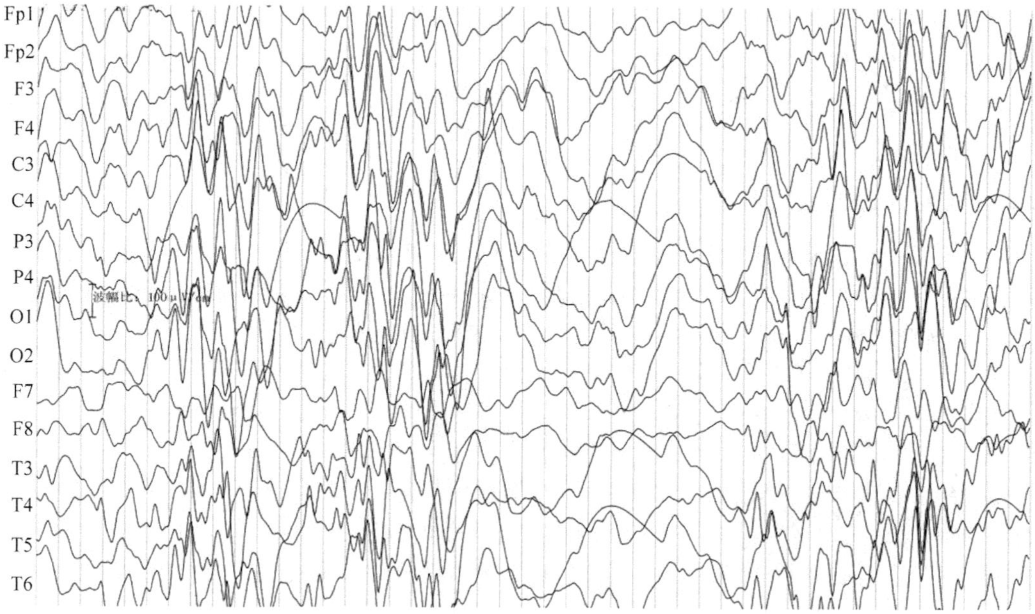

图9-3 婴儿痉挛症脑电图高度失律

4. Lennox-Gastaut 综合征

是儿童期常见的一种难治性癫痫综合征，2～8岁起病，3～5岁多见。病因复杂多样，发病机制不清，部分病例由婴儿痉挛症演变而来。临床发作频繁、形式多样，强直发作最为常见，其次有不典型失神、肌阵挛发作、失张力发作，还可有强直-阵挛发作、局灶性发作等。EEG特征为1.5～2.5Hz慢棘慢复合波及棘波节律。80%～90%病儿发作不能完全控制，多数患儿的智力和运动发育倒退，半数有神经系统异常体征，少数呈静止性病程，如能控制发作，认知功能可能有好转。病死率4%～7%，多由于癫痫持续状态所致，预后不良。

5. 遗传性癫痫伴热性惊厥附加症（Generalized epilepsy with febrile seizures plus，GEFS+）

既往称全面性癫痫伴热性惊厥附加症，为家族性遗传性癫痫综合征。热性惊厥家族史的儿童，6 岁之后仍有频繁的热性惊厥，或者出现不伴发热的全面性强直-阵挛发作。属常染色体显性遗传，总体预后良好，大多于儿童后期或 25 岁前停止发作。但如果为 Dravet 综合征，则预后不良。

（三）癫痫的共患病

癫痫的临床表现主要是癫痫发作，但常常伴有各种神经行为共患病，包括认知障碍、精神疾病及社会适应性行为障碍。因此要注意询问、观察各种共患病的相关表现，并进行相应的专科检查，必要时应转诊至精神心理科进行更加专业、个体化的治疗。

（四）癫痫持续状态

传统癫痫持续状态（status epilepticus，SE）的定义为：1 次癫痫发作持续 30 分钟以上，或反复多次发作持续 30 分钟以上，且发作间期意识不恢复至发作前的基线状态。基于癫痫持续状态的早期临床控制和对脑的保护，从临床实际操作角度，全面性惊厥性发作持续超过 5 分钟，或者非惊厥性发作或部分性发作持续超过 15 分钟，或者 5～30 分钟内两次发作间歇期意识未完全恢复者，即可以考虑为早期 SE，因为此期绝大多数发作不能自行缓解，需紧急治疗以阻止其演变成完全的癫痫持续状态。

三、辅助检查

（1）脑电图　是诊断癫痫发作、确定发作和癫痫类型最重要的辅助手段，为癫痫患者的常规检查。癫痫波形包括棘波、尖波、棘慢波、尖慢波、多棘慢波和突出于正常背景的阵发性高幅慢波等。由于部分类型的癫痫在入睡时异常放电明显增多，因此脑电图描述应包括清醒和睡眠的图形。24 小时便携式脑电图监测可延长记录时间，并能记录完整的自然睡眠-觉醒周期，明显提高癫痫患者脑电图的阳性率；视频脑电图监测在记录脑电图的同时进行视频录制，可帮助分析发作时的症状表现与脑电图的关系，有利于发作性质的鉴别和癫痫发作类型的判断。

（2）神经影像学检查　MRI 对于发现脑部结构性异常有很高的价值。如果有条件，建议常规进行头颅 MRI 检查。头部 CT 检查对于钙化或出血性病变较 MRI 有优势。其他影像学检查，如功能核磁共振、磁共振波谱、PET 等，均不是癫痫患者的常规检查，可根据病人情况选用。

（3）其他检查　主要是癫痫的病因学诊断，必要时根据病情选择遗传代谢病筛查、染色体检查、基因分析、血生化、脑脊液等检查。

四、诊断与鉴别诊断

1. 诊断

癫痫诊断分为 5 个步骤：确定发作性事件是否为癫痫发作（临床出现间隔至少 24 小时的 2 次非诱发性癫痫发作时就可诊断癫痫）；确定癫痫发作的类型；确定癫痫及癫痫综合征的类型；确定病因；确定残障和共患病。

病史、发作表现、脑电图检查是诊断小儿癫痫的主要依据，病史必须详细询问，了解发作时症状、持续时间、发作频率、有无先兆、诱因、发作后情况及发作规律等，结合脑电图进行综合分析。需注意，部分癫痫患儿发作间期脑电图检查正常，因此，脑电图正常亦不能除外本病。神经系统查体、神经影像学检查有利于分析病因、发现病灶，常规进行肝肾功能、血糖、电解质、血氨、乳酸等血生化检查，酌情选择代谢病筛查及脑脊液、染色体、基因等检查。

2. 鉴别诊断

（1）*晕厥* 常见于年长儿，因一过性脑血流灌注不足而引起，往往由于精神紧张、疼痛刺激、劳累、情绪激动、天气闷热、阵发性心律失常、体位性低血压等引起，多于站立或坐位时发生，发作时可先有汗出、面色苍白、视物模糊，继之出现意识障碍，全身肌张力丧失，持续数分钟很快恢复，很少见到惊厥伴二便失禁、舌咬伤，发作后一般无意识模糊、嗜睡及神经系统体征，脑电图正常或有非特异性慢波。

（2）*屏气发作* 见于 6 个月～6 岁小儿，6～18 个月较多。发作多有诱因，如恐惧、生气等。发作时先大哭，随之呼吸暂停，青紫，重者意识丧失、躯体强直或抽动，或苍白，失张力，心率减慢，持续 1～3 分钟缓解。与癫痫相比，屏气发作有明显的诱因，发作期及发作间期脑电图无癫痫波形。

（3）*抽动障碍* 一组或多组肌肉突发、重复和刻板性不随意抽动，通常是非节律性，多见于面、颈、肩，也可见于四肢和腹部等，意识清楚，情绪紧张和心理刺激时可以加重，睡眠中症状消失，可共患注意缺陷多动障碍、强迫障碍、学习困难等，脑电图一般无痫样放电。

此外，还需要与心因性非癫痫发作、睡眠障碍、发作性运动障碍、偏头痛等疾病相鉴别。

五、临床治疗

癫痫的治疗原则是在控制癫痫发作的同时，尽可能减少不良反应，并使患儿达到其最好的身心健康和智力运动发育水平。因此，癫痫临床处理中既要强调遵循指南的治疗原则，又要充分考虑个体性差异。癫痫是慢性病，治疗过程中需要医师、家长、患儿以及学校、社会共同努力，做好癫痫患儿的长程管理。

（一）西医治疗

1. 病因治疗

尽可能进行癫痫的病因学诊断，根据病因进行针对性治疗。

2. 抗癫痫药物治疗

要根据发作类型、癫痫综合征及共患病、同时服用的其他药物以及患儿及其家庭的背景情况来综合考虑，如能诊断癫痫综合征，先按照综合征选药原则选择药物；如不能诊断综合征，再按发作类型选择药物。首选单药治疗；若联合治疗，应尽量选择不同作用机制的抗癫痫药；替换药物应逐渐过渡。疗程要长，一般需要治疗至少连续 2 年不发作，而且脑电图癫痫样放电完全或者基本消失，才能开始逐渐减药。切忌骤停抗癫痫药物，以防病情反复，甚至加重癫痫发作。有条件应定期检测血药浓度。在整个治疗过程中均应定期随访，定期检测血常规和肝、肾功能以及其他可能出现的不良反应。新诊断儿童癫痫的初始单药治疗见表 9-4 及表 9-5。

3. 其他治疗

对于难治性癫痫，还有切除性外科手术、姑息性外科手术、生酮饮食、神经调控（迷走神经、脑深部或脑皮质电刺激等）、类固醇皮质激素（用于婴儿痉挛症等）、静脉注射免疫球蛋白等其他治疗方法。

表 9-4 新诊断全面性发作癫痫的初始单药治疗选择

全面性发作	一线药物	二线药物	不推荐药物
强直-阵挛发作	VPA，LEV，LTG	TPM，OXC，PB，ZNS，CBZ，CZP，PHT，NZP	VGB，ESM
强直发作	VPA，LEV，LTG	TPM，ZNS，PB，CZP，NZP	OXC，PHT，CBZ，VGB，ESM
阵挛发作	VPA，LEV	TPM，LTG，ZNS，PB，CZP，OXC，NZP	PHT，CBZ，VGB，OXC，NZP
肌阵挛发作	VPA，LEV，TPM	CZP，NZP，LTG，ZNS	PB，ESM，PHT，VGB，OXC，CBZ
失张力发作	VPA	TPM，LEV，LTG，CZP，NZP，ZNS	PB，PHT，VGB，ESM，CBZ，OXC
失神发作	VPA，ESM，LTG	CZP，LEV，TPM，NZP	ZNS，PB，PHT，VGB，CBZ，OXC

注：VPA：丙戊酸，LEV：左乙拉西坦，LTG：拉莫三嗪，TPM：托吡酯，OXC：奥卡西平，PB：苯巴比妥，ZNS：唑尼沙胺，CBZ：卡马西平，CZP：氯硝西泮，PHT：苯妥英，NZP：硝西泮，VGB：氨己烯酸，ESM：乙琥胺。

表 9-5 新诊断局灶性和特殊发作类型癫痫的初始单药治疗选择

局灶性和特殊发作	一线药物	二线药物	不推荐药物
局灶性发作	OXC，CBZ，LEV，VPA，LTG	TPM，ZNS，PB，PHT	CZP，VGB，NZP，ESM
局灶性继发全面性发作	OXC，CBZ，VPA，LEV，LTG	TPM，ZNS，PB，PHT，CZP，NZP，VGB	ESM
癫痫性痉挛	VPA，TPM，VGB	CZP，LEV，NZP，LTG，ZNS	PB，PHT，OXC，CBZ，ESM
多种类型发作	VPA，TPM，LEV	LTG，CZP，ZNS，NZP，PB	OXC，CBZ，VGB，PHT，ESM
难以分型发作	VPA，LEV，TPM	LTG，CZP，PB，ZNS，NZP，OXC	CBZ，VGB，PHT，ESM

4. 癫痫持续状态的治疗

（1）快速控制发作　院内治疗无法建立静脉通道时可肌内注射咪达唑仑，0.2～0.3mg/kg，最大剂量 10mg；或者 10%水合氯醛溶液 0.5ml/kg 灌肠。若已有静脉通路，给予地西泮，每次用量 0.3～0.5mg/kg，一次不超过 10mg，缓慢静脉注射，多于 5 分钟内生效，过程中注意观察是否有呼吸抑制。

（2）支持治疗　保持呼吸通畅，吸氧；维持生命功能，保护脑和其他重要脏器功能，防治并发症。发作停止后，给予抗癫痫药物以防再发。

2016 年美国癫痫学会发布了《癫痫持续状态治疗的循证医学指南》推荐基于时间轴的治疗流程，包括稳定阶段、一线治疗阶段、二线治疗阶段、三线治疗阶段。可参考运用。

（二）中医治疗

1. 辨证思路

本病辨证，应首分轻重，继辨病因，分虚实。

（1）辨轻重 一般发作次数少，抽搐轻微，意识清楚，发作持续时间短者多属轻证；若发作频繁，抽搐频剧，意识丧失，发作持续时间长者，则属重证。

（2）辨病因、分虚实 惊、痰、风、瘀属实证。如有胎中受惊或后天暴受惊恐病史，发作时伴惊叫、恐惧等精神症状者多因于惊；如外感发热所诱发，发作时抽搐明显者多因于风；如神识异常为主，可见一过性失神，摔倒，手中持物坠落，喉中痰鸣者多因于痰；如有明显颅脑外伤史，头部疼痛位置较为固定者多因于瘀；对于虚证，常见肾精亏虚，脾气虚弱等。

2. 治疗原则

以豁痰开窍，顺气息风为基本法则。实证以治标为主，着重豁痰、息风、顺气、定痫或镇惊、活血；虚证重在治本，以益肾填精为主，亦可辨证使用健脾益气、滋补肝肾之法。伴认知损害者，应注重抗痫与增智并举。同时可配合针灸等中医特色疗法，必要时配合使用西药。本病治疗药物中部分矿物药、动物药为毒性药物，需按照《中华人民共和国药典》的有关规定谨慎应用。

3. 辨证施治

（1）惊痫证

证候 起病前常有惊吓史；发作时惊叫，吐舌，急啼，惊惕不安，神志恍惚，面色时红时白，四肢抽搐，神昏；平素胆小易惊、精神恐惧，寐中不安，舌淡红，苔白，脉弦或脉乍大乍小，或指纹青。

辨证要点 本证多有惊吓或较强的精神刺激史，以平素胆小易惊，发作时惊叫急啼，精神恐惧，四肢抽搐，舌淡红，苔白，脉弦或脉乍大乍小，或指纹青为特征。

治法 镇惊安神。

方药 镇惊丸（《证治准绳》）加减。

发作频繁者，加蜈蚣、全蝎、僵蚕、白芍以息风止痉；夜间哭闹者，加煅磁石（先煎）、琥珀（冲服）以镇惊安神。

（2）痰痫证

证候 发作时意识丧失，瞪目直视，喉中痰鸣，痰涎壅盛，四肢抽搐；平素面色少华，口黏多痰，胸闷呕恶，可伴有智力低下、神识呆滞，舌淡红，苔白腻，脉滑或指纹紫滞。

辨证要点 以发作时神识被蒙症状明显，喉中痰鸣，抽搐症状较轻，平素可有面色少华，口黏多痰，舌淡红，苔白腻，脉滑或指纹紫滞为特征。

治法 豁痰开窍。

方药 涤痰汤（《奇效良方》）加减。

点头，发作频繁者，加天竺黄、琥珀（冲服）以清心逐痰；头痛者，加菊花、苦丁茶以疏风清热；腹痛者，加白芍、延胡索、川楝子以行气止痛；呕吐者，加代赭石（先煎）以重镇降逆。若痰火扰神，症见面红目赤、急躁易怒、便秘溲黄、舌红苔黄或黄腻者，可用礞石滚痰丸加减以泻火逐痰。

（3）风痫证

证候 发作时突然仆倒，两目上视或斜视，牙关紧闭，口吐白沫，口唇及面部色青，颈项强直，全身强直或四肢抽搐，意识不清，舌红，苔白，脉弦或弦滑，或指纹浮。

辨证要点 多由急惊风反复发作变化而来。以发作时抽搐明显，伴有神志不清，口吐白沫，口唇色青，舌红，苔白，脉弦或弦滑，或指纹浮为特征。

治法 息风止痉。

方药 定痫丸（《医学心悟》）加减。

高热者，加石膏（先煎）、羚羊角以清热止痉；大便秘结者，加大黄（后下）、芒硝（冲服）以泻热通便；烦躁不安者，加胡黄连、淡竹叶以清心降火。

（4）*瘀痫证*

证候 发作可有周期性，发作时头目晕眩，神识不清，单侧肢体或四肢抽搐，抽搐部位、形式固定，或肢体麻木，或头部刺痛、痛有定处，舌紫暗或有瘀点、苔少，脉涩或指纹沉滞。

辨证要点 有产伤、脑外伤或颅脑感染病史，以每次发作的部位、症状大致相同，舌紫暗或有瘀点，舌紫暗或有瘀点、苔少，脉涩或指纹沉滞为特征。

治法 活血化瘀。

方药 通窍活血汤（《医林改错》）加减。

头痛剧烈，皮肤枯燥色紫者，加阿胶（烊化兑服）、丹参、五灵脂以养血活血；大便秘结者，加火麻仁、芦荟以润肠通便。

（5）*虚痫证*

证候 癫痫经久不愈，发作时多以瘛疭抖动为主要表现，年长女孩发作往往与月经周期有关；平素体质较差，面色无泽，时有头晕、神疲乏力，少气懒言，腰膝酸软，四肢不温，睡眠不宁，反应低下，可伴精神发育迟滞，舌淡或淡红，苔白，脉沉细无力或指纹淡红。

辨证要点 多见于癫痫经久不愈，以发作性瘛疭、抖动，伴精神发育迟滞，或年长女孩发作与月经周期有关，舌淡或淡红，苔白，脉沉细无力或指纹淡红为特征。

治法 益肾填精。

方药 河车八味丸（《幼幼集成》）加减。

抽搐频繁者，加鳖甲（先煎）、白芍以滋阴潜阳息风；智力低下者，加益智仁、石菖蒲以益智开窍。偏脾气虚弱者，症见面色无华，神疲乏力，少气懒言，纳呆便溏，舌淡，可予六君子汤加减以健脾益气；偏肝肾阴虚者，症见面色晦暗，头晕目干，健忘失眠，腰膝酸软，大便干燥，舌红少苔，可予六味地黄丸或大定风珠加减以滋补肝肾。

4. 中医其他疗法

（1）*中成药* ①小儿抗痫胶囊：豁痰息风，健脾理气，用于痰痫。②羊痫疯癫丸：平肝疏气，降痰疗痫，用于痰痫、风痫。③医痫丸：祛风化痰，定痫止搐，用于痰痫、风痫、惊痫。④琥珀抱龙丸：清热化痰，镇惊安神，用于惊痫、风痫、痰痫。⑤癫痫康胶囊：镇惊息风，化痰开窍，用于痰痫、惊痫。

（2）*针灸疗法* ①体针：主穴取人中、太冲、百会、风池、内关、足三里。风痫加风府、风门，瘀痫加三阴交，痰痫配丰隆，惊痫加神门。可配合电针治疗。留针 30min，每 10min 行针 1 次，每 1～2 日针刺 1 次。百会、足三里、手三里，灸治，各 3 壮，隔日 1 次。②耳针：取胃、皮质下、神门、枕、心、脑点、肝、肾、脑干穴。每次选用 3～5 个穴位，可用揿针或王不留行籽按压刺激治疗。

此外，还有报道推拿疗法、埋线疗法、敷贴疗法等，但仍需要更有力的循证依据来证实其疗效。

六、中西医结合诊疗思路

小儿癫痫临床表现复杂多变，中医辨证亦可结合西医辅助检查辨别病情轻重。若一般发作次数少，抽搐轻微，意识清楚，发作持续时间短者，脑电图异常程度较轻，非颅脑结构异常所致者多属轻证；若发作频繁，抽搐频剧，意识丧失，发作持续时间长，脑电图异常程度重，或颅脑结构异常所致，多种抗癫痫药物难以控制者，则属重证。

中西药物联合使用是中国治疗癫痫的特色之一。其中，中药治疗可以起到抗癫痫、改善体质从而增强患儿对抗癫痫西药的敏感性、治疗共患病、减少不良反应等协同作用。中西药合用的思路是：①初诊时不要随意更改患儿已服用的西药（除非用药有明显的缺陷），保持患儿内环境的稳定，加用中药后观察疗效。②对于服用 4 种以上抗癫痫西药仍发作频繁者，加用中药后存在肝毒性增加等风险，可酌情逐渐减少西药种类或药量。③服用中西药效果均不佳时，可加用其他西药；效果仍不明显者，请西医专科医生会诊。④根据患儿认知情况，可酌情予抗痫与益智并举的治疗方法。⑤给予足够的疗程，稳定期可考虑中药膏方等治疗。

七、预防与调护

（1）孕期保持心情舒畅，避免受惊；慎防跌仆或撞击腹部；定期进行产检，避免感染疾病、营养缺乏、特殊药物等因素对胎儿的不良影响。

（2）避免产伤、分娩窒息、颅内感染、颅脑外伤、颅内出血等不良因素。

（3）积极治疗惊风诸疾，防止后遗症。

（4）加强心理调适，树立患儿及家长的信心，努力培养良好的社交能力。

（5）避免和控制发作诱因，如高热、紧张、作息不规律、劳累、惊吓及不良的声光刺激等；少食用兴奋性食物如巧克力、浓茶、咖啡等；坚持用药，不漏服或骤停药物。

（6）嘱咐患儿不要单独到火边、水边、高空、公路玩耍，或持用刀剪锐器，以免发生意外。

（7）有发作前兆时，迅速让其平卧，并清除周围带损伤性的物品。抽搐时，应保持头部向一侧偏斜，清除呼吸道异物，避免窒息及误吸，保持呼吸道通畅，切勿强力制止。抽搐后，患儿常疲乏昏睡，应保证休息。

思维导图

第五节　小儿癫痫

- 概念 — 是一种由多种病因引起的慢性脑部疾病，以脑神经元过度放电导致反复性、发作性和短暂性的中枢神经系统功能失常为特征
- 病因病机
  - 西医病因 — 主要由遗传性、结构性、代谢性、免疫性、感染性、病因不明等引起
  - 中医病因病机 — 由先后天因素及诱发因素引起的痰伏脑络，气逆风动
- 临床表现及分类
  - 癫痫发作的分类
    - 局灶性发作 — 发作每一次都起源于固定的单侧半球的致痫网络，起始后扩散或者不扩散至双侧脑网络
    - 全面性发作 — 包括强直-阵挛发作、强直　发作、阵挛发作、肌阵挛发作、失张力发作、失神发作
  - 儿童常见的癫痫和癫痫综合征 — 包括伴中央颞区棘波的儿童良性癫痫、儿童失神癫痫、婴儿痉挛症、Lennox-Gastaut综合征、遗传性癫痫伴热性惊厥附加症等
  - 癫痫的共患病 — 包括认知障碍、精神疾病及社会适应性行为障碍
  - 癫痫持续状态 — 1次癫痫发作持续30min以上，或反复多次发作持续30min，以上且发作间期意识不恢复至发作前的基线状态

第五节 小儿癫痫
- 诊断及鉴别诊断
  - 诊断 —— （1）确定发作性事件是否为癫痫发作（临床出现间隔至少 24 小时的 2 次非诱发性癫痫发作时就可诊断癫痫）；（2）确定癫痫发作的类型；（3）确定癫痫及癫痫综合征的类型；（4）确定病因；（5）确定残障和共患病
  - 鉴别诊断 —— 与晕厥、屏气发作、抽动障碍、心因性非癫痫发作、睡眠障碍、发作性运动障碍、偏头痛等疾病相鉴别
- 临床治疗
  - 西医治疗
    - 病因治疗、抗癫痫药物治疗以及外科手术等其他治疗
    - 癫痫持续状态的治疗 —— 快速控制发作、支持治疗、保护脑和其他重要脏器功能、防治并发症
  - 中医辨证论治
    - 惊痫证 —— 镇惊安神 —— 镇惊丸
    - 痰痫证 —— 豁痰开窍 —— 涤痰汤
    - 风痫证 —— 息风止痉 —— 定痫丸
    - 瘀痫证 —— 活血化瘀 —— 通窍活血汤
    - 虚痫证 —— 益肾填精 —— 河车八味丸

第六节 脑 性 瘫 痪

脑性瘫痪（cerebral palsy，CP）简称脑瘫，是一组由于发育中的胎儿或婴幼儿脑部非进行性损伤所引起的一组持续存在的中枢性运动和姿势发育障碍、活动受限的症候群，可伴有感觉、知觉、认知、交流、行为障碍及癫痫和继发性、肌肉、骨骼问题。脑瘫的患病率在发达国家为 1‰～3.6‰，我国 2‰左右。近年来，由于产科技术、围产医学、新生儿医学的发展，新生儿死亡率、死胎发生率均有明显下降，但脑瘫发生率反有增多趋势。

根据脑瘫临床症状和体征的描述，属于中医“五迟”“五软”“五硬”和“痿证”的范畴。

一、病因病机

（一）西医病因病理

1. 病因

（1）出生前因素 母亲妊娠期各种异常情况如宫内感染、中毒、接触放射线、孕妇营养不良、妊高症等均可能为脑瘫的危险因素，多胎妊娠、胎儿脑发育畸形是引起脑瘫的重要原因。

（2）出生时的危险因素 主要包括缺氧窒息及产伤。产伤可直接引起颅内出血和脑组织挫伤，还可能因损伤引起出血、休克、呼吸衰竭等进一步导致脑组织缺氧缺血性损伤。新生儿颅内出血是造成脑性瘫痪重要的原因之一。

（3）新生儿期因素 早产、低出生体重、胆红素脑病、各种中枢神经系统感染、颅脑损伤、颅内出血等都是引起脑瘫的重要原因。

脑瘫病因很多，但仍有大约有四分之一的患儿尚不能找到病因。

2. 病理

病理变化与病因有关，可见各种畸形与发育不良。但最常见的还是不同程度的大脑皮质萎缩和脑室扩大，可有神经细胞减少及胶质细胞增生等。脑室周围白质软化变性，可有多个坏死或变性区及囊腔形成。胆红素脑病可以引起基底核对称性的异常。出生时或出生后的损伤以萎缩、软化或脑

实质缺损为主。

（二）中医病因病机

产前孕母疾病缠绵或将养失宜，损及胎儿，导致患儿在母体内未能得到气血充养，髓海不足或先天之本不足，肾精无以生髓充脑；产时及产后因素导致血瘀、痰凝，脑络阻滞，而致脑髓不充，失其所用。

病位主要为肝、脾、肾，可涉及心、脑。“肝藏血，主筋”，肝血不濡，则筋失所养；“脾为后天之本，主肌肉四肢”，脾气不足，则肉失所养；“肾藏精，主骨生髓”，肾精不充，则骨失所养。筋、肉、骨功能失调，表现为肢体瘫痪。心及脑窍为五脏六腑之大主，神明在心，灵机出脑窍，因而肢体动作不能，精神行为异常，与心、脑功能失职有关。总病机为脏腑功能失调，损伤脑髓，导致本病发生。

本病大多属虚证，若血瘀痰阻，脑窍闭塞，亦可见虚实夹杂证。

（1）*肝肾亏虚*　若肝肾精血不足，则脑髓空虚，出现痴呆、失语、失听、失明、智力发育迟缓等症状。肝主筋，肾主骨生髓，肝肾亏虚，筋骨失养，则出现肢体不自主运动，关节活动不灵，手足徐动或震颤，动作不协调等症状。

（2）*脾肾两亏*　若胎儿先天禀赋不足，肾精亏虚，后天脾胃运化功能失司，则筋骨、肌肉失养，可出现头项软弱不能抬举，口软唇弛，吸吮或咀嚼困难，肌肉松软无力等症状。

（3）*肝强脾弱*　肝主筋，脾主肌肉四肢，脾胃虚弱，土虚木亢，肝木亢盛，则出现肢体强直拘挛，肢体强硬失用，烦躁易怒。木旺又乘土，致使脾土更虚，导致肌肉瘦削等症，病情缠绵难愈，形成恶性循环。

（4）*痰瘀阻滞*　痰湿内盛，蒙蔽清窍，则见智力低下；病程迁延，络脉不通，瘀阻脑络，气血运行不畅，脑失所养，则毛发枯槁，肢体运动不灵，关节僵硬。

二、临床表现

1. 基本表现

脑瘫患儿最基本的临床表现是生后非进行性运动发育异常，通常在 18 个月内出现运动发育落后、肌张力异常、姿势异常和多种神经反射异常。

（1）*运动发育落后*　患儿的粗大运动（抬头、翻身、坐、爬、站立及行走）和手指的精细动作发育等均落后于同龄正常儿；瘫痪部位肌力降低，主动运动减少。

（2）*肌张力异常*　多数患儿肌张力升高，为痉挛型；肌张力低下型表现为肌肉松软；不随意运动型表现为变异性肌张力不全。

（3）*姿势异常*　脑瘫患儿可出现多种多样的异常姿势。异常姿势与肌张力异常和原始反射延迟消失有关。

（4）*反射异常*　多种原始反射消失延迟，保护性反射减弱或延迟出现；痉挛型脑瘫患儿腱反射活跃，可引出踝阵挛和巴氏征阳性。

2. 临床分型

根据瘫痪的不同性质，可分为以下不同类型：

（1）*痉挛型*　是临床上最常见的脑瘫类型，约占全部脑瘫患儿的 50%～60%。主要病变在锥体系。表现为肌张力增高、肌力差，腱反射亢进，病理反射阳性。两侧上肢肘关节屈曲，腕关节掌屈，拇指内收，下肢髋关节屈曲，膝关节屈曲，足跖屈。扶站时，足尖着地，膝反张，步行时呈剪刀步态等异常姿势。痉挛型按受累部位不同又可分为四肢瘫、截瘫、偏瘫、三肢瘫、单瘫、双瘫、及双重性偏瘫。

（2）*不随意运动型* 约占脑瘫患儿的20%，主要病变在锥体外系，临床的主要特征为不随意运动增多，表现为手足徐动，四肢震颤，舞蹈样动作，肌张力不全等，一般智力障碍不严重。

（3）*肌张力低下型* 临床主要表现为肌张力低下，四肢呈软瘫，自主运动很少，抬头、坐位困难，常取仰卧位，仰卧位时，四肢外展外旋位，形成蛙姿位。此型比较少见，往往是其他类型的过渡形式，婴儿期后大多可转为痉挛型或不随意运动型。

（4）*共济失调型* 多由小脑损伤引起，患儿表现为意向性震颤，眼球震颤，张口流涎，平衡功能障碍，躯干摇摆，步态不稳，走路时两足间距加宽，肌张力低下，肌肉的收缩调节能力障碍等。

（5）*强直型* 此型很少见，系苍白球或黑质受损害所致，表现为全身肌张力显著增高，四肢呈僵硬状态，自主运动很难完成，肌张力呈铅管状或齿轮状增高，常伴有严重的智力低下。

（6）*混合型* 在患儿身上同时具有两种类型或两种类型以上脑瘫的特点。临床上最多见于痉挛型与不随意运动型相混合。

三、辅助检查

头颅影像学检查（MRI、CT和B超）是脑瘫诊断有力的支持，MRI在病因学诊断上优于CT。合并癫痫发作时进行EEG检查，EEG背景波可帮助判断脑发育情况。肌电图检查用于区分肌源性或神经源性瘫痪，特别是对上运动神经元损伤还是下运动神经元损伤具有鉴别意义。疑有听觉损害者，行脑干听觉诱发电位检查；疑有视觉损害者，行脑干视觉诱发电位检查。有智力发育、语言、营养、生长和吞咽等障碍者进行智商发育及语言量表测试等相关检查。有脑畸形和不能确定某一特定的结构异常，或有面容异常高度怀疑遗传代谢病，应考虑遗传代谢方面的检查。

四、诊断与鉴别诊断

1. 诊断

（1）*必备条件* 中枢性运动障碍持续存在；运动和姿势发育异常；反射异常；肌张力及肌力异常。

（2）*参考条件* 有引起脑瘫的病因学依据；有头颅影像学表现。脑性瘫痪的诊断应当具备上述4项必备条件，参考条件帮助寻找病因。

2. 鉴别诊断

（1）*婴儿型脊髓性肌萎缩* 为常染色体隐性遗传病，出生时一般情况尚可，患儿智力正常，大多数于3～6个月后出现，对称性肌无力，肌张力低下，腱反射减低或消失等。本病呈进行性，肌无力情况逐渐加重，腱反射减弱或消失，基因检测和肌电图可协助诊断。

（2）*脑白质营养不良* 为常染色体隐性遗传性疾病，1～2岁发病前运动发育正常。发病后，症状呈进行性加重，表现为步态不稳，语言障碍，视神经萎缩，最终呈去大脑强直。

五、临床治疗

早发现、早干预，重视早期康复治疗，特别是出生后 3～9 个月的阶段内利用各种有益的方法对患儿进行综合康复治疗。中药、推拿、针灸结合西医体能运动训练、技能训练、语言训练等，专业治疗与家庭训练、游戏相结合，纠正患儿异常姿势，促进正常运动发育，减轻其伤残程度，力求达到康复。

（一）西医治疗

1. 物理疗法（physical therapy，PT）

主要训练粗大运动，特别是下肢的功能，利用机械的、物理的手段，改善残存的运动功能，抑制不正常的姿势反射，诱导正常的运动。常用的有Bobath法、Vojta法等方法。

2. 作业疗法（occupational therapy，OT）

主要训练上肢和手的功能，提高日常生活能力并为以后的职业培训工作能力奠定基础。

3. 言语疗法（speech therapy，ST）

包括发音训练、咀嚼吞咽功能训练，提高语言能力和交流能力。

4. 物理因子疗法

包括各种电疗、蜡疗、光疗、磁疗、超短波、温热疗法、激光疗法、水疗、生物反馈疗法等，对患儿的康复起辅助治疗作用。如水疗，患儿在水中能产生更多的自主运动，使肌张力得到改善，对呼吸运动有调整作用，对改善语言障碍也有帮助。

5. 药物治疗

目前尚未发现治疗脑瘫的特效药物，年龄较小的患儿，可根据情况适当给予营养神经类药物，如神经节苷脂等药物，但不宜长期应用。临床上常用A型肉毒毒素肌内注射治疗痉挛型脑瘫，可引起较持久的肌肉松弛作用。对合并癫痫者可应用抗癫痫药物。

6. 手术治疗

主要用于强直型或痉挛型脑瘫，目的是矫正畸形，改善肌张力，恢复肌力及平衡功能。

（二）中医治疗

1. 辨证思路

采用脏腑辨证与经络辨证相结合的方法。本病以往多从虚而论，随着对脑瘫认识的加深，也可为虚实夹杂证。表现为手足徐动或智力障碍者，多病在肝肾；表现为肌肉软弱无力，手足躯体痿软者，多病在脾肾；表现为肢体强直拘挛，肌肉瘦削者，多病在肝脾，为虚实夹杂证。

2. 治疗原则

治疗以补为主，重在健脾、柔肝、补肾，补脾以益气养血，补肾以生精充髓。在补虚的同时需灵活配用活血通络、涤痰开窍、平肝息风等法。

3. 辨证施治

（1）肝肾亏虚证

证候　肢体不自主运动，关节活动不利，手足徐动或震颤，动作不协调，或语言不利，或失听失明，或失聪，舌淡，苔薄白，脉细。

辨证要点　以肢体不自主运动，或震颤，或智力障碍，语言不利，舌淡，苔薄白，脉细为特征。

治法　滋补肝肾，强筋健骨。

方药　六味地黄丸（《小儿药证直诀》）合虎潜丸（《丹溪心法》）加减。

失明者，加桑椹、沙苑子或羊肝食疗以养肝明目；失语者，加远志、郁金、石菖蒲以化痰开窍。

（2）脾肾两亏证

证候　头项痿软，不能抬举，腰膝痿软，口软唇弛，吸吮或咀嚼困难，肌肉松软无力，按压失于弹性，面白，舌淡，苔薄白，脉沉无力。

辨证要点　以头项痿软，肌肉无力，腰膝痿软，舌淡，苔薄白，脉沉无力为特征。

治法　健脾补肾，生肌壮骨。

方药　补中益气汤（《脾胃论》）合补肾地黄丸（《医宗金鉴》）加减。

元气不足而哭声无力者，加人参或太子参以健脾益气；口干者，加石斛、玉竹以滋养胃阴；大便秘结者，加当归、火麻仁以润肠通便。

（3）肝强脾弱证

证候　肢体强直拘挛，强硬失用，烦躁易怒，遇到外界刺激后加重，食少纳呆，肌肉瘦削，舌质胖大或瘦薄，舌苔少或白腻，脉沉弱或细。

辨证要点　以病程较长，肌肉瘦削，肢体强直拘挛，食少纳呆，舌质胖大或瘦薄，舌苔少或白腻，脉沉弱或细为特征。

治法　柔肝健脾，益气养血。

方药　缓肝理脾汤（《医宗金鉴》）加减。

肢体强直者，加黄精、当归、伸筋草、透骨草以养血柔肝；食欲欠佳者，加焦山楂、鸡内金以健脾消食。

（4）痰瘀阻络证

证候　自出生之后反应迟钝，智力低下，肌肤甲错，毛发枯槁，口流痰涎，吞咽困难，关节强硬，肌肉软弱，不自主动作，或有癫痫发作，舌质紫暗，苔白腻，脉沉涩。

辨证要点　以病程较长，智力低下，肢体运动不灵，关节僵硬，舌质紫暗，苔白腻，脉沉涩为特征。

治法　涤痰开窍，活血通络。

方药　通窍活血汤（《医林改错》）合二陈汤（《太平惠民和剂局方》）加减。

肢体强直者，加当归、鸡血藤以养血活血；抽搐者，加全蝎、龙骨、牡蛎、天麻以息风止痉。

4. 中医其他疗法

（1）针灸疗法　①体针：循经取穴，上肢瘫取肩髃、臂臑、手三里、合谷；下肢瘫取环跳、髀关、阳陵泉、悬钟、解溪。上肢取曲池、三间；下肢取足三里、陷谷。对症取穴，剪刀步取髀关、风市；尖足取解溪、太白；足内翻取丘墟、昆仑、承山外 1 寸；足外翻取商丘、太溪、承山内 1 寸；颈项软瘫取天柱、大椎、列缺；腰部软瘫取肾俞、命门、腰阳关；二便失禁取上髎、次髎、中极、关元；智力低下取百会、四神聪、智三针；语言障碍取通里、廉泉；流涎取上廉泉、地仓；吞咽困难取廉泉、天突。根据肢体瘫痪部位不同，分别针刺华佗夹脊穴的不同节段。肌力低下患儿，针刺后加艾灸。②头针：取运动区、足运感区。若上肢瘫痪，取对侧顶额前斜线中 2/5；下肢瘫痪，取对侧顶额前斜线上 1/5 及顶旁线。

（2）推拿疗法　采用循经推按点穴的基本手法作用于患肢。遵循“以柔克刚，以刚制柔”的原则，即肌张力较高时手法宜轻柔，肌力较低时手法宜重。应用摇、扳、拔伸等手法改善肌腱的挛缩，使患肢尽量恢复于功能位。在推拿过程中配以点按穴位，头部取头维、百会、四神聪等穴；手部取阳溪、曲池、肩贞等穴；足部内、外翻取丘墟、太溪、商丘、昆仑等穴以缓解痉挛，降低肌张力，增强肌力。背部推拿的“捏脊疗法”和“脊背六法”，即在背部督脉、华佗夹脊穴及膀胱经第一侧线各脏腑俞穴采取推脊法、捏脊法、点脊法、叩脊法、拍脊法和收脊法六种手法，以提高背部核心肌群稳定性与协调性，促进运动发育。

（3）中药外治法　将黄芪、当归、川芎、鸡血藤、红花、伸筋草等药加水煮沸，将药液倒入浴盆中，待温度适当时，用药液浸洗患肢或全身，每次浸洗30分钟，隔日一次。

六、中西医结合诊疗思路

脑瘫宜早期诊断、早期治疗，采用中西医康复疗法和功能训练效果较好，以纠正患儿异常姿势和运动障碍，促进正常运动发育，争取患儿的全面康复。康复方案的制定与中医脏腑辨证及经络辨证密切相关。临证时应首先明确疾病类型及中医辨证分型，其次制定康复计划，可配合推拿、针灸等疗法。

七、预防与调护

（1）禁止近亲结婚，婚前进行健康检查。

（2）妊娠期间，保证充足营养，防止外伤；避免接触有毒物质、放射线照射；防止妊娠中毒症、流产、早产以及感染性疾病；筛查遗传病。

（3）分娩时注意产程变化，防止新生儿窒息、缺氧缺血性脑病的发生；密切观察新生儿黄疸，必要时进行光疗和换血，防止胆红素脑病。

（4）对脾胃亏虚的患儿应少食多餐，采用捏脊疗法或按摩中脘、内关、足三里等穴，以增强脾胃功能。

思维导图

- 第六节　脑性瘫痪
  - 概念 — 简称脑瘫，是一组由于发育中的胎儿或婴幼儿脑部非进行性损伤所引起的持续存在的中枢性运动和姿势发育障碍、活动受限综合征，可伴有感觉、认知、交流、知觉、行为等异常及癫痫发作和继发性骨骼、肌肉系统异常
  - 病因病机
    - 西医病因病理 — 由出生前时及新生儿时期各种因素导致的大脑皮层萎缩、脑回变狭、脑沟增宽、脑室扩大等，神经细胞变性坏死、纤维化；神经细胞数目减少、层次紊乱、变性、胶质细胞增生
    - 中医病因病机 — 脏腑功能失调，损伤脑髓，以肝脾肾为主
  - 临床表现
    - 基本表现 — 生后非进行性运动发育异常，通常在18个月内出现运动发育落后、肌张力异常、姿势异常和多种神经反射异常
    - 临床分型 — 包括痉挛型、不随意运动型、肌张力低下型、共济失调型、强直型、混合型
  - 诊断与鉴别诊断
    - 诊断
      - 必备条件 — 中枢性运动障碍持续存在；运动和姿势发育异常；反射异常；肌张力及肌力异常
      - 参考条件 — 有引起脑瘫的病因学依据；有头颅影像学体征　脑性瘫痪的诊断应当具备上述4项必备条件，参考条件帮助寻找病因
    - 鉴别诊断 — 与婴儿型脊髓性肌萎缩、脑白质营养不良相鉴别

- 第六节 脑性瘫痪 — 临床治疗
  - 西医治疗 — 物理疗法、作业疗法、言语疗法、物理因子疗法、药物治疗、手术治疗
  - 中医辨证论治
    - 肝肾亏虚证 — 滋补肝肾，强筋健骨 — 六味地黄丸合虎潜丸
    - 脾肾两亏证 — 健脾补肾，生肌壮骨 — 补中益气汤合补肾地黄丸
    - 肝强脾弱证 — 柔肝健脾，益气养血 — 缓肝理脾汤
    - 痰瘀阻络证 — 涤痰开窍，活血通络 — 通窍活血汤合二陈汤

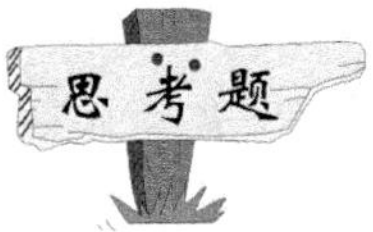

1. 颅神经检查、神经反射检查分别包括哪些？
2. 试述急、慢惊风的总体辨证思路及治疗原则。如何辨证施治？
3. 儿科抗惊厥的首选药物是什么？如何应用？
4. 化脓性脑膜炎的诊断要点、脑脊液检查结果有何特点？易出现的并发症有哪些？其中医辨证思路和治疗原则有哪些？
5. 常见颅内感染性疾病脑脊液改变的特点有哪些？
6. 试述病毒性脑炎的辨证思路与治疗原则。
7. 癫痫的典型脑电图是什么？
8. 试述小儿癫痫的中医病因病机、如何诊断、如何辨证施治。
9. 儿童常见的癫痫和癫痫综合征有哪些？
10. 试述脑性瘫痪的病因、临床表现及诊断要点，如何中医辨证论治？

神经系统疾病病案及古籍选录

第十章　心理行为障碍性疾病

第一节　心理行为障碍性疾病中西医概述

心理现象和发育行为表现与物理、生理现象一样，也是客观事物存在的一种现象，包括感觉、知觉、记忆、思维、情感、意志、性格、能力、气质、个性倾向等，均随儿童年龄的增长而变化。

儿童期是多种心理、行为障碍性疾病的好发年龄阶段。各种生理、病理因素以及社会环境、养育方式等不利因素，均可干扰和阻碍儿童的心理行为发育，加之儿童身心调节能力低下，导致心理行为方面达不到相应的年龄水平，从而产生各种心理行为问题。

一、儿童心理行为障碍性疾病包含的内容

个体的心理行为发展既是个体自身发展成熟的过程，又是一个社会化的过程，在社会化过程中进行正常活动所需要的适应、交流和社会性赞扬等行为方式也在不断学习并强化，所以儿童心理行为的内容具有多样化、全面化、发展化的特点。

婴儿出生后，运动、语言、情绪、适应、交往等各种行为习惯都和体格发育一样，一直处于不断发展的过程当中，不同年龄的儿童都应达到相应年龄阶段的程度。例如儿童在某一年龄阶段，身高、体重达到了该年龄水平，而心理行为发育落后于该年龄，或者出现不同于同龄儿童的异常行为和心理状态，我们就认为该儿童的心理行为出现了问题。

二、儿童心理行为障碍性疾病的诊断与评定

对于心理行为障碍性疾病的诊断，目前国际上最具影响力的诊断标准是《国际疾病分类精神与行为障碍分类（第 11 版）》（ICD-11）和《精神障碍诊断与统计手册（第 5 版）》（DSM-V），我国的诊断标准采用的是《中国精神障碍分类与诊断标准（第 3 版）》（CCMD-3）。

在心理测量学上，评定量表是用来量化观察的一种测量工具，是发育行为心理评定中收集资料和辅助临床诊断心理行为障碍疾病的重要方法。心理行为评定量表的种类是多样性的，按量表功能分类可以分为筛查性量表与诊断性量表。

（1）*常用筛查性量表*　包括丹佛发育筛查量表（DDST）、0～6 岁儿童智能发育筛查测验（DST）、0～6 岁儿童发育筛查父母问卷、瑞文智力测验（RIT）、绘人试验、学龄前儿童 50 项智能筛查量表、改良版婴幼儿孤独症量表（M-CHAT）、儿童孤独症评定量表（CARS）、新生儿 20 项行为神经测查方法等。

（2）*常用诊断性量表*　包括 Gesell 发育诊断量表（GDS）、0～3 岁婴幼儿发育量表（CDCC）、贝利婴幼儿发展量表（BSID）、韦氏智力测查量表（WISC）、孤独症诊断访谈量表修订版（ADI-R），孤独症诊断观察量表（ADOS-G）等。

三、常见的儿童心理行为障碍性疾病

临床常见抽动障碍、注意缺陷多动障碍、孤独症谱系障碍，也可见于智力障碍、学习障碍、儿童情绪障碍等。

（1）抽动障碍　详见第三节。

（2）注意缺陷多动障碍　详见第四节。

（3）孤独症谱系障碍　详见第二节。

（4）智力障碍　又称智力低下，是一组起病于 18 岁以前精神发育不全或受阻的综合征。以在发育阶段的技能损害为主要特征，包括认知、语言、运动和社会能力等不同程度的低下。其病因、病程和病理机制不是单一的，但均表现为智力低下伴社会适应能力缺陷。

（5）学习障碍　也称为特定学习障碍，是发生于儿童时期，以倾听、阅读、书写、表达、推理和计算等基本心理过程存在一种或多种障碍为特征的一类综合征。患儿往往智力水平正常，不存在感觉或运动能力的缺陷，根据其临床表现不同，可伴有阅读受损、书面表达受损、计算障碍等。

（6）儿童情绪障碍　是一组以焦虑、恐惧、强迫等症状为主要表现的心理疾病。其患病率呈逐渐增高的趋势，并常出现躯体症状、厌学等心理问题，对儿童及青少年身心、人格的健康发展具有重要影响。

四、心理行为障碍性疾病中医学概述

儿童心理行为障碍性疾病发病的原因相对成人较单纯，其病因包括外感因素、内伤饮食、胎产因素、养护不周、意外损伤、感染诸虫、医院损伤以及心理因素等。

常见的心理行为障碍性疾病如孤独症谱系障碍、抽动障碍、注意缺陷多动障碍等病证，均归属于中医神志病范畴。此类疾病临床表现各异，病证相对复杂，其病因多包括先天因素和后天因素。先天因素主要责之于父母精血虚损，或孕期调摄失宜，精神、起居、饮食、药治不慎等因素影响胎儿；后天因素多包括分娩时存在缺氧等，也与日常喂养不当、感受外邪、情志失调以及精神紧张、劳累疲倦等多种因素相关。

病位主要在肝、脾、肾，与心、肺相关。小儿稚阳未充，稚阴未长，脏腑阴阳失调，阴精不足，阴失内守，阳躁于外，阳亢有余，故见多动、冲动；小儿脏腑娇嫩，易受外邪，或肝常有余，若情志失调，气机不畅，郁久化火，且脾虚痰聚，故而风痰胶结，肝亢风动则抽动乃作。临床辨证时首辨虚实，次辨脏腑，抓住主要病机，治疗时需注重先后天同补、平衡五脏阴阳。

此类疾病易反复，疗程长，除中药治疗之外，还有针刺、推拿、耳穴、穴位贴敷等外治疗法也可调整脏腑平衡，临床上更易被家长及患儿接受，且疗效亦佳。

思维导图

第一节　心理行为障碍性疾病中西医概述
- 概念 — 儿童期由各种生理、病理、社会环境、养育方式等不利因素，干扰阻碍心理行为发育，导致心理行为达不到相应年龄水平，从而产生各种心理行为问题
- 诊断及评定
  - 诊断标准 — 国际：《国际疾病分类精神与行为障碍分类（第11版）》和《精神障碍诊断与统计手册（第5版）》；我国：《中国精神障碍分类与诊断标准（第3版）》
  - 测量工具 — 评定量表，分为筛查性及诊断性量表

- 第一节 心理行为障碍性疾病中西医概述
  - 常见的儿童心理行为障碍性疾病 — 常见抽动、注意缺陷多动、孤独症谱系障碍，也可见智力、学习、儿童情绪障碍等
  - 中医学概述
    - 属“神志病”范畴
    - 病位主在肝、脾、肾，与心、肺相关，五脏精、气、血、津液亏虚，不能化生涵养五神
    - 辨证首辨虚实，次辨脏腑，治疗注重先后天同补、平衡五脏阴阳

第二节 孤独症谱系障碍

孤独症谱系障碍（autism spectrum disorder，ASD）简称孤独症，又称自闭症，是一组以社交沟通障碍、兴趣或活动范围狭窄以及重复刻板行为为主要特征的神经发育障碍性疾病。包括儿童期孤独症、非典型孤独症、Asperger 综合征等亚型。

该病多于发育早期出现征象，但部分患儿要到社交需求超过其能力时才会出现明显症状。早期征象多于 18 个月前出现，诊断年龄以 3～6 岁多见。我国 2～6 岁人群中患病率约为 0.26%，男女比例约为（4～5）∶1。多数患儿预后不良，为慢性终身性病程，成年后多不具备独立生活、学习和工作能力，且常共患癫痫、注意缺陷多动障碍等神经精神系统疾病。

本病可归属于中医“语迟”“童昏”“塞侯”“视无情”“无慧”等范畴，中医目前称为“小儿自闭症”。

一、病因病机

1. 西医病因病机

（1）病因　本病病因复杂，目前认为与遗传、环境等因素相关。遗传因素如多基因变异、单核苷酸变异、拷贝数变异、罕见的遗传变异和非编码变异等都可导致 ASD 发病；环境因素包括接触毒物、致畸剂、围产期损伤等，通过改变既有的 ASD 遗传易感因素，增加发病风险。

（2）发病机制　本病发病机制尚未完全明确，研究普遍认为改变大脑发育的遗传因素引起 ASD，影响社交能力的发育，并导致兴趣狭窄和重复行为。表观遗传学研究显示异常的基因在胎儿发育早期被“开启”，由此在不改变原 DNA 序列的情况下影响其他基因的表达。同时，ASD 患者在进行社交沟通任务时，使用了与非 ASD 患者不同的连接模式、认知策略和脑区来处理信息。

2. 中医病因病机

本病病因有先后天因素。先天禀赋不足、母孕期感受外邪药毒、产伤；后天调护不当、情志失调等均可导致脏腑功能失调，髓海不充，脑失所养，发为本病。其中先天禀赋不足常见，如父母高龄、身患宿疾、素体虚弱、家族中有患相关疾病者及孕妇精神失调等。

病位在脑，与心、肝、脾、肾相关。病机为脑失所养，神机失用。若肾精不足则脑髓不充，神机失用。若心神失养，故见言语不利，思维意识紊乱，情感失调。若肝气不足，则见反应迟钝，动作迟缓。若脾失健运则气血无以化生，生长发育迟缓，同时脾不能运化水湿，痰浊内生，蒙蔽清窍，神机失用。

（1）肾精亏虚　父母先天之精不充，素体虚弱或病后肾精虚衰，可见运动发育迟缓，身材矮小，囟门迟闭，骨骼软，智力低下，精神动作呆钝。

（2）脾肾两虚　胎禀不足，先天之本不充，后天之本难盛，致使脾肾俱虚，脾虚则气血无以化

生，肾虚则髓海空虚，神机不用，可见发育迟缓，少语，行为孤僻，身材矮小，智力低下。

（3）*心脾两虚* 脾失运化，气血两虚，心神失养，可见气怯乏力，孤僻，反应迟钝，神疲乏力，口角流涎，纳差。

（4）*痰瘀互结* 母亲孕期疾病及产伤会使胎儿痰瘀内生，蒙蔽清窍，致气血失调、心神失养，可见喃喃自语，行为孤僻，记忆力差，呆板，表情淡漠，言语不清，不语或错语。

（5）*心肝火旺* 小儿素体阳热偏盛，生长发育过程中又受外邪侵扰，元神怯弱，心火、肝阳亢盛，扰乱心神，影响情志而发病，可见尖叫，急躁易怒，多动，情绪不宁等。

二、临床表现

本病症状复杂，轻重差别较大。主要临床表现为三个方面，即社会交流障碍、互动障碍、受限且重复的行为模式。

1. 核心症状

（1）*社会交流和互动受损* ASD 患儿缺乏沟通和交际的意图，可能无法留意到、识别出或理解他人的社交行为，难以与年龄相仿者建立和维持同伴关系。

（2）*受限且重复的行为、兴趣和活动* 指刻板重复的运动性作态或复杂的全身动作，如踮着脚走路、重复听到过的话等，并可伴有对改变的抗拒，表现为当日常习惯发生微小改变时会感到痛苦、焦虑，难以适应。出现兴趣狭窄，对一种或一种以上的兴趣模式过于关注，或持续过于关注风扇、车轮等不寻常物体，其关注强度或焦点不正常。另外，部分患儿有感知异常，对噪声、接触、气味、口味或视觉刺激等环境刺激反应过度、不足或异常，易出现焦虑、愤怒等情绪反应。

2. 伴随症状

本病共患病症较多，主要包括智力障碍、语言障碍、睡眠问题、喂养问题等。

（1）*智力障碍* ASD 患儿认知技能发展不均衡，在死记硬背、机械性处理任务方面的表现往往优于需要推理、解读或抽象思维的任务。

（2）*语言障碍* ASD 患儿常伴语言发育迟滞或发育倒退，可表现为不交流、只用肢体语言交流、只说单个词汇或短语、对别人叫自己的名字没有回应、说话的语气语调及节奏变化异常。

（3）*睡眠问题* 包括抗拒就寝、难以入睡、频繁醒来或睡眠结构异常等，严重影响生活质量。

（4）*喂养问题* ASD 患儿可能只吃或拒绝特定口味的食物。部分患儿伴见腹泻、便秘等胃肠道症状。

3. 其他表现

一些患儿虽在其他领域有严重缺陷，但可能在记忆、数学、艺术等领域具有特殊技能。

三、辅助检查

目前尚无特异性辅助检查，可采用量表协助筛查与诊断评估，脑电图、影像学检查、遗传代谢病筛查对于本病的鉴别诊断和共患病的诊断具有一定帮助。

四、诊断与鉴别诊断

（一）诊断

ASD 的诊断应满足以下条件：

1. 在多种场合下社交交流与社交互动方面存在持续性的缺陷

表现为下列情况（当前存在或在病史中提及）：

（1）*社交情感互动中的缺陷*　如异常的社交接触和不能正常地来回对话，分享兴趣、情绪或情感的减少，不能对社交互动作出回应。

（2）*社交互动中使用非语言交流行为的缺陷*　如语言和非语言交流的整合困难，异常的眼神接触和身体语言，在理解和使用手势方面的缺陷，面部表情和非语言交流的完全缺乏。

（3）*发展、维持以及理解人际关系的缺陷*　如难以调整自己的行为以适应各种社交情境的困难，难以分享想象的游戏或交友的困难，对同伴缺乏兴趣。

2. 受限、重复的行为模式、兴趣或活动

表现为以下情况至少满足 2 项（当前存在或在病史中提及）：

（1）刻板或重复的躯体运动、使用物品或言语（如简单的躯体刻板运动，摆放玩具或翻转物体，模仿言语，特殊短语）。

（2）坚持相同性，缺乏弹性地坚持常规，或者仪式化的语言/非语言行为模式（如对微小的改变极端痛苦，难以转变，僵化的思维模式，仪式化的问候，需要走相同的路线或每天吃同样的食物）。

（3）高度受限的固定兴趣，兴趣强度和专注度异常（如对不寻常物体的强烈依恋或先占观念，过度局限或持续的兴趣）。

（4）对感觉输入的过度反应或反应不足，或在对环境的感受方面存在不寻常的兴趣（如对疼痛、温度的感觉麻木，对特定的声音或质地的不良反应，对物体过度地嗅或触摸，对光线或运动的凝视）。

3. 症状必须存在于发育早期，但这些症状可能仅在社交需求超过患儿有限的能力后才变得明显；患儿年龄较大后，这些症状可能因患儿学会了应对技能而被掩盖。

4. 这些症状导致社交、职业或目前其他重要功能方面有临床意义的损害。

5. 这些症状不能通过智力障碍（智力发育障碍）或全面发育迟缓来更好地解释。

（二）鉴别诊断

应与妨碍社交和引起刻板动作的疾病相鉴别，常见包括：

（1）*言语和语言发育障碍*　ASD 患儿常伴语言障碍。但发育性语言障碍的患儿社交互动正常，沟通的欲望和意图正常。

（2）*听力障碍*　ASD 患儿对呼唤无反应，常被误认为听力障碍。与 ASD 不同，听力障碍患儿通常具有正常的社交、眼神交流和肢体语言，可正常进行想象游戏。

（3）*注意缺陷多动障碍*　注意缺陷多动障碍患儿可能存在社交障碍，但轻于孤独症患儿。注意缺陷多动障碍患儿的语言和想象一般正常。

（4）*抽动障碍*　抽动障碍患儿有肌肉的抽动、间断的运动或发声，可与 ASD 患儿相似。但抽动障碍患儿的沟通和语言技能一般正常。

（5）*儿童精神分裂症* 当天才儿童合并学习障碍、注意缺陷多动障碍时，其表现可能与 ASD 类似。但天才儿童通常乐于社交，言语技能正常，且可以解释自己的兴趣所在。

（6）*智力障碍* 起病在发育年龄阶段，即 18 岁之前。智力障碍的儿童其智力水平较同龄儿童明显低下，发育商或智商低于人群均值 2 个标准差，一般智商低于 70。适应行为存在缺陷，低于社会所要求的标准。

五、临床治疗

（一）西医治疗

最大程度提升功能、促进患儿独立及改善生活质量是治疗的首要目标。目前尚无针对核心症状的治疗药物，首选治疗是行为和教育干预，药物干预用于治疗共患的躯体或精神疾病。

1. 行为和教育干预

干预方案要根据患儿的年龄和具体需求进行个体化的制定和实施；同时需要多学科的联合，目的是改善整体功能。干预措施通常由特殊教育人员或受过训练的治疗师来进行。常见的干预模式包括：强化行为干预、结构化教学法、发展和关系模式、整合性模式等。

2. 药物治疗

ASD 目前尚缺乏针对其核心缺陷（症状）的药物治疗，所有药物都是辅助性的对症治疗措施。几乎所有的治疗精神障碍的药物（治疗多动症的药物除外）在上市前的临床试验中都不是以儿童为研究对象的，这些药物在儿童中的使用缺乏相应的疗效与安全性的数据。因此在使用精神类药物前除采取行为和教育干预，还应进行全面的评估，评估共患疾病，并权衡社会、心理、环境等因素。对于 ASD 患儿的易激惹、躯体攻击与严重发脾气等行为，如果行为干预效果不佳或无效，可选用利培酮和阿立哌唑治疗。在使用精神类药物治疗期间要监测疗效和副作用，定期重新评估。

（二）中医治疗

1. 辨证思路

本病以八纲辨证结合脏腑辨证为要，首辨阴阳，次辨脏腑虚实。

（1）*辨阴阳* 刻板动作多、急躁易怒者为阳证，如心肝火旺证；喃喃自语、神疲易倦、表情淡漠者为阴证，如痰瘀互结证、肾精亏虚证、心脾两虚证、脾肾两虚证。

（2）*辨脏腑虚实* 患儿以先天不足为本，肾虚为主，兼有其他脏腑不足。如患儿常伴多食、纳呆、便秘、腹泻等胃肠症状，为脾运失调，不能运化水谷所致；在生长的某一阶段出现功能倒退、言语不利、情志失调等症状，则与心失所养及肝的升发疏泄失常有关。此外，母亲孕期疾病及产伤会使胎儿痰瘀内生，蒙蔽清窍。

2. 治疗原则

本病以补虚为旨，宜益肾健脾、补气养心；本虚标实证则治以补虚兼祛实邪，采用柔肝行气、清肝泻火、化痰祛瘀之法。

3. 辨证施治

（1）肾精亏虚证

证候　语言迟缓，少语，行为孤僻，反应迟钝，刻板动作，伴有运动发育迟缓，身材矮小，筋骨痿软，舌淡红，苔薄白，脉细弱。

辨证要点　以少语，行为孤僻，反应迟钝，刻板动作，运动发育迟缓，身材矮小，骨骼软，舌淡红，苔薄白，脉细弱为特征。

治法　滋补肝肾，填精益髓。

方药　六味地黄丸（《小儿药证直诀》）合菖蒲丸（《普济方》）加减。

纳食不佳者，加橘红、茯苓、甘草、枳实以燥湿助运；智力低下，反应迟钝者，加益智仁以补肾填精。

（2）脾肾两虚证

证候　智力、运动发育迟缓，少语，行为孤僻，身材矮小，筋骨痿软，记忆学习能力差，伴有大便不调，腹胀，嗳气，呕吐，舌淡红，苔薄白或白腻，脉细。

辨证要点　以少语，行为孤僻，发育迟缓、智力低下，记忆欠佳，大便不调，舌淡红，苔薄白或白腻，脉细为特征。

治法　补肾运脾，充养脑髓。

方药　六味地黄丸（《小儿药证直诀》）合二陈汤（《太平惠民和剂局方》）加减。

腑气不通者，加柏子仁、厚朴以行气润肠；食积不化者，加鸡内金、生山楂以消食导滞。

（3）心脾两虚证

证候　少语或不语，气怯，行为孤僻，反应迟钝，刻板动作，伴有面色少华，神疲乏力，肢冷或有自汗，夜寐不安，口角流涎，纳差，舌淡红，苔薄白，脉细弱。

辨证要点　以气怯，孤僻，反应迟钝，神疲乏力，口角流涎，纳差，舌淡红，苔薄白，脉细弱为特征。

治法　健脾益气，养心安神。

方药　归脾汤（《正体类要》）合养心汤（《仁斋直指方论》）加减。

痰蒙心窍者，加石菖蒲、郁金以健脾助运；血虚心烦者，重用炒酸枣仁、柏子仁以养血宁心；心脾不足明显者，重用人参、白术、茯苓以健脾养心。

（4）痰瘀互结证

证候　喃喃自语，行为孤僻，刻板动作，记忆力差，呆板，表情淡漠，言语不清或滞后，不语或错语，对指令充耳不闻，伴产伤病史，舌质暗淡或暗红，舌体可见胖大、瘀斑及舌下络脉迂曲，苔腻，脉滑或濡。

辨证要点　多有产伤史，以行为孤僻，刻板动作，神志痴呆，口角流涎，言语不清或喃喃自语，不闻指令，舌质暗淡或暗红，瘀斑及舌下络脉迂曲，苔腻，脉滑或濡为特征。

治法　豁痰祛瘀，醒脑开窍。

方药　涤痰汤（《奇效良方》）加减。

食欲不振，胸闷恶心者，加莱菔子、苏梗以行气消积；大便秘结者，加玄明粉、生大黄以泻火通便；面色晦暗，舌有瘀斑，脉涩，有产伤及外伤史者，加桃仁、红花以活血祛瘀。

（5）心肝火旺证

证候　少语或不语，时有尖叫，声音高亢，刻板动作，或行为孤僻；伴有急躁易怒，多动、注意力不集中，情绪不宁，跑跳无常，不易管教，夜不成寐，时有便秘溲黄，舌质红或舌边尖红，苔薄黄，脉弦或数。

辨证要点 以少语或不语，刻板动作，或行为孤僻，急躁易怒，情绪不宁，高声叫喊，夜不成寐，舌质红或舌边尖红，苔薄黄，脉弦或数为特征。

治法 清心平肝，安神定志。

方药 天麻钩藤饮（《中医内科杂病证治新义》）合丹栀逍遥散（《内科摘要》）、甘麦大枣汤（《金匮要略》）加减。

口渴喜饮，夜寐不安者，加百合、石斛、酸枣仁、五味子以养阴安神；大便秘结者，加火麻仁、决明子以润肠通便。

4. 中医其他疗法

（1）*针灸疗法* ①体针：取百会、风池、膻中、内关、神门、脑户、脑空、神庭、本神、四神聪穴。言语障碍加用哑门、廉泉穴；运动障碍加用秩边、委中穴。操作以平补平泻为主，每周 5 次，3 个月为一疗程。②耳针：取肝、脾、肾、心、脑、口、舌、交感、神门、皮质下、脑干等穴，每次选 5～6 穴，以王不留行籽贴压，每日按压 3 次，10 天为一疗程。

（2）*推拿疗法* 以滑石粉为介质，以头面部四大手法、拿五经、扫散双颞部、点风池、点哑门、揉膻中、摩腹、振腹、揉天枢、揉关元、揉足三里、捏脊、横擦腰骶为主要操作，五岁以下患儿加补脾经、补肾经、揉板门、推三关。隔日 1 次，10 次为一疗程。

六、中西医结合诊疗思路

动态监测儿童生长发育过程，及时发现 ASD 早期征象并明确诊断。应特别注意其共患病的诊断和治疗。

中医药在干预时应注意核心症状的特征，根据核心症状的特征分阴阳及脏腑虚实，因 ASD 患儿病机复杂，其兼症也是帮助辨证的重要方面。在治疗上，关注核心症状疗效的同时也应尽量解决饮食、睡眠等与生活密切相关的问题，提高患儿及家长的整体生活质量。

七、预防与调护

（1）建议 2 岁前在专业人员指导下进行系统干预，2 岁后进行医院、专业机构、家庭共同参与的综合系统干预，对改善患者预后具有非常重要的意义。

（2）加强语言及行为教育训练，对患儿的进步应及时给予表扬、鼓励，教育要循序渐进，切勿急躁，更勿训斥、打骂。加强管理，谨防患儿攻击性、破坏性、危险性自伤行为的发生。

（3）合理喂养及饮食，保证营养供给，避免过度禁食。对蛋白质食物不耐受的患儿可予以无麸质或无酪蛋白饮食。

（4）ASD 病程长，对家长的鼓励、支持和指导有利于患儿的治疗。

思维导图

- 第二节 孤独症谱系障碍
  - 概念 — 简称孤独症，又称自闭症，是一组以社交沟通障碍、兴趣或活动范围狭窄以及重复刻板行为为主要特征的神经发育障碍性疾病
  - 病因
    - 西医病因病机 — 较复杂，目前认为与遗传、环境等因素相关
    - 中医病因病机 — 先天不足、后天失养致脏腑功能失调，髓海不充，脑失所养

- 第二节 孤独症谱系障碍
  - 临床表现
    - 核心症状 — 社会交流和互动受损，受限且重复的行为、兴趣活动
    - 伴随症状 — 智力、语言障碍及睡眠、喂养方面问题
    - 其他表现 — 可能在记忆、数学、艺术等领域有特殊技能
  - 诊断及鉴别诊断
    - 诊断 — 1. 在多种场合下社交交流与社交互动方面存在持续性的缺陷；2. 受限、重复的行为模式、兴趣或活动；3. 症状必须存在于发育早期，但这些症状可能仅在社交需求超过患儿有限的能力后才变得明显；患儿年龄较大后，这些症状可能因患儿学会了应对技能而被掩盖；4. 这些症状导致社交、职业或目前其他重要功能方面有临床意义的损害；5. 这些症状不能通过智力障碍（智力发育障碍）或全面发育迟缓来更好地解释
    - 鉴别诊断 — 与言语和语言发育障碍、听力障碍、注意缺陷多动障碍、抽动障碍、儿童精神分裂症、智力障碍相鉴别
  - 治疗
    - 中医治疗 — 辨证论治
      - 肾精亏虚证 — 滋补肝肾，填精益髓 — 六味地黄丸合菖蒲丸
      - 脾肾两虚证 — 补肾运脾，充养脑髓 — 六味地黄丸合二陈汤
      - 心脾两虚证 — 健脾益气，养心安神 — 归脾汤合养心汤
      - 痰瘀互结证 — 豁痰祛瘀，醒脑开窍 — 涤痰汤
      - 心肝火旺证 — 清心平肝，安神定志 — 天麻钩藤饮合丹栀逍遥散、甘麦大枣汤
    - 西医治疗
      - 行为和教育干预
      - 药物治疗 — 利培酮，阿立哌唑等

第三节　抽 动 障 碍

抽动障碍（tic disorder，TD）是起病于儿童、青少年时期，以运动性抽动和（或）发声性抽动为主要表现的神经发育障碍性疾病，可伴多种共患病，尤其是各种精神和（或）行为障碍，如注意缺陷多动障碍、强迫行为/障碍、焦虑障碍、抑郁障碍和睡眠障碍等。

TD 患病率报道不一，2012 年启动的对 5 个省（市）约 74000 名儿童的一项研究中显示，在 6～16 岁在校学生中，抽动障碍患病率为 2.5%。男孩多于女孩，男女之比约（3～4）∶1。起病年龄以 4～8 岁最多见，在 10～12 岁往往最严重。该病总体预后较好，多数长大后可正常工作和生活，一小部分患儿在成年后可能会有长期的抽动症状和共患病，影响生活和工作。

本病可归属于中医“肝风”“抽搐”“瘛疭”“筋惕肉瞤”“痉风”等范畴。

一、病因病机

1. 西医病因病机

本病是神经发育障碍性疾病，可能是遗传、免疫、心理和环境因素共同作用的结果。

目前认为发病与皮质-纹状体-丘脑-皮质环路功能异常有关，抑制-兴奋信号在这个环路中的失衡是产生抽动和相关症状的分子机制。发病还与多种神经化学和神经递质异常有关，包括多巴胺（dopamine，DA）能、肾上腺素能、组胺能、γ-氨基丁酸能和谷氨酸能等。如 DA 活动过度或突触后 DA 受体过度敏感可导致抽动症状。此外，TD 有较高的遗传性，但未发现明确的易感基因，本质上可能是多基因遗传，其共患病可能有相同的遗传起源、致病途径和潜在的神经环路。

精神创伤、精神压力过大、情绪波动、疲劳与兴奋、过度惊吓、感染、过敏等均可诱发或加重

抽动。

2. 中医病因病机

本病与先天禀赋不足、情志失调、感受外邪、饮食所伤、疾病影响以及电子产品过度使用、学习紧张、劳累疲倦等多种因素有关。病位主要在肝，常涉及心、脾、肺、肾。风痰胶结，肝亢风动为其病机关键。

（1）肝亢风动　小儿若情志失调，气机不畅，易郁而化火生风，致肝亢风动，发为抽动。

（2）外风引动　小儿冷热不能自调，易为外邪侵袭，引动肝风，发为抽动；风性轻扬，易袭阳位，尤其可见头面部表现，如眨眼挤眉，张口歪嘴，点头摇头等。

（3）痰火扰神　小儿饮食不节，过食辛辣香燥、肥甘厚味，致痰热内蕴；小儿情志不舒，肝气不畅，肝郁化火，灼津液为痰，痰火上扰心神，引动肝风，发为抽动，可在头面抽动之外，出现躯干、四肢的抽动症状。

（4）气郁化火　因五志过极致肝气郁结，化火生风，可见抽动频繁有力，出声甚至秽语连连，脾气急躁，面红耳赤，头晕头痛，胸胁胀闷，口苦喜饮，目赤咽红。

（5）脾虚痰聚　小儿脾虚或脾失健运，津液失布，酿湿成痰，痰阻经络，可见抽动时发时止，抽动无力，嘴角抽动，皱眉眨眼，喉中痰声，形体虚胖，食欲不振，困倦多寐，面色萎黄，大便溏。

（6）阴虚风动　小儿若素体肾阴不足，或久病及肾，肾阴亏虚，水不涵木，筋脉失养而出现虚风内动，发为抽动；相火妄动，夹痰上扰，闭阻咽喉，则发为异声。

二、临床表现

1. 抽动的表现

以运动抽动和发声抽动为核心表现，前者指手指、面部、颈、肩、躯干和四肢的快速收缩运动；后者指口鼻、咽喉及呼吸肌群的收缩，通过鼻、口腔和咽喉的气流而发声。还有一部分患儿可出现先兆/前驱症状，既往也称为感觉性抽动，即在抽动之前有身体局部不适感，年长儿尤为多见，包括压迫感、痒感、痛感、热感、冷感或其他异样感觉。

抽动还可细分为简单性抽动和复杂性抽动，简单性抽动包括单个肌肉或局部肌肉群的短暂收缩，表现为简单的运动或发声；复杂性抽动会激活更多的肌群，表现为目标导向的或类似有目的的运动或单词、短语的发音。详见表 10-1。

表 10-1　抽动的表现和分类

抽动类型	简单性抽动	复杂性抽动
运动抽动	眨眼/斜眼、皱眉、扬眉、张口、伸舌、噘嘴/歪嘴、舔嘴唇、皱鼻子、点头、仰头、摇头、转头、斜颈、耸肩、移动手指/脚趾、搓手、握拳、甩手、提/伸/内旋手臂、伸腿/抖腿、踏步/蹬脚、伸膝/屈膝、伸髋/屈髋、挺胸、收腹、扭腰等	扬眉和眨眼、做鬼脸、眼球旋转、旋扭手指、摆动/拍手、挥动手臂、刺戳动作、轻弹四肢、用拳击胸、弯腰、下颌触膝、扭转躯干、上下移动、蹲下、跪姿、踢腿、靠膝、跺脚、跳、扔、打、摸、闻、摸头发、绕圈走、向后走等
发声抽动	单音、吸气、清嗓子、咆哮、哼唱、咳嗽、尖叫、叫喊、呼噜声、吐口水、吹口哨、抽吸、乱叫、吱吱叫等	单个单词/短语/句子、重复单个单词或短语、重复句子，模仿演讲，淫秽语言等

2. 抽动的临床特点

（1）症状发展往往从面部到头、颈、肩部肌肉，再波及躯干及上、下肢。

（2）可以从一种形式转变为另一种形式，或者出现新的抽动形式。

（3）抽动症状时好时坏，可因某些诱因而加重或减轻。常见加重抽动的因素包括压力、焦虑、愤怒、惊吓、兴奋、疲劳、感染和被提醒等；常见减轻抽动的因素包括注意力集中、放松、情绪稳定、运动等；入睡后抽动症状往往消失。

（4）与其他运动障碍不同，抽动是在运动功能正常的情况下发生，非持久性存在，且症状可短暂自我控制。

3. 共患病

约 50%以上的 TD 患儿共患至少 1 种精神神经或行为障碍，如注意缺陷多动障碍（attention deficit and hyperactive disorder，ADHD）、强迫障碍、学习困难、焦虑障碍、抑郁障碍和睡眠障碍、品行障碍、愤怒发作或情感暴发等。其中 ADHD 是最常见的共患病，其次为强迫障碍。TD 的共患病增加了疾病的复杂性和严重程度，影响患儿学习、社会适应、个性和心理素质的健康发展。但患儿智力正常，体格及神经系统检查无异常。

4. 严重程度评估

抽动的严重程度及其相关的共患病和功能障碍是高度可变的。最常用的抽动严重程度测量方法之一是耶鲁综合抽动严重程度量表（YGTSS），由 3 部分组成。YGTSS 总分（最高 100 分）＜25 分为轻度，25～50 分为中度，＞50 分为重度。

三、辅助检查

无特异性辅助检查，脑电图、头颅影像学、血铅、抗链球菌溶血素“O”（ASO）等检查有助于鉴别诊断。心理量表等测试有助于诊断各种共患病。

四、诊断与鉴别诊断

1. 诊断

采用临床描述性诊断方法，以临床现象学诊断为主，依据抽动症状及相关伴随精神症状进行诊断。根据疾病的临床特点和病程，将 TD 分为 3 种类型，包括 Tourette 氏障碍、慢性 TD 和短暂性 TD。

（1）*Tourette 氏障碍（TS）*　①在疾病的某段时间内存在多种运动和 1 个或更多的发声抽动，尽管不一定同时出现；②抽动的频率可以有强有弱，但自第 1 次抽动发生起持续超过 1 年；③18 岁之前发生；④这种障碍不能归因于某种物质的生理效应或其他躯体疾病（例如亨廷顿氏病、病毒后脑炎）。

（2）*持续性（慢性）运动或发声抽动障碍*　①单一或多种运动或发声抽动持续存在于疾病的过程中，但并非运动和发声两者都存在；②抽动的频率可以有强有弱，但自第 1 次抽动发生起持续至少 1 年；③18 岁之前发生；④这种障碍不能归因于某种物质的生理效应或其他躯体疾病（例如亨廷顿氏病、病毒后脑炎）；⑤从不符合 Tourette 氏障碍的诊断标准。

（3）*暂时性抽动障碍*　①单一或多种运动和（或）发声抽动；②自第 1 次抽动发生起持续少于

1 年；③18 岁之前发生；④这种障碍不能归因于某种物质的生理效应或其他躯体疾病（例如亨廷顿舞蹈症、病毒后脑炎）；⑤从不符合 Tourette 氏障碍或持续性（慢性）运动或发声抽动障碍的诊断标准。

2. 鉴别诊断

（1）*风湿性舞蹈病* 6 岁以后多见，女孩居多。有不规则舞蹈样动作及肌张力减低等风湿热体征，无发声抽动或秽语症状，ASO 增高，抗风湿治疗有效。

（2）*肌阵挛* 癫痫发作的一种类型，具有发作性，持续时间短暂，常伴意识障碍，脑电图异常等特征。

（3）*肌张力障碍* 一种不自主运动引起的扭曲、重复运动或姿势异常，亦可在紧张、生气或疲劳时加重，但本病的肌肉收缩顶峰有短时间持续而呈特殊姿势或表情，异常运动的方向及模式较为恒定。

五、临床治疗

（一）西医治疗

在开始治疗前应确定目标症状，即对患者日常生活、学习或社会活动影响最大的症状。抽动通常是治疗的主要目标症状，而一些儿童的目标症状可能是更突出的共患病症状，如多动、冲动、强迫行为等。对于轻度 TD 患儿，可先行或仅予医学教育和心理支持，适当给予观察等待期，并定期随访。中重度 TD 的治疗原则同样是先尝试非药物干预，行为治疗可与药物治疗相结合。应在整个治疗过程中提供医学教育和心理支持。

1. 教育及家庭干预

告知和教育患者及其监护人关于该病的预后。通过家长管理培训等形式进行医学教育和心理支持，鼓励家长和孩子一起面对，与学校老师沟通，寻找并尽量避免加重抽动症状的诱因，鼓励 TD 患儿与他人互动，提升其社会适应能力。轻度、社会适应性较好的 TD 儿童，仅通过心理教育和支持就能取得疗效。

2. 认知行为治疗

行为治疗包括习惯逆转训练、暴露与反应预防、放松训练、正强化、自我监控、回归锻炼等，是减轻抽动症状及其共患病、改善社会功能的有效手段。其中最常用的是抽动综合行为干预。行为治疗往往对年龄较大的 TD 患儿有效，然而在应用上仍面临较大挑战。

3. 药物治疗

（1）*改善抽动症状* 一线药物为硫必利、阿立哌唑、可乐定。二线药物为氟哌啶醇、利培酮、托吡酯。硫必利起始剂量 50～100mg/d，治疗剂量 100～600mg/d，＜8 岁患儿一般不超过 350mg；阿立哌唑起始剂量 1.25～5mg/d，治疗剂量 2.5～20mg/d；可乐定透皮贴剂，可用于 TD 合并 ADHD 患儿，起始剂量 1.0mg/周，治疗剂量 1.0～2.0mg/周。

（2）*共患病治疗* 共患 ADHD，除了可乐定，盐酸托莫西汀等也是一线治疗药物，具有抗抽动和提高注意力的作用；也可以使用常规剂量的多巴胺受体阻滞剂与低剂量的精神兴奋剂如哌甲酯（为常规剂量的 1/4～1/2）合用。此外，共患强迫症（obsessive-compulsive disorder，OCD）等其他精神/行为障碍的患儿可采用各自相应的疗法。

（二）中医治疗

1. 辨证思路

临床以八纲辨证结合脏腑辨证为主，需分清虚实及所累脏腑。

（1）辨虚实 病程较短，抽动频繁有力，发声响亮，伴大便干，舌质红者，多属实证，如肝亢风动证、外风引动证、痰火扰神证、气郁化火证；病程较长，抽动较弱，发声较低，伴面色无华，乏力懒言，舌淡苔薄，或潮热盗汗，舌红苔少者，多属虚证，如脾虚痰聚证、阴虚风动证。

（2）辨脏腑 抽动、发声，伴烦躁易怒者，病在肝；伴秽语，夜眠多梦，心烦不宁者，病在心；抽动无力，纳呆食少，面黄体倦者，病在脾；伴手足心热，舌红苔少者，病在肾；抽动，喉出异声每由外感诱发或者加重者，病在肺。

2. 治疗原则

息风止动为本病的基本治疗原则。实证以平肝息风、豁痰解郁为主；虚证以柔肝息风、滋肾补脾为主；虚实夹杂需标本兼顾，攻补兼施。本病为慢性疾病，病情呈波动性，故需要较长时间的药物治疗，可配合针灸、推拿和生物反馈等方法综合治疗。

3. 辨证施治

（1）肝亢风动证

证候 抽动频繁有力，面部抽动明显，摇头耸肩，吼叫，任性，多动难静，自控力差，甚至自伤自残，伴烦躁易怒，头晕头痛，或胁下胀满，舌红，苔白或薄黄，脉弦有力。

辨证要点 以抽动频繁有力，面部抽动明显，烦躁易怒，舌红，苔白或薄黄，脉弦有力为特征。

治法 平肝潜阳，息风止动。

方药 天麻钩藤饮（《中医内科杂病证治新义》）加减。

抽动频繁者，加全蝎、僵蚕以息风止痉；喉中痰鸣怪声者，加竹茹、地龙以清热化痰止痉；头部抽动者，加葛根、蔓荆子以解表散风；肢体抽动明显者，加鸡血藤、木瓜、伸筋草以舒筋活络；眨眼明显者，加菊花、谷精草、木贼以清热明目。

（2）外风引动证

证候 喉中异声或秽语，挤眉弄眼，每于感冒后症状加重，常伴鼻塞流涕，咽红咽痛，或有发热，舌淡红，苔薄白，脉浮数。

辨证要点 以感冒后抽动症状加重，常伴鼻塞流涕，咽红咽痛，舌淡红，苔薄白，脉浮数为特征。

治法 疏风解表，息风止动。

方药 银翘散（《温病条辨》）加减。

清嗓声明显者，加金果榄、胖大海、玄参以清喉利咽；眨眼明显者，加菊花、决明子以清热明目；吸鼻明显者，加辛夷、苍耳子、白芷以宣通鼻窍。

（3）痰火扰神证

证候 抽动有力，喉中痰鸣，口出异声或秽语，偶有眩晕，睡眠不安，多梦烦躁，喜食肥甘，口苦口干，大便秘结，小便短赤，舌红，苔黄腻，脉滑数。

辨证要点 以喉中痰鸣，怪声不断，烦躁口渴，睡眠不安，舌红，苔黄腻，脉滑数为特征。

治法 清火涤痰，宁心安神。

方药 黄连温胆汤（《六因条辨》）加减。

烦躁易怒者，加柴胡、龙齿以疏肝清热除烦；大便秘结者，加大黄、芒硝以通便泄热；吸鼻明显者，加辛夷、苍耳子、白芷以宣通鼻窍；咽红，异常发声者，加射干、青果、锦灯笼以清热利咽。

（4）气郁化火证

证候 抽动频繁有力，口出异声甚至秽语连连，脾气急躁，面红耳赤，头晕头痛，胸胁胀闷，口苦喜饮，目赤咽红，大便干结，小便短赤，舌红，苔黄，脉弦数。

辨证要点 以抽动频繁有力，秽语连连，脾气急躁，面红耳赤，舌红，苔黄，脉弦数为特征。

治法 清泻肝火，息风止动。

方药 清肝达郁汤（《重订通俗伤寒论》）加减。

急躁易怒者，加龙胆、青黛以清泻肝火；大便秘结者，加槟榔、瓜蒌仁以清热行气通便；喉中有痰者，加浙贝母、竹茹以清热涤痰。

（5）脾虚痰聚证

证候 抽动日久，时发时止，抽动无力，嘴角抽动，皱眉眨眼，喉中痰声，形体虚胖，食欲不振，困倦多寐，面色萎黄，大便溏，舌淡红，苔白腻，脉沉滑。

辨证要点 以抽动日久，发作无常，抽动无力，面色萎黄，舌淡红，苔白腻，脉沉滑为特征。

治法 健脾柔肝，行气化痰。

方药 十味温胆汤（《世医得效方》）加减。

痰热者，加黄连、胆南星、瓜蒌以清热化痰；肝郁气滞者，加柴胡、白芍、郁金以疏肝理气解郁；纳少者，加焦神曲、炒麦芽以健脾开胃。

（6）阴虚风动证

证候 肢体抖动，筋脉拘急，摇头耸肩，挤眉弄眼，口出异声甚至秽语，咽干清嗓，形体偏瘦，头晕耳鸣，两颧潮红，手足心热，睡眠不安，大便干结，尿频或遗尿，舌红绛、少津，苔少光剥，脉细数。

辨证要点 以肢体抖动，筋脉拘急，两颧潮红，舌红绛、少津，苔少光剥，脉细数为特征。

治法 滋阴养血，柔肝息风。

方药 大定风珠（《温病条辨》）加减。

心神不宁者，加茯神、炒酸枣仁以宁心安神；多动者，加石决明、煅磁石、龙骨以平肝潜阳；注意力不集中，学习困难明显者，加石菖蒲、远志、益智仁以安神益智。

4. 中医其他疗法

（1）中成药 ①九味熄风颗粒：滋阴平肝，息风化痰，用于肾阴亏损、肝风内动证。②菖麻熄风片：平肝熄风，安神化痰，用于肝风内动夹痰证。③芍麻止痉颗粒：平抑肝阳，息风止痉，清火豁痰，用于肝亢风动、痰火扰神证。

（2）针灸疗法 ①体针：主穴取百会、四神聪、风池、合谷、内关、肝俞、脾俞、太冲、足三里。配穴：眨眼者，加印堂、攒竹、迎香；耸鼻者，加攒竹、迎香；口角抽动者，加地仓、颊车；面颊部抽动者，加地仓、颊车、四白；上肢抽动者，加外关、肩髃、曲池、手三里、内劳宫；腹部抽动者，加天枢、关元、中脘；喉出怪声者，加廉泉、天突、膻中；注意力不集中者，加神门；情绪不稳、烦躁者，加神庭；睡眠不好者，加安眠、照海。针刺深度根据患儿的胖瘦情况及穴位的可刺深度而定。疗程视病情而定。②耳针：耳穴贴压或耳穴微电流刺激。主穴取皮质下、神门、心、肝、肾、脾、交感。配穴：眨眼、皱眉者，加目1穴；皱鼻、吸鼻者，加内鼻穴、外鼻穴；咧嘴、努嘴者，加口穴；四肢抽动者，加交感；喉中异声者，加咽喉穴。可用揿针或王不留行籽按压刺激治疗。每日按压刺激 3 次，每次 2min。

（3）*推拿疗法*　取心俞、肝俞、膻中、大椎、曲池、太冲穴。用中指螺纹面对准穴位，依次持续用力揉按 50～100 次，15 次为一疗程。

六、中西医结合诊疗思路

医学教育、心理支持需贯穿病程始终，中西医治疗该病各有所长。西药治疗多能快速控制抽动症状，但易于出现嗜睡等不良反应，影响患儿上课效率。中药通过辨证施治可以改善抽动症状，缓解部分共患病，尤其对患儿烦躁易怒、夜卧不安、腹胀纳呆、便秘等证候具有较好的改善作用；极小部分患儿可能会出现肝损伤，因此在长期使用中药过程中，需定期监测肝功能等。轻度抽动障碍对患儿学习生活基本无影响，可予以生物反馈、经络导平等神经调控和（或）中药治疗；中重度抽动障碍，影响患儿学习生活，可采用西药治疗，若联合中药治疗，多可提升疗效。对于难治性抽动障碍，建议采用西药联合中药、针灸、神经调控等综合方法。此外，对于运动抽动幅度大、频率高和（或）发声抽动频繁、声音响亮的患儿，加予针灸疗法能显示出较好的效果。

七、预防与调护

（1）注意围产期保健，孕妇应保持心情舒畅，生活规律，营养均衡，避免造成胎儿发育异常的可能因素。

（2）培养儿童良好的生活习惯。

（3）加强精神调护，如避免过重的学业负担，降低患儿压力；创造和睦的家庭氛围，避免对患儿使用语言和行为暴力；使患儿的不满情绪及时得到宣泄等。

（4）尽量减少手机、电脑等电子产品的使用。

（5）饮食合理搭配，富含营养，少食兴奋性食物以及含色素、香精、防腐剂等添加剂的食品。

（6）适度的有氧运动，增强体质。

思维导图

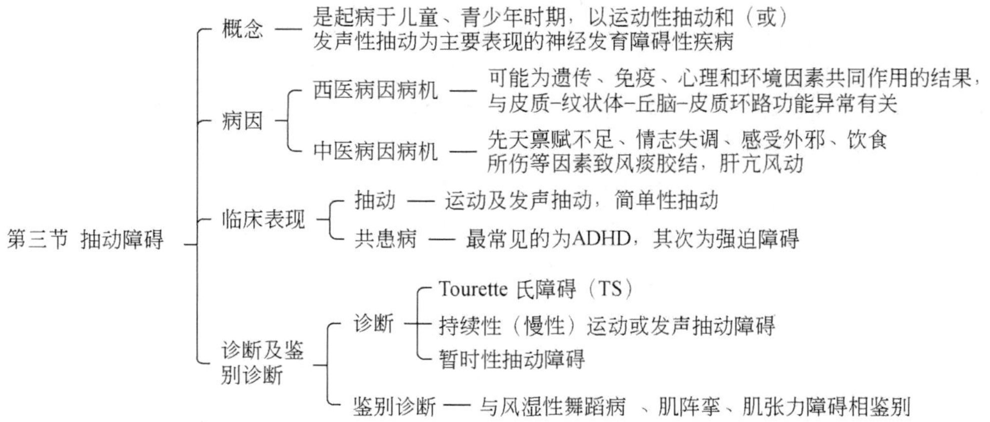

- 第三节 抽动障碍
  - 治疗
    - 中医治疗 — 辨证论治
      - 肝亢风动证 — 平肝潜阳，息风止动 — 天麻钩藤饮
      - 外风引动证 — 疏风解表，息风止动 — 银翘散
      - 痰火扰神证 — 清火涤痰，宁心安神 — 黄连温胆汤
      - 气郁化火证 — 清泻肝火，息风止动 — 清肝达郁汤
      - 脾虚痰聚证 — 健脾柔肝，行气化痰 — 十味温胆汤
      - 阴虚风动证 — 滋阴养血，柔肝息风 — 大定风珠
    - 西医治疗
      - 教育及家庭干预
      - 认知行为治疗
      - 药物治疗 — 硫必利、阿立哌唑、可乐定等

第四节　注意缺陷多动障碍

注意缺陷多动障碍（Attention deficit and hyperactivity disorder，ADHD）是学龄儿童中常见的神经发育障碍性疾病，临床主要表现为与年龄不相符的注意缺陷、多动和冲动行为特征，常伴有学习困难，但智能正常或接近正常。也称为儿童多动症、多动障碍或多动综合征。

我国儿童的发病率为4.9%～6.6%，男女比例为（4～9）：1，常在12岁以前发现。发病与遗传、教育、环境、产伤等有一定关系。本病是影响终身的慢性疾病，60%～80%可持续到青少年，影响到成年期。

本病在古代书籍中未见专门记载，根据临床表现可归属于中医“躁动”“健忘”“失聪”等范畴。

一、病因病机

1. 西医病因病机

本病病因及发病机制目前尚不明确，部分研究表明可能与以下因素有关：

（1）遗传因素　遗传方式尚不清楚，分子遗传学研究表明本病和多巴胺及去甲肾上腺素受体基因的多态性有关。

（2）神经生理学因素　患儿脑电图异常率较高，主要为慢波活动增加。脑电图功率谱分析提示患儿存在中枢神经系统成熟延迟或大脑皮质的觉醒不足。

（3）轻微脑损伤　目前认为早产、低体重、缺氧缺血性脑损伤、脑膜（脑）炎、脑外伤、甲状腺功能不全等均与ADHD有关。

（4）神经解剖学因素　磁共振研究示患儿存在胼胝体和尾状核体积的减小，功能核磁研究示患儿尾状核、额区、前扣带回代谢减少。

（5）社会心理因素　不良的家庭环境及社会环境，如家庭氛围不和谐、父母教育方式不当等均可增加儿童患病风险。

（6）其他　本病可能与锌、铁缺乏，血铅增高有关。食物添加剂的摄入可能增加儿童患本病的风险。

2. 中医病因病机

本病病因分为先后天因素。先天主要为禀赋不足，而后天养护不良、教育不当、疾病外伤等均可导致脏腑功能失常，阴阳失调，阳动有余而阴静不足，出现多种动作失常及情志病变，发为本病。病位主要在心、肝、脾。

（1）心肝火旺　小儿情志不畅，五志化火，或者饮食失宜导致的积滞，或外感火邪、热邪，可致心肝火旺，心神不宁，肝阳亢动，注意力难以集中，不能静处，多动、冲动。

（2）痰火扰心　若内伤饮食积滞，脾失健运，痰湿内蕴，郁而化热，或热病后痰火留恋，内扰心神，则见精神不能集中，多动难静，冲动任性，难以自制，胸中烦热，懊憹不眠等症。

（3）肝肾阴虚　若久病、热病之后，耗伤肝阴，肝阴不足，肝阳偏亢。肾藏精，主骨生髓，髓通于脑，肾阴不足，水不涵木，也可导致肝阳偏亢。肝肾阴虚，阴不制阳，则小儿冲动任性，烦躁易怒，叫喊多动。

（4）心脾两虚　小儿心火易亢，则心阴易于亏损，以致静不足以制动，神识不能潜定，故多动不安，精神涣散；若调护失宜或为疾病所伤，脾虚失于健运，则思虑不周，出现情绪不稳，兴趣多变，言语冒失，做事有头无尾。

二、临床表现

主要表现为注意缺陷、活动过度及冲动，并常伴有学习困难、情绪和行为方面的障碍。

（1）注意缺陷　患儿注意集中时间短暂，注意力易分散，主动注意功能减弱，对无关刺激却给予过分的注意。患儿在上课、写作业或做其他事情时，难以保持专注，多发愣走神，易受外界刺激而分心；做事不能善始善终，不注意细节，常因粗心大意而出错；经常回避或拒绝从事需要较长时间集中精力的任务，如写作业、做家务，并且难以按时完成；常常丢三落四或忘记事情，说话时也经常心不在焉。

（2）活动过度　是指与同龄、同性别大多数儿童相比，活动水平超出了与其发育相适应的应有水平。活动过度多始于幼儿早期，也有部分患儿始于婴儿期。在婴儿期，表现为睡眠不安、活泼过度等。在幼儿期后，表现为坐立不安，难以安静地做事、玩耍。入学后患儿在课堂上喜欢做小动作，玩铅笔，咬指甲，在座位上扭来扭去或擅自离开；下课后招惹同学，话多，好奔跑喧闹，易惹人厌烦。

（3）易冲动　患儿做事较冲动，不考虑后果；会不分场合地插话，干涉他人的活动；经常未经允许抢先回答老师的提问；情绪不稳，易过度兴奋，也容易因一点小事而不耐烦、发脾气或哭闹，甚至出现反抗和攻击行为。

（4）认知障碍和学习困难　部分患儿存在空间知觉障碍、视听转换障碍等。虽然智力正常或接近正常，但由于注意缺陷、活动过度和认知障碍，而出现学习困难，学业成绩常明显落后于智力应有的水平。

（5）情绪行为障碍　部分患儿因经常受到老师和家长的批评及同伴的排斥而出现焦虑和抑郁。

三、辅助检查

本病缺乏有鉴别意义的病因学或病理学改变，支持诊断的体征及辅助检查不明确，临床上患儿注意力测试常呈阳性，翻手试验、对指试验、指鼻试验、指指试验可呈阳性。临床常用的行为评定量表有 Conners 父母问卷及教师评定表、Achenbach 儿童行为评定量表及教师报告表等。

四、诊断与鉴别诊断

（一）诊断

1. 注意缺陷

符合下述注意缺陷症状中至少 6 项，持续至少 6 个月，症状与发育水平不相称。

（1）经常不能密切关注细节或在做作业、工作或其他活动中犯粗心大意的错误。

（2）在任务或游戏活动中经常难以维持注意力。

（3）当别人对其直接讲话时，经常看起来没有在听。
（4）经常不遵循指示以致无法完成作业、家务或工作中的职责。
（5）经常难以组织任务和活动。
（6）经常回避、厌恶或不情愿从事那些需要精神上持续努力的任务。
（7）经常丢失任务或活动所需的物品。
（8）经常被外界的刺激分神。
（9）经常在日常活动中忘记事情。

2. 多动、冲动

符合下述多动、冲动症状中至少6项，持续至少6个月，症状与发育水平不相称，并直接负性地影响了社会、学业或职业活动。
（1）经常手脚动个不停或在座位上扭动。
（2）当被期待坐在座位上时却经常离座。
（3）经常在不适当的场合跑来跑去或爬上爬下（对于青少年或成人，可以仅限于感到坐立不安）。
（4）经常无法安静地玩耍或从事休闲活动。
（5）经常“忙个不停”，好像“被发动机驱动着”。
（6）经常讲话过多。
（7）经常在提问还没有讲完之前就把答案脱口而出。
（8）经常难以等待轮到他/她。
（9）经常打断或侵扰他人（对于青少年和成人，可能是侵扰或接管他人正在做的事情）。
同时应具备以下几点：①12岁之前出现症状，并出现在两个以上的场合（如学校和家里）；②这些症状干扰或降低了社交、学业或职业功能的质量；③症状不是由其他精神障碍引起，也不能用其他精神障碍解释。

（二）鉴别诊断

（1）*孤独症谱系障碍*　常有活动过多或注意力集中困难的情况，但患儿主要表现为社会交往障碍、交流障碍、兴趣狭窄和刻板重复的行为方式。
（2）*品行障碍*　二者常同时出现，但该病以反复而持久的反社会性、攻击性或对立违抗行为以及违纪犯罪行为等为主要特征。
（3）*儿童精神分裂症*　可出现活动过多和行为冲动，但有个性改变、思维离奇、行为怪异、情感淡漠等表现。
（4）*精神发育迟滞*　患儿可伴有注意缺陷、活动过多及学习困难（尤为突出），但该病患儿往往有自幼生长发育较同龄正常儿童迟缓的病史，社会适应能力低下，智商低于70。

五、临床治疗

（一）西医治疗

1. 药物治疗

主要包括中枢兴奋剂、中枢去甲肾上腺素调节药物和抗抑郁药。目前中枢兴奋剂为ADHD治疗的首选药物。

（1）中枢兴奋剂　如哌甲酯、安非他命等，哌甲酯一般用于6～17岁的儿童和青少年，从每次5mg，每周逐渐增加5～10mg。最大推荐剂量60mg/d。6岁以下儿童禁用。常见不良反应有食欲降低、入睡延迟以及神经过敏等。

（2）中枢去甲肾上腺素调节药物　选择性去甲肾上腺素再摄取抑制剂（托莫西汀），常见的不良反应包括消化不良、恶心、呕吐、疲劳、食欲减退等。闭角型青光眼患者禁用。另外，该药不可与单胺氧化酶抑制剂合用。

（3）抗抑郁药　如患儿经上述治疗无效，或不适合选用上述药物，或伴有明显情绪问题，可选用该类药，如舍曲林、米帕明等。

2. 心理与行为治疗

包括教育引导、心理治疗、行为矫正和感觉统合训练。从多个方面帮助患儿改善症状，提高自我约束和适应能力。

（二）中医治疗

1. 辨证思路

本病以阴阳辨证结合脏腑辨证为要。

（1）阴阳辨证　阳亢躁动，症见多动冲动，脾气急躁，任性易怒，如心肝火旺证、痰火内扰证；阴静不足，症见注意力不集中，自控力弱，神思涣散，如肝肾阴虚证、心脾两虚证。

（2）脏腑辨证　主要涉及心、肝、脾、肾四脏。在心者，心气不足，注意力不集中，情绪不稳定，昏聩不敏，多梦烦躁；在肝者，肝阳亢盛，冲动任性，好动难静，易怒难控；在脾者，脾失濡养，兴趣不专，做事有始无终，脾虚肝旺可增加多动与冲动的发生；在肾者，肾精不足，脑髓失充，学习成绩较差，记忆力不佳，可伴有遗尿、腰酸乏力等。本病实质为虚，伴有标实之状，临床以本虚标实者多见。

2. 治疗原则

以补虚泻实、调和脏腑、平衡阴阳为基本原则。心肝火旺者，宜清心平肝；痰火内蕴者，宜豁痰泻火；肝肾阴虚者，宜滋阴潜阳；心脾两虚者，宜补益心脾。若存在痰浊、瘀血等病理产物，佐以化痰祛瘀。

3. 辨证施治

（1）心肝火旺证

证候　多动难静，冲动任性，脾气急躁，注意力不集中，行为鲁莽，易与人打闹，面红目赤，语声高亢，大便秘结，小便色黄，舌质红或舌尖红，苔薄黄，脉弦数。

辨证要点　以多动不安，多语难静，冲动任性，急躁易怒，大便秘结，舌质红，苔薄黄，脉弦数为特征。

治法　清心平肝，安神定志。

方药　安神定志灵（经验方）加减。

大便干燥，数日一行者，加瓜蒌、枳实以润肠行气通便；脾气急躁，鲁莽易怒者，加钩藤、珍珠母以清热平肝潜阳；冲动任性，烦躁不安者，加栀子、夏枯草以清肝泻火除烦。

（2）痰火内扰证

证候　多动难静，烦躁不宁，冲动任性，兴趣多变，注意力不集中，胸中烦热，入眠困难，纳呆口苦，大便秘结，小便黄赤，舌质红，苔黄腻，脉浮滑数。

辨证要点　以多动难安，烦躁不宁，多语难静，胸中烦热，舌质红，苔黄腻，脉滑数为特征。

治法　清热泻火，化痰宁心。

方药　黄连温胆汤（《六因条辨》）加减。

口苦口黏者，加龙胆草、郁金以燥湿清热；心烦难安者，加淡竹叶、黄芩以泻火除烦；食滞纳呆者，加莱菔子、槟榔、炒谷芽以消食化痰，行气除胀；大便秘结者，加瓜蒌、枳实、大黄以通腑泄热，行气通便。

（3）肝肾阴虚证

证候　多动难安，时有冲动，脾气急躁，易怒难控，神思涣散，注意力不集中，或有记忆力不佳、作业拖拉、学习成绩落后，或有遗尿、腰酸乏力，或有五心烦热、盗汗、大便秘结，舌质红，苔薄少，脉弦细。

辨证要点　以注意力不集中，记忆力欠佳，多动难安，急躁易怒，五心烦热，舌质红，苔薄少，脉弦细为特征。

治法　滋补肝肾，平肝潜阳。

方药　杞菊地黄丸（《医级》）加减。

夜寐不安者，加五味子、酸枣仁以益阴安神；盗汗者，加浮小麦、煅龙骨、煅牡蛎以收敛固涩；急躁易怒者，加龙胆草、石决明、钩藤以清热平肝；大便秘结者，加火麻仁、当归以润肠通便。

（4）心脾两虚证

证候　神思涣散，注意力不能集中，神疲乏力，形体消瘦或虚胖，多动而不暴躁，言语冒失，做事有头无尾，睡眠不熟，记忆力差，伴自汗盗汗，偏食纳少，面色无华，舌质淡，苔薄白，脉虚弱。

辨证要点　以神思涣散，记忆力差，多动而不暴躁，神疲乏力，舌质淡，苔薄白，脉细弱为特征。

治法　养心安神，健脾益气。

方药　归脾汤（《正体类要》）合甘麦大枣汤（《金匮要略》）加减。

思想不集中者，加益智仁、龙骨以养心宁神；夜寐难安者，加五味子、夜交藤、远志以安神助眠；记忆力差，动作不协调，苔厚腻者，加半夏、陈皮、石菖蒲以化痰开窍。

4. 中医其他疗法

（1）中成药　①小儿智力糖浆：调补心肾，开窍益智，用于心肾不足，痰火内扰证。②静灵口服液：滋阴潜阳，宁神益智，用于肝肾阴虚证。

（2）针灸疗法　①体针：主穴取内关、太冲、大椎、曲池。注意力不集中配百会、四神聪、大陵；行为表现活动过多配安神、安眠、心俞；情绪不稳、烦躁甚，配神庭、膻中、照海。用泻法，不加灸。每日或隔日 1 次，10 次为一疗程。②耳针：取兴奋点、脑干、皮质下及肾。王不留行籽压穴。每周 2 次，两耳交替，每日按压不少于 3 次，每次半分钟至 1 分钟，15 次为一疗程。

六、中西医结合诊疗思路

本病强调多学科综合治疗。在心理及行为疗法的基础上，对于病情较轻的患儿以中药联合外治法治疗为主；而对于病情顽固或兼有共患病，且上述治疗难以控制者，可同时配合西药治疗，并定期随访观察其疗效与副作用，适时调整药量。

七、预防与调护

（1）孕妇应保持心情舒畅，营养均衡，禁烟酒，慎用药物，避免早产、难产及新生儿窒息。

（2）防止小儿脑外伤、中毒及中枢神经系统感染的发生。

（3）培养儿童良好的生活规律与作息习惯。关心体谅患儿，减轻精神压力，对其行为及学习进行耐心的帮助与训练，循序渐进，不责骂不体罚，及时给予表扬和鼓励。

（4）注意早期发现小儿的异常表现，及早进行疏导及治疗，防止攻击性、破坏性及危险性行为的发生。

（5）保证患儿饮食均衡，注意补充蛋白质、水果及新鲜蔬菜，避免食用有兴奋性和刺激性的饮料和食物。

思维导图

- 第四节 注意缺陷多动障碍
  - 概念 — 是学龄儿童中常见的神经发育障碍性疾病，临床主要表现为与年龄不相符的注意缺陷、多动和冲动行为特征，常伴有学习困难，但智能正常或接近正常
  - 病因
    - 西医病因病机 — 尚不明确，可能与遗传、神经生理学、脑损伤、神经解剖学、社会心理等因素有关
    - 中医病因病机 — 先天不足，后天养护不良、教育不当、疾病外伤等致脏腑功能失常，阴阳失调
  - 临床表现 — 注意缺陷、活动过度、易冲动、认知障碍和学习困难、情绪行为障碍
  - 诊断及鉴别诊断
    - 诊断
      - 1. 注意缺陷 — 符合注意缺陷9项症状中至少 6 项，持续至少 6 个月，症状与发育水平不相称
      - 2. 多动、冲动 — 符合多动、冲动9项症状中至少 6 项，持续至少 6 个月，症状与发育水平不相称，并直接负性地影响了社会、学业或职业活动
      - 同时应具备以下几点：①12 岁之前出现症状，并出现在两个以上的场合（如学校和家里）；②这些症状干扰或降低了社交、学业或职业功能的质量；③症状不是由其他精神障碍引起，也不能用其他精神障碍解释
    - 鉴别诊断 — 与孤独症谱系障碍、品行障碍、儿童精神分裂症、精神发育迟滞相鉴别
  - 治疗
    - 中医治疗 — 辨证论治
      - 心肝火旺证 — 清心平肝，安神定志 — 安神定志灵
      - 痰火内扰证 — 清热泻火，化痰宁心 — 黄连温胆汤
      - 肝肾阴虚证 — 滋补肝肾，平肝潜阳 — 杞菊地黄丸
      - 心脾两虚证 — 养心安神，健脾益气 — 归脾汤合甘麦大枣汤
    - 西医治疗
      - 药物治疗 — 中枢兴奋剂、中枢去甲肾上腺素调节药物、抗抑郁药
      - 心理与行为治疗 — 教育引导、心理治疗、行为矫正、感觉统合训练

思考题

1. 常见的儿童心理行为障碍性疾病有哪些？
2. 孤独症谱系障碍的核心症状有哪些？如何诊断？
3. 试述孤独症的中医病因病机，如何辨证施治？
4. 试述抽动的临床特点。
5. 试述抽动障碍的分型、诊断要点及中医病因病机，如何辨证论治？
6. 试述注意缺陷多动障碍的诊断标准、辨证思路及治则，如何辨证施治？
7. 注意缺陷多动障碍西医治疗的首选药物是什么？如何应用？

心理行为障碍性疾病病案及古籍选录

第十一章　感染性疾病

第一节　麻　　疹

麻疹（measles）是小儿时期常见的一种急性呼吸道传染病，临床以发热、上呼吸道炎、结膜炎、麻疹黏膜斑（Koplik's spots）及全身斑丘疹为特征。

本病一年四季均可发生，以冬春季节多见，传染性极强，人群普遍易感，发病年龄以 6 个月到 5 岁小儿为多。麻疹患者是唯一的传染源，主要通过直接接触麻疹患儿及其呼吸道分泌物飞沫传播。自我国普遍接种麻疹减毒活疫苗后，其发病率和病死率显著降低，但散发病例和局部流行仍不时发生，婴儿麻疹比例增多。绝大多数患儿预后良好，出现严重并发症者少见。

本病中医与西医病名相同。中医药诊治麻疹历史悠久，经验丰富。宋代董汲的《小儿斑疹备急方论》是第一部论治麻疹的专著。清代谢玉琼的《麻科活人全书》详细阐述了麻疹各期的临床表现、病因病机、顺证逆证的辨证论治，为后世留下了宝贵的经验。

一、病因病机

1. 西医病因病理

（1）病因　本病的病原为麻疹病毒，属于 RNA 病毒。麻疹病毒只有一个血清型，抗原性稳定。人是唯一宿主，患者口、鼻、咽、气管及眼部的分泌物均含有麻疹病毒。病毒在体外生存力弱，对热、强光、酸和一般消毒剂均敏感。随飞沫排出的病毒在室内可存活 32 小时，在流通空气中或阳光下半小时即失去活力。麻疹患者从潜伏期末至出疹后 5 天均有传染性，如有并发症的患者传染性可延长至出疹后 10 天。

（2）发病机制　麻疹病毒侵入呼吸道（包括鼻咽部、支气管等）上皮细胞并经血流播散到网状内皮系统，并从这里感染各类白细胞，从而造成皮肤、结膜、呼吸道和其他器官的广泛性损害。麻疹发病过程中，由于患者免疫反应受到损害，常继发喉炎、支气管肺炎、脑炎或出现结核病复燃，特别是营养不良或免疫功能缺陷的儿童，可发生重型麻疹或因严重肺炎、脑炎等并发症而导致死亡。

（3）病理　多核巨细胞以及核内外均有病毒集落的嗜酸性包涵体是麻疹的典型病理特征，主要见于皮肤、淋巴组织、呼吸道和肠道黏膜及眼结膜。真皮和黏膜下层毛细血管内皮细胞充血水肿、增生，单核细胞浸润并有浆液性渗出而形成麻疹皮疹和麻疹黏膜斑。由于皮疹处红细胞裂解，疹退后形成棕色色素沉着。

2. 中医病因病机

麻疹病因为感受麻毒时邪。病变部位主要在肺脾。病机为麻毒时邪上受犯肺，肺失宣发，邪热亢盛，内窜于营，血络受损，发而为疹。病变过程中有顺证或者逆证的不同。顺证分别为前驱期、出疹期、恢复期三期。若患儿素体正气不足，不能托邪外泄，或因感受麻毒炽盛，极易化火内陷，出现麻疹透发不顺，则易发生逆证，常见邪毒闭肺、麻毒攻喉、邪陷心肝证。

（1）邪犯肺卫　麻毒时邪由口鼻而入，犯于肺卫，肺卫失宣，故见发热、咳嗽、鼻塞、流涕等症，此为前驱期。

（2）邪入肺脾　麻毒由表入里，进一步由肺及脾，内窜于营，正气奋起抗争，驱邪外泄，麻毒从皮肤透发全身，达于四末，则出现红色斑丘疹，此为出疹期。

（3）阴津耗伤　疹透齐后，毒随疹泄，热去津伤，出现低热、麻疹按出疹顺序逐渐回收、疹退脱屑，此为恢复期。

（4）邪毒闭肺　若麻毒内归于肺，或复感外邪侵袭于肺，灼津炼液成痰，痰热壅盛，肺气郁闭，则出现壮热持续、咳嗽气喘、鼻翼扇动、呼吸困难的邪毒闭肺证。

（5）麻毒攻喉　若麻毒时邪热盛，循经上攻咽喉，炼液为痰，痰火互结，气道壅塞，则出现犬吠样咳嗽、声音嘶哑、喉间痰鸣的麻毒攻喉证。

（6）邪陷心肝　若麻毒内陷厥阴，邪毒蒙蔽心包，引动肝风，则出现抽搐、昏迷的邪陷心肝证。

二、临床表现

1. 典型麻疹

（1）潜伏期　为 9～14 天。可无症状，或潜伏期末有精神不振、低热等症状。

（2）前驱期　约为 2～4 天。主要表现为发热、咳嗽、喷嚏，特别是流涕、结膜充血、眼睑水肿、畏光、流泪等眼鼻卡他症状是本病的特点。出疹前 1～2 天，口腔内两颊黏膜近臼齿处可见灰白色斑点状的“麻疹黏膜斑”，直径为 0.5～1mm，周围有红晕，这是麻疹早期诊断的重要依据。此斑在皮疹出现后即逐渐消失。部分病例可有一些非特异性症状，如全身不适、食欲减退、精神不振等。婴儿可有呕吐、腹泻等消化道症状。

（3）出疹期　在发热 3～4 天皮肤开始出疹，先见于耳后、发际，渐及面部、颈部，自上而下蔓延至躯干四肢，最后达手掌及足底。皮疹初起为红色斑丘疹，呈充血性，继而疹色加深，呈暗红色，疹间可见正常皮肤，病情严重者皮疹常融合。此期患儿全身症状明显，高热达 40℃左右，咳嗽加剧，烦躁不安，重者出现抽搐、谵妄等。

（4）恢复期　若无并发症发生，皮疹出现后 3～5 天，身热渐退，皮疹按出疹的先后顺序收没，皮肤可见糠麸样脱屑和色素沉着斑，精神、食欲等全身情况也随之好转。

2. 非典型麻疹

（1）轻型麻疹　多见于曾接种过麻疹疫苗、在潜伏期内曾接受过丙种球蛋白治疗，或 8 个月以下从母体获得的抗体尚部分存在的婴儿。发热、眼结膜充血及上呼吸道症状轻，皮疹稀疏，色淡，消失快，疹退后无色素沉着或脱屑，麻疹黏膜斑不明显，病程约 1 周，无并发症。常需要靠流行病学资料和麻疹病毒血清学检查确诊。

（2）重型麻疹　多见于营养不良、免疫力低下继发严重感染者。起病即呈现高热，且持续在 40℃以上，全身中毒症状及呼吸道症状重，甚或谵妄、惊厥、昏迷等。皮疹密集或融合成片，呈紫蓝色出血性皮疹者常有黏膜和消化道出血，或咯血、血尿、血小板减少等，又称为黑麻疹。部分患儿可表现为皮疹少，色暗淡，或皮疹骤退、四肢冰冷、血压下降等循环衰竭的表现。此型患儿常有肺炎、心力衰竭等并发症，死亡率高。

（3）异型麻疹　多见于接种麻疹灭活疫苗后再次感染麻疹野毒株者。表现为持续高热、头痛、肌痛或四肢水肿，皮疹不典型，呈多样性，出疹顺序不规则，易并发肺炎。本型少见，临床诊断较困难，麻疹病毒病原学检查和麻疹病毒血清学检查有助诊断。

3. 并发症

（1）喉炎　多见于3岁以下小儿，由麻疹病毒感染或继发细菌感染引起，临床表现为声音嘶哑、犬吠样咳嗽、吸气性呼吸困难及三凹征等，严重者可窒息导致死亡。

（2）肺炎　为麻疹最常见的并发症，多见于5岁以下小儿。多由麻疹病毒侵犯肺部引起的炎症所致；部分可继发肺炎链球菌、金黄色葡萄球菌、流感嗜血杆菌等感染，易并发脓胸和脓气胸。继发肺炎常见于重度营养不良或免疫功能低下的小儿，临床症状重，预后较差。

（3）心肌炎　当小儿在出疹期或恢复期出现烦躁、气促、面色苍白、发绀、心音低钝、心率快、心电图改变等表现时，要注意并发心肌炎，重者可出现心力衰竭、心源性休克。

（4）脑炎　常发生于出疹后2～6天。临床表现和脑脊液改变与其他病毒性脑炎类似。严重病例可见运动、智力、精神障碍及癫痫等后遗症，甚至可引起死亡。

（5）亚急性硬化性全脑炎　是麻疹的一种远期并发症，发病率约为1/100万～4/100万。本病常在患麻疹2～17年后发病，开始症状隐匿，有轻微的行为和情绪改变，以后出现进行性智力减退，病情逐渐恶化，出现共济失调、视听障碍、肌阵挛等表现，晚期因昏迷、强直性瘫痪而死亡。患者血清或脑脊液中麻疹病毒IgG抗体持续强阳性。

（6）营养不良与维生素A缺乏症　麻疹病程中持续高热、食欲不振或腹泻可导致营养不良和维生素A缺乏，引起干眼症，出现视力障碍，甚至角膜穿孔、失明。

三、辅助检查

（1）血常规　外周血白细胞总数和中性粒细胞减少，淋巴细胞相对增多。

（2）血清抗体检测　患儿出疹后3天～4周内取血，麻疹病毒特异性IgM抗体阳性，或恢复期患者血清中麻疹IgG抗体滴度比急性期有4倍或4倍以上增高，有助于诊断。

（3）病毒抗原检测　用免疫荧光法测定鼻咽分泌物或尿沉渣脱落细胞中麻疹病毒特异性抗原，可作出早期快速诊断。

（4）病毒分离　取早期患儿鼻咽分泌物、血、尿标本，可分离到病毒。

（5）多核巨细胞检测　取病人鼻咽分泌物或尿沉渣涂片检查，可找到多核巨细胞或包涵体细胞。

四、诊断与鉴别诊断

1. 诊断

典型麻疹根据流行季节、有麻疹接触史，前驱期有呼吸道卡他症状、口腔内麻疹黏膜斑，出疹期皮疹形态、出疹顺序、时间以及出疹与发热的关系，恢复期疹退后皮肤脱屑及色素沉着等特点，诊断不难。非典型病人难以确诊者，依赖于实验室检查。

2. 鉴别诊断

与风疹、幼儿急疹、猩红热相鉴别，详见本章第四节。

五、临床治疗

（一）西医治疗

西医目前尚无特异性治疗，以对症治疗、恰当的护理及预防并发症为主。

（1）抗病毒治疗　对麻疹尚无特异性抗病毒疗法。利巴韦林在体外对麻疹病毒有抑制作用，对免疫受损的病例可考虑使用。

（2）对症治疗　高热者，给予小剂量退热剂或物理降温，注意避免急骤退热，以免影响麻疹透发；烦躁不安时可予以镇静剂；剧咳时用镇咳剂或雾化吸入。对重症麻疹病例，特别是对 2 岁以下的患儿，用大剂量维生素 A 治疗有效。

（3）并发症治疗　继发细菌感染，可用抗生素治疗。对出现并发症者，应积极处理。

（二）中医治疗

1. 辨证思路

重在辨顺证与逆证。顺证表现为皮疹依正常顺序出没，疹色红活，分布均匀，身热不甚，微有汗出，神志清楚，咳无气促，二便调和通畅，为正气盛，邪毒轻之表现，如邪犯肺卫证、邪入肺胃证、阴津耗伤证。逆证表现为疹出先后无序或疹出不畅，或暴出暴收，疹色紫暗，稠稀不匀，并伴高热持续，易出现邪毒闭肺证、麻毒攻喉证、邪陷心肝证等邪盛正衰之危候。

2. 治疗原则

因“麻为阳毒，以透为顺”“麻喜清凉”，故本病以清热透疹为基本治疗原则。前驱期辛凉透表为主；出疹期重在清热解毒；恢复期应甘凉养阴，清解余热。治疗中需注意：透疹不可过用辛温，避免温燥伤津；清解勿过寒凉，以免伤阳而透疹无力；养阴忌滋腻留邪。逆证应中西医结合治疗。

3. 辨证施治

顺证

（1）邪犯肺卫证

证候　发热恶风，鼻塞流涕，喷嚏，咳嗽，眼睑红赤，泪水汪汪，畏光羞明，纳食减少，小便短黄，大便稀溏，发热 2～3 天在口腔颊黏膜近臼齿处出现麻疹黏膜斑，舌苔薄白或微黄，脉浮数，指纹淡紫。

辨证要点　多见于前驱期。以发热恶风，鼻塞流涕，流泪畏光，麻疹黏膜斑，舌苔薄白或微黄，脉浮数，指纹淡紫为特征。

治法　辛凉透表，清宣肺卫。

方药　宣毒发表汤（《痘疹活幼至宝》）加减。

高热无汗者，加浮萍以透疹散邪；咽喉肿痛者，加射干、马勃以利咽消肿。

（2）邪入肺胃证

证候　发热持续，起伏如潮，疹随汗出，依序而现，疹点细小，由疏转密，稍觉凸起，触之碍手，疹色紫红，伴壮热，烦渴，嗜睡，咽红肿痛，目赤眵多，咳嗽加重，大便干结，小便短赤，舌红苔黄，脉洪数，指纹紫。

辨证要点 为麻疹出疹期。以发热起伏如潮，疹随汗出，疹出依序，咳嗽加剧，烦渴，大便干结，舌红苔黄，脉洪数，指纹紫为特征。

治法 清热解毒，透疹达邪。

方药 清解透表汤（经验方）加减。

咳嗽剧烈者，加黄芩、鱼腥草以清肺止咳；壮热烦躁者，加生石膏、知母以清气泄热；疹点紫暗，融合成片者，加赤芍、生地黄以清热凉血。

（3）阴津耗伤证

证候 疹点出齐后，发热渐退，咳嗽渐减，胃纳增加，精神好转，疹点依次渐回，皮肤呈糠麸状脱屑，留有色素沉着，舌红少津，苔少，脉细数，指纹淡紫。

辨证要点 为麻疹恢复期。以皮疹依次回收，疹回热退，皮肤脱屑，色素沉着，舌红少津，苔少，脉细数，指纹淡紫为特征。

治法 养阴生津，清解余邪。

方药 沙参麦冬汤（《温病条辨》）加减。

大便干结者，加火麻仁、瓜蒌以润肠通便；低热不退者，加银柴胡、地骨皮、白薇以清退虚热。

逆证

（1）邪毒闭肺证

证候 高热不退，烦躁不宁，咳嗽气促，喉间痰鸣，鼻翼扇动，呼吸困难，唇周发绀，疹点不多，或疹点密集，疹色紫暗，舌红，苔黄，脉滑数，指纹紫滞。

辨证要点 以高热不退，咳嗽气促，喉间痰鸣，甚则鼻翼扇动，呼吸困难，疹点不多，或疹点密集，疹色紫暗，舌红，苔黄，脉滑数，指纹紫滞为特征。

治法 宣肺开闭，清热解毒。

方药 麻杏石甘汤（《伤寒论》）加减。

咳剧痰多者，加竹沥、天竺黄以清肺化痰；腹胀便秘者，加大黄、芒硝以泻火通腑。

（2）麻毒攻喉证

证候 身热不退，咽喉肿痛，声音嘶哑，咳声重浊，状如犬吠，喉间痰鸣，甚则吸气困难，胸高胁陷，面唇发绀，舌质红，苔黄腻，脉滑数，指纹紫。

辨证要点 以麻疹疾病中出现咽喉肿痛，声音嘶哑，咳如犬吠，甚则吸气困难，舌质红，苔黄腻，脉滑数，指纹紫为特征。

治法 清热解毒，利咽消肿。

方药 清咽下痰汤（《验方新编》）加减。

大便干结者，加生大黄、芒硝以清热泻火通腑；咽喉肿痛甚者，加六神丸以清热利咽。

（3）邪陷心肝证

证候 疹点密集成片，色泽紫暗，高热不退，烦躁谵妄，甚则神昏，抽搐，舌红绛，苔黄糙，脉弦数，指纹紫，达命关。

辨证要点 以麻疹病程中出现高热，烦躁谵语，神昏抽搐，舌红绛，苔黄糙，脉弦数，指纹紫，达命关为特征。

治法 清热解毒，息风开窍。

方药 羚角钩藤汤（《通俗伤寒论》）加减。

高热，神昏抽搐者，加紫雪丹以清热解毒，止痉开窍；若疹点骤没，面色青灰，汗出肢厥，心阳虚脱者，此为内闭外脱之危候，急宜独参汤或参附龙牡救逆汤以回阳救逆固脱。

4. 中医其他疗法

（1）中成药　①银翘解毒丸：疏风解表，清热解毒，用于邪犯肺卫证。②六神丸：清热解毒，利咽消肿，用于麻毒攻喉证。

（2）推拿疗法　①前驱期：推攒竹，分推坎宫，推太阳，擦迎香，按风池，清脾胃，清肺经，推上三关，揉肺俞。②出疹期：拿风池，清脾胃，清肺金，水中捞月，清天河水，按揉二扇门，按肺俞，推天柱。③恢复期：补脾胃，补肺经，揉中脘，揉脾俞、胃俞，揉足三里。

（3）中药外治法　麻黄、芫荽、浮萍各 15g，黄酒 60g，加水适量煮沸，使水蒸气满布室内，再用热毛巾蘸药液，热敷头面或胸背。也可用柽柳 30g，荆芥穗、樱桃叶（或樱桃树根、皮，剂量同）各 15g，煎汤熏蒸。用于出疹期，疹点透发不畅者。

六、中西医结合诊疗思路

本病重在辨清顺证与逆证。顺证以中医辨证论治为主，分别采取解表透疹、清热解毒、养阴生津等治法，除高热时需对症快速退热外，中医药治疗效果肯定。对于逆证，需中西医结合治疗。

七、预防与调护

（1）易感儿进行麻疹减毒活疫苗预防接种；有明显麻疹接触史者，7 天之内应及时注射免疫球蛋白注射液 0.25ml/kg 可预防发病或减轻症状。被动免疫只可维持 3～8 周，以后应采取主动免疫。

（2）麻疹流行期间，避免去公共场所及探亲访友，减少相互传染。对麻疹患者应做到早诊断、早报告、早隔离、早治疗，患儿隔离至出疹后 5 天，并发肺炎者，延长至出疹后 10 天。对接触麻疹的易感儿应隔离检疫 3 周，并给予被动免疫。

（3）麻疹患儿应卧床休息，居室空气要流通，保持适当温度和湿度，有畏光症状时室内光线要柔和。

（4）保持患儿皮肤、眼睛、鼻腔及口腔的清洁，勤换内衣，注意消毒。

思维导图

- 第一节 麻疹
  - 概念 —— 是小儿时期常见的一种急性呼吸道传染病，临床以发热、上呼吸道炎、结膜炎、麻疹黏膜斑及全身斑丘疹为特征。
  - 病因病机
    - 西医病因病理 —— 感染麻疹病毒，造成皮肤、结膜、呼吸道和其他器官的广泛性损害
    - 中医病因病机 —— 感受麻毒时邪，麻毒时邪上受犯肺，肺失宣发，邪热亢盛，内窜于营，血络受损，发而为疹
  - 临床表现 —— 发热、上呼吸道炎、结膜炎、麻疹黏膜斑；在发热 3～4 天皮肤开始出疹，先见于耳后、发际，渐及面部、颈部，自上而下蔓延至躯干四肢，最后达手掌及足底；若无并发症发生，皮疹出现后 3～5 天，身热渐退，皮疹按出疹的先后顺序收没，留有糠麸样脱屑和色素沉着斑

- 第一节 麻疹
  - 诊断及鉴别诊断
    - 诊断 — 典型麻疹根据流行季节、有麻疹接触史，前驱期有呼吸道卡他症状、口腔内麻疹黏膜斑，出疹期皮疹形态、出疹顺序、时间以及出疹与发热的关系，恢复期疹退后皮肤脱屑及色素沉着等特点，诊断不难。非典型病人难以确诊者，依赖于实验室检查
    - 鉴别诊断 — 与风疹、幼儿急疹、猩红热相鉴别
  - 临床治疗
    - 辨证论治
      - 顺证
        - 邪犯肺卫证 — 辛凉透表，清宣肺卫 — 宣毒发表汤
        - 邪入肺胃证 — 清热解毒，透疹达邪 — 清解透表汤
        - 阴津耗伤证 — 养阴生津，清解余邪 — 沙参麦冬汤
      - 逆证
        - 邪毒闭肺证 — 宣肺开闭，清热解毒 — 麻杏石甘汤
        - 麻毒攻喉证 — 清热解毒，利咽消肿 — 清咽下痰汤
        - 邪陷心肝证 — 清热解毒，息风开窍 — 羚角钩藤汤
    - 西医治疗
      - 抗病毒治疗 — 对免疫受损的病例可考虑使用利巴韦林治疗
      - 对症治疗 — 退热；镇静；止咳；维生素A治疗
      - 并发症治疗 — 继发细菌感染，可用抗生素治疗

第二节　幼 儿 急 疹

幼儿急疹（exanthema subitum，ES）是由人类疱疹病毒（human herpes virus，HHV）6、7型引起的一种婴幼儿时期常见的急性出疹性传染病，以突然高热，持续3～5天，热退后全身皮肤出现麻粒样玫瑰红色小丘疹为临床特点。

本病以春秋季为多见，多见于6～18个月小儿，3岁以后少见。本病的主要传染源是有该病毒感染的患者，经呼吸道飞沫传播。本病很少有并发症，少数出现惊厥，其预后良好，病后可以获得持久免疫力。

因其多发生于哺乳婴儿，故中医称为“奶麻”；又因其皮疹形似麻疹而并非麻疹，又称“假麻”。

一、病因病机

1. 西医病因病机

幼儿急疹主要是由HHV-6B型感染。也有从幼儿急疹患儿早期的粪便中检出HHV-7 DNA的报道。目前发病机制尚不明确。

2. 中医病因病机

本病病因为感受幼儿急疹时邪，病位在肺脾。病机为幼儿急疹时邪从皮毛或口鼻而入，郁于肌表，邪正交争，故见高热。邪热蕴于肺胃，外泄于肌肤，则见皮疹。

（1）*邪郁肌表*　幼儿急疹时邪由皮毛或口鼻而入，邪郁肌表，入里与气血相搏，热蕴肺胃，故见高热、烦躁、饮食减少等。

（2）*热透肌肤*　邪热入里蕴于肺胃，正气奋起抗邪，邪透肌肤，邪热外泄，故热退疹出，肌肤出现麻粒样玫瑰红色小丘疹，疹退后无脱屑及色素沉着等。

二、临床表现

多发生于2岁以下的婴幼儿。发热持续3～5天，体温多达39℃或更高，但全身症状较轻；热退后皮肤出现红色斑丘疹，迅速遍布面部、躯干及臀部，皮疹呈向心性分布，四肢较少。2～3天皮疹消失，无色素沉着及脱屑。典型体征除皮疹外，一些患儿可有颈部淋巴结肿大。

三、辅助检查

（1）病毒分离　是HHV-6、HHV-7感染的确诊方法。

（2）病毒抗体测定　采用ELISA方法和间接免疫荧光方法测定HHV-6、HHV-7的IgG、IgM抗体，是目前最常使用和最简便的方法。IgM抗体阳性、IgG抗体滴度恢复期≥4倍增高均可说明HHV-6、HHV-7感染的存在。

（3）病毒核酸检测　用聚合酶链反应（polymerase chain reaction，PCR）方法及核酸杂交方法检测HHV-6、HHV-7病毒核酸。

四、诊断与鉴别诊断

1. 诊断

出疹前常常难以诊断。根据发病年龄，流行病学资料，典型临床表现即可诊断为幼儿急疹。

2. 鉴别诊断

本病须与麻疹、风疹、猩红热相鉴别。详见本章第四节。

五、临床治疗

（一）西医治疗

以对症支持治疗为主，一般不需特殊治疗，如高热者可给予解热镇静药物口服，并给予足够水分。

（二）中医治疗

1. 辨证思路

本病有发热和热退疹出的临床特点，分为发热期和出疹期两个阶段论治。

2. 治疗原则

“以透为顺”，予以辛凉清热透疹。

3. 辨证施治

（1）邪郁肌表证（发热期）

证候　突然高热，多为39～40℃，持续3～5天，稍有烦躁，但精神如常，食欲略差，尿黄，或见呕吐，泄泻，咽红，舌红，苔薄黄，指纹浮紫。

辨证要点　以突起高热，持续3～5天，其他伴随症状不重，舌红，苔薄黄，指纹浮紫为特征。

治法　辛凉解表。

方药　银翘散（《温病条辨》）加减。

高热甚者，加栀子、生石膏以增退热之功；时作呕吐者，加竹茹、生姜以降逆止呕。

（2）热透肌肤证（出疹期）

证候　热退身凉，周身出现麻粒样玫瑰红色小丘疹，从躯干延及全身，压之退色，2～3 天皮疹消退，或有口干，纳差，舌红，苔薄黄，指纹紫滞。

辨证要点　以身热骤降，皮疹透发，舌红，苔薄黄，指纹紫滞为临床特征。

治法　清热透疹。

方药　化斑解毒汤（《外科正宗》）加减。

口渴者，加天花粉以养阴生津；大便干硬者，加火麻仁、蜂蜜以润肠通便。

4. 中医其他疗法

（1）中成药　①银黄口服液：疏风清热，解毒利咽，用于邪郁肌表证。②小儿紫草丸：发表解肌，透疹解毒，用于热透肌肤证。

（2）针灸疗法　体针：取大椎、曲池、合谷、足三里穴。对高热期患儿用强刺激泻法，持续捻针 3～5 分钟，不留针。用于邪郁肌表证有高热者。

（3）推拿疗法　推清肺金，揉小天心，推补肾水，推清天河水，推清板门，分阴阳，推退下六腑，捏挤大椎，按揉曲池、合谷，每日 1～2 次，连续 1～2 天。用于邪郁肌表证。

六、中西医结合诊疗思路

本病主要用中医辨证治疗，辅以西医对症处理。原发性 HHV-6 感染一般不需特殊治疗，预后良好。

七、预防与调护

（1）在婴幼儿集体场所，如托儿所、幼儿园等，发现可疑患儿应隔离观察 7～10 天。隔离患儿至出疹后 5 天。

（2）婴幼儿患病期间，宜安静休息，注意避风寒、防感冒。饮食宜清淡、易消化，忌油腻，适当多饮水。

（3）对持续高热患儿可用物理降温，必要时暂用退热剂，防止发生高热惊厥。

思维导图

第二节 幼儿急疹
- 概念 —— 是由人疱疹病毒（HHV）6、7型引起的一种婴幼儿时期常见的急性出疹性传染病，以突然高热，持续3～5天，热退后全身皮肤出现麻粒样玫瑰红色小丘疹为临床特点
- 病因病机
  - 西医病因病机 —— 主要是感染HHV-6B，发病机制尚不明确
  - 中医病因病机 —— 感受幼儿急疹时邪，邪热蕴于肺胃，外泄于肌肤
- 临床表现 —— 高热；热退后皮肤出现红色斑丘疹，2~3天消失，无色素沉着及脱屑。
- 诊断及鉴别诊断
  - 诊断 —— 出疹前常常难以诊断。根据发病年龄，流行病学资料，典型临床表现即可诊断
  - 鉴别诊断 —— 与麻疹、风疹、猩红热相鉴别
- 治疗
  - 辨证论治
    - 邪郁肌表证 —— 辛凉解表 —— 银翘散
    - 热透肌肤证 —— 清热透疹 —— 化斑解毒汤
  - 西医治疗 —— 以对症支持治疗为主，一般不需特殊治疗

第三节 风 疹

风疹（rubella）是由风疹病毒引起的一种急性呼吸道传染病，临床以发热、皮疹及耳后、枕后、颈部淋巴结肿大和轻微全身症状为特征。

本病四季均可发生，以冬春季多见。发病年龄以5岁以下的小儿为多，可在幼托机构造成流行。病原体由口、鼻及眼部分泌物直接传给旁人，或通过呼吸道飞沫散播传染。本病病情轻浅，预后良好，并发症少见，患病后可获得持久性免疫。孕妇在妊娠早期感染风疹，病毒可通过胎盘传给胎儿而致各种先天性缺陷或畸形，称为“先天性风疹综合征”。

本病属于中医“风痧”“瘾疹”范畴。

一、病因病机

1. 西医病因病机

（1）病因　本病感染病原为风疹病毒，其只有一种抗原型，不耐热，在室温中很快失去活力，但能耐寒和干燥。出疹前5～7天到疹后3～5天，在患儿鼻咽部的分泌物中能找到病毒。

（2）发病机制　病毒主要通过空气飞沫侵入患儿的上呼吸道黏膜、颈淋巴结并复制，引起上呼吸道炎症和病毒血症，表现为发热、皮疹和浅表淋巴结肿大。其皮疹是病毒直接损害真皮层毛细血管内皮细胞所致。母体感染风疹越早，传递给胎儿的机会越大，孕4个月后感染风疹对胎儿也不是完全没有危险。母体感染后，可经胎盘感染胎儿，通过抑制细胞有丝分裂、细胞溶解、胎盘绒毛炎等引起胎儿损伤，导致各种先天畸形。

2. 中医病因病机

风疹病因为感受风疹时邪，主要病变在肺卫，可涉及心营。风疹时邪自口鼻而入，首先犯肺，正邪相争，肺卫失宣，进而时邪内盛，邪入气营，燔灼肺胃，血络损伤，溢于肌肤，则泛发红疹。若邪毒夹痰阻滞少阳经络，则耳后、枕后臖核肿胀。

（1）邪郁肺卫　风疹时邪从口鼻而入，首先犯肺，肺卫失宣，故可见发热，咳嗽，流涕等。风邪搏结于气血，透于肌表，则皮疹透发，分布均匀；邪毒阻滞于少阳经络，则耳后及枕后臖核肿大。

（2）邪入气营　少数患儿邪毒炽盛，内传入里，燔灼气营，或迫伤营血，而见高热烦渴，疹色鲜红或紫暗，疹点密集。

二、临床表现

1. 获得性风疹

（1）潜伏期　长短不一，一般为14～21天。

（2）前驱期　一般为1～2天，症状不严重，常见咳嗽、喷嚏、流涕、咽痛、声音嘶哑、头痛、眶后疼痛、结膜炎、食欲缺乏及发热等。部分患者可在软腭及咽部附近见到玫瑰色或出血性斑疹，大小如针头或稍大。

（3）出疹期　于发病1～2天后出疹，迅速由面部、颈部、躯干波及四肢，但手掌、足底大多无疹。皮疹呈浅红色，稍稍隆起，大小约2mm，分布均匀，较猩红热皮疹大，疹间有正常皮肤，躯干部皮疹稀疏，面部及四肢往往融合。颈、腕及指趾可见疏散之斑丘疹。皮疹于 1～4 日隐退，无脱屑或有细小脱屑，无色素沉着。出疹时可伴轻至中度发热及上呼吸道感染症状，随疹退而消退，体温持续不降或退而又升，应考虑并发症及继发感染。耳后、枕后及颈后淋巴结肿大，可有轻度压痛，不融合。皮疹出现后，淋巴结肿大多数在一周内消退，也有持续数周者。脾脏常有轻度肿大。

2. 先天性风疹综合征

妊娠 3 个月以内患风疹的孕妇，风疹病毒可通过胎盘传给胎儿，使胎儿发生严重的全身感染，引起多种先天缺陷或畸形，称之为先天性风疹综合征。患先天性风疹综合征的胎儿生后可见以下表现：①新生儿期表现，如出生时低体重、肝脾肿大、血小板减少、淋巴结肿大、脑膜脑炎等。②器官畸形和组织损伤，如先天性心脏病、白内障、小眼球、青光眼、视网膜病、耳聋等。③慢性或自身免疫引起的晚发疾病，如慢性进行性全脑炎、甲状腺炎、间质性肺炎等，这些迟发症状可在生后 2 个月～20 年内发生。

三、辅助检查

（1）*血常规*　白细胞总数正常或稍降低，淋巴细胞相对增多，可见异型淋巴细胞。

（2）*病毒分离*　患儿鼻咽分泌物及血清中可分离出病毒。孕妇原发感染风疹病毒后，可取羊水、胎盘绒毛或胎儿活检组织进行病毒分离和鉴定。

（3）*血清学检查*　风疹特异性 IgM 抗体阳性，或取患儿急性期和恢复期双份血清，检测特异性 IgG 抗体，抗体滴度增加 4 倍以上可确诊。

四、诊断与鉴别诊断

1. 诊断

根据流行病学史，全身症状轻，出疹迅速，消退亦快，耳后、枕后和颈部淋巴结肿大，有触痛的特点，临床诊断不难。对临床表现不典型者，可做病毒分离或血清学检测以确定诊断。

先天性风疹综合征诊断标准如下：①典型先天性缺陷，如白内障、青光眼、心脏病、听力丧失、色素性视网膜炎等。②实验室分离到风疹病毒，或检出血清风疹 IgM 抗体等。如婴儿仅风疹 IgG 抗体阳性，滴度明显高于母亲或不断增高，生后 5～6 个月仍阳性，可诊断先天风疹感染。

2. 鉴别诊断

本病需与麻疹、幼儿急疹、猩红热相鉴别，详见本章第四节。

五、临床治疗

（一）西医治疗

西医治疗主要为对症和支持治疗。早期可用利巴韦林、干扰素等。先天性风疹综合征的治疗仅限于对症疗法，无特殊治疗，此类患儿可长期携带病毒，影响其生长发育，应早期检测视力、听力损害情况。

（二）中医治疗

1. 辨证思路

本病按卫气营血辨证，分为邪郁肺卫证、邪入气营证；按病情轻重程度，分为轻症、重症。轻症者，低热，疹色淡红，分布均匀，病程在3～4天之内，为邪气较轻，属邪郁肺卫证；壮热烦渴，疹色鲜红或紫暗，分布密集，出疹持续 5～7 天始见消退，其他症状较重者，为邪入气营，病情较重。

2. 治疗原则

“以透为顺”，以疏风透疹，清热解毒为主。轻症治以疏风解表透疹；重症治以清气凉营解毒。

3. 辨证施治

（1）邪郁肺卫证

证候　发热恶风，喷嚏流涕，轻微咳嗽，胃纳欠佳，精神倦怠，疹色淡红，稀疏细小，分布均匀，微有痒感，耳后、枕后及颈部淋巴结肿大，舌尖红，苔薄黄，脉浮数。

辨证要点　多见于轻症。以发热恶风，轻微咳嗽，疹色淡红，稀疏细小，分布均匀，舌尖红，苔薄黄，脉浮数为特征。

治法　疏风清热透疹。

方药　银翘散（《温病条辨》）加减。

耳后、枕后及颈部淋巴结肿大疼痛者，加蒲公英、夏枯草以清热解毒散结；咽喉肿痛者，加大青叶、板蓝根以清热解毒利咽。

（2）邪入气营证

证候　壮热口渴，烦躁不宁，疹色鲜红或紫暗，疹点较密，小便短赤，大便秘结，耳后、枕后及颈部淋巴结肿大触痛，舌质红，苔黄糙，脉洪数。

辨证要点　多见于重症。以壮热烦渴，疹点密集，颜色鲜红或紫暗，舌质红，苔黄糙，脉洪数为特征。

治法　清气凉营解毒。

方药　透疹凉解汤（经验方）加减。

高热不退者，加黄芩、生石膏以清热泻火；疹色紫暗密集者，加生地黄、牡丹皮、紫草以清热凉血透疹。

4. 中医其他疗法

（1）中成药　①板蓝根颗粒：清热解毒，凉血利咽，用于邪郁肺卫证。②清开灵颗粒：清热解毒，镇静安神，用于邪入气营证。

（2）针灸疗法　体针：取曲池、合谷、血海、三阴交穴，外感风邪甚者加风池、风门、大椎穴。每次选用3～5穴，一般用泻法。留针10～30分钟。

六、中西医结合诊疗思路

本病西医尚无特效药物，以对症治疗为主；中医辨证治疗有优势，以疏风清热解毒为法。对于淋巴结肿大者，中医药治疗效果明显。

七、预防与调护

（1）对儿童及易感育龄妇女，可接种风疹减毒活疫苗，孕妇在妊娠 3 个月内应避免与风疹病人接触，若有接触史者可于接触 5 天内注射丙种球蛋白，可减轻症状或防止发病。对已确诊为风疹的早期孕妇，应考虑终止妊娠。

（2）风疹流行期间，不带易感儿童去公共场所，避免与风疹患儿接触。风疹患儿应隔离至出疹后 5 天。

（3）患儿应卧床休息，饮食宜富含营养、易消化，供给足够水分，保持室内适宜温度、湿度。皮肤瘙痒者，避免搔抓，防止抓伤皮肤引起感染。

思维导图

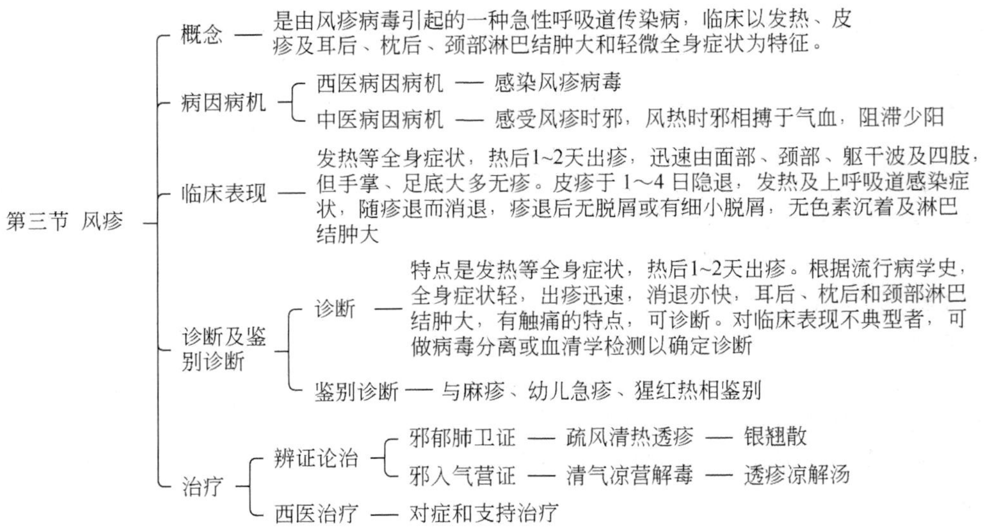

第四节 猩 红 热

猩红热（scarlet fever）是由 A 组乙型溶血性链球菌感染后引起的急性发疹性呼吸道传染病，临床以发热、咽峡炎、全身弥漫性猩红色皮疹和疹退后皮肤脱屑为特征。经皮肤伤口或产道侵入而感染者，为外科猩红热或产科猩红热。

本病以冬、春季节多见。传染源为病人和带菌者，主要通过呼吸道飞沫传播。3～7 岁儿童是主要易感人群，一般预后良好，少数病例 2～3 周后可引起风湿热、急性肾小球肾炎等并发症。本病感染后可获得较长久的免疫力。但因感染后能产生 A、B 和 C 三种抗原型红疹毒素，型间没有交叉免疫，故可再次罹患该病。

本病中医称“丹痧”，因具有强烈的传染性，也称“疫痧”“疫疹”等，又因咽喉肿痛腐烂，皮肤色赤猩红，又称“喉痧”“烂喉丹痧”。属于中医温病范畴。

一、病因病机

1. 西医病因病机

（1）病因　由产红疹毒素的A组乙型溶血性链球菌感染引起。

（2）发病机制　病原菌侵入人体后黏附在咽部上皮细胞上，进入组织引起炎症，同时向邻近组织扩散，引起各种炎症。病原菌所产生的红疹毒素及其他产物进入血液，引起毒血症及皮肤和黏膜血管弥漫性充血，形成猩红热样皮疹及发热。其细菌表面纤丝的M蛋白具有抗吞噬作用，并与其相应抗体形成免疫复合物。少数患儿病后1～5周，发生肾、心和关节滑膜等处的胶原纤维变性和坏死小血管内皮细胞肿胀与单核细胞浸润等变态反应性病变，临床形成肾小球肾炎或风湿热。

2. 中医病因病机

本病病因为猩红热时邪。病位主要在肺胃、营血。时邪首犯肺卫，继而由卫入气，炽盛于肺胃。若热毒鸱张，深入营血，则气营（血）两燔，甚者内陷厥阴。后期邪毒渐去，阴津耗损，多为肺胃阴伤。

（1）邪侵肺卫　猩红热时邪自口鼻而入，首犯肺卫。故初见肺卫表证，继而疫毒化火入里，热毒充斥肺胃，肺气不宣，卫受邪郁，则见发热恶寒；肺胃热毒上攻咽喉，故红肿疼痛；热毒外溢，则皮肤潮红，丹痧隐现。

（2）毒炽气营　时邪从卫入气，毒侵肺胃，蕴结咽喉，血败肉腐，故咽喉肿痛腐烂，甚至化脓。若热毒炽盛，深入营血，则气营（血）两燔，出现壮热烦渴，皮疹如丹，成片成斑。舌为心之苗，邪毒内炽，心火上炎，邪热耗津伤阴，故见舌苔剥脱、芒刺肿大、状如杨梅，形成“杨梅舌”。若邪毒炽盛，内陷厥阴，闭阻心窍则神昏谵语；引动肝风则壮热抽搐。

（3）疹后伤阴　若正能抵邪，病至后期，邪毒渐去，阴津耗损，多表现为肺胃阴伤证候，如低热，咽痛，口唇干燥，痧疹消退，皮肤脱屑，干咳等。

在本病的发展过程中或恢复期，因邪毒炽盛，伤于心络，耗损气阴，心失所养，可出现心悸、乏力、脉象结代等证候；余邪热毒流窜筋肉关节，经络痹阻，可导致关节红肿疼痛的痹证；热毒损伤肺脾肾，导致三焦水液通调失职，水湿内停，外溢肌肤，则见水肿、尿血等症。

二、临床表现

本病潜伏期一般1～7天，外科型1～2天。其临床表现轻重差别较大，可有几种不同类型：

1. 普通型

（1）前驱期　起病急骤，发热，体温一般在38～39℃，重者可高达40℃，头痛，咽痛，周身不适。咽及扁桃体显著充血，扁桃体陷窝处覆有较易拭掉的点状或片状白色脓性分泌物，软腭处有细小红疹或出血点。病初舌覆白苔，红肿的乳头突出于白苔之外，称为“白草莓舌”。颈部及颌下淋巴结肿大，伴触痛。

（2）出疹期　发热第1～2天迅速出现皮疹，最初见于耳后、颈及上胸部，然后迅速波及躯干及上肢，24小时内迅速蔓延至全身。典型的皮疹为在全身皮肤弥漫性充血潮红的基础上有猩红色弥漫细小斑丘疹，呈鸡皮样，触之似粗砂纸样。疹间皮肤潮红，用手按压则红色可暂时消退数秒钟，出现苍白的手印，此种现象称为“贫血性皮肤划痕”。面颊部潮红无皮疹，而口鼻周围皮肤苍白，形成“口周苍白圈”。皮肤皱褶处，如腋窝、肘弯、腹股沟等处，皮疹密集，色深红，其间有针尖大小出血点，形成深红色横纹线，称“帕氏线”。白苔脱落，露出鲜红舌面，舌乳头红肿明显并持续存在，形成“杨梅”样舌，也叫“红草莓舌”。近年猩红热症状趋轻，皮疹常不典型，有时仅表现为稀疏皮疹。

（3）恢复期　一般情况好转，体温降至正常，皮疹按出疹顺序消退，开始脱皮，脱屑程度与皮疹轻重有关，轻者呈糠麸样脱屑，重者则大片脱皮，一般2～4周脱尽，不留色素沉着。

2. 重型

本型现已罕见。除上述典型症状外，全身中毒症状明显，并可有不同程度的嗜睡、烦躁和意识障碍；如合并脓毒症状，可并发败血症、肺炎、化脓性脑膜炎等，甚至可发生中毒性休克，危险性很高。

3. 外科型

链球菌经皮肤或黏膜伤口、产妇产道感染时，可有局部急性化脓性病变，皮疹从创口开始，再发展到其他部位皮肤，局部淋巴结可肿大、压痛，全身症状轻，无咽炎和杨梅舌。

三、辅助检查

（1）血常规　白细胞总数可达（10～20）$\times 10^9$/L 或更高，中性粒细胞百分比大于 80%，有时可见到中毒颗粒。

（2）病原学检查　咽拭子或伤口细菌培养可有 A 组乙型溶血性链球菌生长。

（3）血清学检查　绝大多数患儿于感染后 1～3 周 ASO＞500U，并发风湿热的患儿血清滴度明显增高。

四、诊断与鉴别诊断

1. 诊断

根据流行病学史、临床表现、实验室检查来诊断。

（1）流行病学史　患儿与确诊者有接触史。

（2）临床表现　发热，扁桃体肥大甚至化脓，全身皮肤弥漫性充血潮红，猩红色皮疹，杨梅舌，贫血性皮肤划痕，口周苍白圈，皮肤皱褶处“帕氏线”，糠麸样脱屑或脱皮。

（3）实验室检查　血常规提示细菌感染，咽拭子或伤口细菌培养可有 A 组乙型溶血性链球菌生长，ASO＞500U。

2. 鉴别诊断

（1）麻疹、风疹、幼儿急疹及猩红热　具体见表 11-1。

（2）川崎病　发热持续时间较长，可有草莓舌，猩红热样皮疹，同时伴有眼结合膜、口腔黏膜充血，口唇干裂，一过性颌下淋巴结肿大及指趾末端膜状或套状脱皮，可引起冠状动脉病变，病原学检查阴性，抗感染治疗无效。

（3）金黄色葡萄球菌脓毒血症　金黄色葡萄球菌感染后，可发生与猩红热同样的皮疹，但皮疹持续时间短暂，且常有局部和迁延性病灶，中毒症状更为明显，细菌培养结果不同。

（4）药物疹　某些药物如苯巴比妥、安替比林、阿托品等可引起猩红热样弥漫性皮疹。此类疾病多无全身症状，且有近期服药史。

表 11-1　四种出疹性疾病的鉴别诊断

病名	麻疹	风疹	幼儿急疹	猩红热
病原	麻疹病毒	风疹病毒	人类疱疹病毒 6、7 型	乙型溶血性链球菌
前驱期	2～4 天	1～2 天	3～4 天	约 1 天
常见症状及特征	鼻眼卡他症状严重，出疹前 1～2 天可见口腔黏膜斑	症状不严重，耳后、颈部、枕后淋巴结肿大并触痛	一般情况好，高热时可有惊厥	高热，咽峡炎、杨梅舌，帕氏线、贫血性皮肤划痕、口周苍白圈
发热与皮疹的关系	发热 3～4 天出疹，出疹期热更高	发热后 1～2 天出疹	高热 3～5 天出疹，热退疹出	发热 1～2 天出疹，出疹时高热
皮疹特点	暗红色斑丘疹；出疹顺序依次为耳后发际、面、颈、躯干、四肢；3～4 天依出疹顺序回退；疹退后有糠麸样脱屑及色素沉着	淡红色斑丘疹；顺序依次为面部、颈部、躯干、四肢；于 1～4 天消退；无色素沉着及脱屑，或有细小脱屑	红色斑丘疹；发疹无一定顺序，躯干及臀部多见；2～3 天消退；无色素沉着及脱屑	全身皮肤在弥漫性充血潮红的基础上有猩红色弥漫细小斑丘疹，呈鸡皮样高出皮面；自耳后、颈及上胸部，迅速波全身；持续 2～7 天疹退；1 周后脱屑或大片脱皮

五、临床治疗

（一）西医治疗

治疗目的是控制感染，消除症状，预防并发症及减少传播。

青霉素是治疗猩红热的首选药物，同时可预防并发症如急性肾小球肾炎和风湿热的发生。早期应用可缩短病程、减少并发症。疗程以往建议为 10 天，现多采用 5～7 天。也可使用第 1、2 代头孢菌素治疗。对青霉素过敏者可选用大环内酯类和克林霉素治疗。

（二）中医治疗

1. 辨证思路

（1）*辨卫气营血*　早期发热、恶寒、咽喉肿痛、痧疹隐现，为邪在肺卫；出疹期壮热烦渴，咽喉糜烂白腐，皮疹猩红，甚则紫暗，杨梅舌，为邪在气分；若邪毒已呈燎原之势，既有壮热烦渴之气分证候，又有嗜睡神萎，痧疹赤红如丹之营血分证候，为毒炽气营证，若病情进一步发展可有邪陷心肝之变。后期口渴唇干，皮肤脱屑或脱皮，舌红少津，为疹后伤阴证。

（2）*辨轻重顺逆*　疹色鲜红，分布均匀，疹点外达，发热有汗为轻证、顺证；皮疹隐现，壮热无汗，伴有神昏为重症；皮疹色紫暗夹瘀点，伴神昏谵语为逆证；疹后发热稽留不退，为余邪未尽，或已产生变证。

2. 治疗原则

以清热解毒，清利咽喉为基本治疗原则。结合卫气营血辨证，初起邪侵肺卫，治以辛凉宣透，清热利咽；痧毒入里，气营两燔，治以清气凉营，泻火解毒；恢复期痧后伤阴，或余毒不清，治以养阴生津，清热利咽。

3. 辨证施治

（1）邪侵肺卫证

证候 发热骤起，头痛，恶寒，灼热无汗，或伴呕吐，咽部红肿疼痛，常影响吞咽，上腭有粟粒样红疹，皮肤潮红，丹疹隐隐，舌红，苔薄白或薄黄，脉浮数有力。

辨证要点 见于本病初起，为时较短。以发热恶寒，痧疹隐现，咽喉肿痛甚至糜烂，舌红，苔薄白或薄黄，脉浮数有力为特征。

治法 辛凉宣透，清热利咽。

方药 解肌透痧汤（《喉痧症治概要》）加减。

咽部红肿痛甚者，加板蓝根、玄参以清咽解毒；渴甚者，加天花粉、芦根以生津止渴；汗出不畅者，加防风、薄荷以疏风解表。

（2）毒炽气营证

证候 壮热不解，面赤，口渴，咽喉肿痛，伴糜烂白腐，皮疹密布，色红如丹，甚则色紫。疹由颈、胸开始，继则弥漫全身，压之退色，见疹后的1～2天苔黄燥，舌红起刺，3～4天后苔剥脱，舌光红起刺，状如杨梅，脉数有力。

辨证要点 见于出疹期。以壮热，烦躁口渴，咽喉肿痛糜烂，痧疹密布色红如丹，杨梅舌，脉数有力为特征。

治法 清气凉营，泻火解毒。

方药 凉营清气汤（《喉痧证治概要》）加减。

丹痧布而不透，壮热无汗者，加淡豆豉、浮萍以解表透邪；苔糙、便秘者，加生大黄、芒硝以通腑泻火；若邪毒内陷心肝，出现神昏、抽搐者，可选用紫雪丹、安宫牛黄丸以清心开窍。

（3）疹后伤阴证

证候 丹痧布齐后1～2天，身热渐退，或低热，痧疹隐退，皮肤脱屑，咽部糜烂疼痛减轻，口唇干燥，或伴有干咳，食欲不振，舌红少津，苔剥脱，脉细数。

辨证要点 见于痧毒外透之后，肺胃阴津耗伤。以口干唇燥，皮肤干燥脱屑，舌红少津，苔剥脱，脉细数为特征。

治法 养阴生津，清热利咽。

方药 沙参麦冬汤（《温病条辨》）加减。

口干，舌红少津明显者，加玄参、生地黄、芦根以养阴生津润喉；低热不解者，加地骨皮、银柴胡、鳖甲以清解虚热；大便干结者，加知母、火麻仁以清肠润燥。

若后期产生心悸、水肿、痹证等变证，参阅有关章节治疗。

4. 中医其他疗法

（1）*中成药* ①小儿豉翘清热颗粒：疏风解表，清热导滞，用于邪侵肺卫证。②开喉剑喷雾剂（儿童型）：清热解毒，消炎止痛，用于邪侵肺卫证。③三黄片：清热解毒，泻火通便，用于毒炽气营证。

（2）*针灸疗法* 体针：取风池、曲池、合谷、少商、天柱、膈俞、血海、三阴交穴。每次选穴2～3个，用泻法，日1次，用于发热咽痛者。

（3）*中药外治法* 咽喉肿痛腐烂者可选用锡类散、冰硼散、珠黄散吹喉，日2～3次。

六、中西医结合诊疗思路

猩红热属于细菌感染性疾病，有明确的病原体，因此西医可首选青霉素抗感染治疗。中医采取分期辨证治疗，病初为肺卫表证，辛凉宣透，清热利咽；火热炽盛，气营两燔则清气凉营，泻火解毒；后期热盛伤阴，则养阴生津，清热利咽。中西医结合治疗可缓解症状，有助于皮疹消退，缩短病程和减少并发症。

七、预防与调护

（1）隔离传染源，猩红热患儿应隔离至咽拭子培养阴性。密切接触的易感儿需检疫 1 周，对体弱者可用药物预防，如口服青霉素或头孢菌素等。

（2）流行期间，减少到公共场所活动，提倡戴口罩，对病人的污染物、分泌物及时消毒处理。

（3）患儿居室应保持空气流通，定时消毒。多饮开水，饮食应清淡，禁食辛辣刺激之物。咽喉肿痛甚者，可用温盐水漱口，保持口腔黏膜清洁。

思维导图

- 第四节　猩红热
  - 概念 — 是由A组乙型溶血性链球菌感染后引起的急性发疹性呼吸道传染病，临床以发热、咽峡炎、全身弥漫性猩红色皮疹和疹退后皮肤脱屑为特征。
  - 病因病机
    - 西医病因病机 — 感染产红疹毒素的A组乙型溶血性链球菌
    - 中医病因病机 — 感受猩红热时邪，首犯肺卫，继而由卫入气，炽盛于肺胃
  - 临床表现 — 发热，头痛，咽痛，周身不适；“白草莓舌”；发热第 1～2 天迅速出现皮疹，最初见于耳后、颈及上胸部，然后迅速波及躯干及上肢，24 小时内迅速蔓延至全身，猩红色弥漫细小斑丘疹，伴有“贫血性皮肤划痕”、“口周苍白圈”、“帕氏线”、“红草莓舌”等特殊表现。一般情况好转，体温降至正常，皮疹按出疹顺序消退，皮疹消退，轻者呈糠麸样脱屑，重者则大片脱皮，不留色素沉着
  - 诊断及鉴别诊断
    - 诊断 — 根据流行病学史、临床表现、实验室检查（血常规提示细菌感染，咽拭子或伤口细菌培养可有 A 组乙型溶血性链球菌生长，ASO＞500U）诊断
    - 鉴别诊断 — 与麻疹、风疹、幼儿急疹、川崎病、金黄色葡萄球菌脓毒血症、药物疹相鉴别
  - 治疗
    - 辨证论治
      - 邪侵肺卫证 — 辛凉宣透，清热利咽 — 解肌透痧汤
      - 毒炽气营证 — 清气凉营，泻火解毒 — 凉营清气汤
      - 疹后伤阴证 — 养阴生津，清热利咽 — 沙参麦冬汤
    - 西医治疗
      - 青霉素是治疗猩红热的首选药物
      - 对青霉素过敏者可用大环内酯类和克林霉素治疗

第五节　水　　痘

水痘（varicella）为小儿常见急性出疹性传染病，临床以发热，皮肤黏膜分批出现的瘙痒性斑、

丘、疱疹及结痂，且上述各期皮疹可同时存在为特征。一年四季均可发病，以冬春季节多见，多为散发性，但偏僻地区偶可暴发，城市可发生周期性流行。发病年龄以 6～9 岁多见。水痘患者为其主要传染源，通过空气飞沫或接触病人疱疹内的疱浆均可传播，人群对水痘普遍易感。一般预后良好，感染水痘后可获得持久的免疫力，但其后可发生带状疱疹。水痘的潜伏期为 10～21 天，结痂后病毒消失，故传染期为自发疹前 24 小时至病损结痂，约 7～8 天。

因其疱疹明亮如水，形态椭圆，状如豆粒，中西医病名都可以称之为水痘，又由于疱疹的形态不同，又有“水花”“水疮”等别名。

一、病因病机

1. 西医病因病理

（1）病因　水痘的病原为水痘-带状疱疹病毒（varicella-zoster virus，VZV），VZV 属疱疹病毒科，只有一个血清型，人是其唯一的自然宿主。在体外抵抗力弱，对热、酸及各种有机溶剂敏感，在痂皮中不能存活。

（2）发病机制　病毒经直接接触或经上呼吸道侵入人体，在局部皮肤、黏膜细胞及淋巴结内增殖，然后进入血液，形成病毒血症，如患者的免疫能力不能清除病毒，则病毒可到达单核-巨噬细胞系统内再次增殖后释放入血，形成第二次病毒血症，病毒散布全身各组织器官，引起病变。临床上水痘皮疹分批出现与病毒间歇性播散有关。发病后 2～5 天产生特异性抗体，病毒血症消失，症状随之好转。

（3）病理　水痘病变主要发生在皮肤和黏膜。病初皮肤表皮层毛细血管内皮细胞肿胀，血管扩张充血，表现为斑丘疹和丘疹。随后棘细胞层的上皮细胞发生气球样退行性变，细胞液化后形成单房性水疱，内含大量病毒，疱疹内炎症细胞渗出，浸润的多核巨细胞内有嗜酸性病毒包涵体，疱内组织残片增多，液体变浊，病毒数量减少，最后结痂，下层表皮细胞再生。因病变表浅，多未侵犯真皮层，故愈合后不留瘢痕。但如炎症深入亦可累及真皮层，留下瘢痕。神经组织可见脑内静脉周围有神经脱髓鞘和神经细胞坏死等病变。

2. 中医病因病机

本病病因为水痘时邪从口鼻而入，侵于肺脾，湿热蕴蒸，透于肌表而成水痘。病位在肺脾。病机关键为湿热蕴郁肺脾。

（1）邪郁肺卫　水痘时邪从口鼻而入，侵犯肺卫，则卫表不和，宣肃失司，出现发热、流涕、咳嗽等肺卫表证；肺主皮毛，脾主肌肉，邪正交争，水痘时邪夹湿透于肌表，则水痘布露。因病尚在表，故水痘稀疏，疹色红润，疱浆清亮。

（2）毒炽气营　水痘时行邪毒与湿邪相搏结，郁而化热，毒热炽盛，直趋气营。气分毒热充斥全身，则见壮热、烦躁、口渴等症；毒传营分，透发肌肤，则痘疹稠密，色紫暗，疱浆混浊。若患儿体质虚弱，水痘时行邪毒炽盛，易化热化火，内窜心肝，则见壮热不退，神昏、抽搐等邪陷心肝之变证；小儿肺脏娇嫩，感邪后若邪毒内侵，闭郁于肺，肺失宣肃，则见高热、咳嗽、气喘、鼻扇、口唇青紫等邪毒闭肺之变证。

二、临床表现

1. 典型水痘

（1）潜伏期　典型水痘潜伏期 10～21 天，平均 14 天。

（2）前驱期　前驱期可无症状或仅有轻微症状，如低热或中等程度发热、头痛、全身不适、乏力、食欲减退、咽痛、咳嗽等，持续1～2天即迅速进入出疹期。

（3）出疹期　皮疹特点：①初为红斑疹，数小时后变为深红色丘疹，再经数小时发展为疱疹。位置表浅，形似露珠水滴，椭圆形，3～5mm大小，壁薄易破，周围有红晕。疱液初透明，1～2天内变为混浊，若继发化脓性感染则成脓疱，常因瘙痒使患者烦躁不安。②皮疹呈向心分布，先出现于头面、躯干，继而扩展到四肢近端。部分患者鼻、咽、口腔、眼结膜和外阴等处可发疹，易溃破形成浅溃疡而疼痛。③水痘皮疹先后分批陆续出现，伴明显痒感，同一时期常可见斑、丘、疱疹和结痂同时存在。④疱疹持续2～3天后从中心开始干枯结痂，再经数日痂皮脱落，一般不留瘢痕，若继发感染涉及真皮层，可能留有瘢痕。

2. 重症水痘

免疫功能低下者易形成播散性水痘，表现为高热及全身中毒症状重，皮疹多而密集，易融合成大疱型或呈出血性，继发感染者呈坏疽型。此外，重症水痘还可引起肺炎、脑炎、肝炎、间质性心肌炎及肾炎等并发症。若多脏器受病毒侵犯，病死率极高。

3. 先天性水痘

孕母妊娠早期感染水痘可能引起胎儿多发性畸形（如肢体萎缩、小头畸形、白内障等）；若孕母发生水痘后数天分娩亦可发生新生儿水痘，该型水痘易发生弥漫性水痘感染，呈出血性表现，并累及肺和肝，病死率高。

三、辅助检查

（1）疱疹刮片　刮取新鲜疱疹基底组织和疱疹液涂片，瑞氏染色见多核巨细胞，苏木素-伊红染色可见细胞核内包涵体。亦可取疱疹液直接荧光抗体染色查病毒抗原，简捷有效。

（2）病毒分离　将疱疹液直接接种于人胚纤维母细胞，分离出病毒再作鉴定，仅用于非典型病例。

（3）血清学检测　血清水痘病毒特异性IgM抗体检测，可帮助早期诊断；双份血清特异性IgG抗体滴度4倍以上升高也有助诊断。

四、诊断与鉴别诊断

1. 诊断

诊断典型水痘根据流行病学资料、临床表现，尤其是皮疹形态、分布特点，不难作出诊断。非典型病例可选用实验室检测帮助确诊。

2. 鉴别诊断

（1）丘疹样荨麻疹　本病多见于婴幼儿，系皮肤过敏性疾病，常由昆虫叮咬引起，皮疹多见于四肢，可分批出现，为红色丘疹，顶端有小水疱，壁较坚实，痒感显著，周围无红晕，不结痂，多无发热，易反复发作。

（2）手足口病　本病1～2周前有手足口病接触史，皮疹多以疱疹为主，疱疹出现的部位以口腔、臀部、手掌、足底为主，疱疹分布以离心性多见。

（3）脓疱疮　好发于炎热夏季，多见于头面部及肢体暴露部位，病初为红色斑丘疹，继而为疱疹，很快成脓疱，疱液浑浊，成批出现，疱疹较大、易溃破，疱液可培养出细菌。

五、临床治疗

（一）西医治疗

水痘是自限性疾病，无合并症时以一般治疗和对症处理为主。

（1）对症治疗 保持水入量，发热者可用对乙酰氨基酚退热，禁用阿司匹林。保持皮肤清洁，皮肤瘙痒可应用含0.25%冰片的炉甘石洗剂或5%碳酸氢钠溶液局部涂擦。

（2）抗病毒治疗 对重症或有并发症或免疫功能受损的患者应及早使用抗病毒药。首选阿昔洛韦30mg/（kg·d）静脉滴注分3次给药。一般应在皮疹出现后48小时内开始应用。继发皮肤细菌感染时加用抗菌药物。糖皮质激素对水痘病程有不利影响，可导致病毒播散，应禁用。

（二）中医治疗

1. 辨证思路

本病以卫气营血辨证为主，病情分轻重。初期病位轻浅，邪在肺卫，痘疹细小稀疏，色红润，疱浆清亮，或伴微热、流涕、咳嗽等症，辨为邪郁肺卫证；重证正不胜邪，毒炽气营，痘疹稠密，色赤紫，疱浆浑浊，伴高热、烦躁，甚则入血动风，辨为毒炽气营证。

2. 治疗原则

总以辛凉清解祛湿为基本原则。轻证以肺卫受邪为主，治以疏风清热，解毒利湿；重证因气营受累，治以清气凉营，化湿解毒。对邪毒内陷之变证，当佐以息风开窍之法。慎勿透发，以防疱疹加重。

3. 辨证施治

（1）邪郁肺卫证

证候 无热或微热，鼻塞流涕，偶有轻咳，24小时左右出小红疹，数小时到一天后，大多变成椭圆形疱疹，痘疹稀疏，疹壁薄，疱浆清亮，根盘微红晕，多见于躯干、颜面及头皮，舌质淡，苔薄白，脉浮数。

辨证要点 本证为水痘之轻证。以痘疹稀疏，疱浆清亮，低热流涕，舌质淡，苔薄白，脉浮数为特征。

治法 疏风清热，解毒利湿。

方药 银翘散（《温病条辨》）加减。

咽喉肿痛明显者，加射干、马勃以解毒利咽；瘙痒明显者，加白鲜皮、地肤子以祛风止痒。

（2）毒炽气营证

证候 壮热烦躁，口渴引饮，面赤唇红，口舌生疮，痘疹密布，疹色紫暗，疱浆混浊，甚至出现出血性皮疹，大便干结，小便黄赤，舌质红绛，舌苔黄糙而干，脉洪数。

辨证要点 本证为水痘之重症。以痘疹密布，疹色紫暗，疱浆混浊，壮热烦躁，舌质红绛，舌苔黄糙而干，脉洪数为特征。

治法 清气凉营，化湿解毒。

方药 清营汤（《温病条辨》）加减。

高热者，合用白虎汤以透热转气；大便秘结者，加大黄、枳实以通腑泄热；口唇干燥者，加麦冬、芦根以养阴生津。

若邪毒炽盛，内陷厥阴，出现神昏抽搐等邪陷心肝之变证，加钩藤、羚羊角以镇惊息风，或予清瘟败毒饮加减，配用紫雪丹以清热息风开窍；若邪毒闭肺，出现高热咳嗽，气喘鼻扇，口唇青紫者，可予麻杏石甘汤加减以清热解毒，开肺化痰。

4. 中医其他疗法

（1）中成药　①板蓝根颗粒：清热解毒，凉血利咽，用于邪郁肺卫证。②牛黄镇惊丸：镇惊安神，祛风豁痰，用于邪陷心肝证。

（2）中药外治法　①青黛适量，扑撒疱疹局部，日 1～2 次。用于水痘肤痒，疱疹破溃者。②黄连膏，涂搽疱疹局部，日 1～2 次。用于疱疹成疮，或干靥而疼痛不舒者。

六、中西医结合诊疗思路

本病为自限性疾病，轻证采用中医治疗，重证需要中西医结合治疗。中医以辛凉清解祛湿为原则，配合外治疗法；西医治疗本病以抗病毒和对症治疗为主。但应尽量避免使用糖皮质激素。

七、预防与调护

（1）水痘患儿应在家隔离治疗至疱疹全部结痂。消毒水痘患儿污染的被服、用具及居室。

（2）接种水痘减毒活疫苗有较好预防效果。

（3）正在使用大剂量激素、免疫功能低下、患有严重疾病者（如白血病、淋巴瘤及其他恶性肿瘤等）或易感孕妇及体弱者在接触水痘 72 小时内注射丙种球蛋白作被动免疫。

（4）水痘急性期应卧床休息，注意水分和营养的补充，不宜吃辛辣、肥腻的食物。

（5）保持患儿皮肤清洁，修剪指甲，避免因抓伤而继发细菌感染。

思维导图

- 第五节　水痘
  - 概念 — 是小儿常见急性出疹性传染病，临床以发热，皮肤黏膜分批出现的瘙痒性斑丘疹、疱疹及结痂，且上述各期皮疹可同时存在为特征
  - 病因病机
    - 西医病因病理 — 感染水痘-带状疱疹病毒，病毒直接接触或经上呼吸道侵入人体，在局部皮肤、黏膜细胞及淋巴结内增殖，然后进入血液，形成病毒血症
    - 中医病因病机 — 感受水痘时行邪毒，湿热蕴郁肺脾
  - 临床表现 — 发热以及轻度全身症状，发热1~2天即迅速进入出疹期，出现以躯干部为主，红斑、丘疹、疱疹、结痂并见的皮疹，疱疹持续 2～3 天后从中心开始干枯结痂，结痂后不留瘢痕
  - 诊断及鉴别诊断
    - 诊断 — 根据流行病学资料、临床表现，尤其是皮疹形态、分布特点，不难作出诊断。非典型病例可选用实验室检测帮助确诊
    - 鉴别诊断 — 与丘疹样荨麻疹、手足口病、脓疱疮相鉴别
  - 治疗
    - 辨证论治
      - 邪郁肺卫证 — 疏风清热，解毒利湿 — 银翘散
      - 毒炽气营证 — 清气凉营，化湿解毒 — 清营汤
    - 西医治疗
      - 对症治疗 — 皮肤瘙痒可应用炉甘石洗剂或5%碳酸氢钠溶液局部涂擦；退热
      - 抗病毒治疗

第六节 流行性腮腺炎

流行性腮腺炎（mumps）是由感受风温时邪（腮腺炎病毒）所引起的一种急性呼吸道传染病，临床以腮腺肿胀、疼痛为主要特征。腮腺炎病毒除侵犯腮腺外，还可侵犯其他腺体和器官，引起脑膜脑炎、睾丸炎、卵巢炎及胰腺炎等。

本病一年四季均有发生，冬春两季为流行高峰。患者及隐性感染者为传染源，主要通过直接接触或飞沫传播。任何年龄均可发病，尤以5～15岁多见。人群普遍对本病易感，故可在集体机构如幼儿园和学校中流行。本病一般预后良好，感染后可获终身免疫。

本病中医称“痄腮”，临床按症状特征，有“大头瘟”“鸬鹚瘟”“蛤蟆瘟”等别称。

一、病因病机

1. 西医病因病理

（1）病因　本病病原为腮腺炎病毒，该病毒系副黏病毒科的单股RNA病毒，仅有一个血清型。人是该病毒的唯一宿主，在体外其2～5分钟内能被福尔马林、来苏液灭活，紫外线照射也可将其杀灭。

（2）发病机制　病毒经飞沫传入体内，主要通过口及鼻黏膜，大量增殖后进入血循环，引起病毒血症。随之病毒经血液至全身各器官，最常累及唾液腺如腮腺、舌下腺、颌下腺，也可侵犯胰腺、生殖腺、神经系统及其他器官引起炎性病变。

（3）病理　流行性腮腺炎属于非化脓性炎症，主要侵犯的病理组织为腮腺、舌下腺、颌下腺、睾丸、卵巢、胰腺等。主要病理特征表现为间质充血、水肿、点状出血、淋巴细胞浸润和腺体细胞坏死。腺体导管细胞肿胀，管腔中充满坏死细胞及渗出物，使腺体分泌排出受阻，唾液中的淀粉酶经淋巴管进入血流，使血、尿淀粉酶增高。

2. 中医病因病机

本病病因为感受风温时邪。其病位在少阳经络，病情严重者可累及足厥阴肝经。病机关键为风温时邪从口鼻入侵，壅阻足少阳胆经，与气血相搏，凝滞于耳下腮部。

（1）邪犯少阳　风温时邪从口鼻而入，首犯肺卫，继而入里，内犯少阳胆经，循经上攻，与气血相搏结，邪毒壅滞于耳下腮部，故见腮部漫肿疼痛、咀嚼困难以及发热恶寒等风热表证。

（2）热毒壅盛　若素体虚弱，或邪毒炽盛，正不胜邪，邪从火化，热毒进一步壅结腮部，则见腮部漫肿明显、疼痛显著、坚硬拒按、咀嚼不便，以及出现壮热、烦躁不安，烦渴尿黄等热毒壅盛之证。

足厥阴肝经循少腹络阴器，足少阳胆经与足厥阴肝经互为表里，热毒壅盛阶段，若邪毒由少阳胆经传入厥阴肝经，引睾窜腹，则发生睾丸肿痛，或少腹疼痛等毒窜睾腹之变证；若邪毒内陷厥阴，蒙蔽心包，扰动肝风，则见高热、神昏、抽搐等邪陷心肝之变证。

二、临床表现

1. 典型表现

潜伏期为14～25天，平均18天。前驱期可无症状，常以腮腺肿胀疼痛为疾病的首发表现。腮腺肿胀是以耳垂为中心的漫肿疼痛，向周围扩大，边缘不清，触之有弹性感及触痛，局部皮肤不红不热，部分患儿可出现张口咀嚼困难。腮腺肿胀约1～3天达高峰，持续5天左右，然后逐渐消退。

通常一侧先有腮腺肿大，继之累及对侧，有时亦可累及颌下腺或舌下腺发生肿胀，可伴有发热。腮腺导管开口（位于上颌第二臼齿对面黏膜上）可见红肿。

不典型病例可无腮腺肿胀而以单纯睾丸炎或脑膜脑炎的症状出现，也有仅见颌下、舌下腺肿胀者。

2. 并发症

（1）脑膜脑炎　最常见的并发症，一般在腮腺炎高峰时，出现发热、头痛、呕吐、颈项强直、Kernig 征阳性，以及脑脊液改变等。一般预后良好，大多在 2 周内恢复正常，多无后遗症。但重症如侵犯脑实质可留有神经系统后遗症，甚至危及生命。

（2）睾丸炎或卵巢炎　多发生于腮腺肿胀后 3～13 日。男孩最常并发睾丸炎，主要为睾丸明显肿胀疼痛，以单侧为多，可并发附睾炎、鞘膜积液和阴囊水肿，大多患儿有发热、寒战等全身反应，约 30%～50%的病例睾丸可发生不同程度萎缩，如双侧睾丸萎缩则可导致不育症。女孩可发生卵巢炎，但发生率比睾丸炎少，主要表现为腰部酸痛、下腹疼痛和压痛，月经不调，一般不影响生育。

（3）急性胰腺炎　常发生于腮腺肥大后 3～5 日至 1 周。表现为体温骤然上升，伴有反复频繁的呕吐、上腹部剧烈的疼痛、腹泻。由于单纯腮腺炎即可引起血、尿淀粉酶升高，故不宜作为诊断依据。血清脂肪酶升高，有助于诊断。

（4）其他并发症　如心肌炎、乳腺炎、肾炎、胸腺炎、甲状腺炎、关节炎、肝炎、角膜炎等。

三、辅助检查

（1）血、尿淀粉酶测定　本病早期可有血清淀粉酶和尿淀粉酶增高。血清脂肪酶同时增高，有助于急性胰腺炎的诊断。

（2）血清学检查　用 ELISA 法检测血清腮腺炎病毒的 IgM 抗体，可作为近期感染的诊断，前提是 1 个月内未接种过腮腺炎减毒活疫苗。双份血清特异性 IgG 抗体效价有 4 倍以上增高有诊断意义。近年来有应用特异性抗体或单克隆抗体来检测腮腺炎病毒抗原，可作早期诊断。亦可用PCR 技术检测腮腺炎病毒 RNA，有很高的敏感性。

（3）病毒分离　于病程早期，自患儿唾液、血、尿或脑脊液标本中分离出腮腺炎病毒，可以确诊。

四、诊断与鉴别诊断

1.诊断

根据流行病学史、临床症状和体格检查即可做出腮腺炎的诊断。对可疑病例可进行血清学检查和病毒分离以确诊。

2.鉴别诊断

（1）化脓性腮腺炎　中医称为“发颐”。为细菌感染所致，多为一侧腮腺肥大，双侧同时发生者少见，局部疼痛剧烈，拒按，红肿灼热明显，按压腮腺可见口腔内腮腺管口有脓液溢出，无传染性。实验室检查示白细胞总数和中性粒细胞百分数明显增高。

（2）其他病毒性腮腺炎　流感病毒、副流感病毒、肠道病毒中的柯萨奇 A 组病毒等均可以引起腮腺炎，对再次发生病毒性腮腺炎的病例，需根据血清学检查和病毒分离进行鉴别。

（3）急性淋巴结炎　耳前、颈部、颌下等部位均可发生，有时易与腮腺炎、颌下腺炎相混淆，应注意鉴别。淋巴结发炎时，局部疼痛较重，肿胀的淋巴结边缘清楚，质地较硬，不以耳垂为中心，局部红肿灼热明显，腮腺管口无红肿，常有头面或口咽部感染灶。外周血象白细胞总数及中性粒细胞增高。

五、临床治疗

（一）西医治疗

西医无特异性抗病毒治疗，以对症处理为主。对高热患儿可采用物理降温或使用解热镇静药；严重头痛和并发睾丸炎者可酌情使用止痛药；合并睾丸炎时，可用丁字带托住阴囊。重症患儿可短期应用肾上腺皮质激素，疗程 3～5 天；胰腺炎时应禁食、静脉输液加用抗生素治疗。脑膜脑炎患者按病毒性脑炎治疗。

（二）中医治疗

1. 辨证思路

本病以经络辨证为主，同时辨常证、变证。根据全身及局部症状，若单见耳下腮部肿痛，而无神志障碍、抽搐，无睾丸肿痛或少腹疼痛者，为常证，病在足少阳胆经；若见睾丸肿痛、少腹或上腹疼痛，恶心呕吐，高热不退，神昏抽搐，多为变证，病在足厥阴肝经。

2. 治疗原则

以清热解毒，消肿散结为基本治疗原则，同时配合外治法，有助于局部肿胀的消退。

3. 辨证施治

常证

（1）邪犯少阳证

证候　轻微发热恶寒，一侧或双侧耳下腮部或颌下漫肿疼痛，边缘不清，触之痛甚，咀嚼不便，或有头痛，咽红咽痛，纳少，舌质红，舌苔薄白或薄黄，脉浮数。

辨证要点　此为轻证。以低热或无发热，耳下腮部肿痛，全身症状不著，舌质红，舌苔薄白或薄黄，脉浮数为特征。

治法　疏风清热，散结消肿。

方药　柴胡葛根汤（《外科正宗》）加减。

腮肿明显者，加夏枯草、僵蚕以散结消肿；咽喉红肿者，加马勃、板蓝根、玄参以清热解毒利咽。

（2）热毒壅盛证

证候　高热，一侧或双侧耳下腮部漫肿疼痛，范围大，坚硬拒按，触之痛甚，张口咀嚼困难，或有烦躁不安，面赤唇红，口渴欲饮，头痛呕吐，咽红肿痛，颌下肿块胀痛，纳差，便秘溲赤，舌质红，舌苔黄，脉滑数。

辨证要点　为痄腮重证。以高热，烦躁，口渴，腮部漫肿疼痛，坚硬拒按，张口咀嚼困难，舌质红，舌苔黄，脉滑数为特征。本证易发生变证，须及早辨识。

治法　清热解毒，软坚散结。

方药　普济消毒饮（《景岳全书》）加减。

高热、烦躁者，加生石膏、知母以清热泻火；便秘者，加大黄、芒硝以通腑泄热。

变证

（1）邪陷心肝证

证候　高热不退，耳下腮部漫肿疼痛，坚硬拒按，头痛项强，烦躁，呕吐剧烈，或神昏嗜睡，反复抽搐，舌质红，舌苔黄，脉弦数。

辨证要点　以腮部漫肿疼痛，高热不退，头痛项强，嗜睡，甚或神昏抽搐，舌质红，舌苔黄，脉弦数为特征。

治法　清热解毒，息风开窍。

方药　清瘟败毒饮（《疫疹一得》）加减。

神志昏迷者，另服至宝丹以清热镇惊开窍；抽搐频作者，加紫雪丹以凉肝息风止痉。

（2）毒窜睾腹证

证候　腮部肿胀或腮肿渐消时，男性多有一侧或两侧睾丸肿胀疼痛，女性多有一侧或两侧少腹疼痛，痛时拒按，或伴发热，溲赤便结，舌质红，舌苔黄，脉弦。

辨证要点　以腮部肿胀或消退后，出现睾丸肿胀疼痛，或少腹部疼痛，舌质红，舌苔黄，脉弦为特征。

治法　清肝泻火，活血止痛。

方药　龙胆泻肝汤（《太平惠民和剂局方》）加减。

睾丸肿大明显者，加荔枝核、青皮以行气止痛；少腹痛甚伴腹胀便秘者，加大黄、枳壳以理气通腑泄热。

4. 中医其他疗法

（1）中成药　①腮腺炎片：清热解毒，消肿散结，用于邪犯少阳证。②赛金化毒散：清热解毒，用于热毒壅盛证。③龙胆泻肝丸：清肝胆、利湿热，用于毒窜睾腹证。

（2）针灸疗法　①体针：取大椎、翳风、颊车、曲池、合谷穴，针刺，用泻法，强刺激，不留针，每日 1 次。热毒壅盛加商阳、曲池、大椎穴；睾丸肿痛者，加太冲、曲泉穴；惊厥神昏者，加水沟、十宣穴；脘腹疼痛加中脘、足三里、阳陵泉穴。②灯火灸疗法：将角孙穴处头发剃去，常规皮肤消毒，取灯心草蘸麻油，点燃后，迅速触点穴位，闻及“叭”的响声，立即提起，每日 1 次，连用 3～4 天。用于腮部肿痛。

（3）敷贴疗法　①如意金黄散适量，以醋、蛋清或茶水调匀外敷患处，每日 1～2 次。用于腮部肿痛。②玉枢丹（紫金锭）每次 0.5～1.5g，以醋或水调匀，外敷患处，每日 2 次。用于腮部肿痛。③新鲜仙人掌 1 块，去刺、洗净后捣泥或切成薄片，贴敷患处，每日 2 次。用于腮部肿胀。④新鲜败酱草每次 50g，煎汤熏洗患处，每日 2 次。用于腮部肿痛及毒窜睾腹之变证。敷贴疗法根据患儿年龄调整贴敷时间长短。

六、中西医结合诊疗思路

流行性腮腺炎是由感受风温邪毒所致。本病临床以腮部的局部肿胀为主，根据经络循行部位，责之于风温邪毒侵犯足少阳胆经所致。本病常证，中医内外合治疗效显著，出现邪毒内陷之变证，当中西医结合治疗。

七、预防与调护

（1）本病流行期间，应少去公共场所，避免感染。

（2）可通过接种腮腺炎减毒活疫苗或麻腮风疫苗进行主动免疫。

（3）患儿应隔离至腮腺肿胀完全消退后 3 天，有接触史的易感儿应检疫观察 3 周。

（4）患儿发病期间应隔离治疗，发热期间应卧床休息，清淡饮食，禁食辛辣等刺激性食物，并以流食、半流食为宜，注意口腔卫生，多饮开水。

（5）居室应空气流通，患儿的衣被、用具等物品均应煮沸消毒。

（6）对睾丸肿大痛甚者，可给予局部冷敷，并应用丁字带托住阴囊，以减轻疼痛。

思维导图

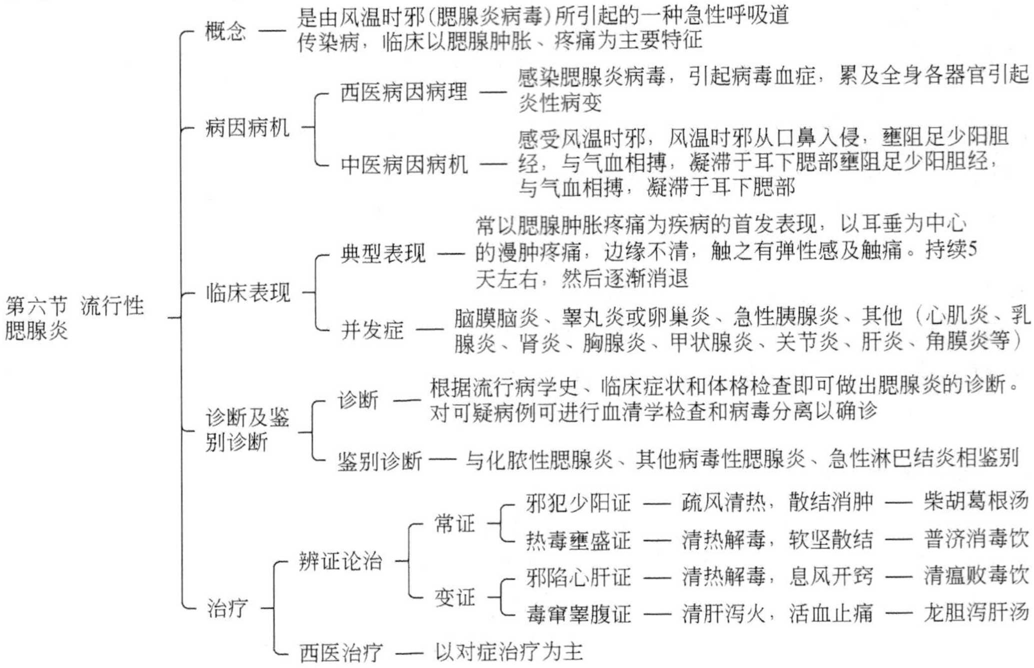

第七节　传染性单核细胞增多症

传染性单核细胞增多症（infectious mononucleosis，IM）是由 EB 病毒（Epstein-Barr virus，EBV）引起的急性感染性疾病，临床以发热，咽峡炎，淋巴结及肝脾肿大，外周血中淋巴细胞增多并出现大量异型淋巴细胞为特征。

本病多呈散发，四季均有，春秋季节较多。患者、隐性感染者及病毒携带者为传染源，主要通过唾液传播，偶可经输血、粪便传播。病后可获持久免疫力，第二次发病罕见。易感人群多为儿童和青少年，6 岁以下儿童常表现为隐性感染或轻症，年长儿症状较重，甚至可能发生严重并发症，如噬血细胞综合征。本病为自限性疾病，多数预后良好。

中医文献中无本病名称，根据发病过程来看，属中医“温病”“瘟疫”等范畴。

一、病因病机

1. 西医病因病理

（1）病因　病因为 EB 病毒感染。EB 病毒属疱疹病毒属，为一种嗜淋巴细胞的双链 DNA 病毒。

该病毒有五种抗原成分，可产生五种抗体，其中衣壳抗原（viral capsid antigen，VCA）所产生的VCA-IgM抗体出现较早，1～2个月消失，是新近受EBV感染的标志。

（2）*发病机制* EBV由口腔入侵，主要累及咽部具有EBV受体的上皮细胞、B淋巴细胞、T淋巴细胞及NK细胞。EBV在咽部细胞中增殖，引起扁桃体炎和咽炎症状，局部淋巴结受累肿大。病毒还可在腮腺和其他唾液腺上皮细胞中繁殖，入血形成病毒血症，通过病毒血症或受感染的B淋巴细胞进行播散，累及周身淋巴系统。被感染的B淋巴细胞表面抗原发生改变，引起T淋巴细胞的强烈免疫应答从而转化为细胞毒性T细胞，患儿血液中检出的大量异常淋巴细胞（又称为异型淋巴细胞），就是具有杀伤能力的T细胞，它一方面杀伤感染EBV的B细胞，另一方面可侵犯多个组织器官而产生一系列的临床表现。

（3）*病理* 淋巴细胞的良性增生是本病的基本病理特征。病理可见非化脓性淋巴结肿大，淋巴细胞和单核-巨噬细胞高度增生。肝、心、肾、肺、中枢神经系统等重要器官系统均可有淋巴细胞、单核细胞及异型淋巴细胞浸润及局限性坏死病灶。

2. 中医病因病机

本病病因为温热邪毒。温热邪毒由口鼻而入，侵入肺卫，结于咽喉，化火炼津成痰，并内传脏腑，痰热阻络，而后痰热瘀互结，瘀滞经络，伤及营血，发生本病。

（1）*邪郁肺卫* 温热邪毒从口鼻而入，首犯肺卫。邪入肺卫，故病初有发热畏寒、头痛咳嗽、咽红烦渴；若邪犯胃腑，可见恶心呕吐、不思饮食等；若兼夹湿邪，还可见困倦乏力、脘腹痞闷、面黄肢重等症。

（2）*热炽气营* 热毒进入气分，化毒化火，气营两燔，则见壮热心烦、口渴面赤；热毒炽盛，炼液为痰，痰热阻络，痰热瘀互结，流注经络，发为淋巴结肿大；热毒痰火上攻咽喉，发为咽喉肿痛溃烂；热毒内窜营血，迫血妄行，出现皮疹发斑、尿血；热毒内陷心肝，发为抽搐昏迷；痰热内闭于肺，则咳喘鼻扇。

（3）*热瘀肝胆* 热毒内蕴，气血瘀滞，发为腹中积聚痞块；湿热熏蒸肝胆，致胆汁外泄，发为黄疸。

（4）*正虚邪恋* 热毒之邪易伤气阴，热病后期表现为持续低热、盗汗、五心烦热等气阴两伤、余毒未清之证，使疾病迁延难愈。

总之，本病发病按卫气营血传变，病涉脏腑经络，热、毒是主要病因，痰、瘀是主要病理产物。

二、临床表现

1. 典型症状

潜伏期约4～15天。发病或急或缓，症状呈多样性，多数患儿有疲乏、头痛、畏寒、鼻塞、恶心、食欲减退、轻度腹泻等前驱症状，继而出现典型症状。

（1）*发热* 几乎均有发热，体温常在38～40℃之间，重者可达40℃以上。热型不一，约1周，然后逐渐下降。虽高热，但中毒症状多不严重。幼儿可不发热或低热。

（2）*淋巴结肿大* 大多数患者在病程的第1周就出现淋巴结肿大，全身浅表淋巴结普遍受累，以颈部最为常见。淋巴结肿大可大小不等，直径约1～4cm，硬度中等，不粘连，无明显压痛。肿大的淋巴结消退慢，于热退后数周到数月消退。

（3）*咽峡炎* 80%以上患儿有咽痛，咽部充血，扁桃体肥大、充血或可见小出血点。有些患儿在咽峡、扁桃体表面可见白色渗出物或假膜形成。

（4）肝、脾肿大　大多数有肝肿大，可伴有肝功能异常及轻度黄疸。半数患儿出现轻度脾肿大，约 1～3cm，伴轻压痛，偶见脾破裂。

（5）眼睑水肿　约 50%以上患儿有眼睑水肿。

（6）皮疹　皮疹的出现率约为 10%，幼小儿童较为多见，大多在 4～10 天出现，为多形性，可呈猩红热样皮疹、荨麻疹、麻疹样、水疱样、多形红斑或出血性皮疹等，以躯干为主，为暂时性，3～7 天即消退，消退以后无脱屑，也无色素沉着。

2. 并发症

重症患儿可并发神经系统疾病，如脑膜脑炎、吉兰-巴雷综合征、颅神经麻痹等。急性期可发生心包炎、心肌炎、EB 病毒相关性噬血细胞综合征等。其他少见的并发症包括肺炎、肾炎、血小板减少症、粒细胞缺乏症，甚至再生障碍性贫血等。脾破裂虽然少见，但极严重，轻微碰撞即可诱发。

三、辅助检查

（1）外周血检查　外周血象改变是本病的重要特征。早期白细胞总数多在正常范围或稍低，发病 1 周后逐渐升高＞10×10^9/L，高者可达（30～50）$\times10^9$/L。白细胞分类早期中性粒细胞增多，以后淋巴细胞数可达 60%以上，并出现异型淋巴细胞，异型淋巴细胞超过 10%或其绝对值超过 1.0×10^9/L 是诊断本病的重要依据。

（2）血清嗜异性凝集试验　起病 1 周内患儿血清中出现嗜异性 IgM 抗体，凝集效价在 1∶64 以上具有诊断价值。5 岁以下儿童多为阴性，诊断价值有限。

（3）EBV 特异性抗体检测　原发性 EBV 感染过程中首先产生衣壳抗原（capsid antigen，CA）IgG 和 IgM（抗 CA-IgG/IgM）；在急性感染的晚期，抗早期抗原（early antigen，EA）抗体出现；在恢复期晚期，抗核抗原（nuclear antigen，NA）抗体产生。抗 CA-IgG 和抗 NA-IgG 可持续终生。抗 CA-IgM 阳性是新近 EBV 感染的标志。EA-IgG 一过性升高是近期感染或 EBV 复制活跃的标志，均具有诊断价值。

（4）EBV-DNA 检测　采用实时定量聚合酶链反应方法能快速、敏感、特异地检测患儿血清中含有高浓度 EBV-DNA，提示存在病毒血症。

四、诊断与鉴别诊断

1. 诊断

（1）临床症状　①发热；②咽峡炎；③颈淋巴结肿大；④肝脏肿大；⑤脾脏肿大；⑥眼睑水肿。

（2）实验室检查　①抗 CA-IgM 和抗 CA-IgG 阳性，且抗 NA-IgG 阴性；②抗 CA-IgM 阴性，但抗 CA-IgG 阳性，且为低亲和力抗体；③双份血清抗 CA-1gG 滴度 4 倍以上升高；④外周血异型淋巴细胞比例≥10%。

临床诊断病例：满足上述（1）中任意 3 项及（2）中第 4 条。

实验室确诊病例：满足上述（1）中任意 3 项及（2）中第 1～3 条中任意一条。

2. 鉴别诊断

本病需与巨细胞病毒、腺病毒、甲肝病毒、风疹病毒等感染所致的淋巴细胞和单核细胞增多相鉴别。其中巨细胞病毒所致最常见，但血清嗜异凝集试验阴性，特异性抗体及病毒分离可资鉴别。

五、临床治疗

（一）西医治疗

临床上无特效的治疗方法，主要采取对症治疗。

（1）一般治疗　急性期应卧床休息，加强护理，避免剧烈运动，以防脾破裂。

（2）抗病毒治疗　可选阿昔洛韦、更昔洛韦等抗病毒药物，但其确切疗效尚存争议。α-干扰素亦有一定治疗作用。

（3）丙种球蛋白　静脉注射丙种球蛋白可使临床症状改善，缩短病程，早期给药效果更好。

（4）糖皮质激素　对严重病例可短期应用肾上腺皮质激素，疗程 3～7 天，可减轻症状。并发心肌炎、严重肝炎、溶血性贫血或免疫性血小板减少症并有出血时，激素应用可延至 2 周。

（5）脾破裂处理　发生脾破裂时，应立即输血，并行外科手术治疗。

（二）中医治疗

1. 辨证思路

本病属温病范畴，按照卫气营血辨证，抓住热、毒、痰、瘀的病机本质，辨别病情的轻重缓急及所处的不同阶段。如痰火热毒流注经络，发为淋巴结肿大；热毒内结，气血瘀滞，发为腹中积聚痞块（肝脾肿大）；热毒痰火上攻咽喉，发为咽喉肿痛溃烂。一般病在初期、中期多为实证，病在卫分，或卫气，或气营，恢复期多为虚证，或虚实夹杂。

2. 治疗原则

本病以热毒痰瘀为基本病机特征，故治疗以清热解毒、化瘀祛痰为基本治疗原则。根据卫气营血不同阶段，热痰瘀的偏重不同，治疗有所侧重，在卫则辛凉解表；在气则清气泄热；在营血应清营凉血，并配合化痰散结、活血化瘀、解毒化湿、清肝息风之法。后期正虚邪恋则益气养阴，兼清余邪。若兼血瘀则化瘀散结；若兼夹湿则化湿利湿，通络达邪。

3. 辨证施治

（1）邪郁肺卫证

证候　发热，微恶风寒，微有汗，颈部淋巴结轻度肿大，咳嗽，鼻塞，流涕，头身痛，咽红疼痛，舌边或舌尖稍红，苔薄黄或薄白而干，脉浮数。

辨证要点　见于疾病初期。以发热伴咽红疼痛、颈部淋巴结轻度肿大，舌边或舌尖稍红，苔薄黄或薄白而干，脉浮数为特征。

治法　辛凉解表，清热利咽。

方药　银翘散（《温病条辨》）加减。

咽喉肿痛者，加蝉蜕、射干以清热利咽；淋巴结肿大者，加浙贝母、夏枯草以化痰散结。

（2）热炽气营证

证候　壮热烦渴，咽喉红肿疼痛，甚则溃烂，口疮口臭，面红唇赤，皮疹显露，颈、腋、腹股沟处浅表淋巴结肿大，肝脾肿大，便秘尿赤，严重者咳喘痰鸣，或谵妄抽搐，或尿血，舌质红，苔黄腻，脉洪数。

辨证要点　见于疾病中期。以壮热烦渴，咽喉红肿，甚则溃烂，皮疹色红，浅表淋巴结肿大，肝脾肿大，舌质红，苔黄腻，脉洪数为特征。

治法 清气凉营，解毒利咽。

方药 清瘟败毒饮（《疫疹一得》）加减。

咽喉肿痛，乳蛾肿大溃烂者，合六神丸以清热解毒，活血止痛；咳嗽痰鸣，气急鼻扇者，合用麻杏石甘汤以开肺清热。

（3）热瘀肝胆证

证候 高热不退，皮肤发黄，小便短黄，肝脾肿大明显，胸胁胀痛，恶心呕吐，食欲不振，大便或溏或干结，舌红，苔黄腻，脉弦数。

辨证要点 多见于疾病极期，病情危重。以高热不退，肝脾肿大明显，皮肤发黄，舌红，苔黄腻，脉弦数为特征。

治法 清热利湿，化瘀消积。

方药 蒿芩清胆汤（《重订通俗伤寒论》）加减。

肝脾肿大疼痛者，加柴胡、枳壳、桃仁以行气活血；黄疸已退，肝脾肿大长期不消者，予血府逐瘀汤以活血化瘀散结。

（4）正虚邪恋证

证候 发热渐退，或低热起伏，神倦乏力，口唇干燥，大便不调，咽部稍红，淋巴结、肝、脾肿大逐渐缩小，舌红，苔少或剥苔，脉细弱。

辨证要点 多见于疾病后期及恢复期。以发热渐退，或低热起伏，神倦乏力，淋巴结或肝肿大逐渐缩小，舌红，苔少或剥苔，脉细弱为特征。

治法 益气养阴，兼清余热。

方药 竹叶石膏汤（《伤寒论》）加减。

淋巴结肿大经久不消者，加牡蛎、浙贝母、夏枯草以化痰散结；大便干结者，加火麻仁、郁李仁以润肠通便。

4. 中医其他疗法

（1）中成药 ①六神丸：清热解毒，消炎止痛，用于咽喉红肿疼痛。②小儿豉翘清热颗粒：辛凉解表，清热利咽，用于邪郁肺卫证。③安宫牛黄丸：清热解毒，镇惊开窍，用于热炽气营证。

（2）中药外治法 ①锡类散或冰硼散，适量吹于咽喉部位，适用于咽喉红肿溃烂者。②金黄散外敷，适用于早期淋巴结肿大。

六、中西医结合诊疗思路

本病西医主要以对症治疗为主，无特效的治疗方法，轻症可单纯采取中医治疗，分清卫气营血的不同阶段，以清热解毒、化痰祛瘀为基本治则，重症患儿可配合西药抗病毒治疗，同时密切观察病情变化，重视实验室检查，如若出现并发症，应及时处理。

七、预防与调护

（1）对急性期患儿应予隔离，卧床休息 2～3 周，减少体力消耗。口腔、鼻咽分泌物及其污染物要严格消毒。集体机构发生本病流行，可就地隔离检疫。

（2）高热期间多饮水，进食清淡易消化食物，保证营养及足够热量。

（3）注意口腔清洁卫生，防止口腔、咽部并发感染。

思维导图

- 第七节 传染性单核细胞增多症
  - 概念 —— 是由EB病毒引起的急性感染性疾病，临床以发热，咽峡炎，淋巴结及肝脾肿大，外周血中淋巴细胞增多并出现大量异型淋巴细胞为特征
  - 病因病机
    - 西医病因病理 —— 感染EB病毒，引起扁桃体炎和咽炎症状，局部淋巴结受累肿大。病毒血症形成后可生成大量异型淋巴细胞，侵犯多个组织器官，产生一系列临床表现
    - 中医病因病机 —— 感受温热邪毒，化毒化火，气营两燔
  - 临床表现 —— 发热、淋巴结肿大、咽峡炎、肝脾肿大、眼睑水肿、皮疹呈多形性，以风疹样红色斑丘疹最常见，以躯干为主，为暂时性，约1周左右消退，消退后无脱屑，无色素沉着
  - 诊断及鉴别诊断
    - 诊断
      - （1）临床症状 —— ①发热；②咽峡炎；③颈淋巴结肿大；④肝脏肿大；⑤脾脏肿大；⑥眼睑水肿
      - （2）实验室检查 —— ①抗 CA-IgM 和抗 CA-IgG 抗体阳性，且抗 NA-IgG 阴性；②抗 CA-IgM 阴性，但抗 CA-IgG 抗体阳性，且为低亲和力抗体；③双份血清抗 CA-IgG 抗体滴度 4 倍以上升高；④外周血异型淋巴细胞比例≥10%
      - 临床诊断病例 —— 满足（1）中任意 3 项及（2）中第 4 条
      - 实验室确诊病例 —— 满足（1）中任意 3 项及（2）中第 1～3 条中任意一条
    - 鉴别诊断 —— 需与巨细胞病毒、腺病毒、甲肝病毒、风疹病毒等感染所致的淋巴细胞和单核细胞增多相鉴别
  - 治疗
    - 辨证论治
      - 邪犯肺卫证 —— 辛凉解表，清热利咽 —— 银翘散
      - 热炽气营证 —— 清气凉营，解毒利咽 —— 清瘟败毒饮
      - 热瘀肝胆证 —— 清热利湿，化瘀消积 —— 蒿芩清胆汤
      - 正虚邪恋证 —— 益气养阴，兼清余热 —— 竹叶石膏汤
    - 西医治疗 —— 一般治疗、抗病毒治疗、丙种球蛋白治疗、糖皮质激素治疗、脾破裂处理

第八节　手 足 口 病

手足口病（hand，foot and mouth disease）是由柯萨奇及肠道病毒引起的急性出疹性传染病，临床以手、足、口、臀等部位的斑丘疹、疱疹和（或）发热为特征。

本病一年四季均可发生，夏秋季为发病高峰，儿童普遍易感，尤以 5 岁以下小儿为主。患儿和隐性感染者为主要传染源，主要通过粪-口途径传播，亦可经接触患儿呼吸道分泌物、疱疹液及污染的物品传播。一般预后较好，少数重症可合并脑炎、无菌性脑膜炎、神经源性肺水肿或肺出血、急性弛缓性麻痹、心肌炎、循环衰竭等重症，多由肠道病毒 71 型（EV71）及柯萨奇病毒 A16 型（CV-A16）感染所致，其中神经源性肺水肿和循环衰竭是重症手足口病患儿的主要致死原因。

本病在古代医籍中无专门记载，根据其发病特点属中医“疮疹”“时疫”“温病”等范畴。

一、病因病机

1. 西医病因病机

（1）病因　主要感染病原体是EV71和CV-A16，重症及死亡病例多由EV71所致。

（2）发病机制　肠道病毒由消化道或呼吸道侵入机体后，在局部黏膜或淋巴组织中复制后释放入血，可进一步播散到脑膜、脑、脊髓、心脏、皮肤、黏膜等，引发炎症性病变并出现相应临床表现。大多数感染由于宿主的防御机制而被控制并停止发展，仅少数病例因病毒在靶器官广泛复制，成为重症感染。

重症病例大部分为EV71感染所致，该病毒有高度嗜神经性，最易感染脑干，并可导致肺水肿、肺出血。

2. 中医病因病机

本病病因包括外因和内因两个方面，外因责之于感受手足口病时邪，属于湿温疫毒；内因责之于小儿脏腑娇嫩，卫外不固。病位主要在肺脾，可波及心肝。湿温疫毒时邪由口鼻而入，侵袭肺卫，蕴于肺脾，正邪相争，邪透肌肤而发疱疹。

（1）邪犯肺脾　湿温疫毒湿邪由口鼻而入，侵袭肺卫，邪毒蕴于肺脾，正邪交争，湿毒外发，故见发热，咳嗽，流涕，口腔疱疹、溃疡，手、足部斑丘疹、疱疹。本证病势轻浅，全身症状较轻。

（2）湿热蒸盛　若素体虚弱，或感邪较重，邪盛正衰，湿热蒸盛，内燔气营，外灼肌肤，则见壮热，口渴，面赤心烦，溲赤便结，疱疹稠密，波及四肢、臀部。本证为手足口病重证。

（3）正虚邪恋　手足口疫毒之邪，易于耗气伤津，后期常见气阴两伤之证。若湿热邪毒留恋，壅遏经脉，营卫受阻，筋脉失用，则肢体痿软无力，甚或瘫痪。

（4）邪陷心肝　感邪深重，正不胜邪，邪毒不能外透肌肤，进而内陷心肝，故见壮热持续，烦躁，神昏，抽搐，疱疹稠密紫暗，疱浆浑浊，舌质红绛，苔黄燥起刺，脉弦数有力。此为变证之一。

（5）邪伤心肺　感邪深重，邪毒不能外透肌肤，毒伤心肺，心脉受损，肺气大伤，故见身热不退，频咳气急，胸闷心悸，面色苍白，口唇发绀，可见粉红色或血性泡沫痰，舌质暗紫，苔白腻，脉沉细无力等。此为变证之二。

二、临床表现

（1）潜伏期　多为2～10天，平均3～5天。

（2）症状体征　根据疾病的发生发展过程，本病分为以下5期：

第1期（出疹期）：主要表现为发热，手、足、口、臀等部位出疹，可伴有咳嗽、流涕、食欲不振等症状。部分病例仅表现为皮疹，个别可无皮疹。典型皮疹为斑丘疹、丘疹、疱疹。此期属于手足口病普通型，绝大多数在此期痊愈。

第2期（神经系统受累期）：少数病例可出现中枢神经系统损害，多发生在病程1～5天内，表现为精神差、嗜睡、吸吮无力、易惊、头痛、呕吐、烦躁、肢体抖动、肌无力、颈项强直等。此期属于手足口病重型，大多数可痊愈。

第3期（心肺功能衰竭前期）：多发生在病程5天内，表现为心率和呼吸增快、出冷汗、四肢末梢发凉、皮肤发花、血压升高。此期属于手足口病危重型，及时识别并正确治疗，是降低病死率的关键。

第 4 期（心肺功能衰竭期）：可在第 3 期的基础上迅速进入该期。临床表现为心动过速（个别患儿心动过缓）、呼吸急促、口唇紫绀、咳粉红色泡沫痰或血性液体、血压降低或休克。亦有病例以严重脑功能衰竭为主要表现，临床可见抽搐、严重意识障碍等。此期属于手足口病危重型，病死率较高。

第 5 期（恢复期）：体温逐渐恢复正常，对血管活性药物的依赖逐渐减少，神经系统受累症状和心肺功能逐渐恢复，少数可遗留神经系统后遗症。

大多数患儿预后良好，一般在 1 周内痊愈，无后遗症。少数患儿发病后迅速累及神经系统，表现为脑干脑炎、脑脊髓炎、脑脊髓膜炎等，发展为循环衰竭、神经源性肺水肿的患儿病死率高。

三、辅助检查

（1）血常规及 CRP　多数病例白细胞计数正常或降低，部分病例及重症患儿白细胞计数及 CRP 可升高。

（2）血生化检查　丙氨酸氨基转移酶（ALT）、天门冬氨酸氨基转移酶（AST）、肌酸激酶同工酶（CK-MB）正常或轻度升高，重症者肌钙蛋白、血糖、乳酸升高。

（3）脑脊液检查　神经系统受累时，脑脊液符合外观清亮、压力增高、以单核细胞增多为主、蛋白正常或轻度增多、糖和氯化物正常等病毒性脑膜炎或脑炎改变。

（4）病原学检查　鼻咽拭子、粪便拭子等肠道病毒特异性核酸检测阳性或分离到肠道病毒可以确诊。

（5）血清学检查　急性期血清相关病毒 IgM 抗体阳性，恢复期血清相关病毒中和抗体比急性期有 4 倍及以上升高可确诊。

（6）其他　重症及危重症患儿可进行心电图、胸部 X 线、胸部和颅脑 CT、头颅 MRI、脑电图、超声心动图、血气分析等检查。

四、诊断与鉴别诊断

（一）诊断

1. 临床诊断病例

（1）常见于学龄前儿童，婴幼儿多见，在流行季节发病，有流行病学史。

（2）发热伴手、足、口、臀部皮疹，部分病例可无发热。极少数重症病例皮疹不典型，仅表现为脑炎或脑膜炎等，诊断需结合病原学或血清学检查结果。

2. 确诊病例

临床诊断病例具有下列之一者即可确诊：

（1）肠道病毒（CV-A16、EV71 等）特异性核酸检测阳性。

（2）分离出肠道病毒，并鉴定为 CV-A16、EV71 或其他可引起手足口病的肠道病毒。

（3）急性期血清相关病毒 IgM 抗体阳性。

（4）恢复期血清相关肠道病毒的中和抗体比急性期有 4 倍及以上升高。

3. 重症病例的早期识别

重症病例诊疗关键在于及时准确地识别神经系统受累期和心肺功能衰竭前期，阻止发展为心肺功能衰竭期。年龄 3 岁以下、病程 3 天以内和 EV71 感染为重症高危因素，下列指标提示患儿可能发展为危重型：

（1）持续高热　体温大于39℃，常规退热效果不佳。

（2）神经系统表现　出现精神萎靡、头痛、眼球震颤或上翻、呕吐、易惊、肢体抖动、吸吮无力、站立或坐立不稳等。

（3）呼吸异常　呼吸增快、减慢或节律不整，安静状态下呼吸频率超过30～40次/分。

（4）循环功能障碍　心率增快（>160次/分）、出冷汗、四肢末梢发凉、皮肤发花、血压升高、毛细血管再充盈时间延长（>3秒）。

（5）外周血白细胞计数升高　外周血白细胞计数≥15×10^9/L，除外其他感染因素所致。

（6）血糖升高　出现应激性高血糖，血糖>8.3mmol/L。

（7）血乳酸升高　出现循环功能障碍时，通常血乳酸≥2.0mmol/L，其升高程度可作为判断预后的参考指标。

4. 重型、危重型的主要表现

（1）重型　出现神经系统受累表现，如精神差，嗜睡，易惊，谵妄；头痛，呕吐；肢体抖动，肌阵挛，眼球震颤，共济失调，眼球运动障碍；无力或急性弛缓性麻痹；惊厥。体征可见脑膜刺激征、腱反射减弱或消失。

（2）危重型　出现以下三种情况之一者：①频繁抽搐、昏迷、脑疝；②呼吸困难、发绀、血性泡沫痰、肺部啰音等；③休克等循环功能不全表现。

（二）鉴别诊断

（1）水痘　由水痘-带状疱疹病毒所致。以发热，皮肤黏膜分批出现斑丘疹、疱疹、结痂为特征。疱疹多呈椭圆形，较手足口病稍大，呈向心性分布，以躯干、头面多，四肢少，疱壁薄，易破溃结痂，其长轴与躯体的纵轴垂直，在同一时期、同一部位斑丘疹、疱疹、结痂并见。

（2）疱疹性咽峡炎　由柯萨奇病毒A组感染引起，夏秋季节发病率高，多见于5岁以下小儿。起病较急，常突发高热、咽痛、流涕、头痛，体检可见软腭、悬雍垂、上腭弓、咽后壁等口腔后部出现灰白色小疱疹，周围红赤，1～2天内疱疹破溃形成溃疡，疼痛明显，伴流涎、拒食、呕吐等，皮疹很少累及颊黏膜、舌、龈及口腔以外部位皮肤。

五、临床治疗

（一）西医治疗

1. 普通病例

目前尚无特效抗病毒药物和特异性治疗手段，主要为对症治疗。注意隔离，避免交叉感染；清淡饮食，做好口腔和皮肤护理。积极控制高热；保持患儿安静，注意营养支持，维持水、电解质平衡。皮肤瘙痒重者，给予炉甘石洗剂外涂；口腔疱疹破溃者，用2%碳酸氢钠溶液漱口。

2. 重症病例

（1）神经系统受累的治疗　①控制颅高压：限制入量，积极给予甘露醇降颅压，每次0.25～1.0g/kg，每4～8小时一次，20～30分钟快速静脉注射。根据病情调整给药间隔时间及剂量。②糖皮质激素治疗：酌情应用甲泼尼龙、氢化可的松或地塞米松，一般治疗3～5天，病情稳定后尽早减量或停用。③静脉注射免疫球蛋白：酌情应用，剂量1g/（kg·d），连用2天。④其他对症治疗：

降温、镇静、止惊。

（2）呼吸、循环衰竭的治疗　呼吸衰竭患者予保持呼吸道通畅、纠正缺氧、改善通气等对症治疗；循环衰竭患者予补充血容量、纠正酸碱失衡、内环境紊乱、抗凝等对症治疗。

（二）中医治疗

1. 辨证思路

本病应以脏腑辨证结合卫气营血辨证为主，根据病程、疱疹特点及伴随症状判定病情轻重，区别病变脏腑等。轻症病程短，疱疹仅现于手足掌心及口腔部，稀疏散在，疹色红润，根盘红晕不著，疱液清亮，全身症状轻微，或伴低热、流涕、咳嗽、恶心、呕吐、泄泻等邪犯肺脾之证；重症病程长，疱疹除见于手足掌心及口腔部外，四肢、臀部等其他部位也常累及，且分布稠密，或成簇出现，疹色紫暗，根盘红晕显著，疱液混浊，全身症状较重，常伴高热烦躁、口痛拒食、尿赤便结等湿热蒸盛之证。疾病后期可耗气伤津，出现气阴两伤，正虚邪恋之证。严重者可出现邪陷心肝，或邪伤心肺之证。

2. 治疗原则

本病以清热祛湿解毒为基本原则。轻症治以宣肺解表，清热化湿；重症宜分清湿重、热重，分别以清热解毒、利湿化湿为主。疾病后期，宜以益气养阴，扶助正气为主，佐以清热化湿，祛除余邪。如若出现变证，当及时息风开窍，或泻肺逐水，随证治之。变证患儿病情重且传变迅速，需中西医结合治疗抢救。

3. 辨证施治

常证

（1）邪犯肺脾证

证候　发热轻微，或无发热，流涕，咳嗽，咽红疼痛，或纳差，恶心，呕吐，泄泻，1～2 天后或同时出现口腔内疱疹，破溃后形成小的溃疡，疼痛流涎，不欲进食；手足出现斑丘疹，呈米粒大小，迅速转化为疱疹，疱浆清亮，分布稀疏，疹色红润，根盘红晕不著，舌质红，苔薄黄腻，脉浮数。

辨证要点　本证为手足口病轻症。以手足肌肤、口腔散在疱疹，全身症状不重，舌质红，苔薄黄腻，脉浮数为特征。

治法　宣肺解表，清热化湿。

方药　甘露消毒丹（《温热经纬》）加减。

高热者，加葛根、柴胡、淡豆豉以解肌退热；肌肤痒甚者，加蝉蜕、白鲜皮以祛风止痒。

（2）湿热蒸盛证

证候　身热持续，热势较高，烦躁口渴，口腔、手足、四肢、臀部疱疹，分布稠密，或成簇出现，疹色紫暗，根盘红晕显著，疱液混浊，口臭流涎，灼热疼痛，甚或拒食，小便黄赤，大便秘结，舌质红绛，苔黄厚腻或黄燥，脉滑数。

辨证要点　本证为手足口病重症。以口腔、手足、四肢、臀部疱疹，全身症状显著为特征。热重偏于气分者，高热持续，口渴引饮，烦躁不安，溲赤便结；偏于营分者，高热夜甚，口干不欲饮，心烦不寐，舌质红绛；偏于湿重者，身热不扬，午后热甚，口苦而黏，皮肤疱疹显著，瘙痒不适，脘闷纳呆，呕恶，苔腻。

治法　清热凉营，解毒祛湿。

方药　清瘟败毒饮（《疫疹一得》）加减。

偏于湿重者，去知母、生地黄，加藿香、滑石、竹叶以清热利湿；大便秘结者，加生大黄、玄明粉以泻热通便；瘙痒重者，加白鲜皮、地肤子以祛风止痒。

（3）正虚邪恋证

证候　疱疹渐退，食欲不振，神疲乏力，唇干口燥，或伴低热，或肢体痿软无力，甚或瘫痪，舌淡红，苔少或薄腻，脉细。

辨证要点　本证多见于恢复期。以疱疹渐退，全身症状好转，舌淡红，苔少或薄腻，脉细为特征。偏于气虚者，神疲乏力，食欲不振，舌质淡，苔薄腻；偏于阴虚者，唇干口燥，或伴低热，舌红少苔。

治法　益气健脾，养阴生津。

方药　生脉散（《医学启源》）加减。

余邪留恋，低热反复者，加地骨皮、青蒿以滋阴退热；偏气虚者，加黄芪补益元气；食欲不振者，加焦山楂、焦神曲、炒麦芽以和胃消食。同时积极配合推拿、针灸等法治疗。

变证

（1）邪陷心肝证

证候　高热不退，烦躁谵语，疹点稠密，色浊紫暗，甚至神昏抽搐，舌暗红或红绛，苔黄起刺，脉数有力。

辨证要点　以病情突然加重，高热烦躁，嗜睡易惊，神昏抽搐，舌暗红或红绛，苔黄起刺，脉数有力等为特征。若失于救治，易出现内闭外脱证。

治法　凉营解毒，息风开窍。

方药　清瘟败毒饮（《疫疹一得》）合羚角钩藤汤（《通俗伤寒论》）加减。

高热不退者，另服安宫牛黄丸以清心开窍；抽搐重者，加紫雪丹以镇痉息风开窍；昏迷重者，加至宝丹以涤痰开窍安神。

（2）邪伤心肺证

证候　身热不退，频咳气急，胸闷心悸，烦躁不宁，手足厥冷，面色苍白，口唇发绀，可见粉红色或血性泡沫痰，舌质暗紫，苔白腻，脉沉细无力。

辨证要点　以胸闷心悸，咳频气急，口唇发绀，咳吐粉红色泡沫痰，舌质暗紫，苔白腻，脉沉细无力为特征。病情危重，急需救治。

治法　泻肺逐水，温阳扶正。

方药　己椒苈黄丸（《金匮要略》）合参附汤（《世医得效方》）加减。

咯血者，加青黛、栀子、阿胶以清肺宁络。

4. 中医其他疗法

（1）中成药　①双黄连口服液：疏风解表，清热解毒，用于邪犯肺脾证。②清胃黄连丸：清胃泻火，解毒消肿，用于湿热蒸盛证。

（2）中药外治法　①西瓜霜、冰硼散、珠黄散、喉风散，任选1种，适量，每日3次，涂搽口腔患处。②金黄散、青黛散、紫金锭，任选1种，适量麻油调匀，每日3次，敷于手足疱疹患处。

六、中西医结合诊疗思路

本病轻症以中医治疗为主，根据辨证分型内服中药，兼用外治疗法，常能明显缩短病程，取得良效。由于重症病例的病情传变迅速，应密切观察，及早识别并及时给予中西医结合救治措施，最大限度减少重症病死率。

七、预防与调护

（1）每年的高发期做好宣传教育，提高防范意识。本病流行期间，不带孩子去人群密集场所，避免与手足口病患儿接触。

（2）予清淡、富含营养的流质饮食，多饮水，进食前后可用生理盐水或温开水漱口，清洁口腔，以减轻食物对口腔的刺激。

（3）注意个人卫生，养成饭前便后洗手的习惯，预防病从口入。对被污染的日常用品、食具等应及时消毒处理，衣物置阳光下暴晒，室内保持通风换气。

（4）注意保持皮肤清洁，切勿挠抓皮肤疱疹，以防溃破感染。对已有破溃感染者，可用金黄散或青黛散麻油调后敷于患处。

（5）患儿隔离至症状和体征消失后2周，密切接触者应隔离观察21天。

思维导图

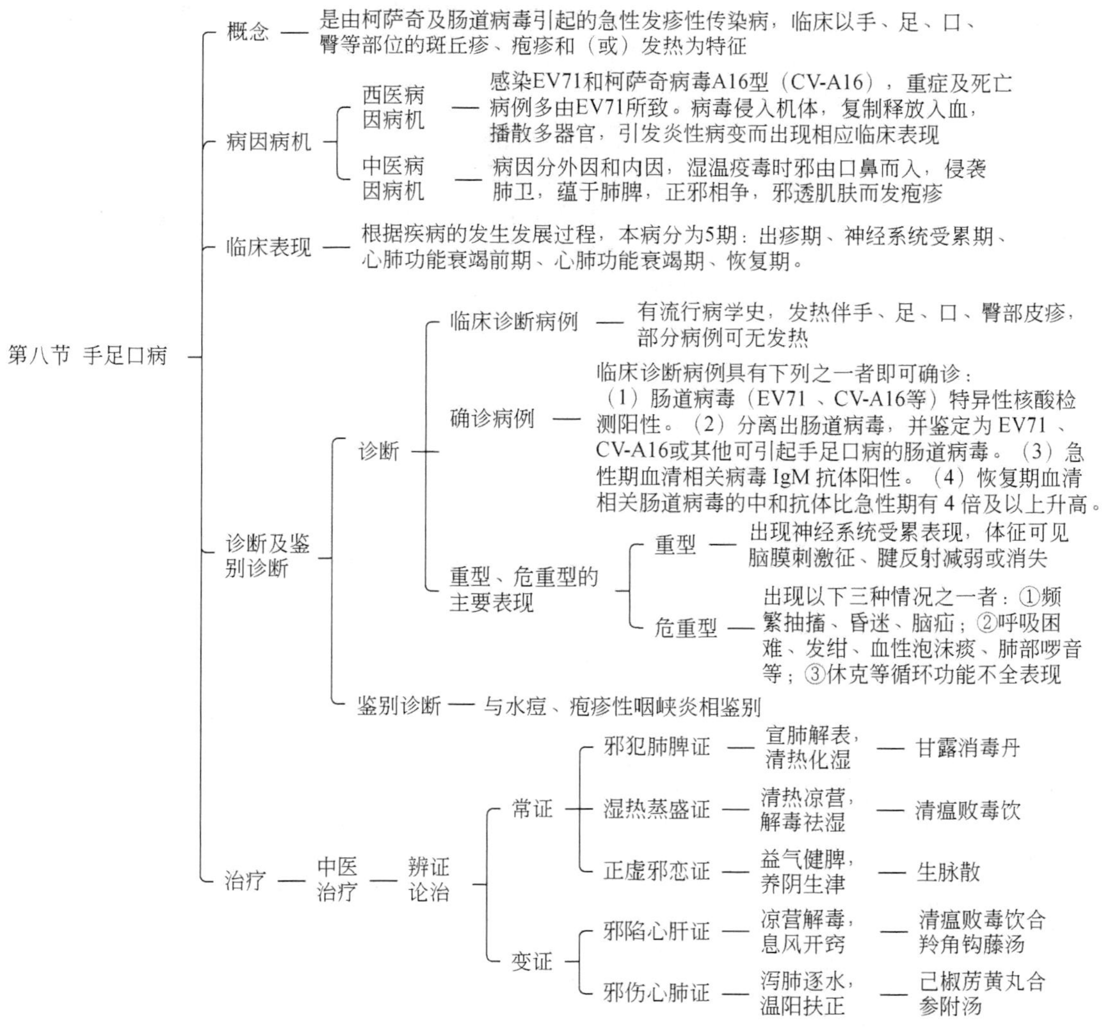

第八节 手足口病 —— 治疗
- 西医治疗
  - 普通病例 —— 对症治疗
  - 重症病例
    - 神经系统受累治疗 —— 控制颅高压；糖皮质激素治疗；静脉注射免疫球蛋白；其他对症治疗：降温、镇静、止惊
    - 呼吸、循环衰竭治疗

思考题

1. 试述流行性腮腺炎的诊断要点、临床表现及并发症，如何辨证治疗？
2. 流行性腮腺炎与化脓性腮腺炎如何鉴别？
3. 传染性单核细胞增多症的诊断要点、西医病因病机是什么？
4. 如何诊断风疹？何谓先天性风疹综合征？如何预防？
5. 如何鉴别麻疹、风疹、幼儿急疹及猩红热？
6. 猩红热的诊断要点是什么？如何辨证论治？
7. 水痘的鉴别诊断、典型的临床表现有哪些？如何辨证论治？
8. 麻疹如何辨别顺证和逆证？典型麻疹的临床表现、并发症有哪些？如何辨证施治？
9. 试述传染性单核细胞增多症的诊断要点、辨证思路及治疗原则。
10. 试述手足口病的分期、重症病例的早期识别依据、轻症的临床表现及如何辨证施治？

感染性疾病病案及古籍选录

第十二章　新生儿疾病

第一节　新生儿疾病中西医概述

新生儿（neonate，newborn）是指出生脐带结扎到生后 28 天内的婴儿。我国将妊娠满 28 周到出生后 7 天，定为围生期（perinatal period）。

一、新生儿分类

1. 根据胎龄分类

胎龄（gestational age，GA）是从末次月经第 1 天起到分娩时为止，通常以周表示。①足月儿：37 周≤GA＜42 周（260～293 天）的新生儿；②早产儿：GA＜37 周（≤259 天）的新生儿；③过期产儿：GA≥42 周（≥294 天）的新生儿。

2. 根据出生体重分类

出生体重（birth weight，BW）是指出生 1 小时内的体重。①正常出生体重儿：BW 为 2500～4000g。②低出生体重儿：BW＜2500g，其中 BW＜1500g 称为极低出生体重儿，BW＜1000g 称为超低出生体重儿。③巨大儿：BW≥4000g。

3. 根据出生体重和胎龄的关系分类

①适于胎龄儿：BW 在同胎龄儿平均体重的第 10～90 百分位数之间。②小于胎龄儿：BW 在同胎龄儿平均体重的第 10 百分位数以下，胎龄已足月而 BW＜2500g 的新生儿称足月小样儿。③大于胎龄儿：BW 在同胎龄儿平均体重的第 90 百分位数以上。

4. 根据出生后周龄分类

①早期新生儿：出生后 1 周以内的新生儿；②晚期新生儿：出生后第 2 周到第 4 周末的新生儿。

5. 高危儿

高危儿是指已经发生或可能发生危重疾病而需要监护的新生儿。常见于以下情况：①母亲疾病史：孕母有糖尿病、感染、慢性心肺疾病、吸烟、吸毒或酗酒史，母亲为 Rh 阴性血型或过去有死胎、死产或性传播疾病史等；②母孕史：孕母年龄＞40 岁或＜16 岁，母孕期患阴道流血、妊娠高血压、先兆子痫、子痫、羊膜早破、胎盘早剥、前置胎盘等；③分娩史：难产、手术产、急产、产程延长、分娩过程中使用镇静或止痛药物史等；④新生儿自身高危因素：窒息、多胎、早产儿、小于胎龄儿、宫内感染、遗传代谢性疾病和先天畸形等。

二、正常足月儿和早产儿的特点

正常足月儿是指出生时 37 周≤GA＜42 周，2500g≤BW＜4000g，无畸形或疾病的活产婴儿。正常足月儿和早产儿在外观上各具特点（表 12-1）。

表 12-1 正常足月儿与早产儿外观特点

部位	足月儿	早产儿
皮肤	红润、皮下脂肪丰满和毳毛少	绛红、水肿、毳毛多
头发	分条清楚	细、乱而软
耳壳	软骨发育好、耳舟成形、直挺	软、缺乏软骨、耳舟不清楚
乳腺	结节＞4mm，平均 7mm	无结节或结节＜4mm
外生殖器		
（男婴）	睾丸已降至阴囊，阴囊皱纹多；	睾丸未降至阴囊，阴囊皱纹少；
（女婴）	大阴唇遮盖小阴唇	大阴唇不能遮盖小阴唇
指（趾）甲	达到或超过指（趾）尖	未达到指（趾）尖
足纹	足纹遍及整个足底	足底纹理少

三、正常足月儿和早产儿生理特点

1. 呼吸系统

胎儿肺内充满肺液，足月儿约 30～60ml/kg，出生时经产道挤压，约 50%～70%被挤压出呼吸道，其余在建立呼吸后被肺间质毛细血管及淋巴管吸收和转运。剖宫产，特别是无宫缩剖宫产的新生儿，生后残留肺液较多，易发生湿肺。新生儿呼吸主要靠膈肌运动，呈腹式呼吸。呼吸频率较快，安静时约 40 次/分，如持续超过 60 次/分为呼吸急促，常由疾病所致。新生儿呼吸道狭窄，黏膜柔嫩，血管丰富，纤毛运动差，易致气道阻塞、感染、呼吸困难及拒乳。

早产儿呼吸中枢发育未成熟，呼吸浅表且节律不规整，常出现周期性呼吸暂停及喂奶后暂时性青紫。早产儿因肺泡表面活性物质少，易发生呼吸窘迫综合征。

2. 循环系统

出生后血流动力学发生重大变化，完成胎儿循环向成人循环的转变。当严重肺炎、酸中毒、低氧血症时，肺血管阻力升高，肺动脉压力等于或超过体循环时，可致卵圆孔、动脉导管重新开放，出现右向左分流，称持续胎儿循环，现称新生儿持续肺动脉高压。新生儿心率波动范围较大，通常为 90～160 次/分。足月儿血压平均为 70/50mmHg。

早产儿心率偏快，血压较低，部分可伴有动脉导管开放。

3. 消化系统

足月儿吞咽功能已经完善，但食管下部括约肌较松弛，胃呈水平位，幽门括约肌较发达，易发生溢乳甚至呕吐。肠管壁较薄、通透性高，有利于营养物质吸收，但肠腔内毒素也容易进入血液循环，引起中毒症状。足月儿消化道的淀粉酶在出生后 4 个月才达到成人水平，因此不宜过早喂淀粉类食物。胎儿出生后 10～12 小时开始排胎粪，2～3 天排完；胎粪呈糊状墨绿色；若出生后 24 小时仍不排胎粪，应检查是否有肛门闭锁或其他消化道畸形。

早产儿吸吮力差，吞咽反射弱，贲门括约肌松弛，胃容量小，常出现喂养困难或反流乳汁吸入致吸入性肺炎。消化酶含量接近足月儿。肝脏合成蛋白能力差，常发生低蛋白血症和水肿；胆酸分泌少，脂肪的消化吸收较差。肝内酶的数量及活力比足月儿更低，黄疸持续时间长且较重，也可使血清游离胆红素增加，易引起核黄疸；糖原储备少，易发生低血糖。

4. 泌尿系统

足月儿出生时肾结构发育已完成，但功能不成熟，易发生水肿。新生儿一般在生后 24 小时内开始排尿，少数在 48 小时内排尿，如 48 小时仍不排尿应进一步检查。

早产儿肾浓缩功能更差，葡萄糖阈值低，易发生糖尿。由于碳酸氢根阈值低和肾小管排酸能力差，牛乳喂养儿易患晚期代谢性酸中毒。因此，人工喂养者应采用早产儿配方奶粉。

5. 血液系统

足月儿出生时血容量平均为 85ml/kg（80～100ml/kg）。血红蛋白平均为 170g/L（140～200g/L），因血液浓缩，血红蛋白值上升，常在生后 24 小时达峰值，约于第 1 周末恢复至出生时水平，以后逐渐下降。白细胞数生后第 1 天为（15～20）$\times 10^9$/L，3 天后明显下降，5 天后接近婴儿值；分类以中性粒细胞为主，4～6 天与淋巴细胞相近，以后淋巴细胞占优势。血小板出生时已达成人水平。由于胎儿肝脏维生素 K 储存量少，凝血因子Ⅱ、Ⅶ、Ⅸ、Ⅹ活性低，故生后常规肌注维生素 K_1，足月儿肌注 1 次，0.5～1mg，早产儿连续应用 3 天，以预防晚发型维生素 K 缺乏。

早产儿血容量为 90～108ml/kg，周围血有核红细胞较多，白细胞和血小板稍低于足月儿。由于早产儿红细胞生成素水平低下、先天性铁储备少、血容量增加迅速，生理性贫血出现早，而且胎龄越小，贫血持续时间越长，程度越重。

6. 神经系统

足月儿大脑皮层兴奋性低，睡眠时间长，觉醒时间一昼夜仅为 2～3 小时。大脑皮层对下级中枢抑制较弱，且锥体束、纹状体发育不全，常出现不自主和不协调动作。新生儿出生时已具备多种原始反射如觅食反射、吸吮反射、握持反射、拥抱反射等，这些反射生后数月自然消失。如新生儿期这些反射减弱或消失常提示有神经系统疾病。此外，正常足月儿也可出现年长儿的病理性反射如戈登征、巴宾斯基征和佛氏征等，腹壁和提睾反射不稳定，偶可出现阵发性踝阵挛。由于前囟和颅缝尚未闭合，颅内病变时脑膜刺激征多不明显。新生儿脑相对大，脊髓相对长，其末端约在 3、4 腰椎下缘，故腰穿时应在第 4、5 腰椎间隙进针。

早产儿觉醒时间更短，胎龄愈小，原始反射愈难引出或反射不完全，肌张力低。此外，早产儿及极低出生体重儿易发生脑室管膜下出血及脑室周围白质软化。

7. 体温

足月儿体温调节中枢功能尚不完善，皮下脂肪薄，体表面积相对较大，容易散热。寒冷时无寒战反应，主要靠棕色脂肪代偿产热。生后环境温度显著低于宫内温度，散热增加，因此适宜的环境温度（中性温度）对新生儿至关重要。适宜的环境湿度为50%～60%。

早产儿体温调节中枢功能更不完善，皮下脂肪更薄，并且胎龄越小，棕色脂肪越少，代偿产热的能力也越差，如环境温度低时，更易发生低体温，导致硬肿症的发生。因汗腺发育差，如环境温度高时，体温也易升高。

8. 免疫系统

足月儿非特异性和特异性免疫功能均不成熟。皮肤黏膜薄嫩易擦破；脐部开放，细菌易进入血液。由于血中补体水平低，缺乏趋化因子，IgA和IgM不能通过胎盘，因此易患细菌感染；分泌型IgA缺乏，易患呼吸道和消化道感染。

早产儿非特异性和特异性免疫功能更差，且胎龄愈小，通过胎盘到达体内的IgG含量愈低，故更易患感染性疾病。

9. 能量及体液代谢

新生儿每日基础热量消耗为209kJ/kg（50kcal/kg），每日共需热量为418～502kJ/kg（100～120kcal/kg）。体内含水量占体重的70%～80%，随日龄增加逐渐减少。生后头几天生理需水量为60～100ml/（kg·d），但由于体内水分丢失较多，生后1周内可有生理性的体重下降，一般7～10天后恢复到出生体重。早产儿体重恢复速度较足月儿慢。

10. 常见的几种特殊生理状态

（1）*生理性黄疸*　参见本章第二节内容。

（2）*“马牙”和“螳螂嘴”*　在上腭中线和齿龈部位，由上皮细胞堆积或黏液腺分泌物积留形成黄白色的小颗粒，俗称“马牙”，数周后自然消退；新生儿两侧颊部各有一隆起的脂肪垫，俗称“螳螂嘴”，有利于吸吮乳汁。

（3）*乳腺肿大和假月经*　新生儿出生后4～7天可有乳腺增大，如蚕豆或核桃大小，2～3周消退，切忌挤压，以免感染；部分女婴出生后5～7天阴道流出少许血性或大量非脓性分泌物，可持续1周，俗称“假月经”。

（4）*新生儿红斑及粟粒疹*　出生后1～2天，在头部、躯干及四肢常出现大小不等的多形红斑，称为“新生儿红斑”；鼻部、面部等也可见皮脂腺堆积形成小米粒大小黄白色皮疹，称为“新生儿粟粒疹”，几天后自然消失。

四、新生儿疾病中医学概述

新生儿疾病常见胎黄、胎寒、胎惊或胎痫等多种病证，临床多以皮肤黄染、低体温、皮肤硬肿、惊厥等为主要临床表现，常证可表现为单纯虚证、实证，大多数预后良好，少数亦可发生变证，因此临证要注意辨常证与变证。治疗上可采用利湿退黄、温阳散寒、活血化瘀、补益脾肾、安神定惊等方法，可采取多种途径给药。

思维导图

- 第一节 新生儿疾病中西医概述
  - 概念 — 新生儿是指出生脐带结扎到生后28天内的婴儿
  - 新生儿分类
    - 根据GA分类 — 足月儿、早产儿、过期产儿
    - 根据BW分类 — 正常出生体重儿、低出生体重儿、巨大儿
    - 根据出生体重和胎龄的关系分类 — 适于胎龄儿、小于胎龄儿、大于胎龄儿
    - 根据出生后周龄分类 — 早期新生儿、晚期新生儿
    - 高危儿
  - 正常足月儿和早产儿的特点 — 足月儿与早产儿皮肤、头发、耳壳、乳腺、外生殖器、指（趾）甲、足纹等有所不同
  - 正常足月儿和早产儿生理特点
    - 足月儿与早产儿的呼吸系统、循环系统、消化系统、泌尿系统、血液系统、神经系统、体温、免疫系统、能量及体液代谢等均有差异
    - 常见的几种特殊生理状态 — 生理性黄疸、“马牙”和“螳螂嘴”、乳腺肿大和假月经、新生儿红斑及粟粒疹
  - 新生儿疾病中医学概述
    - 病种 — 常见胎黄、胎寒、胎惊或胎痫等多种病证
    - 临床表现 — 多以皮肤黄染、低体温、皮肤硬肿、惊厥等为主要临床表现
    - 治疗 — 可采用利湿退黄、温阳散寒、活血化瘀、补益脾肾、安神定惊等方法，可采取多种途径给药

第二节　新生儿黄疸

新生儿黄疸（neonatal jaundice），也称新生儿高胆红素血症（neonatal hyperbilirubinemia），是因胆红素在体内积聚而引起的皮肤黏膜和（或）其他器官黄染。新生儿黄疸分生理性和病理性。部分患儿可发生胆红素脑病，也称核黄疸，可留有不同程度的后遗症，严重者可导致死亡。黄疸在新生儿期最为常见，约 85%的足月儿及绝大多数早产儿在出生后 1 周内出现黄疸，占住院新生儿的20%～40%。预后与黄疸病因密切相关。

本病属于中医“胎黄”“胎疸”等范畴。

一、病因病机

（一）西医病因病机

新生儿黄疸有生理性和病理性之分，生理性黄疸需要排除病理性后方能诊断。多种原因可导致血清胆红素处于较高水平。

1. 病因

导致病理性黄疸的主要原因可分为感染和非感染因素两大类。

（1）感染因素

1）新生儿肝炎：多由宫内病毒感染引起，常见的病毒有乙型肝炎病毒、巨细胞病毒、风疹病毒、单纯疱疹病毒、肠道病毒及 EB 病毒等。

2）新生儿败血症：常见的病原体为细菌，以金黄色葡萄球菌、大肠埃希菌引起的败血症多见，

也可为霉菌、病毒或原虫等。

（2）非感染因素

1）红细胞增多症：即静脉血红细胞＞6×10^{12}/L，血红蛋白＞220g/L，血细胞比容＞65%。常见于母-胎或胎-胎间输血、脐带结扎延迟、宫内生长迟缓（慢性缺氧）及糖尿病母亲所生婴儿等。

2）血管外溶血：如较大的头颅血肿、皮下血肿、颅内出血、肺出血和其他部位出血。

3）新生儿溶血病：系指母子血型不合引起，我国以 ABO 血型不合最常见，其次为 Rh 血型不合。

4）胆道阻塞：先天性胆道闭锁和先天性胆总管囊肿；肝和胆道肿瘤、胆道周围淋巴结病。

5）母乳性黄疸：一般不需治疗、停喂母乳 24～48h 黄疸可明显减轻，机制不清。

6）遗传因素：红细胞酶缺陷（如丙酮酸激酶缺陷、葡萄糖-6-磷酸脱氢酶缺乏）、遗传性球形红细胞增多症、α珠蛋白生成障碍性贫血等。

7）其他：某些药物如维生素 K_3、维生素 K_4、水杨酸盐、吲哚美辛、磺胺等药物。

2. 发病机制

新生儿黄疸的发生与新生儿胆红素代谢特点有关。

（1）胆红素生成较多　由于新生儿红细胞容量较多，寿命短，而且肝脏和其他组织来源的血红素及骨髓红细胞前体较多，导致新生儿每日生成的胆红素明显高于成人（新生儿为 8.8mg/kg，成人为 3.8mg/kg）。

（2）血浆白蛋白结合胆红素能力不足　刚娩出的新生儿常有不同程度的酸中毒，可影响白蛋白与胆红素结合；早产儿胎龄越小，白蛋白含量越低，其结合胆红素的量也越少。

（3）肝细胞摄取和结合胆红素的能力差　新生儿出生时肝细胞内 Y 蛋白含量极微（出生后 5～10 天达正常），尿苷二磷酸葡糖醛酸基转移酶含量也低（出生后 1 周接近正常），且活性差，因此，生成结合胆红素的量较少，出生时肝细胞排泄结合胆红素的能力暂时低下，早产儿更为明显，可出现暂时性肝内胆汁淤积。

（4）肠肝循环增加　新生儿肠蠕动性差，肠道菌群尚未完全建立，肠腔内β-葡萄糖醛酸苷酶活性相对较高，可将更多的结合胆红素转化为未结合胆红素，后者又被肠吸收经门脉而达肝脏，致使肠肝循环增加，血胆红素水平升高。此外，如果胎粪排泄延迟，也可使胆红素重吸收增加。

另外，患儿饥饿或伴有缺氧、脱水、酸中毒、头颅血肿及颅内出血时，更易发生黄疸或使原有黄疸加重。

（二）中医病因病机

本病内因为胎儿禀受孕母内蕴湿热之毒，或阳虚寒湿之邪；外因为婴儿在胎产之时或出生之后，感受湿热或寒湿之邪。邪气蕴结于中焦，阻滞气机，致肝失疏泄，胆汁外溢，发为胎黄，日久则气滞血瘀。病位在肝、胆、脾、胃。

（1）湿热熏蒸　由于孕母素体湿盛或内蕴湿热之毒，遗于胎儿，或因胎产时，或出生后，婴儿感受湿热邪毒所致。热邪湿毒蕴结脾胃，熏蒸肝胆，以致胆汁外溢皮肤、面目，发为胎黄，黄色鲜明如橘皮，属阳黄之候。

（2）寒湿阻滞　小儿先天禀赋不足，脾阳虚弱，寒湿内生；或生后为湿邪所侵，蕴于脾胃，脾阳受困，湿从寒化。寒湿阻滞，气机不畅而发病。因湿邪阻滞，脾阳受遏，故黄色晦暗，精神疲乏，属阴黄之候。

（3）*瘀积发黄*　小儿禀赋不足，脉络阻滞，或邪气蕴结肝经日久，气血郁阻，肝胆疏泄失常，而致黄色晦暗，伴腹胀满，右胁下结成痞块。

若热毒炽盛，湿热化火，内陷厥阴，可出现黄疸加深、神昏、抽搐等胎黄动风之危象；若邪毒炽盛，正气不足，气阳虚衰，出现面色苍白、四肢厥冷、呼吸急促、脉微等胎黄虚脱之证。

二、临床表现

（1）*生理性黄疸、病理性黄疸*　两者出现的时间、发展速度、消退时间、伴随症状均不同，具体见诊断要点。

（2）*胆红素脑病*　因血液中未结合胆红素过高，通过血脑屏障进入中枢神经系统导致神经细胞的中毒性病变，称胆红素脑病，是最严重的并发症。初期表现为嗜睡、吸吮减弱、肌张力减低；痉挛期表现为凝视、高热、哭声高尖、抽搐、角弓反张、呼吸衰竭、脑出血，甚者死亡；恢复期痉挛减轻，吸吮、反应、肌张力等逐渐恢复；后遗症期有智力低下、脑瘫及胆红素脑病四联症（包括手足徐动症、眼球运动障碍、听觉障碍及牙釉质发育不全）。

三、辅助检查

根据病情需要，检测血常规，超敏C反应蛋白，降钙素原，血培养+药敏，甲型、乙型、丙型、丁型、戊型肝炎病毒筛查，巨细胞病毒、风疹病毒、EB病毒检测，血型鉴定，溶血筛查，肝功能，网织红细胞，上腹部彩超等，必要时行血尿代谢和基因筛查。

四、诊断与鉴别诊断

（一）诊断

1. 生理性黄疸

（1）一般情况良好。

（2）足月儿出生后2～3天出现黄疸，4～5天达高峰，5～7天消退，最迟不超过2周；早产儿黄疸多于出生后3～5天出现，5～7天达高峰，7～9天消退，最长可延迟到3～4周。

（3）每日血清胆红素升高＜85μmol/L（5mg/dl），或每小时＜0.5mg/dl。

（4）血清总胆红素足月儿＜221μmol/L（12.9mg/dl），早产儿＜257μmol/L（15mg/dl）。

2. 病理性黄疸

（1）黄疸出现时间过早，在出生后24小时内出现黄疸。

（2）血清胆红素值过高或上升过快，血清胆红素足月儿＞221μmol/L（12.9mg/dl）、早产儿＞257μmol/L（15mg/dl），或每日上升超过85μmol/L（5mg/dl），每小时＞0.5mg/dl。

（3）黄疸持续时间过长，足月儿＞2周，早产儿＞4周。

（4）黄疸退而复现。

（5）血清结合胆红素＞34μmol/L（2mg/dl）。

具备其中任何一项即考虑有病理性黄疸可能，积极寻找引起增高的原发病因。

目前，更常用的高胆红素血症风险评估方法是采用日龄或小时龄胆红素值分区曲线，又称Bhutani 曲线；根据不同胎龄和生后小时龄以及是否存在高危因素来评估和判断这种胆红素水平是否属于正常或安全，以及是否需要光疗干预。

（二）鉴别诊断

首先鉴别生理性黄疸与病理性黄疸，其次若为病理性黄疸，要区分溶血性、阻塞性、肝细胞性、感染性、母乳性等。

五、临床治疗

（一）西医治疗

1. 病因治疗

（1）新生儿肝炎　以保肝治疗为主，供给充分的热量及维生素。禁用对肝脏有毒的药物。

（2）新生儿败血症　应尽早静脉给予抗菌药物，足疗程使用，同时注意药物的副作用。

（3）先天性胆道闭锁　可进行手术治疗。

（4）其他　注意防止低血糖、低体温，纠正缺氧、贫血、水肿和心力衰竭等。

2. 对症治疗

（1）光照疗法　简称光疗，是降低血清非结合胆红素简单而有效的方法。

1）指征：血清总胆红素＞205μmol/L（12mg/dl）。目前，更多主张当血清总胆红素水平增高时，根据胎龄、是否存在高危因素及生后日龄，对照光疗干预列线图，当达到光疗标准时即可进行。

2）光疗设备和原理：光疗设备主要有光疗箱、光疗灯和光疗毯等。目前国内最常用的是波长425～475nm的蓝光，未结合胆红素经光氧化及异构化作用后，转变为水溶性异构体，后者不易弥散到中枢神经系统，而经胆汁和尿液排出。

3）光疗时的护理：①光照时，用黑色眼罩保护婴儿双眼，以免视网膜受损。用尿布遮盖会阴、肛门部，其余部位均裸露。②可出现发热、腹泻和皮疹等副作用，但多不严重，可继续光疗。③蓝光可分解体内维生素 B_2，加重溶血，故光疗时应补充维生素 B_2。④当血清结合胆红素＞68μmol/L（4mg/dl）时可使皮肤呈青铜色，即青铜症，此时应停止光疗，青铜症可自行消退。⑤患儿光疗时不显性失水增加，要注意适当补充水分。

（2）药物治疗

1）肝酶诱导剂：能诱导 UDPGT 活性，增加肝脏摄取未结合胆红素的能力。常用苯巴比妥5mg/（kg·d），分2～3次口服，共4～5日。

2）白蛋白：输血浆每次10～20ml/kg或白蛋白1g/kg，以增加其与未结合胆红素的联结，减少胆红素脑病的发生。

3）免疫球蛋白：确诊新生儿溶血病者予0.5～1g/kg，于2～4小时静脉滴注，必要时可重复使用。

4）其他：纠正代谢性酸中毒有利于防止发生胆红素脑病；纠正贫血，改善携氧，防止心力衰竭。

（3）换血疗法　大部分Rh溶血病和个别严重的ABO溶血病需换血治疗。主要是换出血中部分游离抗体和致敏红细胞，减轻溶血；换出血中大量胆红素，防止发生胆红素脑病；纠正贫血，改善携氧，防止心力衰竭。

（二）中医治疗

1. 辨证思路

本病首辨轻重，即辨常证、变证；次辨阴阳虚实，阳黄多实，黄疸多色泽鲜明如橘，病程短；阴黄多黄疸色泽晦暗，病程较长。

2. 治疗原则

以利湿退黄为基本治疗原则。常证分别给予清热利湿、温中化湿、活血化瘀之法；一旦出现变证，以急救为主。新生儿脾胃薄弱，在治疗中须顾护脾胃之气，不可过用苦寒，克伐正气。

3. 辨证施治

常证

（1）湿热熏蒸证

证候　面目皮肤发黄，色泽鲜明如橘，哭声响亮，不欲吮乳，可伴有发热，大便秘结，小便深黄，舌质红，苔黄腻。

辨证要点　本证为阳黄，起病急，以黄色鲜明，小便深黄，舌质红，苔黄腻为特征。新生儿溶血性黄疸、肝细胞性黄疸多表现为此证型。本证重症易发生胎黄动风和胎黄虚脱之变证。

治法　清热利湿退黄。

方药　茵陈蒿汤（《伤寒论》）加减。

热重者，加虎杖、龙胆草以清热泻火；湿重者，加猪苓、茯苓、滑石以渗湿利水；小便短黄者，加泽泻、车前子以利湿；呕吐者，加半夏、竹茹以和胃降逆止呕；腹胀者，加厚朴、枳实、莱菔子以理气导滞。

（2）寒湿阻滞证

证候　面目皮肤发黄，色泽晦暗，持久不退，精神倦怠，四肢欠温，纳呆，大便溏薄，色灰白，小便短少，舌质淡，苔白腻。

辨证要点　本证为阴黄，一般起病缓，病程长。以黄色晦暗、精神倦怠、四肢欠温，舌质淡，苔白腻为特征。

治法　温中化湿退黄。

方药　茵陈理中汤（《伤寒全生集》）加减。

湿重者，加薏苡仁、茯苓以健脾渗湿；寒盛者，加淡附片、吴茱萸、桂枝以温阳；肝脾大，络脉瘀阻者，加三棱、莪术、当归以活血化瘀；食少纳呆者，加神曲、砂仁以行气醒脾。

（3）瘀积发黄证

证候　面目皮肤发黄，晦暗无华，日益加重，腹部胀满，右胁下痞块质硬，肚腹膨胀，神疲纳呆，小便短黄，大便不调或灰白，唇色暗红，舌紫暗有瘀斑、瘀点，舌苔黄或白。

辨证要点　本证病程较长，属于阴黄证。以黄疸逐渐加重，皮肤黄疸色泽晦暗无华，伴有右胁下痞块，舌紫暗有瘀斑、瘀点，舌苔黄或白为特征。

治法　化瘀消积退黄。

方药　血府逐瘀汤（《医林改错》）加减。

大便干结者，加大黄以通腑；腹胀者，加木香、香橼皮以理气；胁下痞块质硬者，加穿山甲、水蛭以活血化瘀。治疗中应注意疏泄不可太过，以防伤正，可适时加用扶正之品。

变证

（1）胎黄动风证

证候　黄疸迅速加重，伴嗜睡，神昏，抽搐，尖叫，两目凝视，舌质红，苔黄腻。

辨证要点　本证多来势急骤，病情危重。以黄疸迅速加深，伴神昏，抽搐，舌质红，苔黄腻为特征。

治法　平肝息风，利湿退黄。

方药　羚角钩藤汤（《通俗伤寒论》）合茵陈蒿汤（《伤寒论》）加减。

可鼻饲安宫牛黄丸或紫雪丹以清热凉营，开窍息风。

（2）胎黄虚脱证

证候　黄疸迅速加重，伴面色苍黄、气促、汗出、神昏、四肢厥冷、不吃不哭、胸腹欠温，舌淡苔白，脉微欲绝。

辨证要点　本证为阳气欲脱之危证。以黄疸加重，突然出现神昏，四肢厥冷，舌淡苔白为特征。

治法　大补元气，温阳固脱。

方药　参附汤（《世医得效方》）合生脉散（《医学启源》）加减。

上方中可加茵陈、金钱草以利胆退黄。

4. 中医其他疗法

（1）中成药　①茵栀黄口服液：清热解毒，利湿退黄，用于湿热熏蒸证。②清肝利胆口服液：清利肝胆湿热，用于湿热熏蒸证。③茵陈五苓糖浆：通阳健脾，利湿除黄，用于湿热熏蒸证，湿重于热者。

（2）中药外治法　黄柏30g。煎水去渣，水温适宜时，让患儿浸浴，反复擦洗10分钟，每日1～2次。适用于湿热熏蒸证。

（3）针灸、推拿疗法　适合胆红素脑病后遗症患儿。

六、中西医结合诊疗思路

生理性黄疸能自行消退，无须治疗。病理性黄疸的治疗，应积极寻找病因，积极治疗原发病。中医以利湿退黄为基本治则。根据阳黄与阴黄的不同，分别治以清热利湿退黄和温中化湿退黄，瘀积发黄证以化瘀消积为主。临床上较多使用茵栀黄口服液/颗粒等中成药，单用或与光疗联合使用，能够促进胆红素排泄。由于初生儿脾胃薄弱，故治疗过程中尚需顾护后天脾胃之气，不可过用苦寒之剂，以防苦寒败胃，克伐正气。若出现黄疸变证，急则治其标，应及时采取西医急救措施。

七、预防与调护

（1）妊娠期及哺乳期母亲，饮食宜清淡、营养，忌饮酒及过食辛热、油腻、生冷食物。

（2）加强围生期保健，防止产前、产时及产后的各种高危因素，如窒息、酸中毒等。如孕母有肝炎病史，或曾产育病理性黄疸婴儿者，产前宜测定血中抗体及其动态变化，并采取相应预防性服药措施。

（3）新生儿注意保暖，尽早喂奶，频繁有效地吸吮，能促进胎便顺利排出，减少高胆红素血症的发生。

（4）对产科出院新生儿进行血清或经皮胆红素测定随访。

（5）黄疸患儿应注意观察全身情况，有无吮乳困难、嗜睡、精神萎靡、两目斜视、四肢强直或抽搐等症，以便对重症患儿及早发现和治疗。

思维导图

- 第二节　新生儿黄疸
  - 概念 —— 是因胆红素在体内积聚而引起的皮肤黏膜和(或)其他器官黄染
  - 病因病机
    - 西医病因病机
      - 病因
        - 感染因素 —— 新生儿肝炎、新生儿败血症
        - 非感染因素 —— 红细胞增多症、血管外溶血、新生儿溶血病、胆道阻塞、母乳性黄疸、遗传因素及其他
      - 病机 —— 胆红素生成较多、血浆白蛋白结合胆红素能力不足、肝细胞摄取和结合胆红素的能力差、肠肝循环增加
    - 中医病因病机
      - 病因 —— 内因为胎儿禀受孕母内蕴湿热之毒，或阳虚寒湿之邪；外因为婴儿在胎产之时或出生之后，感受湿热或寒湿之邪
      - 病机 —— 感邪后蕴结于中焦，阻滞气机，致肝失疏泄，胆汁外溢，发为胎黄，日久则气滞血瘀
  - 临床表现
    - 生理性黄疸、病理性黄疸 —— 出现的时间、发展速度、消退时间，伴随症状不同
    - 胆红素脑病 —— 是最严重的并发症
  - 诊断与鉴别诊断
    - 诊断
      - 生理性黄疸 —— 4项特点
      - 病理性黄疸 —— 具备5项特点中的任何一项即可诊断
    - 鉴别诊断 —— 首先鉴别生理性黄疸和病理性黄疸，其次若为病理性黄疸，要区分溶血性、阻塞性、肝细胞性、感染性、母乳性等
  - 临床治疗
    - 西医治疗 —— 病因治疗以及光照疗法、药物治疗及换血疗法等对症治疗
    - 中医辨证论治
      - 常证
        - 湿热熏蒸证 —— 清热利湿退黄 —— 茵陈蒿汤
        - 寒湿阻滞证 —— 温中化湿退黄 —— 茵陈理中汤
        - 瘀积发黄证 —— 化瘀消积退黄 —— 血府逐瘀汤
      - 变证
        - 胎黄动风证 —— 平肝息风，利湿退黄 —— 羚角钩藤汤合茵陈蒿汤
        - 胎黄虚脱证 —— 大补元气，温阳固脱 —— 参附汤合生脉散

第三节　新生儿硬肿症

新生儿硬肿症（sclerema neonatorum）又称新生儿寒冷损伤综合征，主要是由于寒冷和（或）多种疾病所致，以低体温和皮肤、皮下脂肪硬化及水肿为主要临床表现，重症可发生多器官功能损害。

该病多发生于寒冷地区和寒冬季节，早产儿、低出生体重儿、严重感染等情况的新生儿易于罹患。随着新生儿保暖技术的普及、转运设备的提升及经济条件的改善，本病的发病率已显著下降。

本病可归属于中医“胎寒”“五硬”等范畴。

一、病因病机

（一）西医病因病机

1. 病因

（1）内在因素

1）新生儿体温调节特点：新生儿体温调节中枢发育不成熟，体表面积大，易于散热；棕色脂肪和糖原较少，能量贮备少，产热不足；缺乏寒战的物理产热机制。因此，新生儿尤其是早产儿、低出生体重儿易发生低体温。

2）皮下脂肪特点：新生儿皮下脂肪中缺少将饱和脂肪酸转变为不饱和脂肪酸的酶，前者含量比后者多，熔点比较高，当体温降低时，皮脂易发生凝固和硬化。

3）新生儿红细胞较多，血液黏滞易引起微循环障碍。

（2）外在因素

1）寒冷：常发生在寒冷季节和地区。寒冷刺激的影响程度取决于多种因素，出生体重越低、胎龄越小、环境温度越低、暴露寒冷时间越长，越易发生硬肿症。

2）感染：重症肺炎、败血症、腹泻等严重感染时，消耗增加，摄入不足，产热不够，易发生硬肿症。

3）其他：新生儿缺氧、低血糖会抑制棕色脂肪产热，易发生硬肿症。

2. 发病机制

（1）能量代谢障碍　寒冷应激使热量丧失，葡萄糖代谢率下降，能源易于耗竭。丧失产热能力，即使保温，体温仍将继续下降。

（2）循环障碍　寒冷使外周小血管收缩，皮肤血流量减少，温度降低，出现肢冷、微循环障碍。严重时毛细血管通透性增加，血浆蛋白渗出，组织水肿，导致有效循环血量不足。寒冷还使心肌受损，心率减慢，心排血量下降，出现低血压、休克状态。

（3）凝血机制障碍　寒冷导致毛细血管壁受损，释放组织凝血活酶，血液浓缩，红细胞聚集，血管内容易瘀滞。低温可影响血小板功能，PT 和 APTT 时间延长、出血时间延长。以上综合作用可引起凝血倾向或 DIC。

（4）多器官损害　寒冷损伤随体温下降、时间延长，肾血流量减少，导致肾衰竭；消化腺分泌抑制，肠蠕动减弱，导致胃肠功能衰竭；免疫细胞活性下降易发生感染。严重硬肿症患儿常发生肺出血，可能是由于低温、感染、缺氧引起血管内皮损伤，急性心功能不全所致。

（二）中医病因病机

硬肿症的发生不外乎外因和内因。内因为先天禀赋不足，元阳不振，失于温煦。外因为护养保暖不当，感受寒邪，或罹患他病，气血运行失常所致。本病的病变脏腑在脾肾，主要病机是阳气虚衰，寒凝血涩。

（1）寒邪侵袭　小儿先天禀赋不足，或先天中寒，或后天感寒，寒邪直中脏腑；或者罹患他病，阳气受损，致寒邪凝滞。寒凝则气滞，气滞则血凝血瘀，产生肌肤硬肿。

（2）肾阳虚衰　小儿或先天禀赋不足，阳气虚弱；或寒邪直中脏腑，脾肾阳气损伤，不能温煦肌肤，营于四末，故身冷肢厥。阳虚则内寒，寒凝则气滞血瘀，致肌肤僵硬，肤色紫暗。严重者血络瘀滞，血不循经而外溢，出现瘀斑。脾肾阳虚，水湿无以温化，则见水肿。阳气虚极，渐至阳气衰亡，可见气息微弱，全身冰冷，脉微欲绝之危症。

二、临床表现

多发生在出生后 1 周内，寒冷、窒息、产伤、严重感染时易发生，早产儿、低出生体重儿多见。主要表现为不吃、不哭、反应低下、低体温、皮肤硬肿、多脏器受累。

（1）低体温　体温常<35℃，严重者<30℃，四肢甚至全身冰凉，低体温时常伴心率减慢。

（2）硬肿　包括皮脂硬化和水肿两种病变。皮脂硬化处皮肤变硬，紧贴皮下组织，不易提起，严重时肢体僵硬不能活动，犹如硬橡皮，皮肤呈紫红或苍灰或发绀。水肿呈凹陷性。硬肿常呈对称性，其发生的顺序依次为双下肢、臀部、面颊、双上肢、背、腹、胸，硬肿面积与器官功能损伤程度关系密切。

（3）器官功能损害　常有循环功能障碍、心功能不全、心肌损害、DIC、肺出血、急性肾衰竭、酸中毒等多器官功能不全表现。肺出血是本病最危重的临床征象和主要死因。

三、辅助检查

依病情需要，进行血常规、血气分析、心肌酶、电解质、血糖、肾功能、心电图、胸部 X 线片等检查，必要时可进行 DIC 相关筛查。

四、诊断与鉴别诊断

1. 诊断

根据病史和临床特点，硬肿症的诊断并不困难。但要仔细分析硬肿症的原因，不同原因导致的硬肿症，临床表现、严重程度有所不同，感染、窒息导致的硬肿症，低体温常不明显。同时要根据体温、硬肿面积、脏器功能损害情况，评估硬肿症的严重程度。病情分度评分标准见表 12-2。

表 12-2　新生儿硬肿症诊断分度评分标准

评分	体温		硬肿范围	器官功能改变
	肛温	腋温-肛温差		
0	≥35℃	正值	<20%	无明显改变
1	30～<35℃	正值或 0	20%～50%	明显改变
4	<30℃	负值	>50%	功能衰竭

注：具有体温、硬肿范围和器官功能改变的每项分别评为 1 分，总分为 0 者属轻度，1～3 分为中度，4 分以上为重度。硬肿范围计算：头颈部 20%，双上肢 18%，前胸及腹部 14%，背部及腰骶部 14%，臀部 8%，双下肢 26%。器官功能低下：包括不吃、不哭、反应低下、心率慢或心电图及血生化异常。器官功能衰竭指休克、心力衰竭、DIC、肺出血、肾功能衰竭等。

2. 鉴别诊断

（1）新生儿水肿　无体温下降，局部或全身水肿，但不硬，皮肤不红。局部水肿有时为产道挤压所致，多属暂时性水肿，数日内可自愈。全身水肿可见于先天性心脏病、心功能不全、新生儿溶血病、低蛋白血症、肾病等，有其各自的临床特点。

（2）新生儿皮下坏疽　有难产或产钳助产史。多发生于身体受压（如枕、背、臀部）以及受损部位，常由金黄色葡萄球菌感染所致。受压部位皮肤红硬，迅速蔓延，初期较硬，以后软化，由暗红变为黑色，重者可有出血和溃疡形成，亦可融合成大片坏疽。

五、临床治疗

（一）西医治疗

（1）复温　是重要措施。对轻、中度患儿，置预热至中性温度的温箱内，一般在 6～12 小时使患儿恢复正常温度；对重度患儿，可先置于高于患儿体温 1～2℃的暖箱（温度不超过 34℃）开始复温，待患儿肛温恢复到 35℃时，将暖箱调至适中环境温度，一般 12～24 小时内患儿体温恢复正常。注意复温期间生命体征的监护，包括血压、心率、尿量、液量、呼吸等，预防复温中发生烫伤、肺出血。注意体温调节状态判断，以肛温为体温平衡指标，腋-肛温度为产热指标，密切观察复温后器官功能及电解质平衡。

（2）补充热量和液体　产热和复温需要足够的能量，开始按每日 210kJ/kg（50kcal/kg）逐渐增至 419～502kJ/kg（100～120kcal/kg）；液体量按 0.24ml/kJ（1ml/kcal）计算。有明显心肾功能损害者，应严格控制输液速度和液体入量。

（3）控制感染　与感染有关时，应适当选用广谱抗生素。慎用对新生儿肾脏有毒副作用的药物。

（4）改善循环功能　硬肿症患儿常发生微循环障碍或休克，在维持心功能前提下及时扩容、纠酸，使用血管活性药物，血压低伴心率减慢者首选多巴胺 3～5μg/（kg・min）或同时使用多巴酚丁胺 5～15μg/（kg・min）静脉滴注。

（5）防治 DIC　硬肿症患儿易发生 DIC，早期高凝状态即可使用肝素，每次 20～30U/kg，每 8 小时 1 次，皮下注射，病情好转后逐渐延长使用时间至停用。

（6）防治脏器功能损害　发生肺出血时应尽早行气管插管，进行正压通气治疗；出现急性肾功能衰竭、DIC 时要及时对症处置。

（二）中医治疗

1. 辨证思路

（1）辨虚实　实证以外感寒邪为主，有保温不当史，全身欠温，皮肤板硬，难以捏起，颜色暗红；虚证以阳气虚衰为主，常伴胎怯，体质虚弱，全身冰冷，僵卧少动，反应极差。

（2）辨轻重　轻证体温下降较少，硬肿范围较小；重证体温不升，硬肿范围大。

2. 治疗原则

本病治疗宜温阳散寒，活血化瘀。可采取多种途径治疗，复温是治疗本病的重要措施。

3. 辨证施治

（1）寒凝血滞证

证候　全身欠温，肌肤发凉，哭声较低，臀、四肢、面颊肌肤硬肿，难以捏起，色暗红，青紫，或红肿如冻伤，唇色暗红，舌紫暗，指纹沉滞不显。

辨证要点　本证多系体弱小儿中寒而致。以全身欠温、硬肿部位局限，舌紫暗，指纹沉滞不显为特征。

治法　温经散寒，活血通络。

方药　当归四逆汤（《伤寒论》）加减。

硬肿甚者，加郁金、鸡血藤以活血通络；寒甚者，加淡附片、干姜以温阳散寒。

（2）阳气虚弱证

证候　全身冰冷，僵卧少动，反应极差，气息微弱，哭声低怯，吸吮困难，面色苍白，肌肤板硬而肿，波及全身，皮肤暗红或苍白，尿少或无尿。舌质淡，指纹淡红不显。

辨证要点　本证病情危重，多发生于早产儿、小于胎龄儿。以全身冰冷、硬肿范围大，舌质淡，指纹淡红不显为特征。

治法　益气温阳，通经活血。

方药　参附汤（《世医得效方》）加减。

肾阳衰者，加鹿茸以补肾助阳；口吐白沫、呼吸不匀者，加僵蚕、石菖蒲、胆南星以化痰开窍；血瘀明显者，加桃仁、红花、赤芍以活血化瘀；小便不利者，加茯苓、猪苓、生姜皮以利水消肿。

4. 中医其他疗法

（1）艾灸　用艾条温灸硬肿局部，每日 2～3 次。

（2）中药外治法　当归、红花、川芎、赤芍、透骨草各 15g，没药、乳香、川乌、草乌各 7.5g，丁香 9g，肉桂 6g。上药研末，加羊毛脂 100g，凡士林 900g，拌匀涂在纱布上，加温后敷于局部，每日 1 次。

六、中西医结合诊疗思路

复温疗法是重要措施。同时寻找发病原因，积极对因治疗。中医药治疗原则是温阳散寒，活血化瘀。根据临床证候不同，寒甚者宜散寒通阳，寒邪驱散则阳气通达；阳虚者应温补脾肾，脾肾阳气恢复则寒邪不易入侵；血瘀者宜行气活血，气血和畅则瘀滞可散。可采取多种途径治疗，如外敷、温灸等外治法。病情严重者需予以西医急救措施。

七、预防与调护

（1）做好孕妇保健，避免早产，减少低出生体重儿的出生，同时防止产伤、窒息。

（2）寒冷季节出生的小儿应加强保暖，产房温度不宜太低。

（3）出生后 1 周内的新生儿，应经常检查皮肤及皮下脂肪的软硬情况，加强消毒隔离，防止和减少新生儿感染的发生。

（4）应给予足够热量，促进疾病恢复。对吸吮力差者，可用滴管喂奶，必要时鼻饲，或静脉滴注葡萄糖注射液、血浆等。

思维导图

第三节　新生儿硬肿症
- 概念 —— 又称新生儿寒冷损伤综合征，主要是由于寒冷和（或）多种疾病所致，以低体温和皮肤、皮下脂肪硬化及水肿为主要临床表现，重症可发生多器官功能损害
- 病因病机
  - 西医病因病机 —— 由内外因素导致的能量代谢障碍、循环障碍、凝血机制障碍、多器官损害
  - 中医病因病机 —— 先天禀赋不足或后天护养不当引起的阳气虚衰、寒凝血涩致肌肤僵硬

- 第三节 新生儿硬肿症
  - 临床表现
    - 低体温 —— 体温常＜35℃，严重者＜30℃，四肢甚至全身冰凉，常伴心率减慢
    - 硬肿
      - 皮脂硬化 —— 皮肤变硬，紧贴皮下组织，不易提起，严重时肢体僵硬不能活动，犹如硬橡皮，皮肤呈紫红或苍灰或发绀
      - 水肿 —— 指压呈凹陷性。硬肿常呈对称性，其发生的顺序依次为双下肢、臀部、面颊、双上肢、背、腹、胸
    - 器官功能损害 —— 常有循环功能障碍、心功能不全、心肌损害、DIC、肺出血、急性肾衰竭、酸中毒等多器官功能不全表现
  - 诊断及鉴别诊断
    - 诊断 —— 根据病史和临床特点诊断。且需分析原因，评估严重程度
    - 鉴别诊断 —— 与新生儿水肿、新生儿皮下坏疽相鉴别
  - 临床治疗
    - 西医治疗 —— 复温、补充热量和液体、控制感染、改善循环功能、防治DIC、防治脏器功能损害
    - 中医治疗
      - 寒凝血滞证 —— 温经散寒，活血通络 —— 当归四逆汤
      - 阳气虚弱证 —— 益气温阳，通经活络 —— 参附汤

第四节　新生儿缺氧缺血性脑病

缺氧缺血性脑病（hypoxic-ischemic encephalopathy，HIE）是指围生期窒息引起的部分或完全缺氧、脑血流减少或暂停而导致胎儿或新生儿脑损伤，临床表现为意识障碍、肌张力及原始反射改变、惊厥、脑水肿及脑干受损等神经系统症状。本病是新生儿急性死亡和慢性神经系统损伤的主要原因之一。我国新生儿 HIE 发病率约为 6 例/1000 名活产儿，其中 15%～20%在新生儿期死亡，存活者中 20%～30%遗留有智力低下、脑瘫、癫痫等神经系统后遗症。

中医古代文献中无明确病名与本病对应，根据其病因、病机及临床表现，可归为中医“惊风”“胎惊”“胎痫”“惊厥”“五迟”“五软”等病证范畴。

一、病因病机

（一）西医病因病理

1. 病因

缺氧缺血是本病的核心，围生期窒息是最主要病因。出生后肺部疾患、心脏病变及严重失血或贫血也可引起 HIE。

2. 发病机制

机体缺氧缺血后，神经系统发生血流动力学变化、能量代谢障碍、炎症反应等病理生理变化，导致神经细胞死亡。

（1）脑血流重新分布　当缺氧缺血为部分或慢性时，体内血液出现第 1 次重新分配，首先保证心、脑等重要器官的血液供应，肺、肾、胃肠道等相对次重要器官受损。随着缺氧时间延长，此代偿机制丧失，脑血流进一步减少，出现第 2 次血流重新分配，以保证脑代谢最旺盛部位（如脑干、

基底节、丘脑、小脑）的血供，而大脑皮质矢状旁区及其下面的白质（大脑前、中、后动脉的边缘带）受损。

若窒息为急性完全性，则上述代偿机制不会发生，脑损伤发生在基底节等代谢最旺盛的部位，而大脑皮质不受影响。足月儿的易损区在大脑矢状旁区的脑组织，早产儿则位于脑室周围的白质区。

（2）脑血流自主调节功能不完善　新生儿尤其是早产儿的脑血管自主调节功能较差，缺氧缺血、高碳酸血症时导致脑血管自主调节功能障碍，形成“压力被动性脑血流”，即脑血流灌注随全身血压的变化而波动。当血压高时，脑血流过度灌注可致颅内血管破裂出血；当血压下降、脑血流减少时，则引起缺血性脑损伤。

（3）脑组织能量代谢障碍　人类脑组织储存的糖原很少，其代谢所需能量主要来源于葡萄糖。缺氧时，无氧酵解增加，组织内乳酸堆积，能量产生急剧减少，最终引起能量衰竭并导致脑细胞死亡的瀑布样反应，最终导致脑细胞水肿、凋亡和坏死。

3. 病理

HIE 的病理变化与损伤时脑组织成熟度、严重程度和持续时间密切相关。

（1）脑水肿　为早期主要的病理改变。

（2）选择性神经元死亡　包括凋亡、坏死及梗死。足月儿主要病变在脑灰质，包括脑皮质、海马、基底节、丘脑、脑干和小脑半球，后期表现为软化、多囊性变或瘢痕形成。

（3）出血　包括脑室、原发性蛛网膜下腔、脑实质出血。

（4）早产儿主要表现　为脑室周围白质软化（局灶性和弥漫性）、脑室周围-脑室内出血、脑室扩大和脑室周围终末静脉出血。

（二）中医病因病机

本病病因分先天与后天，先天因素为父母精血亏损，或孕期调护失宜，损伤胎元之气；后天因素主要为分娩不顺，护理及药物使用不当等导致胎儿窒息，使胎儿颅脑损伤。主要病机为气血不足，血脉不充，心脑失养。病位在脑，与五脏虚损有关，与脾、肝、肾三脏关系最为密切。

（1）气血不足　由于孕母体弱，气血不足，或孕期调护失宜，或受孕母疾病影响，或嗜烟酒，导致先天胎禀不足，气不足则无力行血，血不足则血脉不充，脉络空虚，脑髓失养。

（2）瘀阻脑络　小儿形质脆弱，形气未充，元气不足，窒息缺氧进一步耗伤元气，血不得气，则凝而不流。或产伤致血流瘀阻脑腑，脉络不通，清阳不升，脑失所养，髓空窍闭。

（3）阳气衰脱　患儿先天禀赋不足，阳气虚脱，阴寒内盛，阳气不布全身，生后昏睡或昏迷，肢体松软，惊风频发，四肢逆冷，而成脱证。

二、临床表现

本病主要表现为意识障碍、肌张力及原始反射改变、惊厥、脑水肿及脑干受损等神经系统症状。临床上可分为轻、中、重三度，重度者一般在出生后 3 天内病情恶化导致死亡。HIE 临床分度见表 12-3。

三、辅助检查

（1）血气分析　出生时取脐带血行血气分析，pH 减低程度可反映胎儿宫内缺氧和酸中毒轻重；剩余碱（BE）和二氧化碳分压（$PaCO_2$）可判断酸中毒性质。

表 12-3　HIE 临床分度

分度	轻度	中度	重度
意识	兴奋、抑制交替	嗜睡、迟钝	昏迷
肌张力	正常或稍增高	减弱	松软或间歇性伸肌张力升高
原始反射			
拥抱反射	活跃	减弱	消失
吸吮反射	正常	减弱	消失
惊厥	可有肌阵挛	有	明显，可呈持续状态
中枢性呼吸衰竭	无	无/轻度	明显
瞳孔改变	正常或扩大	正常或缩小	不对称/扩大/对光反射迟钝
前囟张力	正常	正常或稍饱满	饱满，明显增高
脑电图	正常	低电压，可有痫样放电	暴发抑制，等电位
病程及预后	急性损伤常发生在 24 小时内，72 小时内逐渐消失，预后好	症状在 14 天内消失，可能有后遗症	病死率高，多 1 周内死亡；存活者症状可持续数周，多有后遗症

注：原始反射分为拥抱反射和吸吮反射。

（2）*生物学标记物*　神经元特异性烯醇化酶、S-100 蛋白和脑型血清肌酸磷酸激酶（CK-BB）存在于神经组织的不同部位，HIE 后 6～72 小时它们在血液和脑脊液中的升高与脑损害程度成正相关，可作为 HIE 早期诊断和评估预后的敏感标志物。

（3）*颅脑超声*　对脑水肿早期（72 小时内）诊断敏感，但对矢状旁区的损伤不敏感。超声对新生儿影响较小，操作方便，是临床首选。

（4）*CT 扫描*　是紧急情况下的主要检查方式，最适合检查时间为生后 4～7 天。筛查急性或亚急性出血、脑水肿等，可早期确认颅内出血及钙化，有助于病变范围及预后的判断。敏感性低于核磁共振，且辐射量较大。

（5）MRI　是判断脑损伤类型、范围、严重程度及评估预后的重要影像学依据，也是最敏感的成像工具。弥散加权成像（diffusion weighted imaging，DWI）对早期缺血脑组织的诊断更敏感，在生后第 1 天即可显示病变性质。

（6）EEG　脑电图异常在中、重度 HIE 患儿较常见，表现为脑电活动延迟、异常放电、背景活动异常（以低电压和暴发抑制为主）等。建议在出生后 1 周内检查。

四、诊断与鉴别诊断

1. 诊断

目前国内新生儿 HIE 诊断标准具体如下：

（1）有明确的可导致胎儿宫内窘迫的异常产科病史，以及严重的胎儿宫内窘迫表现［胎心＜100 次/分，持续 5 分钟以上和（或）羊水Ⅲ度污染］，或者在分娩过程中有明显窒息史。

（2）出生时有重度窒息，指 Apgar 评分 1 分钟≤3 分，并延续至 5 分钟时仍≤5 分和出生时脐动脉血气 pH≤7.00。

（3）出生后不久出现神经系统症状，并持续至 24 小时以上，如意识改变（过度兴奋、嗜睡、昏迷）、肌张力改变（增高或减弱）、原始反射异常（吸吮、拥抱反射减弱或消失），病重时可有惊厥、脑干症状（呼吸节律改变、瞳孔改变、对光反射迟钝或消失）和前囟张力增高。

（4）排除电解质紊乱、颅内出血和产伤等原因引起的抽搐，以及宫内感染、遗传代谢性疾病和其他先天性疾病所引起的脑损伤。

同时具备以上 4 条者可诊断，第 4 条暂时不能确定者可作为拟诊病例。目前尚无早产儿 HIE 诊断标准。

2. 鉴别诊断

（1）先天性脑发育异常　有不同程度的神经系统发育障碍、迟滞或缺陷，颅脑 MRI 可发现先天性颅脑畸形。

（2）遗传代谢性疾病　存在基因突变引起的酶缺陷、细胞膜功能异常或受体缺陷，新生儿串联质谱筛查可协助诊断，患儿及父母双方基因测序分析可予确诊。

（3）宫内感染　孕母有发热、心率增快、子宫体压痛、羊水有臭味等临床症状，末梢血白细胞计数＞15×10^9/L，行绒毛膜羊膜炎病理学检测可协助诊断。

五、临床治疗

（一）西医治疗

1. 支持疗法

（1）维持良好的通气功能，保持 PaO_2 在 7.98～10.64kPa（60～80mmHg）、$PaCO_2$ 和 pH 在正常范围；根据血气结果给予不同方式的氧疗。

（2）维持脑和全身良好的血流灌注，低血压可用多巴胺、多巴酚丁胺等血管活性药物使血压维持在正常范围，以保证充足、稳定的脑灌注。

（3）维持血糖在正常范围。

2. 控制惊厥

首选苯巴比妥，负荷量 20mg/kg，于 15～30 分钟静脉滴入，若不能控制惊厥，1 小时后可再加用 10mg/kg，12～24 小时后给予维持量，3～5mg/（kg·d）。顽固性抽搐者加用咪达唑仑，每次 0.1～0.3mg/kg 静脉滴注；或加用水合氯醛 50mg/kg 灌肠。

3. 治疗脑水肿

控制输液量，每日液体总量不超过 60～80ml/kg。颅内压增高时，首选呋塞米，每次 0.5～1mg/kg 静脉注射；严重者可用 20%甘露醇，每次 0.25～0.5g/kg 静脉注射，每 6～12 小时 1 次，连用 3～5 日。一般不主张使用糖皮质激素。

4. 亚低温治疗

是目前国内外唯一被证实安全性、有效性的治疗新生儿 HIE 的措施。是指用人工诱导方法将体温下降 2～5℃，以降低能量消耗、减少细胞外谷氨酸、氧化反应而达到保护脑细胞作用，应用指征为中、重度足月 HIE 新生儿，治疗窗应于出生后 6 小时内，即二次能量衰竭间期，越早疗效越好，持续 72 小时。

5. 高压氧治疗

可收缩脑血管，减少脑血流量，降低颅内高压及减轻脑水肿，同时增加机体缺血组织的氧供，恢复血-脑屏障功能。重度 HIE 适宜在出生 5 日后进行治疗。32 孕周以下早产儿和极低出生体重儿应作为禁忌证。

6. 其他治疗

神经节苷脂、促红细胞生成素、神经干细胞移植等治疗尚处于临床试验阶段。

7. 新生儿期后治疗

病情稳定后尽早进行智能和体能的康复训练，减少后遗症。

（二）中医治疗

1. 辨证思路

（1）首辨轻重　轻证为气血不足证，表现为哭闹不安，肢体、下颌抖动，面白，前囟不填；重证为阳气衰脱证，表现为昏睡或呈昏迷状，肢体松软或拘紧，惊搐频作，气息低微或暂停，手撒肢厥。

（2）次辨虚实　本病实证较少，虚实夹杂者居多。

2. 治疗原则

以补益气血，安神定惊为主要治疗原则。气血不足治以补益气血，息风定惊；气虚血瘀治以补气活血，化瘀通络；阳气衰脱治以回阳救逆，益气固脱。

3. 辨证施治

（1）气血不足证

证候　出生后即哭闹不安，物动则惊，声响即动，肢体拘紧，下颌抖动，吮乳、呼吸如常，面色虚白，前囟不填，舌质淡红，指纹在风关内。

辨证要点　本证多见于轻度缺氧缺血性脑病，以物动则惊，肢体拘急，下颌抖动，舌质淡红，指纹在风关内为特征。

治法　补益气血，息风定惊。

方药　八珍汤（《正体类要》）合钩藤汤（《经效产宝》）加减。

肢体、下颌抖动明显者，加僵蚕、地龙以搜风剔邪；肿甚，小便不利者，加猪苓、泽泻、车前子以利水消肿；四末冷，尿清冷者，加肉桂、巴戟天以益肾助阳。

（2）气虚血瘀证

证候　生后嗜睡，反应低下，肢体松软，时而手足抽掣，翻眼，肌紧握拳，面青缩腮，呼吸不匀，前囟稍填，舌质暗红，指纹达风关以上。

辨证要点　本证多见于中度缺氧缺血性脑病，以生后嗜睡，反应低下，肢体松软，时而手足抽掣，舌质暗红，指纹达风关以上为特征。

治法　补气活血，化瘀通络。

方药　桃红四物汤（《医宗金鉴》）合血府逐瘀汤（《医林改错》）加减。

食少，面白气弱者，加白术、黄芪、陈皮以益气健脾；抽搐严重者，加地龙、蜈蚣以息风止痉。

（3）阳气衰脱证

证候　生后昏迷状，肢体松软或拘紧，惊搐频作，呼吸微弱，四肢厥冷，前囟紧张，舌质淡白或紫暗，指纹淡可达命关。

辨证要点　本证多见于重度缺氧缺血性脑病，本证病情危重，急需救治。以生后昏迷，肢体松软或拘紧，四肢厥冷，舌质淡白或紫暗，指纹淡可达命关为特征。

治法　回阳救逆，益气固脱。

方药　参附汤（《世医得效方》）加减。

惊搐频作者，加钩藤、天麻以息风止痉。

4. 中医其他疗法

（1）中成药　①苏合香丸：芳香开窍，行气止痛，用于阳气衰脱证。②八珍丸：补气益血，用于气血不足证。

（2）针灸疗法、推拿疗法　为本病后遗症期出现脑损伤、脑性瘫痪时的主要治疗方法，病情稳定后尽早进行。具体治疗参考第九章第六节脑性瘫痪。

六、中西医结合诊疗思路

尽早发现，对病情严重程度进行判断，采用有效的西医支持疗法及对症治疗，同时配合中医辨证论治，注重补益气血，减少神经系统后遗症的发生。对于后遗症，采用中医内外合治的方法，以提高生活质量。

七、预防与调护

（1）积极推广新法复苏，防止围生期窒息。

（2）加强孕妇围生期保健，做好产前检查，正确指导孕妇分娩，加强分娩期的监护，防止产伤，对巨大儿或胎位异常者，尽早实施剖宫产。

（3）密切关注新生儿生命体征和病情变化，加强监护。

（4）病情严重的幸存者常遗留有不同程度的运动或智力障碍、癫痫等后遗症。对遗留后遗症的患儿，可进行合理功能训练。

思维导图

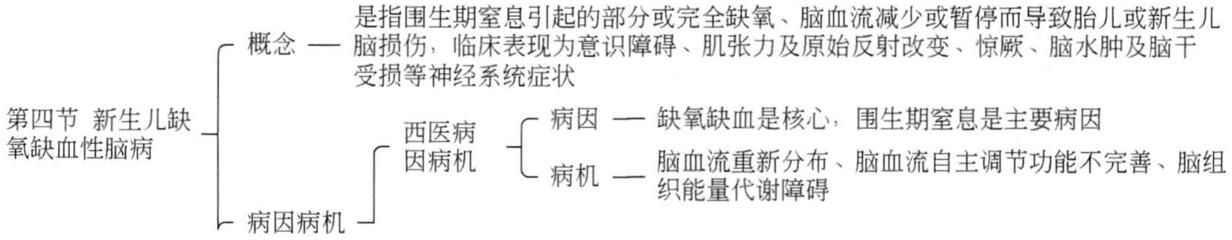

- 第四节 新生儿缺氧缺血性脑病
  - 病因病机
    - 中医病因病机
      - 病因 —— 先天因素为父母精血亏损，或孕期调护失宜，损伤胎元之气；后天因素主要为分娩不顺，护理及药物使用不当等导致胎儿窒息，使胎儿颅脑损伤
      - 病机 —— 气血不足，血脉不充，心脑失养
  - 临床表现 —— 表现为意识障碍、肌张力及原始反射改变，惊厥，脑水肿及脑干受损等神经系统症状。
    - 轻度表现
    - 中度表现
    - 重度表现
  - 诊断及鉴别诊断
    - 诊断 —— 同时具备4项特点者可诊断，第4条暂时不能确定者可作为拟诊病例。目前尚无早产儿HIE诊断标准
    - 鉴别诊断 —— 与先天性脑发育异常、遗传代谢性疾病、宫内感染相鉴别
  - 临床治疗
    - 西医治疗 —— 支持疗法、控制惊厥、治疗脑水肿、亚低温治疗、高压氧治疗、其他治疗、新生儿期后治疗
    - 中医辨证论治
      - 气血不足证 —— 补益气血，息风定惊 —— 八珍汤合钩藤汤
      - 气虚血瘀证 —— 补气活血，化瘀通络 —— 桃红四物汤合血府逐瘀汤
      - 阳气衰脱证 —— 回阳救逆，益气固脱 —— 参附汤

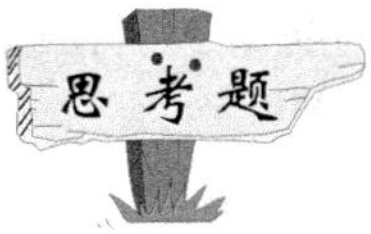

1. 新生儿如何分类？新生儿常见的几种特殊生理状态是什么？
2. 生理性黄疸和病理性黄疸如何鉴别？阳黄和阴黄如何鉴别？
3. 新生儿黄疸会出现哪些变证？
4. 新生儿黄疸如何辨证施治？
5. 新生儿黄疸湿热型的证候、治则、方药各是什么？
6. 新生儿黄疸光照疗法的指征。
7. 简述新生儿硬肿症诊断分度、治疗原则，如何进行复温治疗。
8. 试述新生儿缺氧缺血性脑病的分度、诊断、中医治疗原则及如何辨证论治。

新生儿疾病病案及古籍选录

第十三章　营养障碍性疾病

第一节　营养障碍性疾病中西医概述

营养障碍性疾病，即营养性疾病（nutrition disorder），是指营养失调引起的一类疾病，包括营养缺乏和营养过剩两个方面。小儿生机蓬勃，发育迅速，对营养需求高，而消化吸收功能尚不完善，易发生营养障碍性疾病。

一、小儿营养障碍性疾病的特点

小儿营养涉及较多因素，如不同年龄体格生长特点、活动量、咀嚼吞咽功能、胃肠消化吸收能力、心理及地域因素、母孕期营养状况及疾病因素等。随着我国社会经济的进步，营养缺乏性疾病逐年降低，营养过剩相关疾病快速上升。

营养缺乏如不及时补充或调整，尤其是婴儿期，可严重影响生长、智力及免疫功能发育，甚至导致多器官功能障碍。营养过剩如不及时纠正，可能对小儿当前及成年期的心血管、内分泌、呼吸和消化系统带来危害，还可能对智力、心理产生不利影响。

二、常见病因

（1）*孕期及哺乳期营养缺乏或过剩*　孕期及哺乳期母体营养摄入不足或患营养不良、肝肾疾病；婴儿出生时营养物质贮备不足，乳汁中营养素含量偏低；早产儿、双胎儿、低出生体重儿等，体内营养素水平低或者对营养素吸收较差；宫内营养过剩，可影响胎儿发育与物质代谢，导致生后肥胖。

（2）*营养素摄入不足或过多*　食物供给不足、喂养方式不当、营养知识欠缺、烹调方法不当、口咽和食管疾病所致的进食障碍等均可引起营养摄入不足，导致相关疾病；偏食挑食、高能量食物摄入过多、误服或过量服用维生素或营养品等可导致肥胖的发病。

（3）*营养素需求的改变*　早产儿铁剂和维生素 A 的需要量大；生长发育迅速或者处于特定疾病阶段的小儿，多种 B 族维生素或微量元素的需求较高；若体力活动较少，能量消耗减少，则营养素的需求也会减少。

（4）*营养素吸收、合成及代谢障碍*　消化系统疾病，如腹泻、肠炎、肝胆疾病等，影响某些维生素的吸收，或者导致白蛋白合成障碍；某些肝脏或甲状腺疾病可引起部分维生素的肝脏转运障碍，或可导致营养素代谢加快或紊乱；功能营养素代谢所需的酶缺陷可导致营养素代谢障碍；某些药物可干扰营养素的合成代谢（如抗惊厥类药物和抗结核药可导致维生素 D 缺乏）或者消耗过多的营养素。

（5）*能量或营养素消耗或丢失增加*　体力活动量过大，能量大量消耗；外伤、消化道溃疡、血红蛋白尿可致铁丢失增加；大量蛋白尿易导致低蛋白血症；反复出血、溶血、大面积烧伤、慢性肾病、蛋白尿等可致锌丢失过多。

（6）*其他因素* 遗传因素、精神心理因素、其他疾病和药物均可能通过影响摄食、食欲和一些未知因素加速营养障碍性疾病的发生和发展。

总之，小儿营养障碍性疾病的发病涉及多个因素，与遗传背景、环境以及发育过程之间存在复杂关联，防治时需综合评估分析，根据不同情况，采取相应措施。

三、检查与评价

（1）*体格检查* 除常规体格检查外，需注意有关营养素缺乏体征。

（2）*体格生长评价* 选择适宜的体格生长指标，采用准确的测量工具及规范的测量方法，选择恰当的生长标准和参照值，定期评估小儿生长水平、生长速度以及匀称度，以了解患儿营养状况。

（3）*膳食评价* 营养素需要量及建议摄入量见本书第二章第三节“小儿营养与保健”，据此对营养障碍性疾病患儿进行膳食摄入评价。

（4）*辅助检查* 由于营养障碍性疾病可出现一系列生化代谢、生理功能及组织病理变化，需根据相应疾病特点，调整检测项目。

四、营养障碍性疾病中医学概述

营养障碍性疾病与中医多种病症相关，属中医“疳证”“五迟”“五软”“汗证”等范畴。

营养障碍性疾病为儿科常见疾病，多以形体消瘦或肥胖、不思饮食或善食易饥、皮肤干燥或多汗、囟门迟闭、坐立行走无力、行迟立迟等为主要临床表现。其发病多因饮食失宜、劳逸失度、胎禀不足或疾病影响，导致气血津液化生不足，脏腑失其所养或功能失调。症状表现多样化，病变部位主要在脾、胃、肾，常涉及心、肝、肺。临证时虚证、实证均可见，以虚实夹杂证更为常见。营养障碍性疾病属于慢性疾病，治疗期间需要医护、家长共同努力，改变患儿不良的生活、饮食习惯，注意心理引导，提高治疗依从性。

思维导图

第一节 营养障碍性疾病中西医概述

- 概念 — 是指营养失调引起的一类疾病，包括营养缺乏和营养过剩两个方面
- 小儿营养障碍性疾病的特点 — 营养缺乏性疾病逐年降低，营养过剩相关疾病快速上升
- 常见病因
  - 孕期及哺乳期营养缺乏或过剩
  - 营养素摄入不足或过多
  - 营养素需求的改变
  - 营养素吸收、合成及代谢障碍
  - 能量或营养素消耗或丢失增加
  - 其他因素
- 检查与评价 — 体格检查；体格生长评价；膳食评价；辅助检查
- 营养障碍性疾病中医学概述 — 属“疳证”、“五迟”、“五软”、“汗证”等范畴。饮食失宜、劳逸失度、胎禀不足或疾病影响，导致气血津液化生不足，脏腑失其所养或功能失调

第二节　小儿单纯性肥胖

小儿单纯性肥胖（simple obesity）是由于长期能量摄入超过人体消耗，导致体内脂肪过度积聚，体重超过一定范围的一种慢性营养障碍性疾病。本病可发生于任何年龄，以 1 岁以下、5～6 岁与青春期多见，男童多于女童。本病不仅对小儿当前及成年期的心血管、内分泌、呼吸和消化系统带来危害，还会影响运动能力、骨骼、行为、认知、智力发育。

古代医籍未见肥胖的病名，但可见相关证候记载，《黄帝内经灵枢集注》云："中焦之气，蒸津液，化其精微……溢于外则皮肉膏肥，余于内则膏肓丰满"，指出肥胖发生与食物摄入过量有关。

一、病因病机

（一）西医病因病理

1. 病因

（1）摄入过多　摄入的营养素超过机体能量消耗和代谢需要，多余能量转化为脂肪贮存于体内。

（2）活动过少　长期缺乏适度的运动，能量消耗过少，即使摄食不多，也可引起肥胖。又因肥胖而多不喜欢运动，形成恶性循环。

（3）遗传因素　父母皆肥胖者，后代肥胖率高达 70%～80%；双亲之一肥胖者，后代肥胖发生率为 40%～50%；而双亲正常的后代肥胖发生者仅 10%～14%。

（4）其他因素　进食过快，或饱食、饥饿中枢调节失衡，精神创伤以及心理异常等因素亦可致儿童进食过量。

2. 发病机制

肥胖的发生机制极其复杂，尚不完全明了。目前认为，体重是通过一系列具有正负反馈作用的神经肽类激素调控的，比如瘦素（leptin）、胃促生长素（ghrelin）、胰岛素和脂联素（adiponetcin）、神经肽 Y（neuropeptide Y，NPY）、胰高血糖素样肽-1（glucagon-like peptide 1，GLP-1）等。由脂肪组织产生的瘦素及其受体在体重调节环路中起中心作用；机体以脂肪形式储备的能量充足时，分泌的瘦素增多，进入下丘脑与具有瘦素受体的神经元结合，产生信号转导，抑制合成代谢，激发分解代谢，使得体重下降；而机体脂肪减少时，瘦素分泌减少，血瘦素水平下降，导致中枢调节，刺激食欲，合成代谢增加，分解代谢下降，达到新平衡。由胃分泌的胃促生长素可以强烈地刺激食欲，增加脂肪存储，并阻止储存的脂肪转化为能量。胰岛素分子降解后产生的小分子碎片具有抑制食欲的作用。任何一种出现异常均能导致脂肪堆积，形成肥胖。

3. 病理

人体脂肪组织的增加包括脂肪细胞数目增多和体积增大。正常体重新生儿脂肪细胞的增殖和扩大可能发生在出生前 3 个月、生后第 1 年和青春期。若肥胖发生在这三个关键时期，即引起脂肪细胞数目增多且体积增大，治疗较困难且易复发；其他时期的肥胖仅有脂肪细胞体积增大而数目正常，治疗较易奏效。重度肥胖者几乎均有脂肪细胞数增加，而中度肥胖者可能主要是细胞体积增大。

（二）中医病因病机

本病病因主要为湿邪阻滞、饮食不节、先天禀赋不足及后天过于安逸少动。病变部位主要与脾、胃、肾有关，少数与肺肝有关。病机为脾胃肾功能失常，痰湿、脂膏积于体内，蕴于肌肤。

（1）脾虚痰阻　若饮食不节，壅滞难化，损伤脾气，脾不能为胃行其津液，痰湿内生，日久躯脂满溢。

（2）胃热湿阻　痰湿内蕴化热，或过食辛热肥甘，胃中积热，致胃强脾弱，消谷善饥，摄食过量，脾气运化无力更甚。

（3）脾肾两虚　先天禀赋不足，脾肾虚弱，水湿不运，聚湿成痰，壅滞于内，发生肥胖。

二、临床表现

肥胖患儿多食欲旺盛，喜食甜食和高脂食物，常有疲惫感。以体内脂肪过度蓄积和体重超重为主要表现。部分重度肥胖患儿可出现睡眠性呼吸暂停，造成认知能力下降，甚至猝死。严重肥胖者由于脂肪堆积，限制胸廓扩展和膈肌运动，使肺换气量减少，可造成肥胖低通气综合征。

查体可见患儿皮下脂肪丰满，分布均匀；腹部膨隆下垂，严重肥胖者胸腹、臀部及大腿皮肤可出现白纹或紫纹。由于体重过重，行走时下肢负荷过重，可致膝外翻和扁平足。女性患儿乳房部脂肪细胞积聚；男性患儿因大腿内侧和会阴部脂肪过多，阴茎隐匿于脂肪组织中。肥胖患儿性发育可较早，但最终身高可能低于正常小儿。

另外还常伴心理障碍，如自卑、胆怯、孤僻等。

三、辅助检查

小儿肥胖的主要风险是代谢综合征、糖尿病和心血管疾病，因此应动态监测血脂、空腹血糖和胰岛素水平等。

四、诊断与鉴别诊断

1. 诊断

（1）体重超过同性别、同身高参照人群标准体重 20%以上可诊断为肥胖，20%～30%者为轻度肥胖，30%～50%者为中度肥胖，超过 50%为重度肥胖；该法用于评价 10 岁以下儿童。

（2）体质指数（body mass index，BMI）是指体重和身高平方的比值（kg/m^2），当 BMI＞同年龄、同性别的第 95 百分位数可诊断为肥胖。

（3）有过度营养、运动不足、行为偏差的特征。

（4）脂肪分布均匀，以腹部、肩部、面颊部、乳房等处尤为明显。

（5）除外某些内分泌、代谢、遗传、中枢神经系统疾病引起的继发性肥胖或药物引起的肥胖。

2. 鉴别诊断

（1）皮质醇增多症（hypercortisolism）　为各种原因引起肾上腺皮质激素分泌过多的综合征，临床主要表现为向心性肥胖、满月脸、水牛背、多毛、紫纹、痤疮、高血压、糖尿病、骨质疏松等。

血浆皮质醇浓度增高且失去昼夜节律，地塞米松抑制试验不能抑制，尿游离皮质醇及尿 17-羟皮质类固醇排出量均增加。

（2）其他内分泌疾病　甲状腺功能减退症、生长激素缺乏症等虽有体脂增多的表现，但各有其疾病特点，不难鉴别。

此外，还需与普拉德-威利综合征（Prader-Willi syndrome）、劳-穆-比综合征（Laurence-Moon-Biedl syndrome）、弗勒赫利希综合征（Frohlich syndrome）等进行鉴别。

五、临床治疗

（一）西医治疗

以减少脂肪、控制体重在接近理想状态，又不影响小儿身体健康及生长发育为原则。饮食和运动疗法为最基本的治疗措施。另外还有心理治疗、手术治疗等。

（1）饮食疗法　选用低脂肪、低碳水化合物和高蛋白、高微量营养素、适量纤维素的食谱。新鲜水果和蔬菜富含多种维生素和纤维素、热量低且体积大，饱腹感明显，可鼓励多进食。亦需培养良好饮食习惯，规律就餐。

（2）运动疗法　适当运动可促使脂肪分解，减少胰岛素分泌，使脂肪合成减少，加强蛋白质合成，促进肌肉发育，而活动过度使食欲激增。活动量以运动后轻松愉快，不觉疲劳为原则，推荐晨间跑步、散步、做操等。

（3）心理治疗　鼓励儿童坚持控制饮食及加强运动锻炼，增强减肥的信心。应经常鼓励患儿多参加集体活动，改变其孤僻、自卑的心理，帮助其建立健康的生活方式，提升自我管理的能力。

（4）其他　一般不主张儿童应用药物来降低食欲或增加消耗。手术治疗主要用于极度肥胖并伴有严重并发症的患儿。

（二）中医治疗

1. 辨证思路

肥胖症属本虚标实，本虚多为脾虚、肾虚，标实多见痰、热、湿。辨证有虚实之分，但多虚实夹杂。

2. 治疗原则

治疗重在补虚泻实，以健脾补肾，涤痰除湿为主要原则。

3. 辨证施治

（1）脾虚痰阻证

证候　体态臃肿，肢体困重，疲乏无力，少气懒言，腹满，小便少，舌质淡红，苔薄白或白腻，脉沉滑。

辨证要点　以体态臃肿，身重乏力，腹满，苔薄白或白腻，脉沉滑为特征。

治法　运脾除湿。

方药　胃苓汤（《丹溪心法》）加减。

脾气虚明显者，加党参、黄芪以益气健脾；脾阳不足者，加砂仁、干姜以温中运脾；湿盛者，加车前子、薏苡仁、冬瓜仁以淡渗利湿；腹满明显者，加槟榔、木香、香附以行气除胀。

（2）胃热湿阻证

证候　形体肥胖，消谷善饥，肢体困倦，懒言少动，口渴喜饮，大便秘结，舌质红，舌黄厚，脉滑数。

辨证要点　本证以形体肥胖，消谷善饥，舌质红，苔黄厚，脉滑数为特征。

治法　清胃泻热。

方药　泻黄散（《小儿药证直诀》）加减。

胃热甚，口渴者，加芦根、石斛、天花粉、黄连以清热生津；湿盛者，加薏苡仁、滑石以清热除湿，或加广藿香、佩兰以芳香化浊；便秘者，加决明子、大黄以清热通便。

（3）脾肾两虚证

证候　肥胖虚浮，疲乏无力，腰膝酸软，甚者畏寒肢冷，懒言少动，舌质淡红，苔白，脉沉缓无力。

辨证要点　本证以肥胖虚浮，腰膝酸软，苔白，脉沉缓无力为特征。

治法　补益脾肾，温阳化湿。

方药　苓桂术甘汤（《金匮要略》）合真武汤（《伤寒论》）加减。

大便滑泄者，加补骨脂、肉豆蔻以涩肠止泻。

4. 中医其他疗法

（1）针灸疗法　①取内关、水分、天枢、丰隆、三阴交，用于脾虚痰阻证；②取曲池、支沟、三阴交、内庭，用于胃热湿阻证；③取脾俞、肾俞、足三里、天枢、三阴交、太溪，用于脾肾两虚证。用平补平泻手法，中等刺激，脾肾两虚者用补法。每日 1 次，10 次为一疗程。

（2）推拿手法　循肺、胃、脾经走向推拿，点中府、云门，提胃、腹结、气海。再推膀胱经，点脾俞、胃俞、肾俞。

六、中西医结合诊疗思路

西医治疗强调以运动疗法为基础，以行为矫正为关键技术，饮食调整和健康教育贯彻始终，一般不宜应用减肥药。中医治疗手段丰富，除辨证分型药物治疗外，尚有针灸、推拿等外治方法。中西医内外合治，临床疗效更佳。

七、预防与调护

（1）孕妇在妊娠前期要避免营养摄入不足，妊娠后期应避免营养过度。

（2）培养小儿良好的进食习惯，平衡膳食，保持良好就餐氛围；保持规律、适度的运动；维持适宜的睡眠时间。

（3）定期到儿童保健门诊接受系统的营养监测及指导。

（4）对于严重肥胖而并发气促、低氧血症等情况，及时给予处理。

思维导图

- 第二节　小儿单纯性肥胖
  - 概念 —— 是由于长期能量摄入超过人体消耗，导致体内脂肪过度积聚，体重超过一定范围的一种慢性营养障碍性疾病
  - 病因病机
    - 西医病因病机 —— 摄入过多、活动过少、遗传因素以及其他因素
    - 中医病因病机 —— 脾胃肾功能失常，痰湿、脂膏积于体内，蕴于肌肤
  - 临床表现
    - 一般表现
      - 体内脂肪过度蓄积和体重超重；食欲旺盛，喜食甜食和高脂食物，疲惫
      - 重度肥胖患儿可出现睡眠性呼吸暂停，认知能力下降，甚至猝死
      - 严重肥胖者肺换气量减少，可造成肥胖低通气综合征
    - 体格检查
      - 皮下脂肪丰满，腹部膨隆下垂
      - 膝外翻和扁平足
      - 阴茎隐匿于脂肪组织中
      - 最终身高可能低于正常小儿
      - 还常伴心理障碍，如自卑、胆怯、孤僻等
  - 诊断及鉴别诊断
    - 诊断 ——（1）体重超过同性别、同身高参照人群标准体重20%以上可诊断为肥胖，20%～30%者为轻度肥胖，30%～50%者为中度肥胖，超过50%为重度肥胖；该法用于评价10岁以下儿童。（2）体质指数（body mass index，BMI）是指体重和身高平方的比值（kg/m^2），当BMI＞同年龄、同性别的第95百分位数可诊断为肥胖。（3）有过度营养、运动不足、行为偏差的特征。（4）脂肪分布均匀，以腹部、肩部、面颊部、乳房等处尤为明显。（5）除外某些内分泌、代谢、遗传、中枢神经系统疾病引起的继发性肥胖或药物引起的肥胖
    - 鉴别诊断 —— 与皮质醇增多症、甲状腺功能减退症、生长激素缺乏症、普拉德-威利综合征、劳-穆-比综合征、弗勒赫利希综合征相鉴别。
  - 治疗
    - 辨证论治
      - 脾虚痰阻证 —— 运脾除湿 —— 胃苓汤
      - 胃热湿阻证 —— 清胃泻热 —— 泻黄散
      - 脾肾两虚证 —— 补益脾肾，温阳化湿 —— 苓桂术甘汤合真武汤
    - 西医治疗 —— 饮食疗法；运动疗法；心理治疗；其他（手术治疗）

第三节　营养不良

营养不良，也称为蛋白质-能量营养不良（protein-energy malnutrition，PEM），是一种慢性营养缺乏症，由各种原因所致的能量和（或）蛋白质缺乏，导致机体生长发育和功能障碍，从而出现体重不增或减轻、生长发育停滞、皮下脂肪逐渐减少或水肿等表现，常伴有全身各系统功能紊乱及免疫力低下。以能量供应不足为主，表现为体重明显减轻、皮下脂肪减少者，称为消瘦型；以蛋白质供应不足为主，表现为水肿者，称为水肿型；介于两者之间者为消瘦-水肿型。本病没有明显季节性和性别差异，主要见于5岁以下儿童，起病缓慢，病程迁延，影响儿童正常的生长发育，而重症是其死亡的首要原因。

本病多属中医"疳证"范畴。"疳"有两种含义：其一曰"疳者甘也"，是指小儿恣食肥甘厚腻，损伤脾胃，形成疳证；其二曰"疳者干也"，是指气液干涸，形体羸瘦。前者言其病因，后者述其病机及证候特征。

一、病因病机

（一）西医病因病机

1. 病因

（1）喂养因素　多为供给不足、喂养不当和不良饮食习惯所致。因母乳不足而未及时添加其他乳品，或人工喂养调配不当，或母乳喂养时间过长未及时添加辅食、骤然停奶，或长期以淀粉类食品为主，以及不良饮食习惯（如偏食、挑食、零食过多）等均可导致长期摄入不足而发病。

（2）疾病因素　常与消化吸收障碍和需要量增加有关。消化系统解剖和功能上的异常，如唇裂、幽门梗阻、慢性腹泻、肠吸收不良综合征等可影响饮食的消化和吸收；长期发热、各种急慢性传染病的恢复期等均可导致分解代谢增加，营养需求量增多；慢性消耗性疾病，如糖尿病、大量蛋白尿、甲状腺功能亢进、恶性肿瘤等均可使代谢消耗过多。

（3）先天因素　多见于胎儿营养不良引起的低体重出生儿、早产、多胎、宫内感染及先天代谢缺陷病等。

2. 发病机制

（1）新陈代谢失调　机体由于蛋白摄入不足或消耗增加，使体内蛋白质代谢处于负平衡，引起低蛋白性水肿；机体动员脂肪以维持必要的能量消耗，胆固醇和皮下脂肪减少，引起体重不增和消瘦；由于食物不足或消耗增多，可出现低血糖；水电解质代谢异常，总液量相对增多，导致低渗性脱水，低血钾和低血钙。

（2）各系统组织器官功能低下

1）消化系统：胃肠黏膜萎缩变薄，各种消化液和消化酶减少，活性低下，消化功能显著减退，肠蠕动减弱，易引起腹泻和菌群失调。

2）循环系统：心肌纤维浑浊肿胀变性，心肌收缩力减弱，心搏出量减少，血压偏低，脉细弱。

3）泌尿系统：肾小管重吸收减少，出现尿量增多和尿比重减低。

4）神经系统：脑细胞数量减少和成分发生变化。患儿精神烦躁和抑制交替出现。如营养不良发生在胎儿期、新生儿期及婴儿期等脑发育的关键期，则可导致不可逆的改变，乃至影响日后的智力和行为。

5）免疫功能：因蛋白质合成减少，胸腺、淋巴结、扁桃体及脾萎缩，机体各种免疫激活剂缺乏，非特异性和特异性免疫功能均降低，故极易并发各种感染。

（二）中医病因病机

疳证的病因，主要是由于喂养不当，或其他疾病的影响，或先天禀赋不足，脾胃受纳腐熟运化的功能失调，气血津液化生不足造成生长发育不良，进而累及他脏所致。脾主运化，胃主受纳，脾健胃和，则气血津液化生有源，全身上下得以滋养；反之，脾胃失和，则气血不足，津液亏耗，全身肌肤、筋骨、经脉、脏腑失于濡养，日久形成疳证。疳证的基本病机是脾胃受损，津液消亡。主要病变部位在脾胃，可涉及五脏。

（1）喂养不当　饮食太过，则可发生伤乳、伤食，导致胃不受纳，脾失健运，发为乳食积滞。若反复发生，则积久不消，气液亏耗，转化成疳；饮食过少，则水谷精微不足以生化气血满足生长发育所需，气液亏损而为疳证。

（2）疾病影响　患病后失于调治或攻伐太过，致脾胃受损，津液耗伤，气血亏损，久而成疳证。

（3）禀赋不足　先天胎禀不足，脾胃功能薄弱，纳化不健，水谷精微摄取不足，气血亏耗，脏腑肌肤失于濡养，形成疳证。

病情演变可由脾胃涉及五脏。脾病及心，心失所养，心火上炎；脾病及肝、土虚木旺，脾失所养；脾病及肾，水液代谢失常。

二、临床表现

1. 消瘦型营养不良

多见于 1 岁以内的婴儿。其最早出现的症状是体重不增，继则体重下降，皮下脂肪减少或消失，病久时身高也会低于正常，同时智力发育受到影响。皮下脂肪减少的顺序是：首先是腹部，其次为躯干、臀部、四肢，最后为面颊部，其中腹部皮下脂肪厚度可作为判断营养不良程度的重要指标。随病程的进展，则有如下表现：

（1）*四低*　体重低、皮下脂肪少、肌张力低、体温低。

（2）*五差*　皮肤弹性差、精神状态差、消化功能差、心肾功能差、免疫功能差。

2. 水肿型营养不良

常见于 1～3 岁的小儿。由于水肿，体重下降不明显，不能以体重来评估其营养状况。水肿多从内脏开始，以后可见于双下肢踝部，随病程进展可延至躯干、面部、眼睑，甚者发生腹水、胸水；体温常低于正常，四肢欠温；表情淡漠，不喜活动，哭声低微，时有烦躁；胸部平坦而腹部膨胀；常伴肝大，毛发干枯、脆细、稀疏、易脱落，指（趾）甲生长缓慢、薄脆易折；躯干及四肢常见过度色素沉着及角化的红斑疹。

3. 消瘦-水肿型营养不良

该种类型营养不良的临床表现介于上述两者之间。

4. 并发症

（1）*营养性贫血*　最为常见，与缺乏蛋白质、铁、叶酸、维生素 B_{12} 等造血所需原料有关，最常见者为营养性缺铁性贫血。

（2）*维生素及微量元素缺乏*　尤以维生素 A 缺乏最为常见，还可伴有维生素 B、C 的缺乏。由于生长迟缓，钙、磷需要较少，因而继发严重的维生素 D 缺乏较为少见。近年来，发现严重营养不良患儿常伴有铁、锌、铜、硒的缺乏，尤以锌的缺乏明显。

（3）*感染*　由于免疫力低下，易患各种感染，特别是婴幼儿腹泻，而腹泻又可加重营养不良，形成恶性循环。另外，还常继发支气管肺炎、结核病、中耳炎、泌尿系感染及败血症等。

（4）*自发性低血糖*　迁延不愈的营养不良患儿可突然发生低血糖，若不及时诊治，可因呼吸暂停而死亡。

三、辅助检查

（1）*血浆蛋白*　血浆白蛋白浓度降低是最为特征性改变，但由于其半衰期较长，轻、中度营养不良变化不大，故不够灵敏。某些代谢周期短的血浆蛋白水平降低具有早期诊断价值，如维生素 A 结合蛋白、前白蛋白、甲状腺素结合前白蛋白、转铁蛋白等。

（2）*血浆胰岛素样生长因子Ⅰ*　在营养不良早期，当体重、身高等体格发育指标尚无改变前，血浆胰岛素样生长因子Ⅰ水平就已下降，且不受肝功能的影响，故是营养不良早期诊断的灵敏可靠指标。

（3）*血清氨基酸*　血清必需氨基酸、牛磺酸含量降低，而非必需氨基酸变化不大。

（4）其他　血清淀粉酶、脂肪酶、胆碱酯酶、转氨酶、碱性磷酸酶、胰酶和黄嘌呤氧化酶等活性均降低，但经治疗后可迅速恢复正常；血脂、血胆固醇均有不同程度的下降，血糖水平降低，但糖耐量曲线与糖尿病患儿相同；血清微量元素、维生素及电解质水平均下降。

四、诊断与鉴别诊断

1. 诊断

（1）多数小儿有喂养不当或患各种疾病，进而影响营养物质吸收的病史。

（2）根据小儿年龄、喂养史、体重低下、生长迟缓、皮下脂肪减少、全身各系统功能紊乱以及其他营养素缺乏的症状和体征，结合实验室检查，营养不良典型病例的诊断并不困难。

小儿营养不良的临床分型和分度有很多标准，常见有离差法、百分位数法、标准差计分法。临床上离差法（标准差法）标准如下：

常用体重低下，生长迟缓、消瘦三个指标进行评估。若低于同年龄、同性别参照人群值的正常变异范围即可诊断。低于均值（或中位数）减 2 个标准差，但高于或等于均值（或中位数）减 3 个标准差为中度；低于均值（或中位数）减 3 个标准差为重度。体重低下主要反映近期或慢性营养不良。生长迟缓主要反映慢性长期营养不良。消瘦主要反映近期急性营养不良。对于主要因蛋白质缺乏引起的水肿型营养不良，体重下降可以不明显。

2. 鉴别诊断

本病需与肾病综合征相鉴别，水肿型营养不良早期和肾病综合征均可见水肿、低白蛋白血症，但后者以大量蛋白尿为必备条件，且有高脂血症等临床表现。

五、临床治疗

（一）西医治疗

1. 去除病因

在查明病因的基础上，积极治疗原发病，如纠正消化道畸形，控制感染性疾病，根治各种消耗性疾病等。

2. 调整饮食及补充营养物质

根据营养不良的程度、消化功能和对食物的耐受力逐步调整饮食。调整原则是由少到多，由稀到稠，由单一到多样化，直到小儿恢复到正常饮食、营养改善为止。

轻度营养不良可从 60～80kcal/（kg・d）开始，较早较快添加含蛋白质和高热量的食物；中、重度营养不良从 40～60kcal/（kg・d）开始，并根据情况逐渐少量增加，当增加能量至满足追赶生长需要时，一般可达 150～170kcal/（kg・d）。待体重接近正常后，再恢复至正常生理需要量。蛋白质摄入量从 1.5～2.0g/（kg・d）开始，逐渐增加至 3.0～4.5g/（kg・d）。

由于营养治疗后，组织修复增加，因此维生素和矿物质的供给量应大于每日推荐量。治疗早期即应给予一次剂量的维生素 A500μg（5000U），给予铁元素 3～6mg/（kg・d），锌 0.5～1mg/（kg・d）外，还需及时补充钾、镁、钙等矿物质和多种维生素。

3. 促进消化及改善代谢

（1）消化酶　如胃蛋白酶、胰酶、B 族维生素等以辅助消化。

（2）蛋白同化类固醇制剂　如苯丙酸诺龙，每次肌注 0.5～1.0mg/kg，每周 1～2 次，连续 2～3 周。

（3）胰岛素　可降低血糖，增加饥饿感，每次肌注 2～3U，每日 1 次。注射前口服 20～30g 葡萄糖，1～2 周为一疗程；因营养不良患儿均存在不同程度缺钾，应用胰岛素时要注意补钾。

（4）锌制剂　可提高味觉敏感度，增加食欲，每日可口服锌元素 0.5～1.0mg/kg。

4. 治疗并发症

（1）严重贫血时，可少量多次给予输血，每次＜10ml/kg，且输血速度应慢。

（2）合并感染、严重脱水、酸中毒、电解质紊乱、休克、低血糖昏迷及维生素 A 缺乏引起眼部损害等情况时，应给予及时处理。

（二）中医治疗

1. 辨证思路

本病有主证、兼证之不同，主证宜以八纲辨证为纲，重在辨清虚、实；兼证宜以脏腑辨证为纲，以分清疳证所累及脏腑。

（1）主证　根据脾胃受损程度不同，主证可分为疳气、疳积、干疳三种证候。病初面黄发疏，食欲欠佳，形体略瘦，大便不调，精神如常，属脾胃失和，病情轻浅之虚证轻症，称为疳气；病情进展，形体明显消瘦，肚腹膨隆，烦躁多啼，夜卧不宁，善食易饥或嗜食异物，属脾虚夹积，病情较重之虚实夹杂证，称为疳积；病程久延失治，形体极度消瘦，貌似老人，杳不思食，腹凹如舟，精神萎靡，属脾胃衰败，津液消亡之虚证重症，称为干疳。

（2）兼证　常在疳积重症或干疳阶段出现。脾病及心，口舌生疮，称为“口疳”；脾病及肝，肝阴不足，目生云翳，干涩夜盲，谓之“眼疳”；脾虚及肾，肾阳虚衰，水湿泛溢肌肤则发为水肿，称为“疳肿胀”；气血大衰，血络不固则牙龈出血，皮肤紫癜，为疳证恶候；若出现神萎息微，杳不思纳者，为阴竭阳脱的危候，瞬息可有阴阳离决之变。

2. 治疗原则

本病以顾护脾胃为本。根据疳气、疳积、干疳的不同阶段，而采取不同的治法。疳气以和为主；疳积以消为主，或消补兼施；干疳以补为主。出现兼证者，应按脾胃本病与他脏兼证合参而治之。

3. 辨证施治

常证

（1）疳气

证候　形体略见消瘦，面色少华，毛发稀疏，食欲不振，精神欠佳，性急易怒，大便干稀不调，舌质略淡，苔薄微腻，脉细。

辨证要点　本证为疳证初起阶段。以形体略瘦，食欲不振，性急易怒，舌质略淡，苔薄微腻，脉细为特征。

治法　和脾健运。

方药　资生健脾丸（《先醒斋医学广笔记》）加减。

腹胀嗳气，舌苔厚腻者，去人参、白术，加苍术、厚朴、鸡内金以理气健脾化积；性情急躁，夜卧不宁者，加钩藤、牡蛎以镇静安神。

（2）疳积

证候　形体明显消瘦，肚腹胀大，甚则青筋暴露，面色萎黄，毛发稀疏结穗，食欲减退，精神烦躁，夜卧不宁，或伴有动作异常，揉鼻挖眉，龂齿磨牙，或善食易饥，大便下虫，或嗜食异物，舌质偏淡，苔腻，脉沉细而滑。

辨证要点　本证多由疳气发展而来。以形体明显消瘦，四肢枯细，肚腹膨胀，烦躁不宁，舌质偏淡，苔腻，脉沉细而滑为特征。

治法　消积理脾。

方药　肥儿丸（《仁术便览》）加减。

腹胀明显者，加大腹皮、枳实、木香以理气消胀；多饮善饥者，加石斛、天花粉以养阴生津。

（3）干疳

证候　形体极度消瘦，皮肤干瘪起皱，大肉已脱，呈老人貌，毛发干枯，面色无华，精神萎靡，啼哭无泪，杳不思食，或见肢体浮肿，或见皮肤瘀点、瘀斑等，舌质淡嫩，苔少，脉细弱无力。

辨证要点　本证为疳证后期表现。以形体极度消瘦，精神萎靡，杳不思食，舌质淡嫩，苔少，脉细弱无力为特征。

治法　补益气血。

方药　八珍汤（《正体类要》）加减。

四肢欠温，大便稀溏者，去熟地、当归，加肉桂、炮姜以温阳助运；夜寐不安者，加五味子、夜交藤以养心安神。

兼证

（1）眼疳

证候　两目干涩，畏光羞明，眼角赤烂，甚则黑睛浑浊，白睛遮翳，或夜间视物不明等。

辨证要点　形体消瘦，伴有上述眼部症状，无论轻重，均可辨为本证。

治法　养血柔肝，滋阴明目。

方药　石斛夜光丸（《原机启微》）加减。

眼角赤烂明显，目屎多，眠差烦躁者，加谷精草、石决明、白蒺藜以清肝明目。

（2）口疳

证候　口舌生疮，甚者糜烂，秽臭难闻，面红唇赤，五心烦热，夜卧不宁，小便短赤，舌质红，苔薄黄，脉细数。

辨证要点　以形体消瘦，伴口舌生疮，舌质红，苔薄黄，脉细数为特征。

治法　清心泻火，滋阴生津。

方药　泻心导赤散（《医宗金鉴》）加减。

烦热明显者，加栀子、连翘以清心泻热；舌红少苔或乏津者，加麦冬、玉竹以养阴生津。

（3）疳肿胀

证候　足踝浮肿，甚则四肢、全身浮肿，面色无华，神疲乏力，四肢欠温，小便短少，舌质淡嫩，苔薄白，脉沉缓无力。

辨证要点　以形体消瘦，伴肢体浮肿，按之凹陷难起，舌质淡嫩，苔薄白，脉沉缓无力为特征。

治法　健脾温阳，利水消肿。

方药　防己黄芪汤（《金匮要略》）合五苓散（《伤寒论》）加减。

浮肿以腰以下肿为甚者，加制附子、补骨脂、淫羊藿以补肾利水。

4. 中医其他疗法

（1）中成药　①壮儿饮口服液：健脾平肝，用于疳气证。②肥儿丸：健胃消积，驱虫，用于疳积证。③疳积散：消积化滞，用于疳积证。④十全大补丸：温补气血，用于干疳证。⑤小儿化毒散：清热解毒，活血消肿，用于口疳证。

（2）针灸疗法　①体针：主穴取太白、足三里、气海，配穴取中脘、脾俞、胃俞，每次取 4～5 穴，中等刺激，不留针，每日 1 次。②点刺：取四缝穴，常规消毒后，用三棱针在穴位上快速点刺，挤压出黄色黏液或血数滴，隔日 1 次。用于疳积证。

（3）推拿疗法　推三关，退六腑，分手阴阳，补脾经，消补兼施；运土入水，推板门，揉阴陵泉、足三里，揉胃俞、脾俞，揉腹摩脐；或采用捏脊疗法。用于一般疳气证。

六、中西医结合诊疗思路

西医可以较为精确评价蛋白质能量营养状态，有利于轻症的早期诊断和重度营养不良并发症的有效抢救。中医认为小儿脾常不足，胃小且弱，不能纯用滋腻补益之品，否则更碍胃气，调理过程中注意补脾不碍脾，化积不伤胃，缓缓长期调理。

七、预防与调护

（1）提倡母乳喂养，按时添加辅食，注重各种营养素的补充。
（2）纠正饮食偏嗜、贪吃零食、饮食时间无规律等不良饮食习惯。
（3）发现小儿生长较慢、体重不增或减轻时，要尽快查明原因，及时治疗。
（4）病情较重的患儿要加强全身护理，防止褥疮、眼疳、口疳等并发症的发生。
（5）定期测量患儿的身高、体重，以了解病情变化，评价治疗效果。

思维导图

- 第三节 营养不良
  - 概念 — 也称为蛋白质-能量营养不良，是一种慢性营养缺乏症，由各种原因所致的能量和（或）蛋白质缺乏，导致机体生长发育和功能障碍，从而出现体重不增或减轻，生长发育停滞，皮下脂肪逐渐减少或水肿等表现，常伴有全身各系统功能紊乱及免疫力低下
  - 病因病机
    - 西医病因病机 — 喂养不当、疾病因素、先天因素等导致新陈代谢失调，各系统组织器官功能低下
    - 中医病因病机 — 脾胃受损，津液消亡
  - 临床表现
    - 分为消瘦型、水肿型、消瘦-水肿型
    - 并发症 — 营养性贫血、维生素及微量元素缺乏、感染、自发性低血糖
  - 诊断及鉴别诊断
    - 诊断 — 有影响营养物质吸收的病史，根据小儿年龄、喂养史、体重低下、生长迟缓、皮下脂肪减少、全身各系统功能紊乱以及其他营养素缺乏的症状和体征，结合实验室检查可诊断
    - 鉴别诊断 — 与肾病综合征相鉴别

- 第三节 营养不良
  - 治疗
    - 辨证论治
      - 常证
        - 疳气 — 和脾健运 — 资生健脾丸
        - 疳积 — 消积理脾 — 肥儿丸
        - 干疳 — 补益气血 — 八珍汤
      - 兼证
        - 眼疳 — 养血柔肝，滋阴明目 — 石斛夜光丸
        - 口疳 — 清心泻火，滋阴生津 — 泻心导赤散
        - 疳肿胀 — 健脾温阳，利水消肿 — 防己黄芪汤合五苓散
    - 西医治疗 — 去除病因；调整饮食及补充营养物质；促进消化及改善代谢；治疗并发症

第四节　维生素D缺乏性佝偻病

维生素D缺乏性佝偻病（vitamin D deficiency rickets）是小儿体内维生素D不足致使钙磷代谢紊乱产生的一种以骨骼病变为特征的全身慢性营养障碍性疾病，以正在生长的长骨干骺端生长板和骨基质矿化不全，而致骨骼病变为特征。本病主要见于2岁以内婴幼儿，北方地区发病率高于南方地区，人工喂养的婴儿发病率高于母乳喂养儿。近年来，随着我国卫生保健水平的提高，维生素D缺乏性佝偻病的发病率逐年降低，重症佝偻病明显减少。

本病属于中医“五迟”“五软”“鸡胸”“龟背”“夜惊”“汗证”等范畴。

一、病因病机

（一）西医病因病机

1. 维生素D的生理功能

维生素D是一组具有生物活性的脂溶性类固醇衍生物，包括维生素D_2（麦角骨化醇）和维生素D_3（胆骨化醇）。前者存在于植物中，后者由人或动物皮肤中的7-脱氢胆固醇经日光中紫外线照射转变而成，为人体内维生素D的主要来源。上述两种形式的维生素D在人体内均无生物活性。维生素D在体内须经过两次羟化作用后方能发挥生物效应：首先经肝细胞微粒体和线粒体中的25-羟化酶作用生成25-羟维生素D［25-（OH）D_3］，这是维生素D在人体血循环中的主要形式，其必须再转移至肾，经近端肾小管上皮细胞线粒体内的1-α羟化酶作用下，再次羟化生成1, 25-二羟维生素D［1, 25-$(OH)_2D_3$］。

1, 25-$(OH)_2D_3$是维持钙、磷代谢平衡的主要激素之一，它通过对肠、肾、骨等靶器官的作用发挥其抗佝偻病的生理功能：①促进小肠黏膜细胞合成钙结合蛋白，以增加肠道对钙的吸收。②增加肾小管对钙、磷的重吸收，减少尿磷的排出，提高血磷浓度，有利于骨的钙化作用。③与甲状旁腺协同，促进破骨细胞成熟，促进骨重吸收，旧骨中钙盐释放入血。④促进成骨细胞的增殖和碱性磷酸酶的合成，促进骨样组织成熟和钙盐沉积。1, 25-$(OH)_2D_3$与甲状旁腺素（PTH）、降钙素共同起着维持体液和组织钙磷平衡的重要作用。

2. 病因

（1）围生期维生素D不足　母亲妊娠期，特别是妊娠后期维生素D营养不足，以及早产、双胎均可使婴儿体内维生素D贮存不足。

（2）日照不足　皮肤接触阳光中紫外线较少，是内源性维生素D生成不足的主要因素。紫外线

不能通过普通玻璃，婴幼儿长期在室内活动，加之城市中高大建筑物阻挡光照，烟尘吸收部分紫外线，冬季日照短、紫外线弱等，均易造成维生素D缺乏。

（3）维生素D摄入不足　天然食物中维生素D含量少，不能满足小儿生长需要，若缺乏户外活动，或不及时补充鱼肝油、蛋黄、肝泥等富含维生素D的辅食，则易患佝偻病。

（4）生长过快　早产、双胎婴儿体内维生素D储备不足，而出生后其生长速度快，需要量大，易发生维生素D缺乏性佝偻病。

（5）疾病因素　肝胆、肠道的慢性疾病会影响维生素D的吸收、利用；严重的肝、肾疾病亦可致维生素D羟化障碍、生成量不足而致佝偻病。

（6）药物影响　长期服用抗癫痫药如苯妥英钠、苯巴比妥，以及抗结核药物异烟肼等，可加速维生素D和25-（OH）D_3分解为无活性的代谢产物，干扰维生素D的合成与代谢；糖皮质激素能拮抗维生素D对钙的调节作用而导致佝偻病。

3. 发病机制

维生素D缺乏性佝偻病可以看成是机体为维持血钙水平而对骨骼造成的损害。维生素D缺乏造成肠道钙、磷吸收减少，导致甲状旁腺功能代偿性亢进，PTH分泌增加，加速旧骨吸收，释放钙、磷到细胞外液，以维持血清钙浓度的正常水平，故早期佝偻病血钙降低不明显；但PTH同时也抑制肾小管重吸收磷，使尿磷排出增加，血磷降低，继发机体严重钙、磷代谢失调。骨样组织因钙化过程发生障碍，成骨细胞代偿增生，故堆积于干骺端，骺端增厚，向两侧膨出，形成临床常见的肋骨“串珠”和“手、足镯”等特征。扁骨和长骨骨膜下的骨质钙化不全，骨皮质被骨样组织代替，骨膜增厚，骨质疏松，容易受肌肉牵拉和重力影响而发生弯曲变形，甚至病理性骨折。颅骨变薄和软化，颅骨骨样组织堆积，则出现“方颅”。

（二）中医病因病机

小儿先天禀赋不足和后天调护失宜为本病的主要发病原因。本病的病机为脾肾亏虚，病位在脾肾，常累及心肝肺。先天肾气不足，后天失养则骨髓不充，骨失所养，出现颅骨软化、囟门迟闭、齿迟，甚至骨骼畸形等。若喂养失宜，或饮食失调，则可导致脾失健运，水谷精微输布无权，久之全身脏腑失于濡养。脾土虚弱则肺金不生，肺气不足，卫外不固，故多汗、易感；心气不足，心失所养，则心神不安；脾虚肝失所制，则肝木亢盛，出现夜惊、烦躁等。

（1）禀赋不足　父母精血不足，体质虚弱而孕，或其母受胎而多病，长期营养失调、日照较少，或早产、多胎等因素，导致胎元失养，禀赋不足，出生后脾肾内亏，气血虚弱而发病。

（2）调护失宜　若母乳喂养而未及时添加辅食，致脾之后天不足，气血生化乏源，则脏腑失养，脾肾亏虚而发病。此外，户外活动较少、日照不足、体弱多病等，也可导致脏腑功能失调而罹患本病。

二、临床表现

多见于3个月至2岁的婴幼儿。主要表现为生长最快部位的骨骼改变、肌肉松弛及神经兴奋性的改变。年龄不同，临床表现也不同，佝偻病在临床上分期如下：

1. 初期（早期）

常见于6个月内的婴儿，主要表现为神经兴奋性增高，如烦躁、睡眠不安、易惊、夜啼、多汗等症，并可致枕部脱发而见枕秃。血生化改变轻微，血清25-（OH）D_3下降，PTH增高，血钙正常或略下降，血磷降低，钙磷乘积下降，碱性磷酸酶正常或稍高，此期常无骨骼病变，骨骼X线片可无异常，或见临时钙化带稍模糊。

2. 激期（活动期）

主要表现为骨骺变化和运动机能发育迟缓。

（1）骨骼改变

1）头部：因颅骨外层变薄而见颅骨软化，常见于3～6个月内的小婴儿，用手压枕部或顶骨后方有压乒乓球感；8～9个月以上的婴儿，顶骨与额骨双侧骨样组织增生可隆起成方颅、臀形颅；囟门较大且闭合延迟，严重者可迟至2～3岁；乳牙萌出迟，可迟至10个月，甚至1岁多才出牙，可有牙釉质缺损并易患龋齿，甚者会影响恒齿钙化。

2）胸部：胸部畸形多见于1岁左右婴儿，肋骨与软骨交接处膨大成串珠状，重者可压迫肺脏；因肋骨变软，膈肌附着处牵引形成郝氏沟及肋下缘外翻；胸骨及相邻肋骨向前突出形成鸡胸，或胸骨下缘内陷形成漏斗胸。

3）四肢：各骨骺端膨大，腕、踝部最明显，成"手镯"及"脚镯"改变，多见于6个月以上的婴儿；因骨质软化，开始行走后，下肢骨不能支持体重而变弯，形成严重膝外翻（"O"型）或膝内翻（"X"型），长骨可发生青枝骨折。

4）脊柱：患儿会坐或站立后，因韧带松弛可致脊柱后凸或侧弯畸形，严重者可伴有骨盆畸形，造成生长迟缓。

（2）肌肉改变　由于低血磷所致肌肉中糖代谢障碍，引起全身肌肉松弛、乏力、肌张力降低，坐、立、行等运动功能发育落后，腹肌张力低下，腹部膨隆如蛙腹。

重症患儿神经系统发育落后，表情淡漠，语言发育落后，条件反射形成迟缓；免疫力低下，易合并感染及贫血。此期血生化及骨骼X线片明显改变。血清25-（OH）D_3更加下降，血钙正常或下降，血磷下降，碱性磷酸酶明显升高，X线显示骨骺端钙化带消失，呈杯口状、毛刷状改变，骨骺软骨带增宽。

3. 恢复期

初期或激期患儿经日光照射或足量维生素D治疗后，临床症状和体征逐渐减轻、消失，血生化逐渐恢复正常，骨骼X线片出现不规则钙化线。

4. 后遗症期

多见于2岁以后儿童。因婴幼儿期重症佝偻病可残留不同程度的骨骼畸形。临床症状消失，血生化和X线摄片正常。

三、辅助检查

（1）血清25-（OH）D_3检测　25-（OH）D_3是维生素D_3在血浆中的主要存在形式，佝偻病早期血清25-（OH）D_3即明显降低。

（2）血清钙、磷测定　血钙正常或降低；血磷＜40mg/dl。

（3）血清碱性磷酸酶测定　在佝偻病激期时增高明显，一般＞500U/dl（正常儿童＜200U/dl），但易受低蛋白血症、锌缺乏等众多因素影响，故不作为判断维生素D营养状况的指标。

（4）X线检查　在佝偻病激期，长骨片显示骨骺端钙化带消失，呈杯口状、毛刷状改变，骨骺软骨带增宽，骨质疏松，骨皮质变薄，可有骨干弯曲畸形或青枝骨折，骨折可无临床症状。

四、诊断与鉴别诊断

1. 诊断

根据维生素 D 摄入不足或日光照射不足病史，佝偻病的症状和体征，结合血生化和骨骼 X 线改变可进行诊断。早期表现的多汗、烦躁等神经兴奋性增高症状缺乏特异性，血清 25-（OH）D_3 在早期明显减低，是早期诊断的最可靠指标。

2. 鉴别诊断

（1）先天性甲状腺功能低下　生后 2～3 个月开始出现甲状腺功能不全表现，并随月龄增大症状日趋明显，如生长发育迟缓、体格明显短小、出牙迟、前囟大而闭合晚、腹胀等，与佝偻病相似，但患儿智能低下，有特殊面容，血清促甲状腺激素（TSH）、甲状腺素（T4）测定可资鉴别。

（2）软骨营养不良　本病患儿头大、前额突出、长骨骺端膨出、胸部串珠、腹大等与佝偻病相似，但四肢及手指短粗，五指齐平，腰椎前突，臀部后突。骨骼 X 线可见特征性改变，如长骨粗短弯曲，干骺端变宽，呈喇叭口状，但轮廓光整，部分骨骺可埋入扩大的干骺端中。

（3）脑积水　生后数月起病者，可见头颅及前囟进行性增大。因颅内压增高，前囟饱满紧张、骨缝分裂，扣之呈破壶音，两眼下垂如落日状。无佝偻病四肢及胸部体征。头颅 CT、B 超检查可作出诊断。

五、临床治疗

（一）西医治疗

西医以维生素 D 治疗为主，旨在控制活动期症状，防止骨骼畸形。

1. 一般治疗

加强护理，合理饮食，坚持经常晒太阳（6 个月以下小婴儿避免直晒）。

2. 维生素 D 制剂

以口服为主，维生素 D 一般剂量为每日 50～100μg（2000～4000U），1 个月后改每日预防剂量，<1 岁改为 400U，>1 岁改为 600U。大剂量维生素 D 与治疗效果无正比例关系，且目前尚无可靠的指标来评价血中维生素 D 的毒性及远期后果。因此大剂量治疗应有严格的适应证。当重症佝偻病有并发症或无法口服者，可大剂量一次肌内注射维生素 D_3 20 万～30 万 U，1～3 个月后改为口服预防量。维生素 D 的剂型、剂量、疗程、给药次数和途径应根据患儿具体情况而定，强调个体化用药。治疗 1 个月后应复查，如临床表现、血生化检查和骨骼 X 线改变无恢复征象，应与抗维生素 D 佝偻病相鉴别。

3. 其他治疗

（1）钙剂　可同时适当补充钙。如从牛奶、配方奶及豆制品中摄入钙和磷；亦可口服钙剂，如葡萄糖酸钙、乳酸钙、碳酸钙等。

（2）微量营养素　本病多伴有锌、铁降低，及时适量补充微量元素，将有利于骨骼生长。

（3）矫形治疗　严重的骨骼畸形可采取外科手术矫正畸形。

（二）中医治疗

1. 辨证思路

本病辨证以脏腑辨证为主，结合八纲辨证。辨别病位在肺、脾、肾，初期病变脏腑以肺脾为主，表现为肌肉松弛，形体虚浮，纳呆便溏，毛发稀疏而枯，多汗易感冒；激期以脾肾为主，累及心肝，可见精神烦躁，夜啼不安，骨骼改变，以及坐迟、立迟，行走无力甚至抽搐等症。

2. 治疗原则

以健脾益气，补肾填精为基本治则。初期以健脾益气，补肺固表为主；激期早期以培土抑木，镇惊安神为主；激期后期以健脾补肾，填精补髓为主；后遗症期以补肾填精，强筋壮骨为主。

3. 辨证施治

（1）肺脾气虚证

证候　多汗，乏力，烦躁，睡眠不安，夜惊，发稀枕秃，或形体虚胖，肌肉松软，纳呆，大便不实，或反复感冒，舌质淡红，苔薄白，指纹偏淡。

辨证要点　本证多见于佝偻病的初期，以多汗夜惊，纳呆食少，大便不实，舌质淡红，苔薄白，指纹偏淡为特征。

治法　健脾益气，补肺固表。

方药　人参五味子汤（《幼幼集成》）加减。

多汗者，加煅龙骨、煅牡蛎、浮小麦以收敛止汗；夜惊，睡眠不安者，加蝉蜕、煅龙骨以定惊安神，加酸枣仁、合欢皮以养心安神；大便不实者，加山药、扁豆以健脾助运；体虚易感者，加玉屏风散以益气固表。

（2）脾虚肝旺证

证候　多汗，毛发稀疏，乏力，纳呆食少，囟门迟闭，出牙延迟，坐立行走无力，烦躁，夜啼不宁，惊惕不安，甚者抽搐，舌质淡，苔薄，指纹淡紫。

辨证要点　本证多见于激期早期，以纳呆食少，四肢无力，烦躁夜啼，惊惕抽搐，舌质淡，苔薄，指纹淡紫为特征。

治法　培土抑木，镇惊安神。

方药　益脾镇惊散（《医宗金鉴》）加减。

汗多者，加生黄芪、浮小麦、煅牡蛎、煅龙骨以固表止汗；夜啼不安者，加灯心草、竹叶以清心降火；睡中惊悌者，加蝉蜕、珍珠母以安神镇惊；抽搐者，加全蝎、蜈蚣以平肝息风。

（3）脾肾亏虚证

证候　多汗夜惊，纳呆食少，面白无华，四肢无力，立迟、行迟、齿迟，头颅方大，肋骨串珠，手镯、足镯，甚则鸡胸、龟背，下肢畸变，舌淡苔少，指纹色淡。

辨证要点　本证多见于佝偻病的激期，以多汗，纳呆乏力，烦躁夜啼，伴明显骨骼改变，舌淡苔少，指纹色淡为特征。

治法　健脾补肾，填精补髓。

方药　补肾地黄丸（《医宗金鉴》）加减。

汗多者，加黄芪、煅龙骨、煅牡蛎以益气止汗；乏力者，加党参、茯苓以健脾益气；烦躁夜惊者，加茯神、酸枣仁以养血安神。

（4）肾虚骨弱证

证候　仅遗留有明显的骨骼畸形，如肋骨串珠、手镯、足镯，甚至鸡胸、龟背、O 型或 X 型腿、脊柱畸形等，而激期时多汗、乏力、烦躁等伴见症状基本缓解。

辨证要点　本证多见于佝偻病恢复期及后遗症期，以遗留明显骨骼畸形为特征。

治法　补肾填精，强筋壮骨。

方药　补天大造丸（《医学心悟》）加减。

骨骼改变明显，舌红少苔者，可加龟板、鳖甲以养阴填精；骨骼改变，舌淡苔白者，加紫河车、巴戟天、淫羊藿以温肾强骨。

4. 中医其他疗法

（1）*中成药*　①玉屏风颗粒：益气，固表，止汗，用于肺脾气虚证。②龙牡壮骨颗粒：强筋壮骨，和胃健脾，用于肺脾气虚及脾肾亏虚证。③六味地黄丸：滋阴补肾，用于脾肾亏虚证。

（2）*推拿疗法*　取仰卧位行补脾土，补肾水，清补小肠经，顺时针方向摩腹，按揉神门、期门、章门、足三里、三阴交等；取俯卧位捏脊，按揉脾俞、胃俞、肾俞等。

六、中西医结合诊疗思路

本病重在预防，平时监测小儿体格发育情况。一旦明确诊断，应确立维生素 D 补给方案，以迅速消除症状和阻止并发症的发生。此病与中医多种病证相关，如汗证、夜啼、夜眠差、疳证、五迟、五软、反复外感、哮喘等。若出现上述表现应警惕此病的可能性，并予以中医辨证论治。此病在激期配合推拿疗法，可以减轻骨骼变形的程度。临床上一定要注意中医辨证治疗，同时积极补充钙剂和维生素 D 制剂。

七、预防与调护

（1）适当日照及户外运动。出生 1 个月后可让婴儿逐渐增加户外活动，冬季也要保证每日 1～2 小时的户外活动。

（2）孕妇、乳母及婴幼儿适量口服维生素 D，母乳喂养婴儿要及时添加辅食，或选用维生素 D 强化食品。早产儿、低出生体重儿、双胎儿生后 1 周开始补充维生素 D 800U/日，3 个月后改为预防量；足月儿生后 2 周后开始补充维生素 D 400U/日，补充至 1 岁。夏季阳光充足，日光照射充足时，暂停或减量服用维生素 D。

（3）勿过早让小儿站立、行走，或久坐、久站，以免骨骼发生畸形。

（4）定期体格检查，及早发现佝偻病，并进行相应治疗。

思维导图

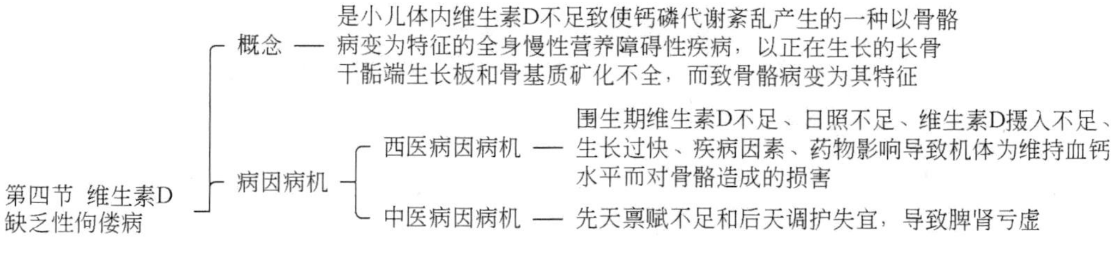

- 第四节 维生素D缺乏性佝偻病
  - 临床表现
    - 初期 —— 常见于6个月内的婴儿，主要表现为神经兴奋性增高，常无骨骼病变
    - 激期
      - 骨骼改变
        - 头部
          - 颅骨软化
          - 乳牙萌出迟，易患龋齿，甚者会影响恒齿钙化
        - 胸部 —— 胸部畸形多见于1岁左右婴儿，肋如串珠、郝氏沟及肋下缘外翻、鸡胸、漏斗胸
        - 四肢 —— “手镯”及“脚镯”改变；严重膝内翻或膝外翻；长骨可发生青枝骨折
        - 脊柱 —— 脊柱后凸或侧弯畸形，严重者可伴有骨盆畸形
      - 肌肉改变 —— 全身肌肉松弛、乏力、肌张力降低，坐、立、行等运动功能发育落后，腹肌张力低下，腹部膨隆如蛙腹
    - 恢复期 —— 治疗后，症状和体征逐渐减轻、消失，血生化逐渐恢复正常，骨骼X线片出现不规则钙化线
    - 后遗症期 —— 临床症状消失，留有不同程度骨骼畸形，血生化和X线摄片正常
  - 诊断及鉴别诊断
    - 诊断 —— 根据维生素D摄入不足或日光照射不足病史，佝偻病的症状和体征，结合血生化和骨骼X线改变可进行诊断。早期表现的多汗、烦躁等神经兴奋性增高症状缺乏特异性，血清25-（OH）D_3在早期明显减低
    - 鉴别诊断 —— 与先天性甲状腺功能低下、软骨营养不良、脑积水相鉴别
  - 治疗
    - 辨证论治
      - 肺脾气虚证 —— 健脾益气，补肺固表 —— 人参五味子汤
      - 脾虚肝旺证 —— 培土抑木，镇惊安神 —— 益脾镇惊散
      - 脾肾亏虚证 —— 健脾补肾，填精补髓 —— 补肾地黄丸
      - 肾虚骨弱证 —— 补肾填精，强筋壮骨 —— 补天大造丸
    - 西医治疗 —— 一般治疗（加强护理，合理饮食，坚持经常晒太阳）；维生素D制剂治疗；其他治疗（钙剂、微量营养素、矫形治疗）

思考题

1. 维生素D缺乏性佝偻病的早期表现、如何辨证施治？激期不同年龄患儿的骨骼变化如何？如何补充维生素D？
2. 小儿单纯性肥胖的诊断要点、中医证型有哪些？如何辨证论治？
3. 试述营养不良的临床表现、分型与分度（均值离差法）。如何补充营养物质？
4. 疳证的含义、辨证思路是什么？
5. 疳证常证、兼证如何辨证？

营养障碍性疾病病案及古籍选录

第十四章　内分泌系统疾病

第一节　内分泌系统中西医概述

人体内分泌器官主要包括垂体、甲状腺、甲状旁腺、肾上腺、胰腺、性腺（卵巢、睾丸）等。

一、解剖特点

（1）垂体　位于蝶鞍的垂体窝内，借垂体柄与下丘脑相连，是人体最重要的内分泌腺。分为腺垂体和神经垂体两部分。腺垂体包括远侧部、结节部和中间部；神经垂体由神经部和漏斗部组成。远侧部和结节部又合称为垂体前叶，中间部和神经垂体合称为垂体后叶。

（2）甲状腺与甲状旁腺　甲状腺位于颈部气管前下方，分左右两叶、峡部，腺体后有甲状旁腺及喉返神经。甲状旁腺共有 4 个，位于甲状腺两叶的上下极。

（3）肾上腺　位于腹膜后脊柱两侧肾脏上端，左侧肾上腺呈半月形，右侧多呈三角形。肾上腺实质分为来源于中胚层的皮质和外胚层的髓质两部分。

（4）胰腺　胰岛为胰腺的内分泌部，为许多大小不等、形状不定的细胞群，其周围有薄膜包裹，散在于胰腺实质内，主要由α、β、δ与 PP 四种类型的细胞构成。

（5）性腺　在胚胎早期位于后腹壁的上部，随着胚胎逐渐长大，性腺至阴囊或大阴唇之间的引带相对缩短，性腺下降。至胚胎 3 月龄时，女性卵巢停留于骨盆下方，男性睾丸则继续下降，于胚胎 7～8 月龄时至阴囊。

此外，下丘脑不是传统的内分泌器官，但具有重要的内分泌功能，位于背侧丘脑的前下方，分为视前区、视上区、结节区、乳头体区，与中枢神经系统其他部位有着复杂的神经纤维联系。

二、生理特点

内分泌系统通过激素调节人体的新陈代谢、生长发育以及生殖等生理过程，同时也与神经和免疫系统相互作用，构成复杂的神经-内分泌-免疫调节网络，共同维持人体生理功能的稳定。

激素是由内分泌腺体分泌到血液循环中的分子，通过与特定的受体结合影响远端的组织或器官的功能。根据激素的化学本质，可以将其分为蛋白质和非蛋白质（脂溶性激素）两大类：前者包括蛋白、肽和多肽类激素，如下丘脑和垂体所分泌的各种激素、胰岛素、胰高血糖素、甲状旁腺素和降钙素等；后者则包括类固醇激素（黄体酮、皮质类固醇、维生素 D 等）、氨基酸衍生物激素（5-羟色胺、多巴胺、甲状腺素等）和脂肪酸衍生物（前列腺素、血栓素等）等。

下丘脑作为神经内分泌系统的高级中枢，与垂体在结构及功能方面密切相关，共同构成下丘脑-垂体神经内分泌系统。下丘脑分泌的激素作用于腺垂体调节相应的激素分泌，后者分泌的激素再作用于周围靶器官分泌激素；另一方面，靶器官分泌的激素反过来又可影响腺垂体和下丘脑的分泌活动。因此，下丘脑、垂体、靶器官三者连成具有重要调节功能的神经内分泌轴。人体重要的神经内分泌轴主要有：下丘脑-垂体-生长轴、下丘脑-垂体-性腺轴、下丘脑-垂体-甲状腺轴、下丘脑-垂体-肾上腺轴。

（1）下丘脑-垂体-生长轴　下丘脑分泌生长激素释放激素（GHRH）与生长抑素（SS），调节垂体生长激素（GH）的分泌，GH 作用于肝脏等组织刺激胰岛素样生长因子（IGF-1）的分泌，后者作用于长骨促进生长。该轴在儿童生长发育的过程中起着非常重要的作用。生长轴中任何环节出现异常均可引起生长障碍。

（2）下丘脑-垂体-性腺（HPG）轴　下丘脑以脉冲形式分泌促性腺激素释放激素（GnRH），刺激腺垂体分泌促性腺激素（Gn），即促黄体生成素（LH）和促卵泡生成素（FSH），促进卵巢和睾丸发育，并分泌雌二醇和睾酮。新生儿时期，HPG 处于较为活跃的状态，即所谓的“微小青春期”，LH、FSH 可短暂增高。随后，HPG 进入相对静止阶段，直至青春期再次激活。青春期发育启动后，下丘脑对性激素负反馈作用的敏感度下降，GnRH 的分泌脉冲数和分泌峰值逐渐增加，LH 和 FSH 的分泌脉冲峰值也随之增高，特别是 LH 分泌量的上升高于 FSH，因此出现性征和性器官发育。

（3）下丘脑-垂体-甲状腺轴　下丘脑分泌的促甲状腺激素释放激素（TRH）作用于垂体前叶，后者分泌促甲状腺激素（TSH），与甲状腺滤泡上皮细胞表面的受体相结合，刺激甲状腺激素的合成与释放。该轴在维持机体正常甲状腺水平中有着重要作用。

（4）下丘脑-垂体-肾上腺轴　下丘脑-垂体-肾上腺轴包括了下丘脑、垂体、肾上腺三者复杂的反馈调节活动，在免疫、消化、情绪以及能量代谢等多种人体生理活动中起着重要作用。下丘脑促皮质释放激素（CRF）调控垂体促肾上腺皮质激素（ACTH）的分泌，后者刺激肾上腺皮质激素的合成与分泌；血中游离皮质醇可负反馈性调节 CRF 和 ACTH 的分泌。此外，应激状态也可通过刺激下丘脑 CRF 的释放，而刺激肾上腺皮质激素的分泌。

此外，胰岛可分泌胰岛素、胰高血糖素及生长抑素、胰多肽等，其中仅有胰岛素和胰高血糖素分泌入血，二者在血糖的调节中起着重要作用。

自胚胎形成至青春发育期的整个生长发育过程中，内分泌系统起着重要的调节作用，并不断地成熟和完善，在此过程中，激素的产生、分泌、结构和功能异常均可导致内分泌疾病。小儿时期内分泌疾病在不同的年龄阶段各有特点，与成人期明显不同。

三、内分泌系统疾病相关检查

1. 激素的测定

（1）激素定量测定　以放射免疫分析或免疫放射量度分析测定的各种激素值。

（2）内分泌腺体功能测定　通过激素的刺激物或抑制物检测激素分泌细胞的刺激-分泌、刺激-合成及刺激-抑制效应。刺激试验用于内分泌腺功能低下的评价，如促肾上腺皮质激素刺激试验，用于肾上腺皮质功能不足的诊断；抑制试验用于内分泌腺功能亢进的评价，如地塞米松抑制试验，用于皮质醇增多症的诊断。

2. 影像学检查

常选用超声、MRI、CT、放射性核素显像检查等。垂体病变的影像学检查首选 MRI；头颅、肾上腺、胰腺可选择 CT；甲状腺、甲状旁腺、胰腺、肾上腺、阴囊以及子宫、卵巢选择超声检查。甲状腺检查除超声外，常选用放射性核素显像检查。

3. 其他

氨基酸及有机酸分析、基因检查、染色体检查等，用于诊断遗传代谢性疾病、染色体病等。

四、内分泌系统中医学概述

肾藏精，寓元阴元阳，主骨生髓，主生长发育与生殖，为先天之本。说明肾与人体的生长、发育及生殖机能的成熟有着密切的关系。现代医学认为内分泌系统对人体生长发育、生殖与衰老等生理活动有极其重要的作用，而这些内分泌的功能与中医“肾”的功能密切相关。

胎儿先天禀受于父母之精而成肾精。若小儿先天禀赋不足，肾精不充可致五脏不坚，筋骨不强，影响小儿的生长发育，出现五迟、五软、身材矮小等病证。小儿为稚阴稚阳之体，肾常虚，在各种原因的影响下，出现肾的阴阳失调，肾阴不足，不能制阳，相火偏亢，阴虚火旺，性征提前，天癸早至，发为性早熟。小儿生长发育所需的水谷精微，全赖于脾胃的运化，但小儿“脾常不足”，稍有不慎即可致脾运失健，脾胃不能腐熟、运化水谷精微物质，则气血不充，五脏失养，从而导致小儿生长发育缓慢。肝藏血、心主血脉，若肝血亏虚，筋骨失养，或心血不足，脑髓失充，亦可影响小儿的生长发育。

因此，小儿出现五迟、五软、身材矮小、性早熟等生长发育相关病证，不仅与先天禀赋、肾及脾胃密切相关，也与心肝两脏有关。

思维导图

- 第一节 内分泌系统中西医概述
  - 解剖特点 —— 垂体、甲状腺与甲状旁腺、肾上腺、胰腺、性腺
  - 生理特点
    - 通过激素调节人体的新陈代谢、生长发育以及生殖等生理过程
    - 与神经和免疫系统相互作用，构成复杂的神经-内分泌-免疫调节网络
    - 人体重要的神经内分泌轴
      - 下丘脑-垂体-生长轴 —— 促进儿童生长发育
      - 下丘脑-垂体-性腺轴 —— 启动青春期，出现性征和性器官发育
      - 下丘脑-垂体-甲状腺轴 —— 维持机体正常甲状腺功能
      - 下丘脑-垂体-肾上腺轴 —— 在免疫、消化、情绪以及能量代谢等多种人体生理活动中起着重要作用
  - 内分泌系统相关检查
    - 激素的测定
      - 激素定量测定
      - 内分泌腺体功能测定
    - 影像学检查
      - 超声 —— 甲状腺及甲状旁腺、胰腺、肾上腺、阴囊、子宫、卵巢等
      - MRI —— 垂体病变
      - CT —— 头颅、肾上腺、胰腺
      - 放射性核素显像 —— 甲状腺
    - 其他
      - 氨基酸及有机酸分析
      - 基因检查
      - 染色体检查
  - 中医学概述
    - 肾藏精，主生长发育与生殖，为先天之本，内分泌的功能与中医学中“肾”的功能密切相关
    - 小儿先天禀赋不足，肾精不充 —— 五迟、五软、身材矮小
    - 肾阴阳失调，性征提前，天癸早至 —— 性早熟
    - 生长发育相关病证，与先天禀赋、肾及脾胃密切相关，也与心肝两脏有关

第二节 性 早 熟

性早熟（precocious puberty，PP）是指女孩8岁、男孩9岁以前出现第二性征的内分泌疾病。

随着社会经济的发展和环境的改变，本病发病率有逐步升高的趋势，目前已经成为儿科临床最常见的内分泌疾病。不同国家、种族及地区间发病率存在差异；总体而言，女孩较男孩多见，而男孩患者中枢神经系统异常（如肿瘤）的发生率较高。性早熟患儿还会影响成年身高并引起心理行为问题。

性早熟在古代医学文献中无相应病名，现代中医沿用性早熟作病名；单纯乳房发育者，可归为“乳疬”。

一、病因病机

（一）西医病因病机

1. 病因与分类

性早熟的病因较为复杂，按照HPG轴功能是否提前分为2类：中枢性（GnRH依赖性）性早熟和外周性（非GnRH依赖性）性早熟。不完全性性早熟为性早熟的变异，又称为部分性、变异型青春发育。

（1）中枢性性早熟（central precocious puberty，CPP）

1）特发性性早熟：由于下丘脑对性激素负反馈的敏感性下降、GnRH过早增加分泌所致。女孩多见，约占女孩CPP的80%以上。

2）继发性性早熟：多见于中枢神经系统异常，包括肿瘤或占位性病变；中枢神经系统感染；外伤、手术、化疗或放疗后获得性损伤；先天发育异常。

3）其他疾病：少数未经治疗的原发性甲状腺功能减退症、先天性肾上腺皮质增生症患者可出现中枢性性早熟。

（2）外周性性早熟（peripheral precocious puberty，PPP）

1）性腺肿瘤：卵巢囊肿、黄体瘤、睾丸间质细胞瘤、畸胎瘤等。

2）肾上腺疾病：肾上腺肿瘤、先天性肾上腺皮质增生症等。

3）外源性刺激：含雌激素的药物、食物、化妆品等。

4）其他疾病：如McCune-Albright综合征。

（3）不完全性性早熟

包括单纯乳房早发育、单纯阴毛早现、单纯早初潮等。

2. 发病机制

CPP是由于儿童HPG轴功能提前启动所致。下丘脑GnRH脉冲释放明显增强，垂体LH、FSH和卵巢、睾丸类固醇性激素浓度提前升高，其发病机制复杂。其中原因不明者，为特发性性早熟，多见于女性。继发性性早熟则多见于中枢神经系统的异常。

不完全性性早熟是CPP的一种特殊类型，有部分HPG轴的发动，可能与患儿下丘脑负反馈机制尚未建立而受到致病因素刺激，出现一过性FSH和雌二醇（E_2）增高有关。

外周性性早熟非受控于HPG轴，有第二性征的发育和性激素水平的升高，但无性腺的发育，HPG轴不成熟。

（二）中医病因病机

性早熟的病因有内因和外因。内因责之于阴虚内热或痰湿体质；外因多与社会环境以及饮食起居的改变有关，如长期营养过剩，过食膏粱厚味，或大量、长期摄入含有性激素的药物或食物，或疾病的影响，或情志因素。总病机为肾阴阳平衡失调，阴虚火旺，相火妄动，而见性征提前，甚至天癸早至。病位主要在肾、肝。

（1）阴虚火旺　小儿素体阴虚，或久病伤阴，易出现肾阴阳失调，肾阴不足，不能制阳，相火偏亢，导致性征提前，甚至天癸早至。

（2）肝郁化火　若肝气郁结，郁而化火，引动相火，肾虚肝亢，天癸早至；肝气郁滞，阻遏于胸，出现乳核增大、胀痛；肝经郁阻，湿热熏蒸于上，则面部出现痤疮，湿热下注则带下增多、色黄。

（3）痰湿壅滞　若过食肥甘，脾运受阻，津聚成痰，痰湿壅滞，积于乳络，日久成块，可见乳核肿胀；湿浊下注，可见带下增多；痰湿郁久化热，伤及肾阴，相火偏亢，导致天癸早至。

二、临床表现

（1）中枢性性早熟　女孩青春期发育顺序为乳房发育，阴毛、外生殖器的改变，腋毛生长，月经来潮。男孩性发育则首先表现为睾丸容积增大（≥4ml 标志青春期开始），继而阴茎增长增粗，阴毛、腋毛生长及声音低沉、胡须生长，出现遗精。

中枢性性早熟的临床特征是提前出现的性征发育与正常青春期发育顺序一致，但明显提前并且加速。男孩和女孩皆同时伴有身高和体重过快的增长。

（2）外周性性早熟　外周性性早熟的性发育过程与上述规律迥异。男孩性早熟应注意睾丸大小，若睾丸容积未见增大，但男性化进行性发展，则提示外周性性早熟，其雄性激素可能来自肾上腺，应考虑排除肾上腺皮质增生、肾上腺肿瘤等疾病。

三、辅助检查

（1）基础性激素测定　促黄体生成激素（LH）基础值有筛查意义，如 LH＜0.1U/L 提示未出现中枢性青春发动，LH＞3.0U/L 排除特纳综合征等疾病后，可考虑已有中枢性发动。单凭基础值不能确诊时，需要进行激发试验。

（2）GnRH 激发试验　亦称黄体生成素释放激素（LHRH）激发试验，是诊断 CPP 的金标准，也是与 PPP 鉴别的重要依据。以 GnRH 2.5μg/kg（最大剂量 100μg）静脉注射，于注射前（基础值）和注射后 30、60、90 及 120 分钟分别采血，测定血清 LH 和 FSH。放射免疫法 LH 峰值＞12U/L（女）或＞25U/L（男）；化学发光免疫分析法 LH 峰值≥5U/L，且 LH 峰值/FSH 峰值≥0.6，可认为性腺轴功能已经启动。目前认为以激发后 30～60min 单次的激发值达到以上标准也可诊断。如激发峰值以 FSH 升高为主，LH/FSH 比值低下，结合临床可能是单纯性乳房早发育或中枢性性早熟的早期。后者需定期随访，必要时重复检查。

（3）B 超检查　盆腔 B 超检查女孩卵巢、子宫的发育情况，男孩注意睾丸、肾上腺皮质等部位。若盆腔 B 超提示单侧卵巢容积≥1ml，卵巢内可见 4 个以上直径≥4mm 的卵泡，提示青春期发育；若发现单个直径＞9mm 的卵泡，注意排除囊肿；若卵巢不大而子宫长度＞3.5cm 并见内膜增厚，则多为外源性雌激素作用。

（4）骨龄　根据手和腕部 X 线片评定，性早熟患儿骨龄一般超过实际年龄，但对鉴别中枢性和外周性性早熟无特异性。

（5）CT 或 MRI 检查　对怀疑颅内肿瘤或肾上腺疾病所致者，应进行头颅 MRI 或腹部 CT 检查。

（6）其他检查　β-HCG 和甲胎蛋白（AFP）是诊断分泌 HCG 生殖细胞瘤的重要线索，应当纳入基本筛查。雌激素和睾酮水平升高有辅助诊断意义。

根据患儿的临床表现选择，如怀疑甲状腺功能低下，可测 T_3、T_4、TSH；先天性肾上腺皮质增生症患儿可检测 17-羟孕酮（17-OHP）、脱氢表雄酮（DHEA）、雄烯二酮。

四、诊断与鉴别诊断

（一）诊断

1. 性早熟

女孩 8 岁前出现乳房结节，男孩 9 岁前睾丸容积≥4ml 即可诊断。

2. 确定中枢性或外周性性早熟

（1）中枢性性早熟诊断标准　①第二性征提前出现，并按照正常发育程序进展；②HPG 轴功能启动；③B 超提示性腺增大；④线性生长加速：年生长速率高于正常儿童；⑤骨龄提前；⑥性激素达青春期水平。其中①～③为诊断必备的条件。

（2）外周性性早熟诊断标准　①第二性征提前出现，但不按照正常发育程序进展；②促性腺激素在青春前期水平；③性腺大小在青春前期水平。

3. 病因学诊断

（1）中枢性性早熟病因诊断　确诊为中枢性性早熟后需做脑 CT 或 MRI 检查（重点检查鞍区），尤其是以下情况：①确诊为 CPP 的所有男童；②6 岁以下发病的女童；③性发育进程迅速或有其他中枢病变表现者。

（2）外周性性早熟病因诊断　按照具体临床特征和内分泌激素初筛后进行进一步的内分泌检查，并按需做性腺、肾上腺或其他相关器官的影像学检查。如有明确的外源性性甾体激素摄入史者可酌情免除复杂的检查。

（二）鉴别诊断

（1）单纯乳房早发育　是女孩不完全性性早熟的表现。起病年龄小，常小于 2 岁，乳腺仅轻度发育，且常呈周期性变化。这类患儿不伴有生长加速和骨骼发育提前，不伴有阴道出血。血清雌二醇和 FSH 基础值常轻度增高，GnRH 激发试验中 FSH 峰值明显增高。由于部分患者可逐步演变为真性性早熟，故对此类患儿应注意追踪检查。

（2）其他导致性早熟的疾病　可通过 GnRH 激发试验鉴别。女孩单纯出现阴道出血，应注意排除阴道感染、异物或肿瘤等。男孩出现性发育征象而睾丸容积与其年龄匹配者，应考虑先天性肾上腺皮质增生症、肾上腺肿瘤。单侧睾丸增大者需除外性腺肿瘤。另外纤维性骨营养不良综合征也会出现性早熟，注意排除。

五、临床治疗

（一）西医治疗

中枢性性早熟的治疗目的是抑制过早或过快的性发育进程，避免过早月经初潮；改善因骨骼提前成熟而损失的成年身高；防止或减轻患儿或家长因性早熟导致的相关社会心理问题。

（1）病因治疗　肿瘤引起者应手术切除或进行化疗、放疗；甲状腺功能低下所致者，补充甲状腺素；先天性肾上腺皮质增生症患儿可使用肾上腺皮质激素治疗。

（2）药物治疗　GnRH 类似物（GnRHa）是当前主要的治疗药物。目前应用的缓释剂主要有曲普瑞林和亮丙瑞林，国内推荐剂量每次 80～100μg/kg，或通常每次使用 3.75mg，每 4 周肌内注射 1 次。可根据性腺轴功能抑制情况进行适当调整。建议 GnRHa 应用至骨龄 11.5 岁（女）和 12.5 岁（男）。治疗过程中需定期监测性发育、身高增长及性激素水平。

（二）中医治疗

1. 辨证思路

本病主要辨别虚实。虚证者主要为阴虚火旺；实证者多为痰湿壅滞，或肝郁化火。

2. 治疗原则

以调理阴阳为主，常用滋阴降火、疏肝泻火、健脾化痰等。

3. 辨证施治

（1）阴虚火旺证

证候　第二性征提前出现，兼见潮热，盗汗，五心烦热，便秘，舌红少苔，脉数或细数。

辨证要点　以第二性征提前出现，潮热，五心烦热，舌红少苔，脉数或细数为特征。

治法　滋阴补肾，清泻相火。

方药　知柏地黄丸（《医宗金鉴》）加减。

五心烦热者，加淡竹叶、莲子心以清心除烦；盗汗潮热者，加地骨皮、龟板以滋阴清热；阴道出血者，加墨旱莲、仙鹤草以凉血止血。

（2）肝郁化火证

证候　第二性征提前出现，兼见烦躁易怒，胸胁胀闷，乳房胀痛，嗳气叹息，痤疮，便秘，口苦咽干，舌红苔黄，脉弦数。

辨证要点　以第二性征提前出现，乳房胀痛，心烦易怒，舌红苔黄，脉弦数为特征。

治法　滋阴降火，疏肝解郁。

方药　知柏地黄丸《医宗金鉴》合丹栀逍遥散（《内科摘要》）加减。

乳房胀痛者，加郁金、香附、青皮以疏肝理气；带下色黄而味臭秽者，加黄柏、椿皮以清热燥湿止带；面部痤疮，舌质红者，可重用知母、黄柏以清热解毒，加牛膝以引火下行。

（3）痰湿壅滞证

证候　第二性征提前出现，兼见形体偏肥胖，胸闷叹息，肢体困重，口中黏腻，多食肥甘，舌红苔腻，脉濡数。

辨证要点　以第二性征提前出现，形体偏胖，多食肥甘，舌红苔腻，脉濡数为特征。

治法　健脾燥湿，化痰散结。

方药　知柏地黄丸《医宗金鉴》合二陈汤（《太平惠民和剂局方》）加减。

乳房硬结明显者，加橘核、荔枝核、猫爪草以软坚散结；阴道分泌物多者，加椿皮、芡实以固涩止带；外阴瘙痒者，加地肤子、白鲜皮以燥湿止痒。

4. 中医其他疗法

（1）中成药　①知柏地黄丸：滋阴降火，用于阴虚火旺证。②大补阴丸：滋阴降火，用于阴虚火旺证。③丹栀逍遥丸：疏肝清热，用于肝郁化火证。

（2）针灸疗法　①体针：取三阴交、血海、肾俞、肝俞、太冲穴等。②耳针：取内分泌、卵巢、睾丸、肝、肾点穴。

六、中西医结合诊疗思路

儿童性早熟需要辨别病因，排除继发性疾病引起的性早熟。中医治疗适用于非器质性病变导致的性早熟，临证需辨病与辨证相结合，可以根据病情采用中医或中西医结合诊疗方案，预期成年身高受损的青春期快速进展患儿，需给予 GnRHa 治疗。

性早熟的发生因肾阴不足，累及肝阴，导致肾之阴阳失衡，相火偏旺。其治疗以补虚降火为主。补虚重在滋补肝肾之阴；降火重在清泻相火。阴虚火旺为性早熟的基本证候，可兼有肝郁化火或痰湿壅滞。临床上两种证型常兼见，其中以阴虚火旺为主兼肝郁化火者多见。此外，辨证时也当注意主证存在地域差异。因此，治疗之根本是平衡“肾”之阴阳，在此基础上或泻火，或疏肝，或燥湿，或化痰，或散结，随症加减。

七、预防与调护

（1）母亲孕期慎用含激素的食品及药物，哺乳期不服避孕药物。

（2）儿童避免盲目进食滋补药品及食品，如人参、鹿茸、紫河车、蜂蛹、蜂王浆、雪蛤等；控制体重，避免肥胖；避免接触避孕药、成人化妆品。

（3）减少接触各种环境内分泌干扰物，如洗涤剂降解产物壬基酚、合成树脂原料双酚 A 和塑料增塑剂邻苯二甲酸二乙基己酯等。

（4）尽量避免接触涉及性的影音文字。

（5）家长与儿童都需要避免焦虑，以免性早熟儿童出现心理问题。

思维导图

第二节　性早熟
- 概念 — 女孩8岁、男孩9岁以前出现第二性征的内分泌疾病
- 病因病机
  - 西医病因病机
    - 中枢性性早熟 — HPG轴功能提前启动
    - 外周性性早熟 — 非受控于HPG轴
    - 不完全性性早熟 — 有部分HPG轴启动
  - 中医病因病机
    - 病因
      - 内因为阴虚内热或痰湿体质
      - 外因多为后天社会环境以及饮食起居的改变
    - 病机 — 肾阴阳平衡失调，阴虚火旺，相火妄动
- 临床表现
  - 中枢性性早熟 — 性征发育与正常青春期发育顺序一致，但明显提前并且加速，同时伴有身高增长加速
    - 女性：发育顺序为乳房发育，阴毛、外生殖器的改变，腋毛生长，月经来潮
    - 男性：首先表现为睾丸容积增大（≥4ml时即标志青春期开始），继而阴茎增长增粗，阴毛、腋毛生长及声音低沉、胡须生长，出现遗精
  - 外周性性早熟 — 性发育过程与上述规律迥异
- 辨证论治
  - 阴虚火旺证 — 滋阴补肾，清泻相火 — 知柏地黄丸
  - 肝郁化火证 — 滋阴降火，疏肝解郁 — 知柏地黄丸合丹栀逍遥散
  - 痰湿壅滞证 — 健脾燥湿，化痰散结 — 知柏地黄丸合二陈汤

- 第二节　性早熟
  - 诊断及鉴别诊断
    - 诊断
      - 性早熟 —— 女孩8岁前出现乳房结节，男孩9岁前睾丸容积≥4ml即可诊断
      - 确定中枢性或外周性性早熟
      - 病因学诊断
        - 中枢性性早熟病因诊断
        - 外周性性早熟病因诊断
    - 鉴别诊断 —— 与单纯乳房早发育、其他导致性早熟的疾病相鉴别
  - 临床治疗
    - 西医治疗 —— 主要使用GnRH类似物抑制HPG轴功能的提前启动。若存在肿瘤、甲状腺功能低下、肾上腺皮质增多症等应针对相应病因进一步治疗
    - 辨证论治
      - 阴虚火旺证 —— 滋阴补肾，清泻相火 —— 知柏地黄丸
      - 肝郁化火证 —— 滋阴降火，疏肝解郁 —— 知柏地黄丸合丹栀逍遥散
      - 痰湿壅滞证 —— 健脾燥湿，化痰散结 —— 知柏地黄丸合二陈汤

第三节　矮　小　症

矮小症（short stature，SS）是指在相似生活环境下，同种族、同年龄、同性别的个体低于正常人群平均身高 2 个标准差（−2SD）或低于第 3 百分位（−1.88SD）。每一个体均有自己的生长速率，其生长轨迹会沿着一定的百分位数曲线发展。本病发生率约为 20/10 万～25/10 万。

历代中医古籍无矮小症病名的记载，矮小症相关论述大多散见于“五迟”“五软”“虚劳”“胎怯”“胎弱”“疳证”等疾病的论述中，但需要注意，矮小症并非等同于此类疾病。

一、病因病机

（一）西医病因病机

1. 病因

引起身材矮小症的原因有很多，包括遗传因素、体质因素、营养因素、全身各系统疾病以及社会心理问题等，病因分为原发性、继发性和暂时性。

（1）原发性

1）下丘脑-垂体功能障碍：垂体发育异常，如不发育、发育不良或空蝶鞍均可引起生长激素（GH）合成和分泌障碍；由下丘脑功能缺陷所造成的生长激素缺乏症远较垂体功能不足导致者多，其中因神经递质-神经激素功能途径的缺陷，导致生长激素释放激素（GHRH）分泌不足引起的身材矮小者称为生长激素神经分泌功能障碍，这类患儿在 GH 药物刺激试验中 GH 峰值＞10μg/L。

2）遗传性生长激素缺乏：GH1 基因缺陷引起单纯性生长激素缺乏症，而垂体 Pit-1 转录因子缺陷导致多种垂体激素缺乏症。此外，还有少数矮身材儿童是由于 GH 分子结构异常、GH 受体缺陷（Laron 综合征）或 IGF 受体缺陷（非洲 Pygmy 人）所致，临床症状与生长激素缺乏症相似，但呈现 GH 抵抗或 IGF-1 抵抗，血清 GH 水平不降低或反而增高，是较罕见的遗传性疾病。

（2）继发性　多为器质性，常继发于下丘脑、垂体或其他颅内肿瘤、感染、细胞浸润、放射性损伤和头颅创伤等。

（3）暂时性　体质性生长及青春期延迟、社会心理性生长抑制、原发性甲状腺功能减退症等均可造成暂时性 GH 分泌功能低下，在外界不良因素消除或原发疾病治疗后可恢复正常。

2. 发病机制

矮小症的病因分类不同，发病机制也有所不同。其中下丘脑-垂体-生长轴的功能正常在儿童生长发育过程中起着非常重要的作用。下丘脑分泌 GHRH 与生长抑素，调节垂体分泌 GH，GH 可以直接作用于细胞发挥生物效应，但大部分功能必须通过 IGF-1 介导发挥生理作用。下丘脑-垂体功能障碍或靶细胞对 GH、IGF-1 无应答反应等均会造成生长落后，引起身材矮小。

（二）中医病因病机

矮小症的病因在于先天禀赋不足或后天失于调养，病性多属虚。病机为五脏不足，气血虚弱，精髓不充，导致生长发育障碍。其本源于脾肾，旁责于肝、心、肺。

（1）*肾精亏虚*　肾阳为一身阳气之本，对机体的生长发育具有促进作用。若肾精亏虚，则骨髓生化乏源，肾阳不足，则骨骼生长缓慢，导致身材矮小。

（2）*脾胃虚弱*　小儿脾胃功能失常，化源不足，五脏失养，则生长发育缓慢。

（3）*旁责他脏*　若肝血亏虚，筋骨失养；或心血不足，脑髓失充，神不守舍，夜寐不安；或肺气不足，易于感邪，久则正气不足，体质虚弱，可导致生长发育缓慢。

此外，小儿神气怯弱，稍有不遂，易致肝气郁结，横克脾土，损伤脾胃，脾胃受损则生化乏源，亦可影响小儿生长发育。

二、临床表现

（1）*身材矮小*　在相似生活环境下，同种族、同年龄、同性别的个体低于正常人群平均身高 2 个标准差（-2SD）或低于第 3 百分位者，即为身材矮小。身高处于-1SD 至-2SD 之间或第 3 百分位至第 10 百分位之间者为偏矮身材。

（2）*生长缓慢*　年生长速率＜7cm/年（3 岁以下）；＜5cm/年（3 岁～青春期前）；＜6cm/年（青春期）。

三、辅助检查

1. GH 激发试验

GH 的自然分泌呈脉冲式，夜间入睡后分泌量增高，与睡眠深度有关，单次随机血 GH 水平不能真正反映机体的 GH 分泌情况。对疑诊生长激素缺乏的患儿必须进行 GH 激发试验，以评估垂体分泌 GH 的功能，该实验在评价下丘脑-GH-IGF-1 轴功能过程中起着非常重要的作用，是诊断生长激素缺乏症的主要依据。

目前多选择作用方式不同的两种药物试验：一种抑制 GH 释放的药物（胰岛素、精氨酸、吡啶斯的明）与一种兴奋 GHRH 的药物组合（可乐定、左旋多巴），两种药物可以分 2 天给予，也可一次同时给予。

GH 峰值≥10μg/L，提示分泌正常；5～10μg/L，提示 GH 部分缺乏；＜5μg/L，提示 GH 完全缺乏。

2. IGF-1 和胰岛素样生长因子结合蛋白 3（IGFBP-3）测定

IGF-1 和 IGFBP-3 呈非脉冲式分泌，血液循环中的水平比较稳定，两者是检测 GH-IGF 轴功能的指标，另外，IGF-1 测定还可监测 GH 治疗后的反应。但要注意不同性别、不同年龄组儿童的正常参考值范围不同。

3. 其他检查

（1）IGF-1 生成试验　主要测定 GH 受体功能，用于怀疑存在 GH 抵抗者。正常者的血清 IGF-1 在注射 GH 后较其基值增高 3 倍以上，或达到与其年龄相当的正常值。

（2）垂体前叶其他激素分泌功能检查　若患儿属多种垂体激素缺乏，根据临床表现检测垂体前叶其他激素分泌功能。①甲状腺轴激素检查：TSH、T_4、T_3；②肾上腺轴激素检查：ACTH、皮质醇；③促性腺轴激素检测：LH、FSH、E_2、睾酮（T）、催乳素（PRL）、HCG。

必要时查垂体后叶的抗利尿激素等。对于青春期矮身材者，行 LHRH 激发试验，以判断是否存在促性腺激素缺乏。

4. 骨龄测定

拍摄左手腕部 X 线正位片评定骨龄，目前多采用 G-P 法和 TW3 法。正常情况下，骨龄与实际年龄差别在-1～+1 岁之间，落后或超前过多即为异常。

5. 头颅 MRI 检查

必要时行头颅 MRI 检查（重点是垂体、蝶鞍区），以了解有无下丘脑-垂体发育异常或占位性病变。

6. 染色体核型分析

对疑有染色体畸变的患儿应进行核型分析，尤其是矮小症女性应常规行染色体核型分析。

7. 基因检测

必要时进行全外显子组测序等。

四、诊断与鉴别诊断

1. 诊断

根据同种族、同年龄、同性别的个体低于正常人群平均身高 2 个标准差（-2SD）或低于第 3 百分位（-1.88SD）即可诊断，但导致生长迟缓的原因很多，进行诊断时需按如下步骤进行：①详细询问病史，包括母亲妊娠史、分娩史、父母身高及青春期发育开始年龄，出生后营养、生长、疾病史；②认真进行体格检查；③分析身体比例是否匀称，生长速度、身高和体重百分位、智力发育等，形成初步的诊断路线和具体步骤。

2. 鉴别诊断

（1）生长激素缺乏症　匀称性矮小，面容幼稚，身高落后于同年龄、同性别正常健康儿童生长曲线第 3 百分位数，或 2 个标准差（-2SD）；年生长速率＜7cm/年（3 岁以下）；＜5cm/年（3 岁～青春期前）；＜6cm/年（青春期）；骨龄落后于实际年龄 2 岁或 2 岁以上；两种药物激发试验结果均提示 GH 峰值＜10μg/L；智能正常。

（2）特发性矮身材　病因不明，出生时身长、体重正常；一般年生长速率＜5cm；两种药物激发试验结果均提示 GH 峰值≥10μg/L，IGF-1 浓度正常；骨龄正常或延迟；无明显的慢性器质性疾病（肝、肾、心、肺相关疾病，内分泌代谢病和骨骼发育障碍）；无严重的心理情感障碍；无染色体异常。

（3）家族性矮身材 父母身高均矮，患儿身高常在第 3 百分位数（-1.88SD）左右，但其生长速率＞5cm/年，骨龄和实际年龄相称，智能和性发育正常。

（4）体质性生长及青春期延迟 多见于男孩，青春期开始发育的时间比正常儿童迟 3～5 年，青春期前生长缓慢，骨龄也相应落后，但身高与骨龄一致，青春期发育后最终身高正常。父母一方往往有青春期发育延迟情况。

（5）先天性卵巢发育不全（特纳综合征） 女孩身材矮小时应与本病鉴别。本病的临床特点：身材矮小；第二性征不发育；具有特殊的躯体特征，如颈短、颈蹼、肘外翻、后发际线低，乳距宽、色素痣多等。典型的特纳综合征与生长激素缺乏症不难区别，但嵌合型或等臂染色体所致者因症状不典型，需进行染色体核型分析以鉴别。

（6）先天性甲状腺功能减退症 该症除有生长发育落后、骨龄明显落后外，还有特殊面容、基础代谢率低、智能低下的临床表现；但有些晚发病例症状不明显。甲状腺功能检测可发现 TSH 升高，T_4降低。

五、临床治疗

（一）西医治疗

1. 一般治疗

矮身材儿童的治疗措施取决于病因，如精神心理性疾病、肾小管酸中毒、反复呼吸道感染、慢性腹泻、甲状腺功能减退症等患儿，对因治疗，可改善其身高的增长速度。此外，应保证充足的营养、睡眠以及适量运动以促进生长发育。

2. 基因重组人生长激素（rhGH）治疗

要注意适应证、剂量与疗程，并监测副作用。

（1）适应证 生长激素缺乏症，慢性肾功能不全肾移植前，特纳综合征，Prade-Willi 综合征，生后无生长追赶的小于胎龄儿，特发性矮身材，短肠综合征，SHOX 基因缺失，Noonan 综合征等。

（2）剂量与疗程 rhGH 治疗应采用个体化原则，目前大多采用 0.1U/（kg・d），最大量不宜超过 0.2U/（kg・d），睡前 30 分钟皮下注射。rhGH 的疗程根据病情需要而不同，为改善成年身高，应至少治疗 1 年。治疗过程中，需根据生长情况、血清 IGF-1 水平等进行剂量调整。同时需监测甲状腺功能、糖代谢、肝肾功能、骨龄等。

（二）中医治疗

1. 辨证思路

本病以脏腑辨证为要，脾肾不足是关键。若生长缓慢表现于生后不久或自婴幼儿期即出现，多责之于肾虚，分肾精亏虚，肾阳虚弱；生长缓慢伴胃纳呆滞，大便不调，多责之于脾失健运。

2. 治疗原则

以健脾益肾为基本治疗原则。临证根据脏腑的偏重，给予温补肾阳、益肾填精、健运脾胃、养阴柔肝之法。

3. 辨证施治

（1）肾精亏损证

证候　面色苍白无华，表情淡漠，身材矮小，体重不增，出牙、坐立、行走迟缓，骨骼脆弱，筋骨痿软，肢软乏力，畏寒肢冷，舌淡，苔少，指纹淡，脉沉细。

辨证要点　以身材矮小，五迟五软，畏寒肢冷，舌淡苔少，指纹淡，脉沉细为特征。

治法　补肾填精，阴阳双补。

方药　补天大造丸（《医学心悟》）加减。

肾阳不足者，加淡附片、肉桂或予右归丸以温补肾阳；脾虚纳呆者，加陈皮、砂仁以行气助运；肝阴虚者，加女贞子、墨旱莲以滋养肝阴；夜寐不宁者，加石菖蒲、珍珠母以安神助眠。

（2）脾胃虚弱证

证候　面色萎黄，形体消瘦，纳呆，身材矮小，体重不增，囟门迟闭，筋骨痿软，毛发稀疏，大便失调，舌淡，苔腻，脉细弱。

辨证要点　以身材矮小，形体消瘦，面色萎黄，纳呆，大便失调，舌淡，苔腻，脉细弱为特征。

治法　健脾益气，补肾壮骨。

方药　七味白术散（《小儿药证直诀》）加减。

舌苔白腻者，加厚朴、砂仁以理气化湿；兼有食滞者，加神曲、山楂以消食导滞；舌苔花剥者，加乌梅、白芍、石斛、北沙参以养阴生津；脾虚肝旺者，加柴胡、白芍、郁金以疏肝理气。

4. 中医其他疗法

（1）中成药　①归脾丸：益气补血，健脾养心，用于心脾两虚证。②金匮肾气丸：温补肾阳，益气利水，用于肾阳虚证。

（2）针灸疗法　针刺四缝穴。穴位常规消毒，取小号三棱针在穴位上快速点刺，挤压出黄色黏液或血数滴。每日 1 次，5 次为一疗程。

（3）推拿疗法　平肝经、补脾经、清肺经、揉小天心、补肾经、操板门、捻转关节、摩腹、揉天柱穴、捏脊。积食者加清胃经；大便干者加清大肠经、揉二马。每周 3～5 次，春季按节气推拿。

六、中西医结合诊疗思路

生长具有连续性和不均衡性的特征，受控于遗传、营养和神经内分泌三大因素，2 岁内以营养调控为主，2 岁后以促生长素轴调控为主，青春期受性腺和促生长素轴协同调控。导致矮身材的病因繁多，在矮身材的诊断过程中，除身高的发育水平以外，更重要的是了解儿童的生长速度趋势，同时还需要结合详细的病史、家族史、全面的体格检查以及实验室检查，明确病因，寻找合适的治疗方案。

对矮身材的治疗，中医优势在于“治未病”，对身材偏矮儿童，根据其体质特点，辨证治疗，结合推拿以及中医养生保健等综合措施，进行早期干预。另外，因罹患慢性疾病后出现的矮身材，可通过积极治疗慢性疾病，达到改善身高的目的。对青春期早发育、慢进展型性早熟儿童，可采用中医辨证治疗；对青春期矮身材儿童，建议采用中西医结合的方法进行治疗。

七、预防与调护

（1）蛋白质类食物、碳水化合物、维生素和纤维素类食物合理搭配，做到不偏食、不挑食。

（2）体育活动是增强体质、促进身体发育最有效的方法，每天适当的锻炼，如跳绳、打篮球、摸高等纵向跳跃运动能够促进身高增长。

（3）生长激素夜间入睡后分泌量最高，且与睡眠深度相关。充足的睡眠是长高的必备条件之一。

（4）长期处于高度紧张、压抑的状态，有可能影响生长激素的分泌，引起精神剥夺性矮小，因此平和愉悦的环境有利于孩子健康成长。

（5）反复呼吸道感染、慢性腹泻、肾小管酸中毒等慢性疾病可导致儿童生长发育迟缓，应积极防治。

思维导图

- 第三节 矮小症
  - 概念 — 在相似生活环境下，同种族、同年龄、同性别的个体低于正常人群平均身高2个标准差（-2SD）或低于第3百分位（-1.88SD）
  - 病因
    - 西医病因病机
      - 原发性
        - 下丘脑-垂体功能障碍
        - 遗传性生长激素缺乏
      - 继发性 — 多为器质性，常继发于下丘脑、垂体或其他颅内肿瘤、感染等
      - 暂时性 — 体质性生长、青春期延迟、原发性甲状腺功能减退症等
    - 中医病因病机
      - 病因 — 先天禀赋不足、后天失于调养
      - 病机 — 五脏不足，气血虚弱，精髓不充
  - 临床表现
    - 身材矮小 — 在相似生活环境下，同种族、同年龄、同性别的个体低于正常人群平均身高2个标准差或低于第3百分位
    - 生长缓慢 — 年生长速率＜7cm/年（3岁以下）；＜5cm/年（3岁～青春期前）；＜6cm/年（青春期）
  - 诊断与鉴别诊断
    - 诊断 — 根据同种族、同年龄、同性别的个体低于正常人群平均身高2个标准差（-2SD）或低于第3百分位（-1.88SD），即可诊断。但针对生长迟缓的不同原因应按既定步骤进行诊断
    - 鉴别诊断 — 与生长激素缺乏症、特发性矮身材、家族性矮身材、体质性生长及青春期延迟、先天性卵巢发育不全、先天性甲状腺功能减退症相鉴别
  - 临床治疗
    - 西医治疗
      - 一般治疗 — 对因治疗；保证充足的营养、睡眠以及适量运动以促进生长发育
      - 基因重组人生长激素（rhGH）治疗 — 对有适应证的患儿，目前大多采用0.1U/(kg·d)，最大量不宜超过0.2U/(kg·d)，睡前 30 分钟皮下注射，应至少治疗 1 年。治疗过程中，需根据生长情况、血清 IGF-1 水平等进行剂量调整
    - 辨证论治
      - 肾精亏损证 — 补肾填精，阴阳双补 — 补天大造丸
      - 脾胃虚弱证 — 健脾益气，补肾壮骨 — 七味白术散

思考题

1. 试述性早熟的病因与分类。
2. 如何诊断性早熟？
3. 性早熟的中医辨证思路是什么？如何辨证施治？
4. 试述矮小症的发病机制、临床表现。
5. 试述矮小症的中医辨证思路。如何辨证施治？

内分泌系统疾病病案及古籍选录

第十五章　小儿危重症

第一节　心搏呼吸骤停与心肺复苏术

心搏呼吸骤停（cardiopulmonary arrest，CPA）指患儿突然出现呼吸及循环功能停止，属于最危急、最严重的临床疾病状态。心肺复苏（cardiopulmonary resuscitation，CPR）是指对心跳、呼吸骤停患者采取的使其恢复自主循环、自主呼吸的急救医学手段，是急救技术中最重要且最关键的抢救措施。心肺复苏术包括基本生命支持（basic life support，BLS）、高级生命支持（advanced life support，ALS）、心肺复苏后综合治疗 3 个方面。

中医并无“心搏呼吸骤停”这一名词，但“卒死”“卒中恶死”“暴脱”等描述与心搏呼吸骤停症状相似。

一、病因病机

（一）西医病因病理

1. 病因

儿童心搏骤停的原因，既有疾病因素，也有意外伤害。新生儿和婴儿心搏骤停的主要原因为先天畸形、早产并发症、婴儿猝死综合征等。

（1）疾病因素

1）呼吸系统疾病：如严重哮喘、重症肺炎、肺透明膜病、呼吸窘迫综合征、张力性气胸等。进行性呼吸衰竭是儿童心搏骤停的主要原因。

2）心血管系统疾病：心肌炎、严重心律失常、心肌病、大量失血等。

3）中枢神经系统疾病：颅脑损伤、炎症、脑水肿、脑疝等。

4）手术、临床诊疗操作和麻醉意外：心导管检查、纤维支气管镜检查、气管插管或切开、心包穿刺、心脏手术和麻醉过程中均可发生心搏骤停，可能与缺氧、麻醉过深、心律失常和迷走反射等有关。

5）其他：休克、严重电解质酸碱失衡、严重代谢性疾患、严重肌肉神经疾患、中毒或药物过量、低血压、婴儿猝死综合征等。

（2）意外伤害　溺水、外伤、车祸、触电、烧伤、误服药品或毒品，甚至自杀等，应对家长及儿童加强安全知识、珍爱生命等方面的教育，防止各种意外的发生。

2. 病理生理

心搏呼吸骤停可分 4 个阶段：①心搏骤停前期：指在心跳停止之前的一段时间。②无血流灌注期：心搏停止，未开始 CPR 时，此期血流完全中断。③低血流灌注期：即 CPR 期间，此期心排血量取决于胸外按压深度和按压频率。④复苏后阶段：成功复苏后会发生一系列独特而复杂的病理生理过程，包括：心搏骤停后脑损伤、心肌功能不全、全身性缺血再灌注损伤等。

（1）缺氧、能量代谢障碍与代谢性酸中毒　缺氧是呼吸、心搏骤停最突出的问题。心搏一旦停止，氧合血的有效循环中断，供氧立即终止，随之发生能量代谢障碍和代谢性酸中毒。葡萄糖无氧酵解时，可造成细胞内外离子稳态的改变，如细胞外钾离子急剧升高，细胞内钙超载、钠潴留、水肿和酸中毒等。

严重缺氧抑制心肌传导，引起心律失常及心动过缓；同时细胞内钾离子释放，也使心肌收缩受到抑制。脑组织对缺氧更敏感，心跳停止 1～2 分钟，因酸中毒使脑微循环自动调节功能丧失，脑血管扩张；无氧代谢的脑细胞只能维持 4～5 分钟即开始死亡。在复苏情况下，心跳停止 10 分钟，脑细胞膜钠泵功能丧失，引起脑细胞水肿。

（2）呼吸性酸中毒　呼吸心搏骤停时，体内二氧化碳（CO_2）迅速增加、潴留，造成呼吸性酸中毒，可抑制窦房结和房室结的兴奋与传导，引起心动过缓和心律不齐，还可直接减弱心肌收缩力；CO_2 增加可致脑血管扩张和通透性增加，造成脑水肿；CO_2 持续增高甚至造成 CO_2 麻醉，直接抑制呼吸中枢。

（3）缺血再灌注损伤　因脑对缺血缺氧最敏感，缺血再灌注损伤的表现尤为突出。其发生机制尚未阐明，主要与细胞内钙超载、自由基增加、细胞内酸中毒、兴奋性氨基酸过度释放有关。

（二）中医病因病机

心搏呼吸骤停病因病机复杂，因其发生时临床表现与心阳暴脱证极为相似，故认为与外邪侵袭、久病体虚、亡血失津、痰浊瘀血等有关。各种内外因素导致人体阳气暴脱，阴阳之气骤然离决，气血不相顺接，气机不能复返，心搏近乎停止跳动或停止跳动。本病初起，病位在心，迅速波及五脏，以脑、肺、肾尤甚；病机关键在于阳气暴脱，阴阳离决。本病为急危重症，若抢救不及时，可发展为不复死证。

（1）外邪侵袭　感染六淫或疫疠毒邪之气，正气耗伤，脏腑受损，邪毒直犯心包，心神耗散，可致阳气暴脱，而成猝死。

（2）久病体虚　久病宿病，正气耗极，病情渐重，元气衰惫，精气消亡，而成心阳暴脱，阴阳离决之危候。

（3）亡血失津　久病或暴病，津血耗损或暴失，阳不附阴，故而阳气暴脱，而成猝死。

（4）痰浊瘀血　先天禀赋不足，又因情志饮食不节，脏腑功能失调，痰浊瘀血痹阻心胸。遇寒冷、劳累、情绪波动等诱因，痰浊瘀血痹阻心脉，心之阴阳不得顺接，致使元气暴脱。

二、临床表现

（1）突然昏迷　在心脏停搏 8～12 秒后出现，可有一过性抽搐。

（2）大动脉搏动消失　颈动脉、股动脉、肱动脉搏动消失。

（3）瞳孔扩大　心脏停搏 30～40 秒瞳孔开始扩大，对光反射消失。

（4）心音消失或心跳过缓　心音消失或心音微弱，心率缓慢，年长儿心率低于 30 次/分，新生儿低于 60 次/分，初生新生儿低于 100 次/分，均须施行心脏按压。

（5）呼吸停止或严重呼吸困难　胸腹式呼吸运动消失，听诊无呼吸音，面色灰暗或发绀。呼吸过于浅弱、缓慢或呈倒吸气样，不能进行有效气体交换所造成的病理生理改变与呼吸停止相同，亦须进行人工呼吸。

（6）心电图改变　常见等电位线、心室颤动、无脉性室速和无脉性电活动。

三、诊断

识别判断被救者无意识、无呼吸、无心跳即可诊断。

四、生存链

儿童生存链分为院外心脏骤停和院内心脏骤停两条体系。院外心脏骤停生存链包括识别和启动应急反应系统、高质量心肺复苏、快速除颤、基础及高级急救医疗服务、高级生命维持和骤停后护理；院内心脏骤停生存链包括预防和启动应急反应系统、高质量心肺复苏、快速除颤、高级生命支持、心脏骤停恢复自主循环后治疗和康复。

五、临床治疗

（一）西医治疗

对于心搏呼吸骤停，现场抢救应分秒必争。强调黄金 4 分钟，即在 4 分钟内进行基本生命支持，8 分钟内进行高级生命支持，尽快恢复心跳呼吸，迅速建立有效的血液循环和呼吸，以保证全身尤其是心、脑、肾等重要器官的血流灌注及氧供应。

1. 基本生命支持

儿童基本生命支持即心搏呼吸骤停后的现场急救，包括快速判断和尽早实施心肺复苏，如开放气道（airway，A）、人工呼吸（breathing，B）、胸外按压（compression，C），以及迅速启动应急反应系统。

本节内容中婴儿指 1 岁以下患儿，不包括新生儿；儿童指 1 岁以上至青春期患儿（青春期界定为女性乳房发育、男性出现腋毛）。

（1）迅速评估　包括评估环境对施救者和患儿是否安全、评估患儿的反应性和呼吸（6 秒内判断）、检查大血管搏动（婴儿触摸肱动脉、儿童触摸颈动脉或股动脉，10 秒内判断），迅速决定是否需要 CPR。

（2）迅速实施 CPR

1）胸外按压（C）：当发现患儿无反应、没有自主呼吸或只有无效喘息样呼吸时，应立即实施胸外按压，目的是建立人工循环。方法如下：①将患儿仰卧于硬板上。②部位：两侧肋弓交点处的胸骨下切迹上两横指上方，或婴儿乳头连线与胸骨交点下一横指处，或胸骨中下 1/3 交界处。③手法：对不同年龄患儿施救，手法不同。对新生儿或婴儿，可使用双指按压法，即将两手指置于乳头连线下方按压胸骨；双手环抱拇指按压法，即双手拇指重叠放在按压部位，其余手指及手掌环抱患儿胸廓。对儿童，可使用单手按压法，即用一只手固定患儿头部，以便通气，另一手的手掌根部置于胸骨下半段，手掌根的长轴与胸骨长轴一致；双手按压法，即将两手掌重叠置于患儿双乳头连线水平之胸骨上，手指交叉抬起，双臂垂直向下用力按压（肩、肘、腕三点在同一直线上）。④按压幅度（按压深度）：应至少为胸部前后径的 1/3（婴儿大约为 4cm、儿童大约为 5cm、青春期儿童最大不超过 6cm），按压频率至少为 100～120 次/分。⑤保持按压的连续性，尽量减少胸外按压的中断（<10 秒）。

2）开放气道（A）：首先清理口咽鼻分泌物、异物或呕吐物，必要时进行口鼻吸引。开放气道多采取仰头抬颏法，疑有颈椎损伤者可使用托颌法。

3）人工呼吸（B）：①口对口人工呼吸：此法适用于现场急救。患儿平卧，肩背稍垫高，头稍后仰，以保持气道平直，施救者位于患儿一侧，一手将下颌向前上方托起；另一手拇指及示指捏紧患儿鼻孔，其余手指置于患儿前额部，1 岁以内婴儿，可用嘴同时覆盖口鼻；较大儿童口对口封住，将气体吹入，同时可见患儿胸廓抬起，停止吹气动作，放开鼻孔，使患儿自然呼气，排出肺内气体，应避免过度通气。②球囊-面罩通气：如果只需短期通气，球囊-面罩通气与气管插管一样有效，且相对更安全。面罩应紧密盖在面部，覆盖住患儿口鼻，并托颌保证气道通畅。可采取“EC”钳方式进行球囊-面罩通气：中指、无名指、小指呈“E”字形向面罩方向托颌，拇指和食指呈“C”字形将面罩紧扣在面部。若胸廓抬动不明显，说明为无效通气，应考虑是否存在气道梗阻。③胸外按压（C）与人工呼吸（B）的协调：单人复苏时，胸外按压 30 次和开放气道后，立即给予 2 次人工呼吸，即胸外按压和人工呼吸比例为 30∶2；若为双人复苏则为 15∶2。建立高级气道后，胸外按压以 100～120 次/分的频率不间断进行，每 2～3 秒呼吸 1 次（20～30 次/分），注意避免过度通气。如果有更多施救者，可每 2 分钟交换操作，以防止实施胸外按压者疲劳，导致胸外按压质量及效率降低。

4）除颤（defibrillation，D）：在能够获得自动体外除颤器（automated external defibrillator，AED）或手动除颤仪的条件下进行。除颤初始能量一般为 2J/kg，随后可升至 4J/kg 或以上，但不超过 10J/kg。除颤后应立即恢复 CPR，尽可能缩短电击前后的胸外按压中断时间（<10 秒）。2 分钟后重新评估心跳节律。

（3）迅速启动应急反应系统　如果只有 1 人实施 CPR，在实施 5 个循环的 CPR 后，迅速启动应急反应系统和获取 AED 或手动除颤仪，并尽快恢复 CPR；如有 2 人参与施救，1 人实施 CPR 的同时，另 1 人启动应急反应系统和获取 AED 或手动除颤仪。CPR 持续至急救医务人员抵达或患儿开始自主呼吸。

2. 高级生命支持

是在基本生命支持的基础上及时转运到有条件的医疗急救中心，应用辅助设备和特殊技术，促进恢复自主循环和稳定心肺功能。包括建立血管通路、应用药物、放置气管插管、电除颤、心电监护等。

（1）高级气道通气　包括放置口咽或鼻咽气道、喉面罩通气道、气管内插管、食管-气管联合导气管等。气管内插管是通气效果最佳的人工呼吸方法。

（2）供氧　自主循环未恢复前，使用 100%纯氧；恢复自主呼吸后，根据动脉血氧饱和度，逐步调整供氧，以保证动脉血氧饱和度维持在 94%～99%。扩张的瞳孔缩小为氧合血液灌注适宜的最早征象，继而皮肤和黏膜方转红润。

（3）建立与维持静脉通路　建立血管通路是使用药物、补充液体和获取血液标本的需要。静脉通路包括中心静脉和周围静脉通路。若静脉通路不能迅速建立（>90 秒）时，应建立骨髓内通路。骨髓内通路适用于任何年龄，是一种安全、可靠并能快速建立的给药途径。如果静脉通路和骨髓内通路均未能及时建立，利多卡因、肾上腺素、阿托品、纳洛酮等脂溶性药物可经气管通路给药；如果在 CPR 过程中气管内给药，可短暂停止胸外按压后注入药物，用至少 5ml 的生理盐水冲洗气道，然后立即给予连续 5 次的正压通气。

（4）药物治疗　为促使患儿自主呼吸与心搏恢复，在进行人工呼吸、人工循环的同时或 1～2 分钟后，即可应用复苏药物，须强调药物治疗决不能取代人工呼吸与心脏按压。

1）肾上腺素：儿童最常见的心律失常是心脏停搏和心动过缓，肾上腺素有正性肌力和正性频率作用，能升高主动脉舒张压和冠状动脉灌注压。临床应注重肾上腺素早期给药，静脉或骨髓内 0.01mg/kg（即 1∶10000 溶液），或气管内 0.1mg/kg，每 3～5 分钟重复 1 次，直到自主循环恢复。

2）胺碘酮：用于室上速、室性心动过速、室颤、无脉型室性心动过速。剂量为 5mg/kg，单次最大剂量为 300mg，静脉或骨髓内给药，无效可重复，每日最大剂量 15mg/kg，用药时应监测心电图和血压，应避免与其他延长 QT 间期的药物合用。

3）纳洛酮：用于阿片类药物过量。静脉或骨髓内注射 0.1mg/kg，必要时每 2 分钟重复一次，最大剂量 2mg；气管内给药剂量为静脉剂量的 2～3 倍。

4）阿托品：用于预防和治疗气管插管时刺激迷走神经所致的心动过缓、房室传导阻滞等。静脉及骨髓内给药剂量为 0.02mg/kg，最大单次剂量儿童 0.5mg，青少年 1.0mg；气管内给药剂量为 0.04～0.06mg/kg，5 分钟后可重复给予，最大总剂量儿童 1mg，青少年 2mg。目前已不再推荐阿托品作为心肺复苏的常规治疗药物。

5）碳酸氢钠：不主张常规给予碳酸氢钠，用药指征为 pH＜7.2、严重肺动脉高压、高钾血症、三环类抗抑郁药过量、长时间心停跳。剂量为 5%碳酸氢钠 5ml/kg，稀释成等张液快速静脉输注或骨髓内缓慢注入。当自主循环建立及抗休克液体输入后，碳酸氢钠的用量可依血气分析的结果而定。

6）钙剂：不主张常规应用，只有在已证实的低钙血症、钙通道阻滞剂过量、高钾血症、高镁血症时应用。10%葡萄糖酸钙 100～200mg/kg（1～2ml/kg），最大剂量每次 2g。

7）葡萄糖：仅在低血糖时应用，0.5～1g/kg。心肺复苏后常出现应激性、一过性高血糖，血糖高于 10mmol/L 即要控制，心肺复苏后伴高血糖的患儿预后差。

8）利多卡因：用于复发性室性心动过速、室颤和频发性室性期外收缩以及电复律无效时。静脉、骨髓内给药剂量均为 1mg/kg，若无效 15 分钟后可重复注射，最大量 5mg/kg。维持剂量为 25～50μg/（kg·min），气管内用药为 2～3mg/kg。

9）其他：根据病情可酌情选用血管活性药物、脱水剂、利尿剂、镇静剂等。

3. 心肺复苏后综合治疗

恢复自主循环后，在重症监护病房应继续进行系统的心脏骤停后治疗，对复苏后患儿出现的低血压、心律失常、颅内高压等应分别给以预防及处理；维持肾功能及水、电解质平衡；加强呼吸道管理；治疗原发病及防治感染等。同时由专家对患者进行多学科治疗并对其神经系统和生理状态进行评估。

（二）中医治疗

1. 辨证思路

突然出现意识丧失，人迎脉搏动消失，即需立即进行救治，旨在恢复心跳和呼吸。有效循环恢复后，阴阳平衡初建，元气大伤，稍有不慎，可诱发变证。元阳暴脱，心阳不振，可见心悸气短，四肢厥冷；脑窍受邪，可见意识不清；气阴两脱，可见面白气短，尿少。

2. 治疗原则

本病证候凶险，一旦病发，应立即进行心肺复苏，以迅速建立有效的人工循环和呼吸，维持脑组织及其他重要脏器的血液供应。待有效循环恢复后，可尽早进行中医辨证治疗，在常规治疗基础上，联合回阳固脱、益气救阴、开窍醒神等法，逆转阴阳离决之势，以期五脏升降复常，气化得通。

3. 辨证施治

（1）气阴两脱证

证候 昏聩不语，或神萎倦怠，面白气短，四肢厥冷，尿少，舌质深红或淡，少苔，脉虚数或微。

辨证要点 临床以昏聩不语或神萎倦怠，四肢厥冷，尿少，舌质深红或淡，少苔，脉虚数或微为特征。

治法 益气救阴。

方药 生脉散（《医学启源》）加减。

肝肾阴虚明显者，加山萸肉、黄精以补益肝肾，益气养阴；气滞者，加枳实以破气消积；瘀血者，加丹参、红花、当归以活血化瘀。

（2）元阳暴脱证

证候 昏聩不语或神志恍惚，面色苍白，四肢厥冷，舌质淡润，脉微细欲绝或伏而难寻。

辨证要点 本证是心搏呼吸骤停过程中最常见的证型。临床以昏聩不语或神志恍惚，四肢厥冷，尿少或无，舌质淡润，脉微细欲绝或伏而难寻为特征。

治法 回阳固脱。

方药 通脉四逆汤（《伤寒论》）加减。

汗多，气阴亏者，加山萸肉以补益肝肾，收敛固涩；汗出不止者，加龙骨、牡蛎以收敛固脱；寒凝血阻者，加桂枝、当归以和营驱寒。

（3）痰瘀蒙窍证

证候 昏聩不语，四肢厥冷，咳痰或痰多，舌质暗或有瘀斑，苔厚腻，脉滑或涩。

辨证要点 本证可见于病程各个时期。临床以昏聩不语，四肢厥冷，痰多，舌质暗或有瘀斑，苔厚腻，脉滑或涩为特征。

治法 豁痰活血，开窍醒神。

方药 血府逐瘀汤（《医林改错》）加减，送服苏合香丸（《太平惠民和剂局方》）。

神昏重者，加石菖蒲、远志以开窍醒神；痰热者，加竹沥、胆南星或安宫牛黄丸以清热化痰、镇惊开窍；抽搐者，加钩藤、珍珠母以平肝定惊。

4. 中医其他疗法

（1）中成药 ①参附注射液：回阳救逆，益气固脱，用于阳气暴脱证。②生脉注射液：益气养阴，生脉固脱，用于气阴两脱证。

（2）针灸疗法 针刺选用水沟、百会、内关、涌泉四穴。水沟行雀啄泻法；百会行捻转补法；双侧内关穴行提插泻法；双侧涌泉穴行提插补法。各穴位行针 1 分钟后，留针 30 分钟。在最初的 24 小时中，每 6 小时针刺 1 次。以后每 12 小时针刺 1 次。

六、中西医结合诊疗思路

心搏呼吸骤停属于最危急、最严重的临床疾病状态，心肺复苏术是急救技术中最重要、最关键的抢救措施。凡突然昏迷和大血管搏动消失即需立即开始心肺复苏，高质量心肺复苏是救治成功的关键。肾上腺素是复苏主要用药，静脉、骨髓和气管内均可给药。儿童心搏呼吸骤停主要是由于严重缺氧所致，少部分因心脏器质性因素引起。救治过程中，积极寻找病因，及时处理；复苏后做好心肺脑保护。

对于心搏呼吸骤停这类危重症，不能使用中医疗法独立完成救治。然而，对于复苏后心肺脑损伤，及早辅以中医辨证治疗，有助于复苏后康复，改善预后。

七、预防与调护

（1）儿童和婴儿患者出现心搏呼吸骤停，多由于各种意外和非心脏原因（特别是窒息）导致。因此，注重预防是儿童和婴儿 CPR 的首要原则。

（2）注意心率、心律、呼吸、血压、血氧饱和度、血气、电解质以及神志、精神、瞳孔、周围循环的变化并记录。

（3）保持呼吸道通畅，湿化气道，适时吸痰。

（4）记录 24 小时出入量，保证热量供给。可进食后，避免暴饮暴食及滋腻补品。

（5）心搏骤停后的幸存者可能出现神经、认知、情绪等损害，因此，对心脏骤停后的幸存者进行至少 1 年的神经系统评估。

思维导图

- 第一节　心搏呼吸骤停与心肺复苏术
  - 概念
    - 心搏呼吸骤停指患儿突然出现呼吸及循环功能停止，属于最危急、最严重的临床疾病状态
    - 心肺复苏是指对心跳、呼吸骤停患者采取的使其恢复自主循环、自主呼吸的急救医学手段，是急救技术中最重要且最关键的抢救措施
  - 病因
    - 西医病因病机 —— 呼吸、心血管、神经系统疾病，临床操作不当等致缺氧，能量代谢障碍与代谢性酸中毒，呼吸性酸中毒，缺血再灌注损伤
    - 中医病因病机 —— 外邪侵袭、久病体虚、亡血失津或痰浊瘀血导致阳气暴脱，阴阳离决
  - 临床表现 —— 突然昏迷；大动脉搏动消失；瞳孔扩大；心音消失或心跳过缓；呼吸停止或严重呼吸困难；心电图常见等电位线、心室颤动、无脉性室速和无脉性电活动
  - 诊断 —— 识别判断被救者无意识、无呼吸、无心跳即可诊断
  - 临床治疗
    - 西医治疗
      - 基本生命支持 —— 迅速评估；迅速实施 CPR（胸外按压、开放气道、人工呼吸、除颤）；迅速启动应急反应系统
      - 高级生命支持 —— 高级气道通气；供氧；建立与维持静脉（Ⅳ）通路；药物治疗（肾上腺素、胺碘酮、纳洛酮、阿托品、碳酸氢钠、钙剂、葡萄糖、利多卡因等）
    - 中医辨证论治
      - 气阴两脱证 —— 益气救阴 —— 生脉散
      - 元阳暴脱证 —— 回阳固脱 —— 通脉四逆汤
      - 痰瘀蒙窍证 —— 豁痰活血，开窍醒神 —— 血府逐瘀汤送服苏合香丸

第二节　感染性休克

感染性休克又称为脓毒性休克（septic shock），是机体在感染或非感染性打击下，发生的氧合障碍、氧运输障碍、细胞能量代谢障碍和多脏器功能障碍的病理生理过程和状态。表现为体循环、微循环功能障碍和以心肺为主的多个脏器功能受损。本节主要讲述感染所致脓毒性休克。

小儿脓毒性休克的病死率为18%～60%，有先天性、慢性疾病或多个脏器功能损害者，病死率达70%以上，是儿科重症监护室（PICU）中主要的死亡原因。

本病相当于中医“厥脱”“脏竭”等范畴，均属于中医危急重症范畴。

一、病因病机

（一）西医病因病机

1. 病因

（1）各种重症传染病和感染性疾病　常见病原有细菌、病毒、真菌、立克次体等，其中尤以革兰氏阴性菌所致者最多见，如痢疾杆菌、脑膜炎球菌、铜绿假单胞菌、大肠埃希菌、克雷伯菌、沙门菌属及变形杆菌等。严重革兰氏阳性菌感染、新出现的EV71病毒、甲型H1N1流感病毒、汉坦病毒和抗生素耐药的超级细菌和真菌亦可诱发脓毒性休克。

（2）危重病继发院内感染　如系统性红斑狼疮、先天性心脏病、感染性心肌病、重症肌无力危象、先天性遗传代谢病等。

（3）恶性肿瘤　主要是白血病化疗后血行感染、肺部感染、胰腺炎、肠道感染等。

2. 发病机制

脓毒性休克的发病机制极为复杂，现在认为是在外因、内因和医源性因素作用下构成致病网络，机体由全身炎症反应综合征、严重脓毒症发展为多脏器功能障碍综合征过程中的急性循环衰竭，与微循环障碍，免疫炎症反应失控，神经体液、内分泌机制和其他体液介质的影响有关。

（1）免疫炎性介质的作用　病原微生物作用于血管内皮细胞、单核-巨噬细胞、T淋巴细胞、中性粒细胞等，促进一系列促炎和抗感染介质释放，由于促炎和抗感染平衡失调，产生全身炎症反应综合征或代偿抗感染反应综合征，这是产生脓毒性休克的始动机制。

（2）微循环障碍　主要指微血管与微血流发生功能或器质性紊乱，出现血流灌注障碍。根据微循环改变特点，一般将休克病程分为三期：代偿期、失代偿期和难治期。

1）代偿期：在细菌内毒素等作用下，内源性儿茶酚胺如肾上腺素、去甲肾上腺素等大量增加，使微血管代偿性收缩，血液经过动静脉间交通支直接流入静脉而不经过毛细血管，形成短路，组织缺血缺氧，血压大致正常，此为代偿期。

2）失代偿期：血中乳酸生成过多而致酸中毒，毛细血管床大量开放，出现微循环瘀血，流体静脉压上升，微血管周围的肥大细胞因缺氧而释放组胺，导致毛细血管通透性增高，大量血浆外渗，有效循环量锐减，进入瘀血缺氧期，此为失代偿期。

3）难治期：组织持续低灌注和液体不断向组织间隙漏出，血液浓缩，血液黏滞度增加，促使红细胞聚集和血管内皮细胞广泛损伤，释放促凝物质，启动内外源性凝血系统诱发DIC，使肺、心、肝、脑、肠、肾等重要器官微血管血流阻塞而发生多器官功能障碍。严重酸中毒和缺氧可使溶酶体酶释放，使细胞自溶，致使重要脏器发生损伤，成为难治性休克。

（二）中医病因病机

多为素体正气不足，脏腑功能失调，复感邪毒，以温热邪毒为主。邪毒入侵，化热化火，致热毒深陷并内郁，使阳气伏遏，难达肢末，乃致热深厥亦深。热毒内陷心肝，引动肝风，蒙蔽心窍，发为神昏抽搐；热毒炼液成痰，结于气道，则见喉中痰鸣。热炽营血，血液凝滞，造成血瘀之证。热毒痰瘀，耗气伤阴，导致气阴大伤。病情进一步发展，阴液耗竭，阳无所附，造成阴竭阳脱之证。

总之，本病早期表现为热毒内闭，毒热、瘀血、痰浊内阻，极期多表现为"正衰邪盛"及"正衰邪衰"的状态；若正不胜邪，五脏六腑衰败，则由内闭而致外脱，最后阴阳离决，导致死亡。恢复期多表现为"邪去正虚"或"正虚邪恋"的状态。

二、临床表现

除有原发病的临床表现和脓毒症的表现外，尚存在组织灌注不足所致的休克征象。

1. 临床分期

（1）休克代偿期　表情淡漠，对声音或疼痛反应迟钝或烦躁不安，面色发暗，肢端凉或暖，尿量正常或偏少，心率、呼吸代偿性增快，血压正常或偏高，脉压变小。

（2）休克失代偿期　嗜睡、昏迷，面色青灰，四肢冷或凉，毛细血管再充盈时间＞3 秒，尿量减少，心率脉搏增快，心音低钝，血压下降，呼吸急促或窘迫，低氧血症，肌张力低下。

（3）休克难治期　浅表静脉严重萎陷，心音低弱，脉细如丝而频速，中心静脉压降低，血压显著降低，呼吸困难、表浅或不规则，少尿或无尿，并发 DIC，出现贫血、皮下瘀斑、点状出血，脑严重缺血、缺氧，皮层发生重度抑制，患者常表现为感觉迟钝、反应性降低、嗜睡、意识模糊甚至昏迷。

2. 临床分型

（1）暖休克（高排低阻型休克）　轻度意识改变、尿量减少或代谢性酸中毒等，但面色潮红，四肢温暖，脉搏无明显减弱，毛细血管再充盈时间无明显延长，心率快，血压降低。此期容易漏诊，且可很快转为冷休克。

（2）冷休克（低排高阻或低排低阻型休克）　除意识改变、尿量减少外，表现为皮肤苍白或花斑纹，四肢凉，外周脉搏快、细弱，毛细血管再充盈时间延长。休克代偿期血压可正常，失代偿期血压降低。

三、辅助检查

尽快进行相关实验室检测及综合分析，如血常规、病原学检查、电解质及酶学检查等。尽早检测敏感性、特异性较好的相关诊断生物标记物，有研究表明可溶性白细胞分化抗原 14 亚型在脓毒症患者外周血中升高更早、速度更快。并监测动脉乳酸水平变化及血气分析、血清降钙素原等，完善血培养及感染原培养、心脏彩超、凝血机制检查等。

四、诊断与鉴别诊断

1. 诊断

（1）低血压　血压＜该年龄组第 5 百分位，或收缩压＜该年龄组正常值 2 个标准差以下。即 1～12 个月＜9.33kPa（70mmHg），1～10 岁＜9.33kPa（70mmHg）＋［2×年龄（岁）］，≥10 岁＜12.0kPa（90mmHg）。

（2）需用血管活性药物使血压能维持在正常范围　多巴胺＞5μg/（kg · min）或任何剂量的多巴酚丁胺、去甲肾上腺素、肾上腺素。

（3）组织低灌注　具备下列表现中 3 条：①心率、脉搏变化：外周动脉搏动细弱，心率、脉搏增快。②皮肤改变：面色苍白或苍灰，湿冷，大理石样花纹。如暖休克可表现为四肢温暖、皮肤干燥。③毛细血管再充盈时间（CRT）延长（>3 秒）（需除外环境温度影响），暖休克时 CRT 可以正常。④意识改变：早期烦躁不安或萎靡，表情淡漠；晚期意识模糊，甚至昏迷、惊厥。⑤尿量减少：液体复苏后尿量仍<0.5ml/（kg·h）持续至少 2 小时。⑥代谢性酸中毒（除外其他缺血缺氧及代谢因素等）：动脉血乳酸>2mmol/L。

2. 鉴别诊断

（1）低血容量性休克　因失血、失液使血容量减少引起的休克，见于大出血、频繁呕吐、腹泻、大面积烧伤时。该类型休克早期易出现血压下降，中心静脉压明显降低，但扩容后很快纠正。

（2）过敏性休克　患儿多有过敏原接触史，症状发生极为迅速，有时伴发荨麻疹或血管神经性水肿。可发生呼吸困难，甚至窒息死亡。

（3）神经源性休克　主要由严重创伤、剧烈疼痛、药物、麻醉等因素引起强烈的神经刺激导致周围血管扩张，微循环瘀血，全身有效循环血容量减少而引起的休克。

（4）心源性休克　因急性心脏排血功能障碍，引起组织器官血液灌注不足，导致休克。心脏听诊可闻及奔马律、杂音或心律异常。腹部查体可见肝脏增大。

五、临床治疗

（一）西医治疗

治疗原则以早期识别、个体化治疗为主。休克早期治疗原发病和纠正脏器低灌注并重，休克晚期以减轻细胞损害、纠正代谢紊乱、维护重要器官为重点。

1. 疗效判定

一旦诊断脓毒性休克，初期复苏治疗目标为：在第 1 个 6 小时内达到：CRT≤2s，血压正常（同等年龄），脉搏正常且外周和中央搏动无差异，肢端温暖，尿量>1ml/（kg·h），意识状态正常。

如果有条件进一步监测如下指标并达到：中心静脉压（CVP）8～12mmHg（1mmHg=0.133kPa），中央静脉混合血氧饱和度（$ScvO_2$）≥70%，心脏指数（CI）3.3～6.0L/（min·m^2），初始液体复苏时血乳酸增高者复查血乳酸至正常水平，血糖和离子钙浓度维持正常。

2. 呼吸支持

确保气道通畅，给予高流量鼻导管供氧或面罩给氧。新生儿、小婴儿可应用经鼻持续气道正压通气（nasal continuous positive airway pressure，NCPAP），必要时小婴儿须积极气管插管及机械通气，以防呼吸肌疲劳。年长儿可选用面罩持续正压通气（continuous positive airway pressure，CPAP）。严重呼吸困难或呼吸衰竭时应气管插管行机械通气。

3. 循环支持

通过液体复苏达到最佳心脏容量负荷，应用正性肌力药以增强心肌收缩力，或应用血管舒缩药物以调节适宜的心脏压力负荷，最终达到改善循环和维持足够的氧输送的目标。

（1）液体治疗　补充血容量是逆转病情，降低死亡率的关键措施，以维持有效循环血量，改善组织灌注。

1）液体复苏：首选等渗晶体液。推荐 0.9%氯化钠注射液，首剂 20ml/kg（如体重超重患儿按理想体重计算），5～10 分钟静脉输注。然后评估循环和组织灌注情况（意识、心率、脉搏、毛细血管再充盈时间、尿量、血压等）。如循环无改善，可重复给予 2～3 次液体，每次为 10～20ml/kg，并适当减慢输注速度，1 小时内总量最多可达 40～60ml/kg。如仍无效或存在毛细血管渗漏或低蛋白血症可给予等量 5%白蛋白。接近成人体重的患儿液体复苏量为每次等渗晶体液 500～1000ml 或 5%白蛋白 300～500ml 在 30 分钟内输入。既要重视液量不足，又要关注心肺功能，如出现肝大和肺部啰音（容量负荷过度）则停止液体复苏并利尿，有条件者可监测中心静脉压动态变化。第 1 小时液体复苏不用含糖液，若有低血糖可用葡萄糖 0.5～1.0g/kg 纠正。液体复苏时不推荐使用羟乙基淀粉，因存在急性肾损伤（AKI）及需要肾替代治疗的风险。

2）继续输液和维持输液：由于血液重新分配及毛细血管渗漏等，脓毒性休克的液体丢失和低血容量可能持续数日，故快速补液后须继续补液和维持补液。继续补液选用 1/2～2/3 张液体。可根据血电解质结果进行调整。6～8 小时内输液速度为 5～10ml/（kg·h），至休克基本纠正。维持输液选用 1/3 张液体 24 小时内输液速度为 2～4ml/（kg·h），24 小时后根据病情进行调整。根据患儿白蛋白水平、凝血状态等可适当补充胶体液，如白蛋白或血浆，维持输液阶段也要动态观察循环状态，评估液体量是否恰当，随时调整输液方案。

（2）*纠正酸中毒*　在保证通气的前提下，根据血气分析结果，给予碳酸氢钠，使血 pH 达 7.15 即可。碳酸氢钠仅能起到缓解酸血症的作用，而不能解除产生酸血症的原因，另需注意加重细胞内酸中毒的风险。

（3）*血管活性药物的使用*　经液体复苏后仍然存在低血压和低灌注，须考虑应用血管活性药物提高和维持组织灌注压，改善氧输送。常用肾上腺素、去甲肾上腺素、多巴胺、多巴酚丁胺、米力农磷酸二酯酶抑制剂、硝普钠等。

（4）*积极抗感染治疗*　诊断脓毒性休克后的 1 小时内应静脉使用有效抗微生物制剂，依据流行病学和地方病原流行特点选择覆盖所有疑似病原微生物的经验性药物治疗。尽可能在应用抗生素前获取血培养（外周、中央或深静脉置管处各 1 份）或其他感染原培养（如尿、脑脊液、呼吸道分泌物、伤口、其他体液等），但不能因获取感染原培养困难而延误抗生素治疗。降钙素原、C 反应蛋白及血清淀粉样蛋白等动态检测有助于指导抗生素治疗。积极寻找感染原，可选择合适的影像学检查。尽早确定和清除感染灶，如采取清创、引流、冲洗、修补除去感染装置等。

（5）*肾上腺皮质激素*　对液体复苏无效、儿茶酚胺（肾上腺素或去甲肾上腺素）抵抗性休克或有暴发性紫癜、因慢性病接受肾上腺皮质激素治疗、垂体或肾上腺功能异常的脓毒性休克患儿应及时应用肾上腺皮质激素替代治疗，可用氢化可的松，应急剂量为 50mg/（m^2·d），维持量为 3～5mg/（kg·d），最大剂量可至 50mg/（kg·d）静脉输注（短期应用）。也可应用甲泼尼龙 2～3mg/（kg·d）分 2～3 次给予。一旦升压药停止应用，肾上腺皮质激素可逐渐撤离。对无休克的脓毒症患儿或经足够液体复苏和升压药治疗后血流动力学稳定的脓毒性休克患儿，无需使用肾上腺皮质激素。

（6）*控制血糖*　脓毒性休克可诱发应激性高血糖，如连续 2 次血糖超过 10mmol/L（180mg/dl），可给予胰岛素静脉输注，剂量 0.05～0.1U/（kg·h），血糖控制目标值为 7.8～10mmol/L，胰岛素治疗过程中严密监测血糖，防止发生低血糖，根据血糖水平和下降速率随时调整胰岛素剂量，开始每 1～2 小时监测 1 次，达到稳定后 4 小时监测 1 次。小婴儿由于糖原储备及肌肉糖异生相对不足，易发生低血糖。

（7）*连续血液净化*　脓毒性休克常因组织低灌注导致 AKI 或急性肾衰竭，在下列情况时需行连续血液净化治疗（CBP）：①AKIⅡ期；②脓毒症至少合并一个器官功能不全时；③休克纠正后存在液体负荷过多经利尿剂治疗无效，可予以 CBP，防止总液量负荷超过体重的 10%。

（8）抗凝治疗　脓毒性休克患儿因内皮细胞损伤常诱发凝血功能异常，尤其易导致深静脉栓塞。儿童深静脉血栓形成往往与深静脉置管有关，肝素涂层导管可降低导管相关性深静脉血栓风险。对高危患儿可使用普通肝素或低分子肝素以预防深静脉血栓的发生，给予小剂量肝素 5～10U/kg 皮下或静脉输注，每 6 小时 1 次。如出现血栓紫癜性疾病（包括 DIC、继发性血栓性血管病、血栓性血小板减少性紫癜）时，可给予新鲜冰冻血浆治疗。

（9）其他综合措施

1）体外膜肺氧合：对于难治性休克或伴有急性呼吸窘迫综合征的严重脓毒血症患儿，条件允许可行体外膜肺氧合治疗。

2）血液制品：若血细胞比容＜30%，伴血流动力学不稳定，应酌情输入红细胞悬液，使血红蛋白＞100g/L；当病情稳定或休克和低氧血症纠正后，血红蛋白目标值＞70g/L 即可。血小板＜10×10^9/L（无明显出血）或血小板＜20×10^9/L（伴明显出血）应预防性输注血小板，当活动性出血、侵入性操作手术时，须维持血小板≥50×10^9/L。

3）丙种球蛋白：对严重脓毒症患儿可静脉输注丙种球蛋白。

4）镇痛、镇静：脓毒性休克机械通气患儿应给予镇痛、镇静治疗，可降低氧耗，有利于器官保护。

5）营养支持：能耐受肠道营养的严重脓毒症患儿，应及早给予肠内营养支持，如不能耐受可给予肠道外营养支持。

（二）中医治疗

1. 辨证思路

本病以八纲辨证为主，辨寒热、虚实、阴阳，辅以卫气营血辨证传变规律进行辨证论治。早期以实证为多，邪气化火，传入气分，阳明热甚，如热毒内闭证；极期邪毒内闭，内窜营分，陷于厥阴，闭阻心窍，耗伤气阴，如气阴亏竭证；恢复期邪毒深入血分，动血耗血，阴液耗损，元气大伤，如阴竭阳脱证。邪毒传变迅速，常气营同病、营血同病，甚则内闭外脱。

2. 治疗原则

本病治疗应以“急则治其标，固脱为要”。早期以清热解毒为主，急救以益气回阳、救阴固脱为主，兼以祛邪、活血化瘀；后期邪去正虚，则根据正气受损、邪气余留的情况进行辨证论治。因本病属危症，早期诊断、早期治疗截断病势是提高疗效的关键。

3. 辨证施治

（1）热毒内闭证

证候　高热，烦躁，或精神萎靡，甚则神志昏迷，强直抽搐，喉中痰鸣，胸腹灼热，口渴喜饮，面色苍白，手足厥冷，小便短赤，大便秘结，舌红，苔黄燥，脉数。

辨证要点　本证多见于休克代偿期。以高热烦躁，喉中痰鸣，面色苍白，手足厥冷，口渴喜饮，溲赤便秘，舌红，苔黄燥，脉数为特征。

治法　清热解毒，通腑开窍。

方药　清瘟败毒饮（《疫疹一得》）合小承气汤（《伤寒论》）加减。

热甚昏迷者，配用安宫牛黄丸以清热镇惊开窍；热甚动风抽搐者，加钩藤、僵蚕、石菖蒲或合用紫雪丹以解痉息风；痰盛气粗，舌苔黄厚者，加天竺黄、胆南星或合用至宝丹以清热化浊。

（2）气阴亏竭证

证候　神志不清，面色苍白，呼吸促而弱，皮肤干燥，尿少口干，四肢厥冷，唇舌干绛，苔少而干，脉细数而无力。

辨证要点　本证多见于休克的失代偿期。以神志不清，面色苍白，四肢厥冷，尿少，唇舌干绛，苔少而干，脉细数而无力为特征。

治法　益气养阴，救逆固脱。

方药　生脉散（《医学启源》）加减。

气虚为主者，加西洋参、黄芪以健脾补气；阴虚为主者，加熟地黄、玉竹、南沙参以滋阴生津；兼见大片瘀斑扩大融合，为气脱血瘀之证，加丹参、赤芍、川芎，并重用人参，以益气固脱，活血化瘀。

（3）阴竭阳脱证

证候　神志不清，面色青灰，皮肤紫花或大片瘀斑，体温不升，皮肤湿冷，四肢逆冷过肘膝，汗出如油，呼吸不整，唇紫发青，苔白滑，脉微欲绝，或指纹淡隐。

辨证要点　本证多见于休克晚期。以神志不清，面色青灰，皮肤湿冷，四肢冰凉，唇紫，舌绛，苔少而干，脉细数而无力为特征。

治法　益气回阳，救逆固脱。

方药　参附汤（《世医得效方》）或参附龙牡救逆汤（经验方）加减。

阳气暴脱，形寒肢冷者，加干姜、白术以益气温阳；阳气虚脱，血脉瘀滞，见面色青灰、皮肤瘀斑、唇紫发青者，加红花、桃仁、丹参、川芎以活血化瘀。

4. 中医其他疗法

（1）中成药　①参附注射液：回阳救逆，益气固脱，用于阳气暴脱证。②生脉注射液：益气养阴，复脉固脱，用于气阴亏竭证。③丹参注射液：活血化瘀，用于血脉瘀滞证。

（2）针灸疗法　①体针：主穴取涌泉、足三里、合谷，配穴取内关、人中、素髎，用于升血压；取扶突、人中、十宣、涌泉穴，用于兴奋呼吸；取三阴交、阳陵泉、阴陵泉穴，用于利尿。②耳针：主穴取皮质下、肾上腺、内分泌，配穴取交感、心、肺，用于升血压。

六、中西医结合诊疗思路

提倡对脓毒性休克采取“预防为先，防传变为重，扶正与化瘀并举”的防治原则。当患儿被诊断为脓毒症后，应采取积极的治疗措施，防止其向脓毒性休克演变，包括控制感染及感染引起的机体反应失调。对于耐药菌的治疗，中医药有一定的优势，可以尝试辨证应用扶正透邪的药物进行干预，药物可选黄芪、当归、金银花、青蒿、虎杖等；清热类中药按中医理论属于寒性药物，脓毒症患者可在抗菌药物治疗的同时，辅助辨证应用白虎汤、凉膈散等。

本病属于危急重症，要积极运用现代医学抢救及替代治疗措施，辅以中医疗法提高治疗效果。如应用独参汤辅助治疗脓毒性休克可提高心排血量，改善血流动力学和器官低灌注状态，减轻炎症反应，提高血小板数量，防止病情向 DIC 发展。DIC 发生后，“血瘀证”的矛盾上升为主要矛盾，因此应更加积极地采取活血化瘀法治疗。DIC 期临床表现类似于中医热伤营血证，可应用犀角地黄汤。脓毒性休克恢复期，利用中医药优势，扶正固本，调理脏腑功能，促进身体机能恢复。

七、预防与调护

（1）增强体质，提高机体防御外邪的能力；积极治疗原发病。

（2）严密观察病情变化，定时测体温、脉搏、呼吸、血压、尿量及末梢循环状况并做好记录。高热、惊厥、呼吸衰竭、气管插管时应予相应的特殊护理。

思维导图

- 第二节 感染性休克
  - 概念 —— 又称脓毒性休克，是机体在感染或非感染性打击下，发生的氧合障碍、氧运输障碍、细胞能量代谢障碍和多脏器功能障碍的病理生理过程和状态
  - 病因
    - 西医病因病机 —— 各种重症传染病和感染性疾病、危重病继发院内感染、恶性肿瘤
    - 中医病因病机 —— 素体正气不足，脏腑功能失调，复感邪毒，耗气伤阴，阴竭阳脱
  - 临床表现
    - 休克代偿期
    - 休克失代偿期
    - 休克难治期
  - 诊断与鉴别诊断
    - 诊断 —— （1）低血压；（2）需用血管活性药物使血压能维持在正常范围；（3）组织低灌注
    - 鉴别诊断 —— 与低血容量性休克、过敏性休克、神经源性休克、心源性休克相鉴别
  - 临床治疗
    - 西医治疗
      - 疗效判定 —— 初期复苏治疗目标为：在第 1 个 6 小时内达到：CRT≤2s，血压正常（同等年龄），脉搏正常且外周和中央搏动无差异，肢端温暖，尿量 1ml/(kg·h)，意识状态正常
      - 呼吸支持 —— 确保气道通畅，给予高流量鼻导管供氧或面罩给氧
      - 循环支持
        - 液体治疗 —— 液体复苏；继续输液和维持输液
        - 纠正酸中毒
        - 血管活性药物的使用
        - 积极抗感染治疗
        - 肾上腺皮质激素
        - 控制血糖
        - 连续血液净化
        - 抗凝治疗
        - 其他综合措施 —— 体外膜肺氧合；血液制品；丙种球蛋白；镇痛、镇静；营养支持
    - 中医辨证论治
      - 热毒内闭证 —— 清热解毒，通腑开窍 —— 清瘟败毒饮合小承气汤
      - 气阴亏竭证 —— 益气养阴，救逆固脱 —— 生脉散
      - 阴竭阳脱证 —— 益气回阳，救逆固脱 —— 参附汤或参附龙牡救逆汤

思考题

1. 脓毒性休克的诊断和临床分期有哪些？
2. 如何辨证治疗脓毒性休克？
3. 试述脓毒性休克的西医治疗原则。
4. 呼吸心搏骤停的临床表现有哪些？
5. 如何实施心肺复苏？
6. 呼吸心搏骤停如何辨证施治？

小儿危重症病案及古籍选录

第十六章　中医相关病证

第一节　慢 性 咳 嗽

咳嗽是儿科最常见的疾病及症状之一，其病因复杂且涉及面广，根据病程分为急性、迁延性、慢性咳嗽。慢性咳嗽（chronic cough）是指以咳嗽为主要或唯一的临床表现，病程超过 4 周，胸部影像未见明显异常的一类疾病。中医学无慢性咳嗽的病名，因其病程较长，可归属中医“久咳”“久嗽”“顽咳”等范畴。

本病一年四季均可发生，冬春二季发病率较高，发病年龄以 6 个月～6 岁多见。近年来，受体质、空气、食品、环境等多种因素影响，慢性咳嗽的发病率呈持续增长趋势。本病一般预后良好，部分患者诊断困难，易反复发作，迁延难愈，对患儿及其家庭带来严重的经济及心理负担。

临床上引起小儿慢性咳嗽的疾病很多，常见疾病有咳嗽变异性哮喘、上气道咳嗽综合征、感染后咳嗽、胃食管反流性咳嗽、心因性咳嗽等，可参考本节内容进行辨证论治。

一、病因病机

1. 西医病因病机

（1）咳嗽变异性哮喘（cough variant asthma，CVA）　是一种以慢性咳嗽为唯一表现的特殊类型哮喘。

（2）上气道咳嗽综合征（upper airway cough syndrome，UACS）　是一组疾病的总称，各种鼻炎、鼻窦炎、慢性咽炎、腭扁桃体和（或）增殖体肥大、鼻息肉等上气道疾病（在儿童以细菌性鼻窦炎和感染后鼻炎为多见）引起炎症分泌物倒流到咽后壁、会厌甚至气管内等，直接或间接刺激咳嗽感受器，可引起慢性咳嗽。

（3）（呼吸道）感染后咳嗽（post-infection cough，PIC）　幼儿和学龄前儿童常见，许多病原微生物如病毒（特别是呼吸道合胞病毒、副流感病毒、巨细胞病毒）、肺炎支原体、衣原体、结核杆菌等引起的呼吸道感染是儿童慢性咳嗽常见的原因。

（4）胃食管反流性咳嗽（gastroesophageal reflux cough，GERC）　常引起婴儿期和幼儿期慢性咳嗽，由于胃酸和其他胃内容物反流进入食管，导致以咳嗽为突出表现的临床综合征。

（5）心因性咳嗽（psychogenic cough）　常见于学龄期和青春期的儿童。咳嗽可因习惯或精神因素引起。

（6）其他原因引起的慢性咳嗽　①非哮喘性嗜酸性粒细胞性支气管炎；②药物诱发性咳嗽；③耳源性咳嗽。

（7）多病因的慢性咳嗽　多种病因彼此重叠引起，如上气道咳嗽综合征合并咳嗽变异性哮喘，呼吸道感染后咳嗽合并上气道咳嗽综合征等。临床需注意儿童慢性咳嗽病因的复杂性、可变性和多重性。

2. 中医病因病机

小儿慢性咳嗽的病因复杂，病机有实证、虚证、虚实夹杂之分，但基本病机为肺失宣肃，肺气上逆；病理因素为风、痰、虚、瘀；病位在肺，与脾、胃、心、肝等多脏功能失调关系密切。

（1）风痰犯肺　小儿脏腑娇嫩，卫外不固，素有痰湿，屡感六淫之邪，邪壅肺络，气机不宣，清肃失司，肺气上逆，则致咳嗽。日久正气耗伤，无力祛邪，余邪恋肺，则肺气更虚，迁延反复发展为慢性咳嗽。

（2）痰湿郁肺　小儿脾常不足，易为乳食、生冷所伤，脾失健运，水湿内停，酿湿成痰，上贮于肺，肺失宣降，则致咳嗽痰多，痰色白而稀，日久不愈。

（3）肺脾气虚　小儿先天不足，素体虚弱，或后天调护失当，或久咳耗伤正气后，致使肺脾气虚，肺虚气不布津，脾虚运化失司，痰液内生，蕴于肺络，宣肃失常，肺气上逆，则致久咳不止，咳嗽无力，痰白清稀。

（4）肺阴亏虚　小儿外感咳嗽，日久不愈，正虚邪恋，热伤肺络，或素体阴虚，肺失濡润，肺气上逆，而致久咳不止，干咳无痰，声音嘶哑。

另外临床也常见因食积日久化火所致的食火犯肺证；痰热互结所致的痰热蕴肺证；肝气不舒，化火上犯引起的肝火犯肺证等。

二、诊断与鉴别诊断

1. 诊断

（1）以咳嗽为主要或唯一症状，病程＞4 周，胸部 X 线片未见明显异常者。

（2）儿童慢性咳嗽是一类疾病的总称，需根据此前提到的各类疾病临床特点进行诊断。

2. 鉴别诊断

（1）哮喘　以反复发作性的喘促气急，喉间哮鸣，呼气延长为主要特征，常在夜间或清晨发作、加剧，严重者不能平卧，张口抬肩，摇身撷肚，口唇青紫。

（2）肺痈　发病多急，常突然寒战高热，咳嗽胸痛，咳吐黏浊痰，经 10 日左右，咳吐大量腥臭脓痰，或脓血相兼，身热遂降，病情好转，经数周逐渐恢复。

三、辅助检查

（1）病原学检查　根据患儿症状、体征可选择呼吸道病原学检测、百日咳杆菌检测等，以排除存在的明确感染因素。

（2）影像学检查　应常规做胸部 X 线检查，仍不能明确诊断或病情复杂的患儿，可行胸部 CT 检查以明确诊断。

（3）肺功能　肺通气功能检查异常有助于慢性咳嗽的病因诊断。

（4）鼻咽喉镜检查　对怀疑有鼻炎、鼻窦炎、鼻息肉、增殖体肥大或肿大的患儿，可以做鼻咽喉内窥镜检查以明确诊断。

（5）支气管镜检查　可用于高度怀疑气道发育异常、气道阻塞或异物、病因不明确等情况的患儿。

（6）血清总 IgE、特异性 IgE 和皮肤点刺试验　对怀疑与过敏相关的慢性咳嗽、了解患儿有无特应性体质等有一定参考价值。

（7）24 小时食管下端 pH 监测　是确诊 GERC 的金标准。对怀疑 GERC 患儿，应进行此项检查。

（8）呼出气 NO（FeNO）测定　FeNO 可反映气道的嗜酸性粒细胞炎症水平，可用于疑似 CVA 患儿的辅助诊断。

四、临床治疗

（一）西医治疗

1. 治疗原则

儿童慢性咳嗽的处理原则是明确病因，针对病因进行治疗。病因不明者，可进行经验性对症治疗；如果治疗后咳嗽症状没有缓解，应重新评估。对慢性咳嗽患儿要注意去除或避免接触过敏原、烟雾等诱发和加重咳嗽的因素。

2. 对症处理

（1）持续干咳　夜间和（或）清晨发作明显者，可雾化吸入布地奈德 1～2ml，联合β_2受体激动剂，每日 2 次，连用 3 天。

（2）过敏性（变应性）鼻炎　抗组胺药物口服及鼻喷糖皮质激素。

（3）感染后咳嗽　抗生素治疗无效者，可口服白三烯受体拮抗剂或吸入糖皮质激素等。

（二）中医治疗

1. 辨证思路

本病多从风、痰、食、虚、瘀结合脏腑进行辨证。因脏腑虚损，风伏肺络者，以刺激性咳嗽为主，干咳少痰，可突然发作，咽痒咽干，遇冷空气、油烟、灰尘等容易诱发。痰证需辨别痰湿与痰热。虚证有肺气虚、肺阴虚、脾气虚之分。

2. 治疗原则

总以宣降肺气、止咳化痰为基本治疗原则。

3. 辨证施治

（1）风伏肺络证

证候　久咳，早晚咳嗽为主，遇冷空气或活动后加重，干咳为主，痰少，咳剧易喘，咽痒，晨起鼻塞鼻痒，流涕喷嚏，舌质淡红，苔薄白，脉浮数。多有过敏性疾病家族史。

辨证要点　以咳嗽日久，少痰，鼻塞鼻痒，流涕喷嚏，舌质淡红，苔薄白，脉浮数，有过敏史为特征。

治法　疏风通窍，宣肺止咳。

方药　三拗汤（《太平惠民和剂局方》）合苍耳子散（《重订严氏济生方》）加减。

流清涕者，加荆芥、防风、淡豆豉以疏风通窍；有黄脓涕者，加金银花、连翘、鱼腥草以清热化痰；咳频者，加地龙、僵蚕、胆南星以消风化痰解痉；鼻咽作痒者，加蝉蜕、玄参以疏风利咽；乏力气短者，加党参、黄芪以补益肺气。

（2）痰湿郁肺证

证候 久咳，咳声重浊，痰多色白而稀，喉间痰鸣，神疲肢倦，胸闷纳呆，口不渴，大便溏薄，舌质淡，苔白腻，脉滑。

辨证要点 以久咳，痰多壅盛，色白而稀，舌质淡，苔白腻，脉滑为特征。

治法 燥湿化痰，肃肺止咳。

方药 二陈汤（《太平惠民和剂局方》）合三子养亲汤（《韩氏医通》）加减。

湿盛者，加苍术、薏苡仁以燥湿健脾；咳嗽重者，加款冬花、紫菀以化痰止咳；纳呆者，加佛手、麦芽、焦山楂以醒脾消食。

（3）肺脾气虚证

证候 咳嗽日久，反复不已，咳声无力，痰白清稀，面白神疲，气短懒言，语声低微，自汗恶风，反复感冒，纳少便溏，舌质淡，苔白，脉沉细无力。

辨证要点 以咳嗽反复不已，咳而无力，痰白清稀，气短懒言，反复感冒，舌质淡，苔白，脉沉细无力为特征。常由痰湿咳嗽转化而来。

治法 健脾益气，补肺固表。

方药 玉屏风散（《究原方》）合异功散（《小儿药证直诀》）加减。

汗出不温者，加桂枝、白芍以调和营卫，加煅龙骨、煅牡蛎以敛汗固表；咳重痰多清稀者，加法半夏、白前以燥湿化痰；食少纳呆者，加焦山楂、焦神曲以和胃消食。

（4）肺阴亏虚证

证候 咳嗽日久，干咳无痰或痰少而黏，不易咳出，或痰中带血，口渴咽干，喉痒，声音嘶哑，午后潮热或手足心热，舌红，少苔，脉细数。

辨证要点 以干咳无痰，喉痒声嘶，舌红少苔，脉细数为特征。常由痰热咳嗽转化而来。

治法 养阴清热，润肺止咳。

方药 沙参麦冬汤（《温病条辨》）加减。

久咳无痰者，加五味子、乌梅以敛肺止咳；咳嗽重者，加炙紫菀、川贝母以润肺止咳；咽干音哑者，加蝉蜕、玄参以滋阴清咽；咳嗽咯血者，加阿胶、白茅根以润肺凉血；低热者，加银柴胡、地骨皮以养阴清热。

临床上对于痰热蕴肺证可采取清肺化痰，肃肺止咳之法，给予清金化痰汤（《医学统旨》）加减。肝火犯肺证可采取清肝泻肺，润肺止咳之法，给予泻青丸合泻白散（《小儿药证直诀》）加减。食火犯肺证可采取消食导滞，化痰止咳之法，给予保和丸（《丹溪心法》）合二陈汤（《太平惠民和剂局方》）加减。

4. 中医其他疗法

（1）中成药 ①橘红痰咳液：理气祛痰，润肺止咳，用于痰湿郁肺证。②养阴清肺口服液：养阴润肺，清肺利咽，用于肺阴亏虚证。③小儿肺咳颗粒：健脾益肺，止咳平喘，用于肺脾气虚、痰湿内壅证。

（2）推拿疗法 清肺经，按天突，推膻中，开璇玑，揉乳旁，揉乳根，补脾经，补肾经，捏脊。大便干者加清大肠，易积食者加揉板门。

五、中西医结合诊疗思路

中医对慢性咳嗽病的诊治有深刻的认识，综合分析患儿病史及病情，强调辨证与辨病相结合治疗，重视护理与调养。

上气道咳嗽综合征多因风邪伏于肺窍，肺气不宣，邪郁化热而致。咳嗽变异性哮喘常因宿痰为患，肺气升降失司所致。胃食管反流性咳嗽多因食积气滞，胃失通降，母病及子，肺胃之气上逆而致。慢性咽喉炎咳嗽多因外感风燥之邪或脏腑功能失调，肺阴不足，肺气不利所致。

治疗上除注重风邪为患、宣肺化痰之外，因久咳伤气，久病入络，故治疗久咳可加用活血化瘀之品，使气行血畅，肺气宣降正常。

六、预防与调护

（1）注意气候变化，积极预防各种感染。

（2）改善居住环境，避免尘螨等刺激；合理喂养，加强体育锻炼，增强小儿抗病能力。

（3）饮食宜清淡、营养丰富，避免辛辣刺激、贪凉饮冷及接触致敏食物。

思维导图

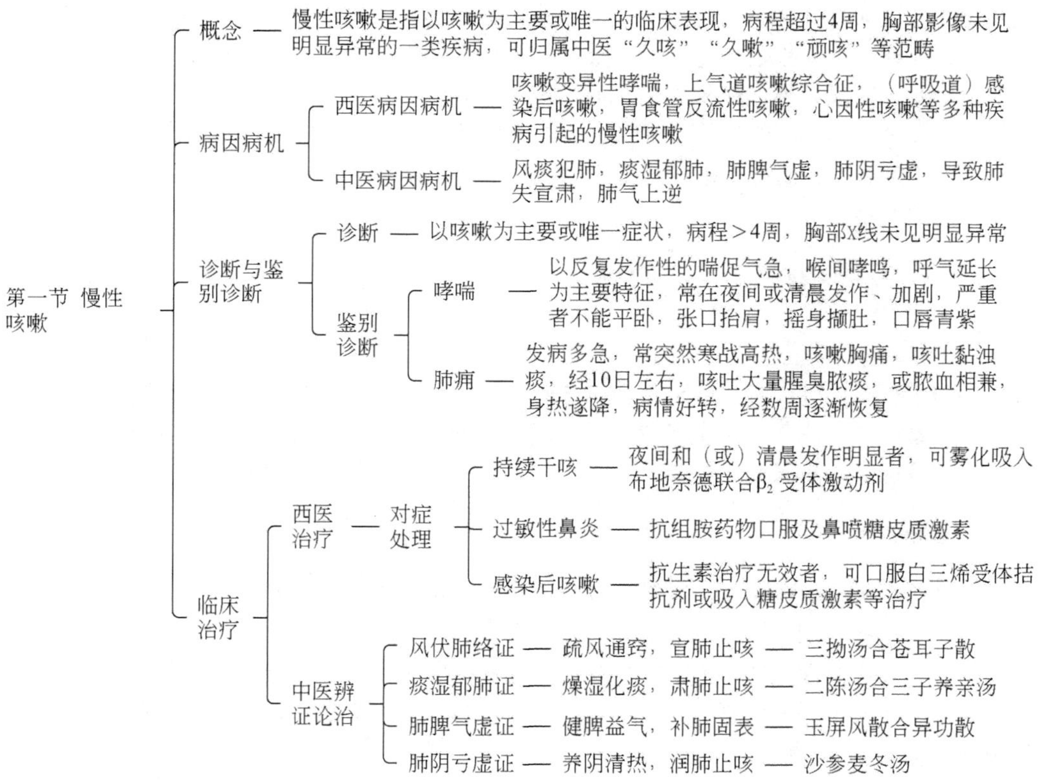

第二节　腹　　痛

腹痛是小儿时期常见的一种病证，临床以胃脘以下、脐周及耻骨以上部位疼痛为特征。根据疼痛的部位可分为大腹痛、脐腹痛、少腹痛和小腹痛。大腹痛，指胃脘以下，脐部以上腹部疼痛；脐腹痛，指脐周部位疼痛；少腹痛，指小腹两侧或一侧疼痛；小腹痛，指下腹部的正中部位疼痛。

腹痛为一种临床症状，可见于任何年龄与季节，并在多种内科、外科疾病中出现。婴幼儿腹痛时无法准确地表述病情，常表现为啼哭，因此必须详细检查，以免贻误病情。

诱发腹痛的原因很多，一般分功能性与器质性两种。其中功能性腹痛约占腹痛总数的 50%～70%，本节所讨论者以功能性腹痛为主。

一、病因病机

小儿腹痛病因复杂，以感受外邪、伤于饮食、脾胃虚寒多见，病位主要在脾、胃、大肠，亦与肝有关。病机关键为脾胃纳化失司，肠腑气机壅滞，不通则痛。病初多以实证为主，若素体虚弱或病久致虚，可呈虚实夹杂之证。

（1）感受寒邪　小儿脏腑娇嫩，形气未充，寒温不知自调，若因衣被单薄，腹部受寒，或因过食生冷寒凉之品，中阳受阻，致寒凝气滞，不通则痛，故发腹痛。

（2）乳食积滞　小儿脾常不足，易为乳食所伤，若喂养不当，或暴饮暴食致乳食停聚中焦，脾胃运化失常，气机壅塞不通，出现腹胀、腹痛。

（3）胃肠结热　乳食停滞，日久化热，或恣食肥甘、辛辣之品，胃肠积滞，日久化热，热结阳明，或感受外邪，入里化热，致肠燥津乏，燥热闭结，均使气机不利，腑气不通而成腹痛。

（4）脏腑虚冷　小儿稚阳未充，若先天禀赋不足，素体阳虚，或过用寒凉损伤脾胃，或病后体弱，致脾胃虚寒，寒湿内停，气机不畅，而出现腹痛。

（5）气滞血瘀　小儿心神怯弱，肝常有余，若情志怫郁，肝失调达，肝气横逆，犯于脾胃，中焦气机壅塞，或因外伤、腹部手术，局部络脉受损，致瘀血内阻，或久病不愈，瘀阻脉络，均可致气机不利，出现腹痛。

二、诊断与鉴别诊断

1. 诊断

腹痛的病因很多，辨病时要辨别是器质性病变，还是功能性病变引起。若为腹腔脏器病变引起的腹痛，要注意与外科急腹症鉴别。应详细询问患儿的年龄、起病缓急、病程长短及腹痛的性质、部位、发作的诱因等以资鉴别。此外，腹痛的伴随症状在鉴别诊断中也具有重要意义。

2. 鉴别诊断

（1）全身性疾病及腹部以外器官疾病引起的腹痛　常见的有败血症、过敏性紫癜、荨麻疹及腹型癫痫等疾病引起的腹痛：①败血症引起者常伴有高热、寒战、脉搏加速、烦躁不安等；②过敏性紫癜引起者常伴有出血性皮疹、关节肿痛等；③荨麻疹引起者伴有反复发作的充血性皮疹、皮肤瘙痒等；④癫痫引起的腹痛常反复发作、脑电图异常。此外，还要除外血液系统疾病、代谢性疾病等引起的腹痛。

（2）腹部器官的器质性疾病引起的腹痛　若疼痛持续不止，或逐渐加重，要排除器质性疾病：①胃肠道感染：如急性阑尾炎、肠炎、肠寄生虫病，除腹痛外，还有饮食不调史及感染病史，大便及血常规化验有助于诊断；②胃肠道梗阻、肠套叠、嵌顿性腹股沟斜疝，有腹痛、腹胀及梗阻现象，全腹压痛，腹肌紧张，肠鸣音消失，X 线检查可助诊断；③肝胆疾病：如胆道蛔虫病、肝炎、胆囊炎、胆结石症，常有右上腹阵痛和压痛，肝功能检测及 B 超检查等可助诊断；④泌尿系统疾病：如泌尿系感染、泌尿系结石、尿路畸形、急性肾炎等，常有腰痛、下腹痛、尿道刺激症状，尿常规、尿培养、X 线检查可助诊断；⑤下腹痛：少女要注意是否卵巢囊肿蒂扭转、痛经；⑥肝脾破裂：有外伤史，常伴有休克等。

（3）功能性腹痛 ①腹痛突然发作，持续时间短，能自行缓解；②腹痛以脐周为主，疼痛可轻可重，但腹部无明显体征；③一般无伴随症状；④有反复发作的特点，其病程至少持续3个月，3个月内至少发作3次，每次发作时症状相似。

三、中医治疗

1. 辨证思路

腹痛的辨证主要是识轻重，辨病位，明病因，辨病性。

（1）识轻重 一般病程短，稍加调理即愈者为轻证；病程较长，长时间调理方能见效者病情较重；腹痛暴急，疼痛剧烈，变化迅速，伴有腹胀、便血，甚至大汗淋漓，四肢厥冷，脉微欲绝之虚脱证候，则病情危重。

（2）辨病位 脐周痛多与虫积、腹部中寒等有关；胃脘及脐部以上疼痛多属乳食积滞；右侧少腹痛多为肠痈；脐下腹痛多为脾胃虚寒。

（3）明病因 腹痛属气滞者，腹部胀痛，时聚时散，痛无定处；属血瘀者，腹部刺痛，痛有定处，按之痛剧，局部满硬；属食积者，脘腹胀满，嗳腐吞酸，呕吐不食。

（4）辨病性 若暴痛而无间歇，得热痛减属寒；若疼痛阵作，得寒痛减属热；若为慢性腹痛，其痛无定处，喜按，痛缓而无形者属虚；若痛有定处，拒按，痛剧而有形，兼有胀满者属实。

2. 治疗原则

治疗以调理气机，疏通经脉为主要原则，根据不同的证型分别治以温中散寒、消食导滞、通腑泄热、温中理脾、活血化瘀。除内服药外，还常使用推拿、针灸、贴敷等外治疗法，提高疗效。

3. 辨证施治

（1）腹部中寒证

证候 腹部疼痛，阵阵发作，得温则舒，遇寒痛甚，面色苍白，痛甚者，额冷汗出，唇色紫暗，肢冷，或兼吐泻，小便清长，舌淡红，苔白滑，脉沉弦紧，或指纹红。

辨证要点 有外感寒邪或饮食生冷病史。以腹部疼痛，得温则缓，遇寒痛甚，舌淡红，苔白滑，脉沉弦紧，或指纹红为特征。

治法 温中散寒，理气止痛。

方药 养脏散（《医宗金鉴》）加减。

腹胀者，加砂仁、枳壳以理气消胀；恶心呕吐者，加姜半夏、藿香以和胃止呕；兼泄泻者，加炮姜、肉豆蔻以温中止泻；抽掣阵痛者，加小茴香、延胡索以温中活血止痛。

（2）乳食积滞证

证候 脘腹胀满，疼痛拒按，不思乳食，嗳腐吞酸，或时有呕吐，吐物酸馊，或腹痛欲泻，泻后痛减，矢气频作，大便秽臭，舌淡红，苔厚腻，脉沉滑，或指纹紫滞。

辨证要点 有伤乳伤食病史，以脘腹疼痛拒按，不思乳食，嗳腐吞酸，大便秽臭，舌淡红，苔厚腻，脉沉滑，或指纹紫滞为特征。

治法 消食导滞，行气止痛。

方药 香砂平胃散（《医宗金鉴》）加减。

腹胀明显，大便不通者，加槟榔、莱菔子以通导积滞；兼感寒邪者，加藿香、干姜以温中散寒；食积郁而化热者，加生大黄、黄连以清热通腑，荡涤肠胃之积热。

（3）胃肠结热证

证候　腹部胀满，疼痛拒按，大便秘结，烦躁不安，烦热口渴，手足心热，唇舌鲜红，舌苔黄燥，脉滑数或沉实，或指纹紫滞。

辨证要点　以腹痛胀满、疼痛拒按，大便秘结，舌苔黄燥，脉滑数或沉实，或指纹紫滞为特征。若痞满燥实四证皆俱者，为阳明燥结已成。

治法　通腑泄热，行气止痛。

方药　小承气汤（《伤寒论》）加减。

痞满燥实四证皆俱者，可选用大承气汤以通腑泄热；口干，舌质红少津者，加玄参、麦冬、生地黄以增水行舟。

（4）脾胃虚寒证

证候　腹痛绵绵，时作时止，痛处喜温喜按，面白少华，精神倦怠，手足不温，乳食减少，或食后腹胀，大便稀溏，唇舌淡白，脉沉缓，或指纹淡红。

辨证要点　以腹痛绵绵，喜温喜按，病程较长，反复发作，唇舌淡白，脉沉缓，或指纹淡红为特征。

治法　温中理脾，缓急止痛。

方药　小建中汤（《伤寒论》）合理中丸（《伤寒论》）加减。

气血不足者，加黄芪、当归以补益气血；肾阳不足者，加制附子、肉桂以温补元阳；伴呕吐清涎者，加丁香、吴茱萸以温阳散寒；脾虚兼气滞者，用厚朴温中汤以温中行气，燥湿除满。

（5）气滞血瘀证

证候　腹痛经久不愈，痛有定处，痛如针刺，或腹部癥块拒按，肚腹硬胀，青筋显露，舌紫暗或有瘀点，脉涩，或指纹紫滞。

辨证要点　常有外伤、手术等病史。以痛有定处，痛如针刺，或腹部癥块拒按，舌紫暗或有瘀点，脉涩，或指纹紫滞为特征。

治法　活血化瘀，行气止痛。

方药　少腹逐瘀汤（《医林改错》）加减。

胀痛严重者，加川楝子、乌药以理气消胀止痛；有癥块或有手术、外伤史者，加三棱、莪术以散瘀消癥。此类药物易于伤津耗血，去病大半则止，康复期应加用黄芪等培补元气。

4. 中医其他疗法

（1）中成药　①大山楂丸：开胃消食，用于乳食积滞证。②附子理中丸：温中健脾，用于脾胃虚寒证。③元胡止痛片：理气活血，祛瘀止痛，用于气滞血瘀证。④越鞠丸：理气解郁，宽中除满，用于气滞腹痛证。

（2）针灸疗法　①体针：取足三里、天枢、中脘穴。寒证腹痛加灸神阙穴；食积加针刺内庭穴；呕吐加针刺内关穴。快速进针，平补平泻，捻转或提插，年龄较大儿童可留针 15 分钟。②耳针：取胃、脾、肝、胆穴。虚证加肾穴，实证加三焦、大肠穴，痛甚加神门、耳垂穴，便秘加肛门、直肠穴。每日按压 3～5 次，每周换贴 2～3 次，6 次为一疗程。

（3）推拿疗法　①补脾经，揉外劳宫，推三关，摩腹，捏揉一窝风，拿肚角。用于寒性腹痛。②补脾经，清大肠，揉板门，顺运内八卦，揉中脘，揉天枢，分腹阴阳，拿肚角。用于伤食腹痛。③补脾经，补肾经，推三关，揉外劳宫，揉中脘，揉脐，按揉足三里。用于虚寒腹痛。

（4）**中药外治法** 葱白、生姜、淡豆豉、粗盐适量，同炒至热，用细布包裹，温熨脐部，用于寒性腹痛。

四、预防与调护

（1）注意饮食卫生，勿多食生冷。

（2）注意气候变化，及时增减衣物，防止感受外邪，避免腹部受凉。

（3）剧烈或持续腹痛者要卧床休息，及时检查腹部体征，并做必要的辅助检查，以利于鉴别诊断和及时处理。

（4）根据病因，给予相应饮食调护。

（5）药液冷热适中，寒性腹痛者应热服药液；伴呕吐者，药液要少量多次服用。

思维导图

- 第二节 腹痛
  - 概念 — 临床以胃脘以下、脐周及耻骨以上部位疼痛为特征，一般分功能性与器质性两种。其中功能性腹痛占腹痛总数的50%～70%
  - 病因病机 — 感受寒邪，乳食积滞，胃肠结热，脏腑虚寒，气滞血瘀等造成脾胃纳化失司，肠腑气机壅滞，不通则痛
  - 诊断与鉴别诊断
    - 诊断 — 腹痛的病因很多，辨病时首先要辨别是器质性病变，还是功能性病变引起。还需鉴别为全身性疾病或腹部疾病引起
    - 鉴别诊断
      - 全身性疾病及腹部以外器官疾病引起的腹痛
        - ①败血症
        - ②过敏性紫癜
        - ③荨麻疹
        - ④癫痫
        - ⑤血液系统疾病、代谢性疾病等
      - 腹部器官的器质性疾病引起的腹痛
        - ①胃肠道感染
        - ②胃肠道梗阻、肠套叠、嵌顿性腹股沟斜疝
        - ③肝胆疾病
        - ④泌尿系统疾病：如泌尿系感染、泌尿系结石、尿路畸形、急性肾炎等
        - ⑤下腹痛：少女要注意是否卵巢囊肿蒂扭转、痛经
        - ⑥肝脾破裂：有外伤史，常伴有休克等
      - 功能性腹痛
        - ①腹痛突然发作，持续时间短，能自行缓解
        - ②腹痛以脐周为主，疼痛可轻可重，但腹部无明显体征
        - ③一般无伴随症状
        - ④有反复发作的特点，其病程至少持续3个月，3个月内至少发作3次

第二节 腹痛
- 辨证论治
  - 腹部中寒证 —— 温中散寒，理气止痛 —— 养脏散
  - 乳食积滞证 —— 消食导滞，行气止痛 —— 香砂平胃散
  - 胃肠结热证 —— 通腑泄热，行气止痛 —— 小承气汤
  - 脾胃虚寒证 —— 温中理脾，缓急止痛 —— 小建中汤合理中丸
  - 气滞血瘀证 —— 活血化瘀，行气止痛 —— 少腹逐瘀汤

第三节 积　　滞

积滞是指小儿内伤乳食，停聚中焦，积而不化，气滞不行所形成的一种脾胃疾病，以不思乳食，食而不化，脘腹胀满，嗳气酸腐，大便酸臭，干稀不调为临床特征。

各年龄段儿童均可发病，以婴幼儿多见；一年四季均可发生，临床既可单独出现，也可夹杂于其他疾病。本病一般预后良好，少数患儿可因积滞日久，迁延失治，进一步损伤脾胃，导致气血化源不足，营养及生长发育障碍而转化为疳证。

积滞又称“伤食”“食积”，属于西医学功能性消化不良的范畴。

一、病因病机

积滞的主要病因为喂养不当，乳食不节，伤及脾胃，致脾胃运化功能失调；或脾胃虚弱，纳化不及，乳食停滞不化引起。病位在脾胃，基本病机为乳食停聚，积而不化，气滞不行。

（1）乳食内积　若调护失宜，喂养不当，则易为乳食所伤。伤于乳者，多因乳食过量，或冷热不调。伤于食者，多因饮食喂养不当，偏食偏嗜，暴饮暴食；或过食膏粱厚味，煎炸炙煿；或贪食生冷、坚硬难化之物；或添加辅食过多过快等，均可致脾胃受损，受纳运化失职，升降失调，宿食停聚，积而不化而成积滞。伤于乳者，为乳积；伤于食者，则为食积。

（2）脾虚夹积　若禀赋不足，脾胃素虚；或病后失调，脾气亏虚；或过用寒凉攻伐之品，致脾胃虚寒。脾胃虚弱，腐熟运化不及，乳食稍有增加，即停滞不化，而成积滞。

若积久不消，迁延失治，则可进一步损伤脾胃，导致气血生化乏源，营养及生长发育障碍，形体日渐消瘦而转为疳证。

二、诊断与鉴别诊断

（1）诊断　积滞是以不思乳食，食而不化，脘腹胀满，嗳气酸腐，大便酸臭为特征的消化道疾病，还可伴有烦躁不安，夜间哭闹或呕吐等症。大便常规检查可见不消化食物残渣或脂肪滴。腹胀是积滞的主要临床表现，而引起腹胀的原因比较复杂，内科疾病如感染性疾病、低氧血症、水电解质紊乱及酸碱平衡失调等均可引起。同时，腹胀也是外科疾病的常见症状，如下消化道梗阻、气腹、血腹、肿瘤等。腹痛也是积滞的常见表现，对于腹痛一病，应注意临床症状特点，要明确原发疾病。

（2）鉴别诊断　本病需与厌食相鉴别，厌食表现为长期食欲不振、厌恶进食，一般无脘腹胀满、大便酸臭等症。

三、中医治疗

1. 辨证思路

本病辨证以八纲辨证为纲，根据体质特点、发病原因、伴随症状及病程长短，分清虚、实、寒、热。本病病初多属实证，若患儿素体脾气虚弱，初起即呈虚实夹杂之证；若积久，则易虚实夹杂；若积滞内停，又有寒积或化热的演变。

2. 治疗原则

治疗以消食化积，理气行滞为基本原则。实证以消食导滞为主，积滞化热者，佐以清解积热；偏寒者，佐以温阳助运。积滞较重，或积热结聚者，当通腑导滞，泻热攻下，但应中病即止，不可过用。虚实夹杂者，宜消补兼施。本病治疗，除内服药外，还可配合推拿、外治等传统疗法。

3. 辨证施治

（1）乳食内积证

证候　不思乳食，嗳腐酸馊或呕吐食物、乳片，脘腹胀满，疼痛拒按，大便酸臭，烦躁多啼，夜眠不安，舌红苔腻，脉弦滑，或指纹紫滞。

辨证要点　本证是新积之证，多有乳食不节史，以不思乳食，脘腹胀满，嗳吐酸腐，大便酸臭，舌红苔腻，脉弦滑，或指纹紫滞为特征。

治法　消乳化食，和中导滞。

方药　乳积者，选消乳丸（《证治准绳》）加减。食积者，选保和丸（《丹溪心法》）加减。

腹胀明显者，加木香、厚朴、枳实以行气除胀；腹痛拒按，大便秘结者，加大黄、槟榔以导滞下行；恶心呕吐者，加竹茹、生姜以和胃降逆止呕；大便稀溏者，加扁豆、薏苡仁以健脾渗湿，消补兼施；积热内盛，舌红苔黄者，加胡黄连、连翘、山栀以清热泻火；低热口渴者，加石斛、天花粉以清热生津止渴。

（2）食积化热证

证候　不思乳食，口干，脘腹胀满，腹部灼热，手足心热，心烦易怒，夜寐不安，小便黄，大便臭秽或秘结，舌质红，苔黄腻，脉滑数，或指纹紫。

辨证要点　以脘腹胀满，口干心烦，腹部皮肤灼热或手足心热，夜寐不安，舌质红，苔黄腻，脉滑数，或指纹紫为特征。

治法　清热导滞，消积和中。

方药　枳实导滞丸（《内外伤辨惑论》）加减。

积热内盛者，加胡黄连、连翘、栀子以清热泻火；低热口渴者，加石斛、天花粉以清热生津止渴；腹胀明显者，加木香、厚朴以行气除胀；大便秘结者，加郁李仁、火麻仁以润肠通便。

（3）脾虚夹积证

证候　面色萎黄，形体消瘦，神疲肢倦，不思乳食，食则饱胀，腹满喜按，大便溏薄酸臭，夹有乳片或不消化食物残渣，舌质淡，苔白腻，脉细滑，或指纹淡滞。

辨证要点　以面黄神疲，腹满喜按，大便溏薄酸臭，夹有乳片或不消化食物残渣，舌质淡，苔白腻，脉细滑，或指纹淡滞为特征。

治法　健脾助运，消食化滞。

方药　健脾丸（《医方集解》）加减。

呕吐者，加生姜、丁香、半夏以温中和胃，降逆止呕；大便稀溏者，加山药、薏苡仁、苍术以健脾化湿；腹痛喜温喜按者，加干姜、白芍以温中散寒，缓急止痛；舌苔白腻者，加藿香、佩兰以芳香醒脾化湿。

4. 中医其他疗法

（1）中成药　①化积口服液：健脾导滞，化积除疳，用于乳食内积证。②小儿化食丸：消食化滞，泻火通便，用于食积化热证。③小儿香橘丸：健脾和胃，消食止泻，用于脾虚夹积证。

（2）针灸疗法　①体针：取足三里、中脘、四缝穴。乳食内积加内庭、天枢穴；积滞化热加曲池、大椎穴；烦躁加神门穴；脾虚夹积加脾俞、胃俞、气海穴。每次取 3～5 穴，中等刺激，不留针。实证以泻法为主，辅以补法；虚证以补法为主，辅以泻法。②耳针：取胃、大肠、神门、交感、脾穴。每次选 3～4 穴，用王不留行籽贴压，左右交替，每日按压 3～4 次。

（3）推拿疗法　①推板门，清大肠，揉板门，揉中脘，揉脐，按揉足三里各 50 次，下推七节 50 次，用于积滞实证。②补脾土，运水入土，下推七节骨，揉板门，揉中脘，揉外劳宫，揉足三里各 50 次，用于积滞虚证。以上各证均可配合使用捏脊疗法。

（4）中药外治法　①玄明粉 3g，胡椒粉 0.5g，研细粉拌匀，置于脐中，外盖纱布，胶布固定，每日换 1 次。用于乳食内积证。②神曲 30g，麦芽 30g，山楂 30g，槟榔 10g，生大黄 10g，芒硝 20g，共研细末，以麻油调上药，敷于中脘、神阙穴，先热敷 5 分钟后继续保留 24 小时，隔日 1 次，3 次为一疗程，用于食积化热证。

四、预防与调护

（1）合理喂养，做到乳贵有时，食贵有节。忌暴饮暴食、过食肥甘厚味、生冷瓜果及滋补之品。

（2）根据小儿生长发育需求，按由少到多、由稀到稠、由一种到多种，循序渐进的原则给婴儿添加辅食。

（3）积滞患儿可暂时控制饮食，待病情好转后逐渐恢复正常饮食。

思维导图

第三节 积滞
- 概念 — 积滞是指小儿内伤乳食，停聚中焦，积而不化，气滞不行的一种疾病，以不思乳食，脘腹胀满，嗳气酸腐，大便酸臭，干稀不调为临床特征
- 病因病机 — 乳食停聚，积而不化，气滞不行
- 诊断与鉴别诊断
  - 诊断 — 以不思乳食，食而不化，脘腹胀满，嗳气酸腐，大便酸臭为特征，还可伴有烦躁不安，夜间哭闹或呕吐等症。大便常规检查可见不消化食物残渣或脂肪滴
  - 鉴别诊断 — 厌食 — 为长期食欲不振、厌恶进食，一般无脘腹胀满、大便酸臭等症
- 辨证论治
  - 乳食内积证 — 消乳化食，和中导滞 — 消乳丸或保和丸
  - 食积化热证 — 清热导滞，消积和中 — 枳实导滞丸
  - 脾虚夹积证 — 健脾助运，消食化滞 — 健脾丸

第四节　便　　秘

便秘是指大便秘结不通，排便次数减少或时间延长，或大便艰涩不畅的一种病证。可分为器质性便秘和功能性便秘两大类，功能性便秘是指未发现明显器质病变而以功能性改变为特征的排便障碍，占儿童便秘的90%以上。

本节内容主要讨论功能性便秘。该病一年四季均可发病，可见于任何年龄阶段的儿童，儿童发病率为 0.3%～8.0%，且呈上升趋势，与饮食和生活习惯关系较密切，如粗纤维类饮食减少，日常活动量不足等。本病经合理治疗，一般预后良好，少数可引起肛裂、脱肛甚至假性大便失禁等，影响生长发育。

本病尚有“后不利”“大便难”“脾约”“秘结”“阴结”“阳结”等称谓。根据病因不同，有“实秘”之“热秘”“食秘”“气秘”，“虚秘”之“寒秘”“气虚秘”“血虚秘”“阴虚秘”之别。

一、病因病机

便秘的常见病因有饮食因素、外邪因素、情志因素及体质因素等。主要病位在大肠，与脾、肝、肾密切相关，病机关键是大肠传导功能失常。

（1）乳食积滞　小儿若喂养不当，乳食无度，或进食过快，冷热不调，或过食肥甘、生冷、坚硬难化之物，或添加辅食过多过快，致脾胃受损，纳化失职，食停中焦，久而成积，积久化热，积热内蕴，导致肠道传导功能失常，发为便秘。

（2）燥热内结　小儿若过食辛辣炙煿之品，或过用辛温香燥之药，肠胃积热，或患热病之后，燥热阴伤，燥热内结肠腑，传导失常，则大便干结。

（3）气机郁滞　小儿若受惊吓打骂，所欲不遂，或环境、生活习惯突然改变，情志怫郁，或久坐少动，均可致气机郁滞，脾胃纳化功能失司，肠腑传导功能失常，糟粕内停，不得下行，而大便秘结。

（4）体质因素　小儿若先天禀赋不足，或后天调护失宜，或疾病影响、药物克伐等，皆可致脏腑虚损，气血津液不足。气虚则大肠传导无力，血虚津亏则肠道失润干涩，大便次数减少，艰涩不畅，便秘由生。

二、诊断与鉴别诊断

（一）诊断

1. 婴儿排便困难

年龄小于 9 月龄的婴儿必须同时满足以下 2 项条件：①在排出软便或未能成功排便前处于紧张和哭闹状态至少持续 10 分钟；②无其他健康问题。

2. 功能性便秘

（1）年龄＜4 岁的儿童至少符合以下 2 项条件，持续时间达 1 个月：①每周排便≤2 次；②大量粪便潴留史；③有排便疼痛和排便费力史；④排粗大粪便史；⑤直肠内存有大量粪便团块。

对于接受排便训练的儿童，以下条件也作为选项：①能控制排便后每周至少出现 1 次大便失禁；

②粗大粪便曾堵塞抽水马桶。

（2）年龄≥4岁不符合肠易激综合征诊断标准的儿童必须满足以下2条或多条，持续时间达1个月，每周至少发作1次：①每周在厕所排便≤2次；②每周至少出现1次大便失禁；③有保持体位或过度克制排便病史；④有排便疼痛或困难病史；⑤直肠内存在大粪块；⑥粗大粪便曾堵塞厕所。

（二）鉴别诊断

（1）先天性巨结肠　患儿有胎便排出延缓或排尽时间延迟史。主要表现为顽固性便秘及腹胀，腹部常扪及横结肠，有时可扪及粪块。部分患儿伴呕吐、消瘦、生长发育落后等。肛门指诊有空虚感。钡灌肛检查显示近直肠-乙状结肠处狭窄，上段结肠异常扩大。

（2）机械性肠梗阻　主要表现为急性便秘，伴阵发性剧烈腹痛、腹胀、恶心呕吐及肠鸣音亢进，体格检查时应注意腹股沟区有无嵌顿性疝和腹壁有无手术瘢痕。腹部X线检查见多个扩张肠袢及较宽液平面，而结肠远端及直肠无气。

三、中医治疗

1. 辨证思路

本病应以八纲辨证为纲，首辨虚实，再辨寒热。

（1）辨虚实　实秘多由乳食积滞、燥热内结和气机郁滞所致，一般病程短，粪质多干燥坚硬，常腹痛拒按。虚秘多因气血不足或阴液亏损，致肠失濡润，传导无力，一般病程长，粪质虽不甚干结，但多欲便不出或便出不畅，腹胀喜按。由气虚所致者，伴神疲气短，面白多汗；由血虚引起者，伴头晕心悸，唇甲色淡；由阴虚导致者，伴形瘦盗汗，五心烦热。

（2）辨寒热　热证多面赤身热，口渴尿黄，喜凉恶热；寒证多面白肢冷，小便清长，喜热恶凉。

2. 治疗原则

本病以润肠通便为基本原则。临证宜根据病因不同，分别采用消食导滞、清腑泄热、疏肝理气、益气养血、增液润燥等治法。用药应注意通下不可太过，以免损伤正气。

3. 辨证施治

实秘

（1）乳食积滞证

证候　大便秘结，脘腹胀痛，不思饮食，手足心热，小便黄少，或恶心呕吐，舌质红，苔黄厚，脉沉有力，或指纹稍紫。

辨证要点　有伤食或伤乳史。以便秘同时兼见脘腹胀痛，不思饮食，手足心热，舌质红，苔黄厚，脉沉有力，或指纹稍紫为特征。

治法　消积导滞，润肠通便。

方药　枳实导滞丸（《内外伤辨惑论》）加减。

大便干结甚者，加郁李仁、瓜蒌子以清热润肠；恶心呕吐者，加广藿香、竹茹以和胃止呕；食积重者，加麦芽、谷芽、莱菔子、鸡内金以消积化滞。

（2）燥热内结证

证候　大便干结，排出困难，甚至便秘不通或如羊屎，腹胀不适，或面赤身热，小便短黄，或口干口臭，或口舌生疮，舌质红，苔黄燥，脉数有力，或指纹色紫。

辨证要点　多见于热病之后，或素喜辛辣炙煿之品，或过用辛温香燥、甘温补益之剂者。以便秘较重，伴面赤身热，口臭口疮，舌质红，苔黄燥，脉数有力，或指纹色紫为特征。

治法　清腑泄热，润肠通便。

方药　麻子仁丸（《伤寒论》）加减。

纳差，口臭者，加莱菔子、山楂、鸡内金以消积导滞；口干甚者，加天花粉、北沙参、麦冬以养阴生津止渴；身热面赤者，加葛根、黄芩以解肌清热；口舌生疮者，加黄连、栀子以清热泻火解毒；腹胀痛者，加木香、槟榔以行气导滞；若痞、满、燥、实、坚俱备者，加芒硝以软坚散结。

（3）气机郁滞证

证候　大便秘结，欲便不得，甚或腹胀疼痛，胸胁痞满，嗳气频作，舌质红，苔薄白，脉弦或指纹滞。

辨证要点　多见于年长儿，有情志失和或久坐少动史。以欲便不得，胸胁痞满，嗳气频作，舌质红，苔薄白，脉弦或指纹滞为特征。

治法　疏肝理气，导滞通便。

方药　六磨汤（《世医得效方》）加减。

腹胀痛者，加青皮、厚朴以破气化滞；嗳气频作者，加旋覆花、降香、紫苏梗以顺气降逆；若气郁化火，口苦咽干者，加黄芩、栀子以清肝泻火。

虚秘

（1）气虚不运证

证候　时有便意，大便不干结，但努挣难下，挣时汗出气短，便后疲乏，神疲气怯，面色㿠白，舌淡苔薄，脉虚弱或指纹淡红。

辨证要点　多见于禀赋不足或病后失调儿。以时有便意，大便不干结，但努挣难下，面白气短，舌淡苔薄，脉虚弱或指纹淡红为特征。

治法　健脾益气，润肠通便。

方药　黄芪汤（《金匮翼》）加减。

汗多气短者，合生脉散以益气生津，敛阴止汗；气虚下陷脱肛者，重用黄芪，加升麻、柴胡以益气升阳举陷；若久病及肾，肾阳不足，不能蒸化津液温润肠道，而见大便不干，排出困难，腹中冷痛，四肢欠温者，改用温脾汤以温阳通便。

（2）血虚肠燥证

证候　大便干燥，艰涩难下，面白无华，唇甲色淡，头晕心悸，舌质淡，苔薄白，脉细弱或指纹淡。

辨证要点　多见于素体血虚的患儿。以大便干燥，艰涩难下，面白无华，唇甲色淡，舌质淡，苔薄白，脉细弱或指纹淡为特征。

治法　养血补血，润燥通便。

方药　润肠丸（《沈氏尊生书》）加减。

心悸者，加酸枣仁、柏子仁以养心安神；唇甲色淡者，加阿胶、当归以滋阴补血；血虚有热，口干心烦者，加玄参、牡丹皮、栀子以滋阴凉血清热；兼气虚者，加黄芪、党参以益气养血；若血虚已复，大便仍干燥者，可用五仁丸以润肠通便。

（3）阴虚津亏证

证候　大便干结，形体消瘦，口干渴，盗汗，五心烦热，舌质红，少苔，脉细数或指纹紫滞。

辨证要点　多见于素体阴虚或病后伤阴的患儿。以大便干结，形体消瘦，口渴盗汗，舌红少苔，脉细数或指纹紫滞为特征。

治法 增液生津，润肠通便。

方药 增液汤（《温病条辨》）合益胃汤（《温病条辨》）加减。

大便干硬状如羊粪者，加大黄、芒硝以通腑软坚；兼血虚者，加当归、鸡血藤以养血补血；盗汗著者，加鳖甲、煅龙骨、煅牡蛎以滋阴敛汗；兼气虚者，加黄芪、白术、太子参以益气生津。

4. 中医其他疗法

（1）*中成药* ①枳实导滞丸：消积导滞，清利湿热，用于乳食积滞证。②麻仁丸：润肠通便，用于燥热内结证。③木香槟榔丸：行气导滞，泻热通便，用于气机郁滞证。④补中益气丸：补中益气，升阳举陷，用于气虚不运证。⑤桑椹膏：补肝肾，益精血，用于血虚肠燥证。

（2）*推拿疗法* ①推肺金，退下六腑，推四横纹，揉膊阳池，推板门，推肾水，清天河水，揉小天心，揉二人上马，用于燥热便秘证。②推肺金，退下六腑，揉膊阳池，推肝木，推心火，推小肠，推四横纹，用于气滞便秘证。③揉中脘，摩腹，推脾经，推肾经，掐神阙，推三关，揉脾、肾俞，捏脊，用于气虚便秘证。④推肺金，退下六腑，清小肠，摩腹，推板门，逆运内八卦，推四横纹，用于血虚便秘证。

四、预防与调护

（1）合理喂养，科学添加辅食。适当摄入粗粮蔬菜，避免过食辛辣、煎炸等食物，不可过食寒凉生冷之物。

（2）鼓励按时排便，养成良好的排便习惯。

（3）避免久坐少动，鼓励参加体育活动，适当多饮水。

（4）适当调整饮食结构，饮食多样化。适当增加水果蔬菜等富含粗纤维的食品，可尝试空腹喝蜂蜜水，适量进食酸奶。

（5）顺时针按摩腹部，便秘严重者可临时予开塞露等通便，不宜常用；如需应用泻剂，需在医师指导下进行。

（6）密切观察病情变化。如有肛裂、脱肛或痔疮等发生，及时专科诊疗。

思维导图

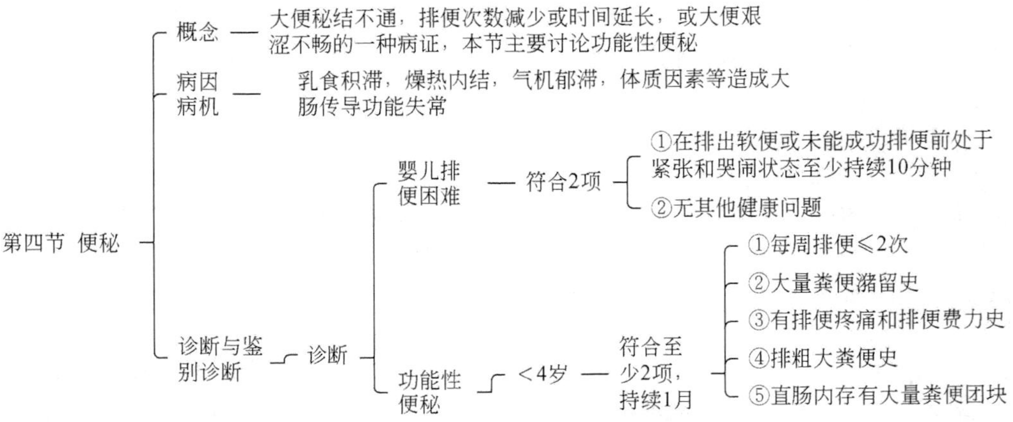

- 第四节 便秘
  - 诊断与鉴别诊断
    - 诊断 — 功能性便秘
      - ＜4岁 — 符合至少2项，持续1月
        - 接受排便训练的儿童
          - ①能控制排便后每周至少1次大便失禁
          - ②粗大粪便曾堵塞抽水马桶
      - ≥4岁 — 符合至少2项，持续1月，每周至少发作1次
        - ①每周在厕所排便≤2次
        - ②每周至少出现1次大便失禁
        - ③有保持体位或过度克制排便病史
        - ④有排便疼痛或困难病史
        - ⑤直肠内存在大粪块
        - ⑥粗大粪便曾堵塞厕所
    - 鉴别诊断 — 与先天性巨结肠、机械性肠梗阻相鉴别
  - 辨证论治
    - 实秘
      - 乳食积滞证 — 消积导滞，润肠通便 — 枳实导滞丸
      - 燥热内结证 — 清腑泄热，润肠通便 — 麻子仁丸
      - 气机郁滞证 — 疏肝理气，导滞通便 — 六磨汤
    - 虚秘
      - 气虚不运证 — 健脾益气，润肠通便 — 黄芪汤
      - 血虚肠燥证 — 养血补血，润燥通便 — 润肠丸
      - 阴虚津亏证 — 增液生津，润肠通便 — 增液汤合益胃汤

第五节 鼻 鼽

鼻鼽是以反复发作的清水样鼻涕、鼻痒、鼻塞、喷嚏等为特征的一种病证。常伴随过敏性结膜炎、湿疹、哮喘、腺样体肥大、鼻窦炎、鼻出血、中耳炎等疾病。

本病为儿科常见病之一，有鼽嚏、鼽鼻、鼽水等别称。可常年发病，亦可呈季节性发作，春、秋、冬季气候多变时易发。年幼儿童发病率高于年长儿，男孩多于女孩，城镇儿童发病率较农村儿童高。多数患儿有反复发作的病史，若积极治疗，可以控制症状，但较易复发。

西医的变应性鼻炎、血管运动性鼻炎、嗜酸性粒细胞增多性非变应性鼻炎等疾病可参照本病施治。本节主要介绍变应性鼻炎（allergic rhinitis，AR），易感儿童接触变应原后，由 IgE 介导的鼻黏膜非感染性炎症是本病的主要发生机制。

一、病因病机

本病病因有内外之分，外因责之于风、寒、异气之邪侵袭，内因在于先天禀赋有异，肺、脾、肾不足。本病病位主要在肺，涉及脾肾。病机关键为肺气不宣，鼻窍失利。

（1）肺气虚寒　小儿肺气不足，卫表不固，风寒之邪乘虚而入，邪聚鼻窍，邪正相搏，肺气不宣，津液停聚，遂致鼽嚏。

（2）脾气亏虚　若小儿喂养不当，后天失养，脾胃运化力弱，化生不足，鼻窍失养，易遭受外邪或异气侵袭，邪聚鼻窍而发病。

（3）肾阳不足　先天禀赋不足，肾阳亏虚，则摄纳无权，气不归元，温煦失职，腠理、鼻窍失于温煦，则外邪、异气易侵，发为鼻鼽。

（4）肺经伏热　小儿乳食不节，食积化热，郁热内伏于肺经，若燥热引动，肺肃降失职，邪热上犯鼻窍，亦可发为鼻鼽。

临床可见肺脾气虚证、肺肾两虚证等。

二、诊断与鉴别诊断

（一）诊断

儿童变应性鼻炎的诊断标准应根据患儿家族史和典型过敏史、临床表现以及与其一致的实验室检测结果制定。

鼻痒、喷嚏、清水样涕、鼻塞等症状出现 2 项及以上，每天症状持续或累计 1 小时以上，查体可见鼻黏膜苍白、水肿或充血，并具备过敏原检测，如皮肤点刺试验或血清特异性 IgE，至少 1 种阳性即可诊断。

婴幼儿 AR 的诊断，变应原皮肤点刺试验或血清特异性 IgE 检测可不作为必要条件，仅根据过敏史、家族史、典型的症状及体征即可诊断。

（二）鉴别诊断

（1）上呼吸道感染　患儿多无个人及家族史。症状除鼻痒、喷嚏外，多伴有发热、咽痛、咳嗽，嗜酸性粒细胞多正常，过敏原检测阴性。

（2）血管运动性鼻炎　变应原皮肤点刺试验和血清特异性 IgE 检测往往呈阴性。

（3）急性细菌性鼻-鼻窦炎　鼻塞，鼻涕为黏（脓）性，可伴头痛，重者可有发热。查体可见鼻甲黏膜充血肿胀，鼻腔及鼻道有黏液或脓性分泌物，颜面部鼻窦区压痛阳性等。

三、中医治疗

1. 辨证思路

以八纲辨证为主，首辨疾病的寒、热、虚、实，再结合全身兼症，次辨病位归属于何脏腑。

首辨寒热虚实。清涕连连，鼻塞，遇冷风或劳累后加重，鼻黏膜色淡，鼻甲肿胀，舌质淡，苔白或薄白，多属寒证、虚证；喷嚏，鼻痒，喷嚏连连，流涕黏浊或鼻衄，多在遇热或闷热天气发作，鼻黏膜色红，鼻甲肿胀，伴口干、烦热等，多属热证、实证。

其次辨脏腑。鼻鼽症状遇冷风加重，伴畏寒怕风、自汗，多属肺气虚寒，卫表不固；劳累后加重，伴纳呆、便溏等，多属肺脾气虚，清阳不升；伴腰膝酸软、四肢不温、怕冷等，多属肺肾两虚，温煦失职；多在遇热或闷热天气发作或加重，伴口干、烦热等，多属肺经伏热，上犯鼻窍。

2. 治疗原则

本病治疗以扶正培本，宣通鼻窍为主。以治肺为主，兼顾脾、肾。治肺分施温肺散寒、清宣肺气；脾、肾则多为气、阳虚，常与肺虚并存，给予补脾温肾；如虚实夹杂、寒热并存，应注意兼顾。发作期宜攻邪以治其标，间歇期应补虚以固其本，注重疏风，宣通肺窍，坚持长期治疗。

3. 辨证施治

（1）肺气虚寒证

证候　鼻痒，喷嚏频频突发，遇冷风易作，流清涕，鼻塞，嗅觉减退，畏风怕冷，自汗，气短懒言，语声低怯，面色苍白，或见咳嗽痰稀，鼻黏膜色淡，舌质淡，苔薄白，脉虚弱，指纹淡红。

辨证要点 以鼻痒，喷嚏频发，流清涕，鼻塞，畏风怕冷，自汗，鼻黏膜色淡，舌质淡，苔薄白，脉虚弱，指纹淡红为特征。

治法 温肺散寒，益气固表。

方药 温肺止流丹（《辨证录》）加减。

喷嚏多者，加蒺藜、五味子以祛风止嚏；鼻痒甚者，加蝉蜕、乌梅以祛风止痒；流涕多者，加苍术、鱼脑石以祛湿收涕；畏风寒者，加炙麻黄、干姜以祛风散寒。

（2）肺脾气虚证

证候 鼻痒，喷嚏频频突发，流清涕，鼻塞，嗅觉减退，面色萎黄，食少纳呆，消瘦，腹胀，大便溏薄，四肢倦怠乏力，多汗易感，鼻黏膜色淡，舌质淡，苔薄白，脉弱，指纹淡。

辨证要点 以鼻痒，喷嚏频发，流清涕，鼻塞，鼻黏膜色淡，伴见食少便溏，神疲乏力，舌质淡，苔薄白，脉弱，指纹淡为特征。

治法 益气健脾，升阳通窍。

方药 补中益气汤（《脾胃论》）加减。

清涕如水量多者，加苍术、干姜以温散寒湿；畏风恶寒者，加桂枝、川芎以祛风散寒；脘腹饱胀者，加砂仁、木香以行气消胀；食欲不振者，加焦山楂、炒谷芽以运脾开胃；大便溏薄者，加苍术、益智仁以健脾止泻；多汗者，加麻黄根、浮小麦以收涩敛汗。

（3）肺肾两虚证

证候 鼻痒，喷嚏频频，感寒易作，流清涕，鼻塞，嗅觉减退，面色白，形寒肢冷，腰膝酸软，神疲倦怠，小便清长，鼻黏膜苍白，舌质淡，苔白，脉沉细，指纹淡。

辨证要点 以鼻痒，喷嚏频发，流清涕，鼻黏膜苍白，伴见形寒肢冷，腰膝酸软，舌质淡，苔白，脉沉细，指纹淡为特征。

治法 温补肺肾，通利鼻窍。

方药 肾气丸（《金匮要略》）加减。

鼻痒多嚏者，加乌梅、五味子以养阴止痒；清涕长流者，加苍术、桂枝以祛风除湿；畏风易感者，加黄芪、白术、防风以益气固表；多汗者，加煅龙骨、煅牡蛎以敛阴止汗；小便清长者，加益智仁、乌药以温肾缩尿。

（4）肺经伏热证

证候 鼻痒，喷嚏频频，流黄涕或脓涕，鼻塞，嗅觉减退，可伴有咳嗽、咽痒、口干烦热，或见鼻衄，鼻黏膜色红，咽红，舌质红，苔黄，脉数，指纹淡紫。

辨证要点 以鼻痒，喷嚏频发，流清涕，鼻塞，口干烦热，或见鼻衄，鼻黏膜色红，舌质红，苔黄，脉数，指纹淡紫为特征。

治法 清宣肺气，通利鼻窍。

方药 辛夷清肺饮（《医宗金鉴》）加减。

鼻痒难忍，喷嚏频作者，加蒺藜、徐长卿以祛风止痒；鼻流浊涕者，加黛蛤散（包）、苍术以清热除湿；鼻涕黄稠者，加胆南星、鱼腥草以清热解毒；鼻干无涕者，去石膏、知母，加南沙参、乌梅、五味子以润燥生津；咽痒者，加蝉蜕、牛蒡子以利咽止痒；咽红肿者，加金银花、败酱草以清热消肿；咳嗽者，加桔梗、前胡以疏风止咳。

4. 中医其他疗法

（1）中成药 ①辛芩颗粒：益气固表，祛风通窍，用于肺气虚寒证。②通窍鼻炎颗粒（片）：散风固表，宣肺通窍，用于肺脾气虚、肺气虚寒证。③辛夷鼻炎丸：祛风宣窍，清热解毒，用于肺经伏热证。④玉屏风颗粒：益气固表，用于肺脾气虚证。

（2）**针灸疗法** 体针：主穴取迎香、印堂、风池、风府、合谷等，配穴取上星、足三里、禾髎、肺俞、脾俞、肾俞、三阴交等。每次主穴、配穴各选1～2穴，用补法，留针20分钟，每日1次，肺气不足可加灸。

（3）**敷贴疗法** 白芥子、细辛、辛夷、甘遂、冰片等药物研粉，生姜汁调成膏状，敷贴于大椎、肺俞穴。敷贴疗法根据患儿年龄及治疗反应调整敷贴时间长短。

四、预防与调护

（1）注意观察，寻找并尽量避免诱发因素。在寒冷、扬花季节及雾霾等不良天气时，出门戴口罩，减少和避免各种尘埃、花粉、污染物的刺激；避免进食或接触易引起机体过敏之物，如鱼虾、海鲜、羽毛、兽毛等，忌辛辣刺激食物；注意室内及个人卫生，经常除尘去霉，勤晒被褥，避免与宠物接触。

（2）锻炼身体，增强免疫力，勿过度疲劳，防止受凉，避免上呼吸道感染。

（3）由于儿童的解剖结构特殊，AR患儿易并发鼻窦炎、分泌性中耳炎等，因此发病后应积极治疗，防止并发症的出现。

（4）可每日按揉迎香穴，每侧每次100下，早晚各1次。

思维导图

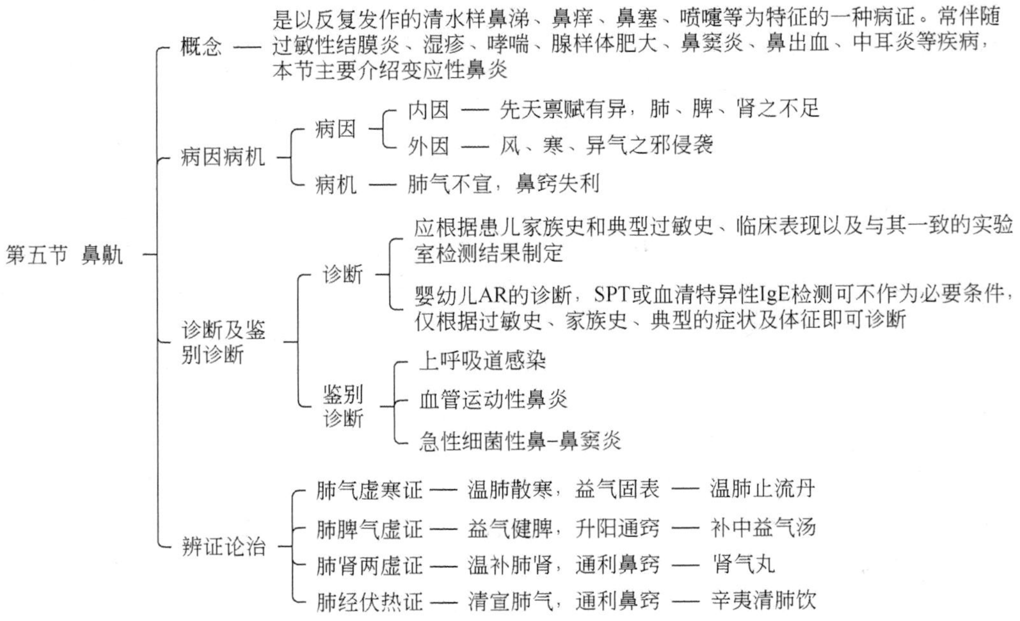

思考题

1. 儿童慢性咳嗽的常见病因有哪些？
2. 简述儿童慢性咳嗽的中医辨证论治。
3. 简述小儿便秘的中医辨证思路。
4. 试述便秘如何辨证施治。
5. 试述鼻鼽的病因病机，如何辨证施治？
6. 如何诊断鼻鼽？
7. 简述腹痛的中医辨证思路。
8. 试述腹痛如何辨证施治。
9. 试述积滞的辨证思路及治疗原则，如何辨证施治？

中医相关病症病案及古籍选录

附　　录

一、小儿推拿疗法

小儿推拿疗法历史悠久，明清时期已自成一体，是儿科常用外治法之一。由于小儿推拿无针药之苦，易为患儿接受；其安全、疗效好、无创伤，也易为家长接受，因此在群众中有较好的应用基础。小儿推拿临床需根据疾病不同、证候特点不同，辨证用穴。小儿推拿虽与成人推拿有相似之处，但由于儿童年龄、生理病理特点、疾病谱等不同，小儿推拿在手法操作、次数、频率、穴位、适应证上与成人也有不同之处。小儿推拿手法应轻快柔和，切忌使用蛮力、暴力。

（一）常用手法

（1）推法　用拇指面（正、侧两面均可）或食、中指面或掌根，在选定的穴位上作直线推动，称直推法（图附 1-1）；用双手拇指面在同一穴位起向两端分开推，称分推法（图附 1-2）。

（2）揉法　用指端（食、中、拇指均可）、大鱼际或掌根，在选定的穴位上贴住皮肤，带动皮肉筋脉作旋转回环活动，称揉法（图附 1-3）。治疗部位小的用指端揉，部位大的用掌根揉。

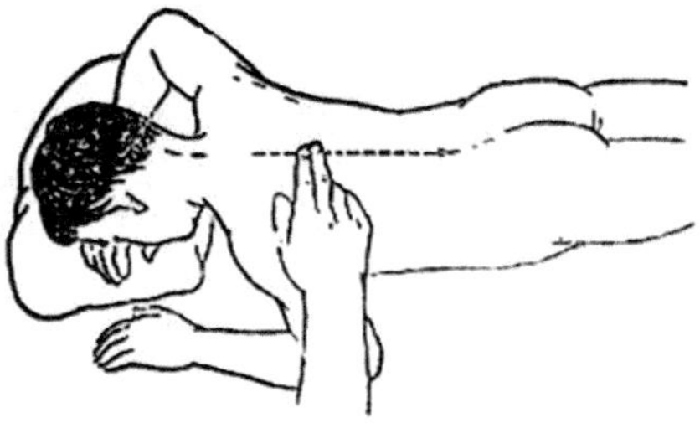

图附 1-1　直推法

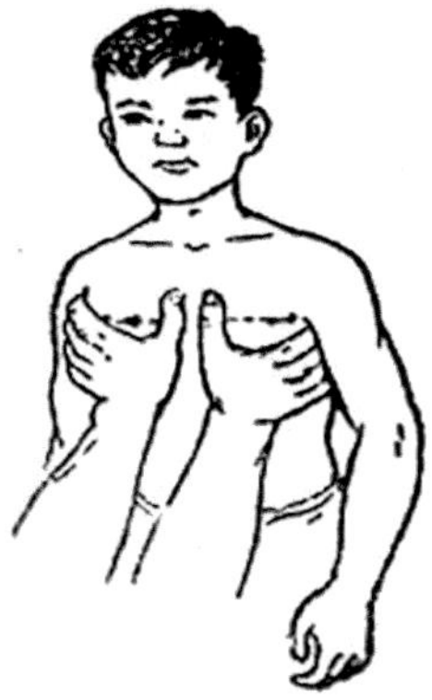

图附 1-2　分推法

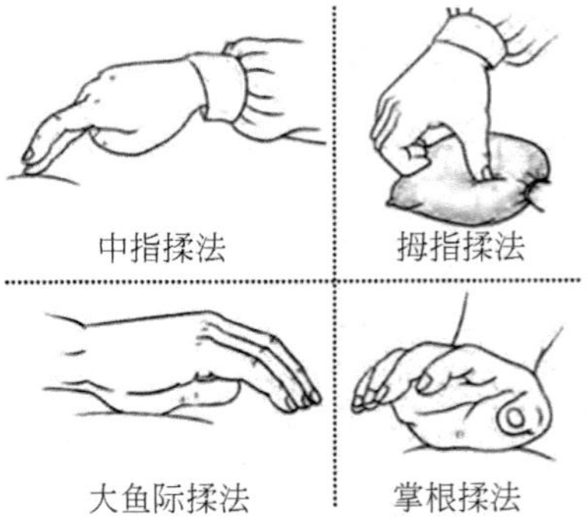

图附 1-3　揉法

（3）捏脊法　用双手的中指、无名指和小指握成半拳状，食指半屈，拇指伸直对准食指前半段（图附 1-4），然后顶住患儿皮肤，拇、食指前移，提拿皮肉（图附 1-5），此为第一种捏脊法。或用双手拇指和食中两指，指腹相向，三指对称用力捏拿肌肤，此为第二种捏脊法，一般小儿捏脊常用第二种捏脊法。自尾椎两旁双手交替向前，至大椎两旁（龟尾→大椎），为捏脊一遍，此法多用于小儿疳积，故又称“捏积”。

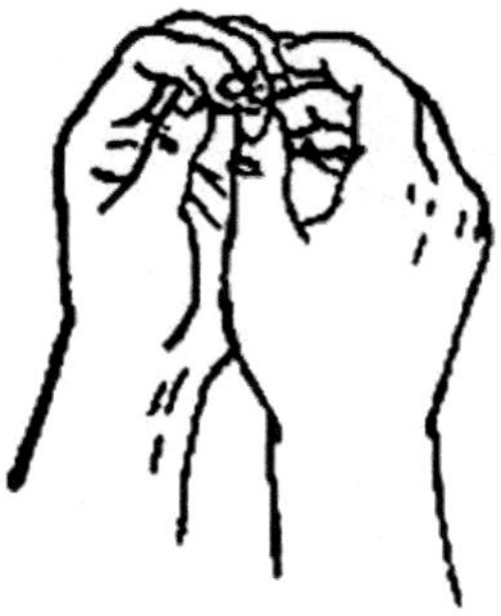

图附 1-4　捏脊姿势

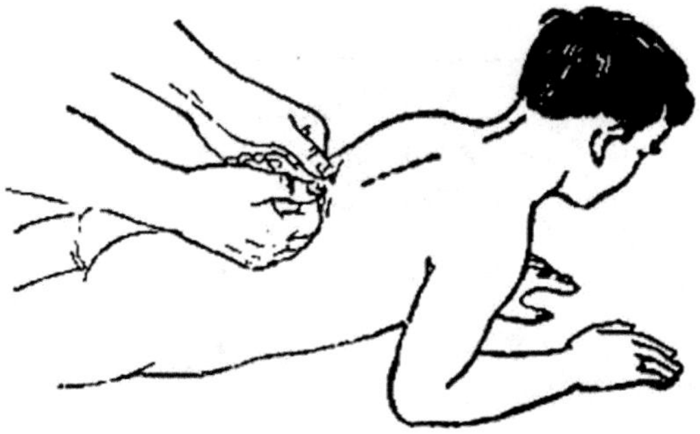

图附 1-5　捏脊操作

（4）*推脊法*　用食、中指（并拢）自患儿大椎起循脊柱向下直推至腰椎处，称推脊法，此法为泻法，适用于高热。

（5）*摩法*　有三指摩法（食、中、无名指）与掌摩。用三指指面或手掌面附着于一定部位或穴位，以腕关节连同前臂沿顺时针或逆时针方向带动掌或指作有节律的环形摩动，摩法要求轻柔缓和、速度均匀。

（二）常用穴位

小儿推拿的常用穴位见表附 1-1，图附 1-6。

表附 1-1　小儿推拿常用穴位表

穴名	位置	手法	次数	频率	作用	适应证
脾经	拇指末节螺纹面；或拇指桡侧缘，从拇指尖至指根成一直线	推法。拇指桡侧缘从指尖向指根方向直推为补脾经；反之为清脾经	100～300 次	100～150 次/分	补脾经：健脾胃，补气血 清脾经：清热利湿，化痰止呕	补脾经：脾胃虚弱，气血不足所致食欲不振、肌肉消瘦、消化不良等症 清脾经：湿热熏蒸之皮肤发黄、恶心呕吐、腹泻、痢疾等症
大肠经	食指桡侧缘，自食指尖至虎口成一直线	推法。从食指尖推向虎口为补大肠；反之为清大肠	100～300 次	100～150 次/分	补大肠：涩肠固脱，温中止泻 清大肠：清利肠腑，除湿热，导积滞	补大肠：虚寒之腹泻、脱肛等 清大肠：湿热、积食滞留肠道之身热腹痛、痢下赤白、大便秘结等症
胃经	拇指掌面近掌端第 1 节；或大鱼际桡侧赤白肉际处	推法。自拇指根向掌根方向推为补胃经；反之为清胃经	100～300 次	100～150 次/分	补胃经：健脾胃，助运化 清胃经：清中焦湿热，和胃降逆，除烦止渴	补胃经：脾胃虚弱之纳呆腹胀等症 清胃经：脾胃湿热或胃气不和之呕恶、脘腹胀满、发热烦渴、便秘纳呆等症
肾经	小指末节螺纹面；或小指掌面，由指尖到指根	推法。自指根向指尖方向直推为补肾经；反之为清肾经	100～300 次	100～150 次/分	补肾经：补肾益脑，温养下元 清肾经：清利下焦湿热	补肾经：先天不足之久病体虚，肾虚之久泻、多尿、遗尿，虚汗喘息等症 清肾经：膀胱蕴热之小便赤涩等症

续表

穴名	位置	手法	次数	频率	作用	适应证
四横纹	掌面食、中、无名、小指第1指间关节横纹处	掐法或推法。掐法：拇指甲掐揉穴位；推法：四指并拢，从食指横纹推向小指横纹	掐各5次；推100～300次	100～150次/分	掐法：退热除烦，散瘀结；推法：调中行气，和气血，消胀满	疳积，腹胀，消化不良等症。刺四横纹亦治疗疳积
板门	手掌大鱼际平面	推法或揉法	100～300次	100～150次/分	健脾和胃，消食化滞。止泻，止呕	乳食停积，食欲不振或嗳气，腹胀，腹泻，呕吐等症
内八卦	以手掌心为圆心，从圆心至中指根横纹约2/3处为半径做圆周	运法。顺时针方向运，称运内八卦	100～300次	100～150次/分	宽胸利膈，理气化痰，行滞消食	咳嗽痰喘，胸闷纳呆，乳食内伤，腹胀呕吐等症
天河水	前臂掌侧正中，腕横纹与肘横纹中点连线	推法。食中二指并拢，自腕横纹中点推向肘横纹中点为清天河水	100～300次	80～100次/分	本穴性微寒，清热解表，泻火除烦	实热、高热等热性病证。感冒发热，五心烦热，口燥咽干，唇舌生疮，夜啼等症
三关	前臂桡侧边缘，腕横纹与肘横纹连线	推法。用拇指桡侧面或食中指并拢自腕部推向肘	100～300次	80～100次/分	本穴性温热，补气行气，温阳散寒，发汗解表	一切虚寒病症。气血虚弱，命门火衰；或四肢厥冷，食欲不振，疳积，吐泻等症
六腑	前臂尺侧边缘，腕横纹与肘横纹连线	推法。用拇指桡侧面或食中指并拢自肘推向腕	100～300次	80～100次/分	本穴性寒凉，清热，凉血，解毒	温病营血证，脏腑郁热积滞之壮热烦渴、腮腺炎等实热证
腹	腹部	摩法。掌心贴于脐，大小鱼际和掌根贴于脐周，做顺时针或逆时针环形摩动	3～5分钟	100次/分	健脾和胃，理气消食	小儿腹泻、呕吐、恶心、厌食、腹胀腹痛、食积等症
中脘	上腹部，前正中线上，当脐中上4寸	揉法。用指端或掌根揉	100～300次	200～300次/分	健脾和胃，消食和中	胃痛、胃胀、呕吐、消化不良等症
足三里	小腿前外侧，外膝眼下3寸，距胫骨前缘一横指	揉法。用拇指端揉	50～100次	200～300次/分	健脾和胃，调中理气，导滞通络	腹痛、腹泻、便秘、下肢冷麻、高血压等症
脊	大椎至长强成一直线	推脊用推法：食中二指并拢自上而下直推。捏脊用捏法，自上而下	推法100～300次，捏脊3～5遍		捏脊：调阴阳，理气血，和脏腑，通经络，培元气 推脊：清热	捏脊：先后天不足慢性病证；小儿疳积、腹泻等病证。推脊：小儿感冒、发热等症
七节骨	第4腰椎至尾椎骨端（长强）成一直线	推法。拇指桡侧面或食中二指并拢自下向上为推上七节骨，反之为推下七节骨	100～300次	100次/分	推上七节骨：温阳止泻 推下七节骨：泻热通便	推上七节骨：虚寒之腹泻、久痢 推下七节骨：肠热之便秘或痢疾等症

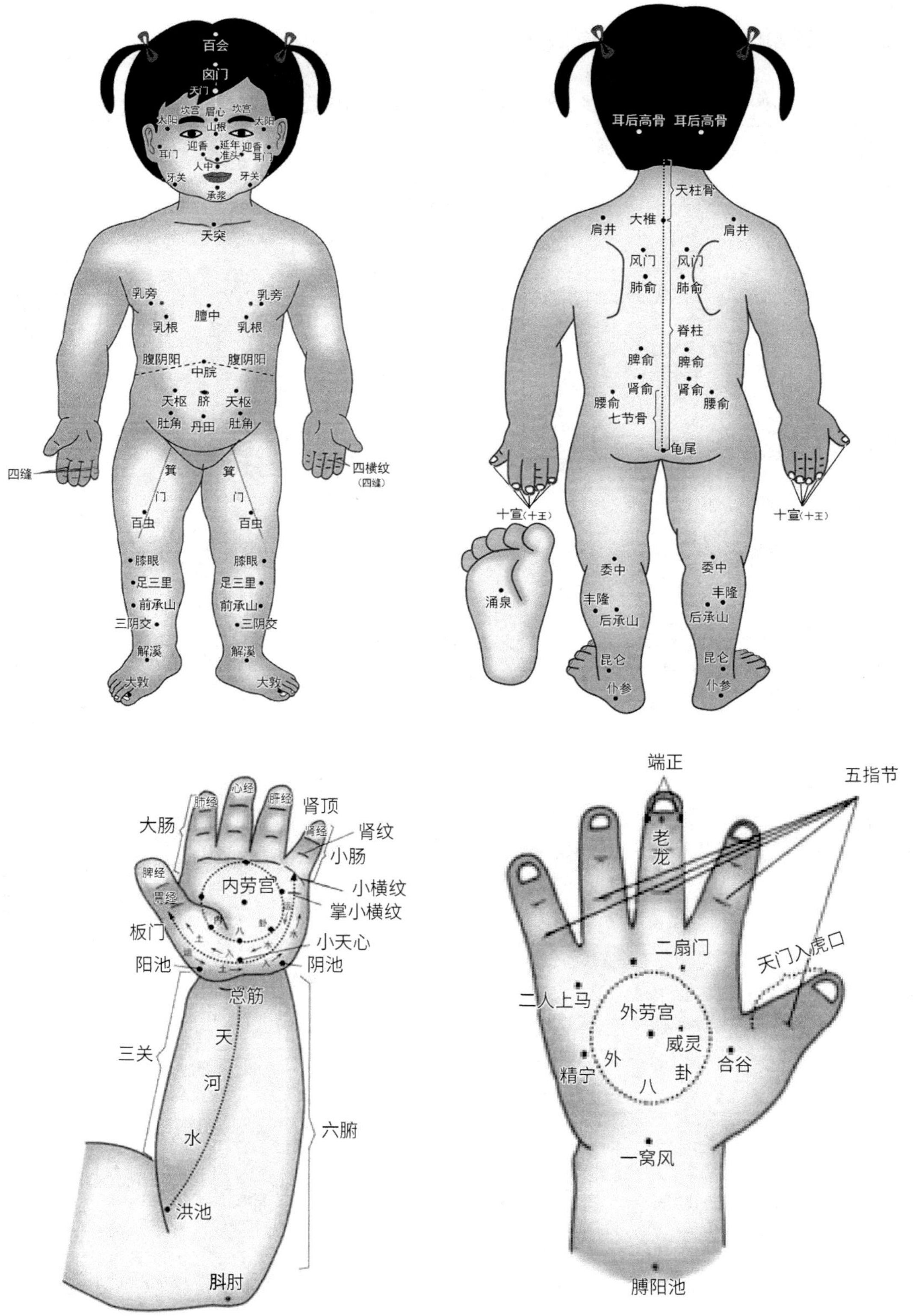

图附 1-6 小儿推拿的常用穴位

二、儿童预防接种免疫程序表（表附 1-2）

表附 1-2　国家免疫规划疫苗免疫程序

预防疾病	疫苗名称	接种对象月（年）龄	接种剂次	接种部位	接种途径	接种剂量	备注	反应及处理
结核病	卡介苗（减毒活结核菌混悬液）	出生时	1	上臂三角肌中部略下处	皮内注射	0.1ml		接种 4～6 周局部可有硬结，当发生溃破时可涂 5%异烟肼软膏或 20%氨基水杨酸软膏，保护创口不受感染。若腋下或锁骨上淋巴结肿大可用热敷，若化脓用干针筒抽出脓液
乙型肝炎	乙肝疫苗	0、1、6 月龄	3	上臂三角肌	肌内注射	酵母苗 10μg/0.5ml，CHO 苗 10μg/ml、20μg/ml	出生后 24 小时内接种第 1 剂次，第 1、2 剂次间隔≥28 天	一般无反应，个别局部红肿、疼痛
脊髓灰质炎	脊灰疫苗（三型混合减毒活疫苗）	2、3、4 月龄，4 周岁	4		口服	糖丸 1 粒	第 1、2 剂次，第 2、3 剂次间隔均≥28 天，用冷开水送服或含服，服后 1 小时内禁饮用开水	一般无特殊反应，有时可有低热或轻泻
百日咳、白喉、破伤风	百白破疫苗（无细胞百白破疫苗）	3、4、5 月龄，18～24 月龄	4	上臂外侧三角肌	肌内注射	0.5ml	第 1、2 剂次，第 2、3 剂次间隔均≥28 天，掌握间隔期，避免无效注射	一般无反应，轻度发热，个别局部轻度红肿、疼痛，发痒处理：多饮开水，很快消退。有硬块时可逐渐吸收
白喉、破伤风	白破疫苗	6 周岁	1	上臂三角肌	肌内注射	0.5ml		
麻疹、风疹	麻风疫苗	8 月龄，7 岁复种	2	上臂外侧三角肌下缘附着处	皮下注射	0.5ml	接种前 1 个月及接种后 2 周避免用胎盘球蛋白、丙种球蛋白制剂	部分小儿接种后 9～12 天有发热及卡他症状，一般持续 2～3 天，也有个别小儿出现散在皮疹或麻疹黏膜斑
麻疹、风疹、腮腺炎	麻腮风疫苗（麻腮疫苗）	18～24 月龄	1	上臂外侧三角肌下缘附着处	皮下注射	0.5ml		
乙脑	乙脑减毒活疫苗	8 月龄，2 周岁	2	上臂外侧三角肌下缘附着处	皮下注射	0.5ml		
流脑	A 群流脑疫苗	6～18 月龄	2	上臂外侧三角肌附着处	皮下注射	30μg/0.5ml	第 1、2 剂次间隔 3 个月	
流脑	A+C 群流脑疫苗	3 周岁，6 周岁	2	上臂外侧三角肌附着处	皮下注射	100μg/0.5ml	2 剂次间隔≥3 年；第 1 剂次与 A 群流脑疫苗第 2 剂次间隔≥12 个月	

续表

预防疾病	疫苗名称	接种对象月（年）龄	接种剂次	接种部位	接种途径	接种剂量	备注	反应及处理
甲肝	甲肝减毒活疫苗	18月龄	1	上臂外侧三角肌附着处	皮下注射	1ml		
炭疽	炭疽疫苗	炭疽疫情发生时，病例或病畜间接接触者及疫点周围高危人群	1	上臂外侧三角肌附着处	皮上划痕	0.05ml（2滴）	病例或病畜直接接触者不能接种	
钩端螺旋体病	钩体疫苗	流行地区可能接触疫水的7～60岁高危人群	2	上臂外侧三角肌附着处	皮下注射	成人第1级0.5ml，第2级1.0ml。7～13岁剂量减半，必要时7岁以下儿童依年龄、体重酌量注射，不超过成人剂量的1/4	接种第1剂次后7～10天接种第2剂次	全身及局部反应一般轻微，偶有发热及局部疼痛、红肿，一般可自行缓解

三、血细胞分析正常参考值（表附1-3）

表附1-3　儿童血细胞分析参考区

项目	单位	年龄	静脉血 男	静脉血 女	末梢血 男	末梢血 女
白细胞计数（WBC）	×10⁹/L	28天～<6月	4.3～14.2		5.6～14.5	
		6月～<1岁	4.8～14.6		5.0～14.2	
		1～<2岁	5.1～14.1		5.5～13.6	
		2～<6岁	4.4～11.9		4.9～12.7	
		6～<13岁	4.3～11.3		4.6～11.9	
		13～18岁	4.1～11.0		4.6～11.3	
中性粒细胞绝对值#（Neut）	×10⁹/L	28天～<6月	1.6～7.5		0.6～7.1	
		6月～<1岁	0.8～6.4		0.8～6.1	
		1～<2岁	0.8～5.8		0.9～5.5	
		2～<6岁	1.2～7.0		1.3～6.7	
		6～<13岁	1.6～7.8		1.7～7.4	
		13～18岁	1.8～8.3		1.9～7.9	
淋巴细胞绝对值#（Lymph）	×10⁹/L	28天～<6月	2.4～9.5		3.2～10.7	
		6月～<1岁	2.5～9.0		2.8～10.0	
		1～<2岁	2.4～8.7		2.7～9.1	

续表

项目	单位	年龄	静脉血		末梢血	
			男	女	男	女
淋巴细胞绝对值#（Lymph）	×10⁹/L	2～<6岁	1.8～6.3		2.0～6.5	
		6～<13岁	1.5～4.6		1.7～4.7	
		13～18岁	1.2～3.8		1.5～4.2	
单核细胞绝对值#（Mono）	×10⁹/L	28天～<6月	0.15～1.56		0.25～1.89	
		6月～<1岁	0.17～1.06		0.15～1.24	
		1～<2岁	0.18～1.13		0.20～1.14	
		2～<6岁	0.12～0.93		0.16～0.92	
		6～<13岁	0.13～0.76		0.15～0.86	
		13～18岁	0.14～0.74		0.15～0.89	
嗜酸性粒细胞绝对值#（Eos）	×10⁹/L	28天～<1岁	0.07～1.02		0.06～1.22	
		1～18岁	0.00～0.68		0.04～0.74	
嗜碱性粒细胞绝对值#（Baos）	×10⁹/L	28天～<2岁	0.00～0.10		0.00～0.14	
		2～18岁	0.00～0.07		0.00～0.10	
中性粒细胞百分数（Neut%）	%	28天～<6月	7～56		7～51	
		6月～<1岁	9～57		9～53	
		1～<2岁	13～55		13～54	
		2～<6岁	22～65		23～64	
		6～<13岁	31～70		32～71	
		13～18岁	37～77		33～74	
淋巴细胞百分数（Lymph%）	%	28天～<6月	26～83		34～81	
		6月～<1岁	31～81		37～82	
		1～<2岁	33～77		35～76	
		2～<6岁	23～69		26～67	
		6～<13岁	23～59		22～57	
		13～18岁	17～54		20～54	
单核细胞百分数（Mono%）	%	28天～<6月	3～16		3～18	
		6月～<2岁	2～13		2～14	
		2～18岁	2～11		2～11	
嗜酸性粒细胞百分数（Eos%）	%	28天～<1岁	1～10		0.8～11	
		1～18岁	0～9		0.5～9	
嗜碱性粒细胞百分数（Baso%）	%	28天～18岁	0～1		0～1	

续表

项目	单位	年龄	静脉血		末梢血	
			男	女	男	女
红细胞计数（RBC）	$\times10^{12}$/L	28天～<6月	3.3～5.2		3.5～5.6	
		6月～<6岁	4.0～5.5		4.1～5.5	
		6～<13岁	4.2～5.7		4.3～5.7	
		13～18岁	4.5～5.9	4.1～5.3	4.5～6.2	4.1～5.7
血红蛋白（Hb）	g/L	28天～<6月	97～183		99～196	
		6月～<1岁	97～141		103～138	
		1～<2岁	107～141		104～143	
		2～<6岁	112～149		115～150	
		6～<13岁	118～156		121～158	
		13～18岁	129～172	114～154	131～179	114～159
血细胞比容（Hct）	%	28天～<6月	28～52		29～57	
		6月～<1岁	30～41		32～45	
		1～<2岁	32～42		32～43	
		2～<6岁	34～43		35～45	
		6～<13岁	36～46		37～47	
		13～18岁	39～51	36～47	39～53	35～48
平均红细胞体积（MCV）	fl	28天～<6月	73～104		73～105	
		6月～<2岁	72～86		71～86	
		2～<6岁	76～88		76～88	
		6～<13岁	77～92		77～92	
		13～18岁	80～100		80～98	
平均红细胞血红蛋白含量（MCH）	pg	28天～<6月	24～37		24～37	
		6月～<6岁	24～30		24～30	
		6～18岁	25～34		26～34	
平均红细胞血红蛋白浓度（MCHC）	g/L	28天～<6月	309～363		305～361	
		6月～18岁	310～355		309～359	
血小板计数（PLT）	$\times10^{9}$/L	28天～<6月	183～614		203～653	
		6月～<1岁	190～579		172～601	
		1～<2岁	190～524		191～516	
		2～<6岁	188～472		187～475	
		6～<12岁	167～453		177～446	
		12～18岁	150～407		148～399	

注："#"代表白细胞分类的绝对值。

四、尿液一般检测正常参考值（表附 1-4）

表附 1-4 尿液一般检测正常参考值

项目	正常值	项目	正常值
蛋白	阴性（定量 24 小时＜40mg＝	尿胆素	阴性
糖	阴性	酮体	阴性
比重	1.015～1.025	亚硝酸盐	阴性
酸碱度（pH）	5～7	白细胞	＜5 个/高倍视野
潜血	阴性	红细胞	＜3 个/高倍视野
尿胆原	1∶20 以上稀释阴性	管型	无或偶见

五、血液生化检测正常参考值（表附 1-5）

表附 1-5 儿童血细胞分析参考区间

项目	单位	年龄	参考区间	
			男	女
血清丙氨酸氨基转移酶（ALT）	U/L	28 天～＜1 岁	8～71	
		1～＜2 岁	8～42	
		2～＜13 岁	7～30	
		13～18 岁	7～43	6～29
血清丙氨酸氨基转移酶（ALT）（含 5′-磷酸吡哆醛）	U/L	28 天～＜1 岁	10～80	
		1～＜2 岁	11～47	
		2～＜13 岁	8～30	
		13～18 岁	8～46	6～29
血清天冬氨酸氨基转移酶（AST）	U/L	28 天～＜1 岁	21～80	
		1～＜2 岁	22～59	
		2～＜13 岁	14～44	
		13～18 岁	12～37	10～31
血清天冬氨酸氨基转移酶（AST）（含 5′-磷酸吡哆醛）	U/L	28 天～＜1 岁	29～80	
		1～＜2 岁	27～60	
		2～＜13 岁	18～45	
		13～18 岁	15～40	13～33
血清γ-谷氨酰基转移酶（GGT）	U/L	28 天～＜6 月	9～150	
		6 月～＜1 岁	6～31	
		1～＜13 岁	5～19	
		13～18 岁	8～40	6～26

续表

项目	单位	年龄	参考区间	
			男	女
血清碱性磷酸酶（ALP）	U/L	28天～<6月	98～532	
		6月～<1岁	106～420	
		1～<2岁	128～432	
		2～<9岁	143～406	
		9～<12岁	146～500	
		12～<14岁	160～610	81～454
		14～<15岁	82～603	63～327
		15～<17岁	64～443	52～215
		17～18岁	51～202	43～130
血清总蛋白（TP）	g/L	28天～<6月	49～71	
		6月～<1岁	55～75	
		1～<2岁	58～76	
		2～<6岁	61～79	
		6～<13岁	65～84	
		13～18岁	68～88	
血清白蛋白（Alb）	g/L	28天～<6月	35～50	
		6月～<13岁	39～54	
		13～18岁	42～56	
血清球蛋白（Glb）	g/L	28天～<6月	9～27	
		6月～<1岁	10～30	
		1～<2岁	12～32	
		2～<6岁	15～34	
		6～<13岁	18～38	
		13～18岁	19～40	
白蛋白/球蛋白比值（A/G）	/	28天～<6月	1.6～3.8	
		6月～<1岁	1.4～3.9	
		1～<2岁	1.3～3.5	
		2～<6岁	1.2～3.0	
		6～18岁	1.2～2.5	
血清钾（K^+）	mmol/L	28天～<2岁	4.2～5.9	
		2～<3岁	3.9～5.4	
		3～<16岁	3.7～5.2	
		16～18岁	3.5～4.9	
血清钠（Na^+）	mmol/L	28天～<6月	135～150	
		6月～<1岁	134～143	
		1～18岁	135～145	

续表

项目	单位	年龄	参考区间	
			男	女
血清氯（Cl^-）	mmol/L	28天～<6月	100～116	
		6月～18岁	98～110	
血清尿素（Urea）	mmol/L	28天～<6月	0.8～5.3	
		6月～<1岁	1.1～5.9	
		1～<2岁	2.3～6.7	
		2～18岁	2.7～7.0	2.5～6.5
血清肌酐（Crea）	μmol/L	28天～<2岁	13～33	
		2～<6岁	19～44	
		6～<13岁	27～66	
		13～<16岁	37～93	33～75
		16～18岁	52～101	39～76
血清钙（Ca^{2+}）	mmol/L	28天～18岁	2.1～2.8	
血清无机磷（IP）	mmol/L	28天～<6月	1.60～2.51	
		6月～<1岁	1.48～2.20	
		1～<2岁	1.42～2.13	
		2～<6岁	1.37～1.99	
		6～<12岁	1.25～1.93	
		12～<15岁	1.15～2.01	1.03～1.86
		15～18岁	0.84～1.71	0.93～1.61

六、方剂名录

A

安宫牛黄丸（《温病条辨》） 牛黄 水牛角浓缩粉 麝香 珍珠 朱砂 雄黄 黄连 黄芩 栀子 郁金 冰片 金箔衣

安神定志灵（经验方） 黄芩 连翘 决明子 醋柴胡 广郁金 全当归 炙龟甲 钩藤 益智 远志 天竺黄 石菖蒲

B

八珍汤（《正体类要》） 当归 白芍 川芎 熟地黄 人参 茯苓 甘草 砂仁

八正散（《太平惠民和剂局方》） 木通 萹蓄 车前子 瞿麦 滑石 大黄 山栀 灯心草 炙甘草

白虎加桂枝汤（《金匮要略》） 知母 炙甘草 石膏 粳米 桂枝

白虎汤（《伤寒论》） 知母 石膏 炙甘草 粳米

白头翁汤（《伤寒论》） 白头翁 黄连 黄柏 秦皮

保和丸（《丹溪心法》） 山楂 神曲 半夏 茯苓 陈皮 连翘 莱菔子

补肾地黄丸（《医宗金鉴》） 熟地黄 泽泻 牡丹皮 山茱萸 牛膝 山药 鹿茸 茯苓

补天大造丸（《医学心悟》）人参 黄芪 白术 当归 酸枣仁 远志 白芍 山药 茯苓 枸杞子 熟地黄 紫河车 鹿茸 龟甲

补阳还五汤（《医林改错》） 黄芪 当归（归尾） 赤芍 地龙 川芎 红花 桃仁

补中益气汤（《脾胃论》） 黄芪 白术 陈皮 升麻 柴胡 人参 炙甘草 当归

不换金正气散（《太平惠民和剂局方》） 苍术 厚朴 陈皮 甘草 广藿香 半夏

C

苍耳子散（《重订严氏济生方》） 辛夷 苍耳子 白芷 薄荷

柴葛解肌汤（《伤寒六书》） 柴胡 干葛 甘草 黄芩 羌活 白芷 芍药 桔梗 石膏 大枣 生姜

柴胡葛根汤（《外科正宗》） 柴胡 天花粉 干葛 黄芩 桔梗 连翘 牛蒡子 石膏 甘草 升麻

柴胡疏肝散（《景岳全书》） 陈皮 柴胡 枳壳 白芍 香附 川芎 炙甘草

菖蒲丸（《普济方》） 人参 石菖蒲 麦冬 远志 川芎 当归 乳香 朱砂

D

大补阴丸（《丹溪心法》） 熟地黄 龟甲 黄柏 知母 猪脊髓 蜂蜜

大定风珠（《温病条辨》） 白芍 阿胶 龟甲 地黄 火麻仁 五味子 牡蛎 麦冬 炙甘草 鳖甲 鸡子黄

大秦艽汤（《嵩崖尊生全书》） 防风 知母 地黄 柴胡 前胡 秦艽 甘草 人参

大青龙汤（《伤寒论》） 麻黄 桂枝 炙甘草 苦杏仁 生姜 大枣 石膏

丹栀逍遥散（《内科摘要》） 当归 白芍 柴胡 茯苓 白术 甘草 丹皮 山栀

当归四逆汤（《伤寒论》） 当归 桂枝 白芍 细辛 通草 大枣 炙甘草

导赤散（《小儿药证直诀》） 木通（常用通草代替） 地黄 甘草梢

导痰汤（《校注妇人良方》） 半夏 天南星 枳实 茯苓 橘红 甘草

涤痰汤（《奇效良方》） 胆南星 半夏 枳实 茯苓 橘红 石菖蒲 人参 竹茹 甘草

定痫丸（《医学心悟》） 天麻 川贝母 胆南星 半夏 陈皮 茯苓 茯神 丹参 麦冬 石菖蒲 远志 全蝎 僵蚕 琥珀 朱砂 甘草

都气丸（《症因脉治》） 熟地黄 山茱萸 五味子 山药 茯苓 泽泻 牡丹皮

独活寄生汤（《备急千金要方》） 独活 桑寄生 杜仲 牛膝 细辛 秦艽 茯苓 肉桂心 防风 川芎 人参 甘草 当归 白芍 地黄

E

二陈汤（《太平惠民和剂局方》） 半夏 橘红 茯苓 炙甘草

二至丸（《证治准绳》） 墨旱莲 女贞子

F

防风汤（《太平惠民和剂局方》） 秦艽 独活 麻黄 半夏 防风 升麻 防己 白术 石膏 白芍 黄芩 甘草 当归 远志 人参

防己黄芪汤（《金匮要略》） 防己 黄芪 白术 甘草

肥儿丸（《仁术便览》） 木香 胡黄连 使君子 黄连 槟榔 金龙胆草 诃子 肉豆蔻 芜荑 芦荟 阿魏 银柴胡

附子理中汤（《三因极一病证方论》） 炮附子 人参 炮干姜 白术 炙甘草

附子泻心汤（《伤寒论》） 附子 大黄 黄芩 黄连

G

甘露消毒丹（《温热经纬》） 滑石 茵陈 石菖蒲 黄芩 川贝母 连翘 广藿香 射干 木通 豆蔻 薄荷

甘麦大枣汤（《金匮要略》） 甘草 小麦 大枣

葛根黄芩黄连汤（《伤寒论》） 葛根 黄芩 黄连 甘草

钩藤汤（《经效产宝》） 钩藤 茯神 人参 当归 桔梗 桑寄生

固真汤（《证治准绳》） 人参 白术 茯苓 炙甘草 黄芪 炮附子 肉桂 山药

瓜蒌薤白半夏汤（《金匮要略》） 瓜蒌 薤白 半夏 白酒

归脾汤（《正体类要》） 白术 当归 茯苓 黄芪 远志 龙眼肉 酸枣仁 人参 木香 炙甘草

桂枝芍药知母汤（《金匮要略》） 桂枝 白芍 甘草 麻黄 生姜 白术 知母 防风 炮附子

H

蒿芩清胆汤（《重订通俗伤寒论》） 青蒿 竹茹 半夏 赤茯苓 黄芩 枳壳 陈皮 碧玉散（滑石、甘草、青黛）

河车八味丸（《幼幼集成》） 紫河车 熟地黄 山茱萸 牡丹皮 泽泻 鹿茸 茯苓 山药 制附子 桂枝 五味子 麦冬

虎潜丸（《丹溪心法》） 虎胫骨 牛膝 陈皮 熟地黄 锁阳 龟甲 干姜 当归 知母 黄柏 白芍

琥珀抱龙丸（《活幼心书》） 琥珀 天竺黄 檀香 人参 白茯苓 甘草 山药 枳壳 枳实 胆南星 朱砂

华盖散（《太平惠民和剂局方》） 麻黄 苦杏仁 炙甘草 桑白皮 紫苏子 赤茯苓 陈皮

化斑解毒汤（《外科正宗》） 玄参 知母 石膏 人中黄 黄连 升麻 连翘 牛蒡子 甘草

缓肝理脾汤（《医宗金鉴》） 桂枝 人参 茯苓 白术 白芍 陈皮 山药 白扁豆 炙甘草

黄连解毒汤 （《肘后方》） 黄连 黄柏 黄芩 栀子

黄连温胆汤（《六因条辨》） 黄连 半夏 陈皮 枳实 竹茹 茯苓 炙甘草

黄芪桂枝五物汤（《金匮要略》） 黄芪 桂枝 白芍 生姜 大枣

黄芪建中汤（《金匮要略》） 黄芪 桂枝 白芍 生姜 炙甘草 大枣 饴糖

黄芪汤（《金匮翼》） 黄芪 火麻仁 蜂蜜 陈皮

藿香正气散（《太平惠民和剂局方》） 大腹皮 白芷 紫苏叶 茯苓 半夏曲 白术 陈皮 厚朴 桔梗 炙甘草

J

己椒苈黄丸（《金匮要略》） 防己 花椒 葶苈子 大黄

健脾丸（《医方集解》） 人参 白术 陈皮 麦芽 山楂 神曲 枳实

交泰丸（《韩氏医通》） 黄连 肉桂

解肌透痧汤（《喉痧症治概要》） 荆芥穗 蝉蜕 射干 甘草 葛根 牛蒡子 马勃 桔梗 前胡 连翘 僵蚕 淡豆豉 竹茹 浮萍

肾气丸（《金匮要略》） 地黄 山药 山茱萸 茯苓 牡丹皮 泽泻 桂枝 制附子

荆防败毒散（《摄生众妙方》） 荆芥 防风 羌活 独活 柴胡 川芎 枳壳 茯苓 甘草 桔梗 前胡

蠲痹汤（《医学心悟》） 羌活 独活 肉桂 秦艽 海风藤 桑枝 当归 川芎 乳香 木香 甘草

L

理中汤（《伤寒论》） 人参 干姜 甘草 白术

良附丸（《良方集腋》） 高良姜 香附

凉膈散（《太平惠民和剂局方》） 大黄 芒硝 炙甘草 山栀 薄荷 黄芩 连翘

凉血解毒汤（《痘科金镜赋》） 当归 白芷 升麻 紫草 红花 赤芍 桔梗 连翘

凉营清气汤（《喉痧症治概要》） 犀角（水牛角代） 石斛 石膏 地黄 薄荷 甘草 黄连 山栀 牡丹皮 赤芍 玄参 连翘 淡竹叶 白茅根 芦根 金汁

苓桂术甘汤（《金匮要略》） 茯苓 桂枝 白术 甘草

羚角钩藤汤（《通俗伤寒论》） 羚羊角 桑叶 川贝母 地黄 钩藤 菊花 茯神 白芍 甘草 竹茹

六磨汤（《世医得效方》） 槟榔 沉香 木香 乌药 大黄 枳壳

六味地黄丸（《小儿药证直诀》） 熟地黄 山药 山茱萸 茯苓 泽泻 牡丹皮

龙胆泻肝汤（《太平惠民和剂局方》） 金龙胆草 黄芩 栀子 泽泻 木通 车前子 当归 地黄 柴胡 甘草

M

麻黄连翘赤小豆汤（《伤寒论》） 麻黄 连翘 赤小豆 苦杏仁 生梓白皮 生姜 大枣 炙甘草

麻杏石甘汤（《伤寒论》） 麻黄 杏仁 炙甘草 石膏

麻子仁丸（《伤寒论》） 厚朴 枳实 大黄 白芍 杏仁 火麻仁 蜂蜜

麦味地黄丸（《体仁汇编》） 熟地黄 山茱萸 山药 白茯神 牡丹皮 泽泻 五味子 麦冬

N

牛黄清心丸（《痘疹世医心法》） 牛黄 黄连 黄芩 栀子 郁金 朱砂

P

普济消毒饮（《景岳全书》） 黄芩 黄连 橘红 玄参 生甘草 连翘 牛蒡子 板蓝根 马勃 白僵蚕 升麻 柴胡 桔梗

Q

七味白术散（《小儿药证直诀》） 人参 茯苓 白术 广藿香 木香 葛根 甘草

杞菊地黄丸（《医级》） 熟地黄 山茱萸 茯苓 山药 牡丹皮 泽泻 枸杞子 菊花

茜根散（《景岳全书》） 茜草 侧柏叶 黄芩 阿胶 地黄 甘草

青蒿鳖甲汤（《温病条辨》） 青蒿 鳖甲 知母 地黄 牡丹皮

清肝达郁汤（《重订通俗伤寒论》） 栀子 菊花 牡丹皮 柴胡 薄荷 白芍 当归 橘白

清解透表汤（经验方） 西河柳 蝉蜕 葛根 升麻 连翘 金银花 紫草 桑叶 菊花 牛蒡子 甘草

清金化痰汤（《医学统旨》） 黄芩 栀子 知母 桑白皮 瓜蒌子 浙贝母 麦冬 橘红 茯苓 桔梗 甘草

清热泻脾散（《医宗金鉴》） 栀子 地黄 黄芩 茯苓 石膏 黄连 灯心草

清瘟败毒饮（《疫疹一得》）石膏 地黄 犀角（水牛角代） 黄连 栀子 桔梗 黄芩 知母 赤芍 玄参 连翘 甘草 牡丹皮 淡竹叶

清咽下痰汤（《验方新编》） 玄参 桔梗 牛蒡子 甘草 浙贝母 瓜蒌子 射干 荆芥 马兜铃

清营汤（《温病条辨》） 犀角（水牛角代） 地黄 玄参 淡竹叶 金银花 连翘 黄连 丹参 麦冬

R

人参乌梅汤（《温病条辨》） 人参 乌梅 莲子 甘草 木瓜 山药

人参五味子汤（《幼幼集成》） 人参 白术 茯苓 五味子 麦冬 炙甘草

人参养荣汤（《太平惠民和剂局方》） 人参 白术 茯苓 甘草 陈皮 黄芪 当归 白芍 熟地黄 五味子 肉桂 远志 生姜 大枣

润肠丸（《沈氏尊生书》） 当归 地黄 火麻仁 桃仁 枳壳

S

三才封髓丹（《医学发明》） 黄柏 砂仁 甘草 天冬 熟地黄 人参

三拗汤（《太平惠民和剂局方》） 麻黄 甘草 杏仁

三仁汤（《温病条辨》） 杏仁 滑石 通草 豆蔻 淡竹叶 厚朴 薏苡仁 半夏

三子养亲汤（《韩氏医通》） 苏子 芥子 莱菔子

桑菊饮（《温病条辨》） 苦杏仁 连翘 薄荷 桑叶 菊花 桔梗 甘草 芦根

桑杏汤（《温病条辨》） 桑叶 浙贝母 淡豆豉 栀皮 梨皮 苦杏仁 沙参

沙参麦冬汤（《温病条辨》） 沙参 玉竹 甘草 桑叶 麦冬 白扁豆 花粉

少腹逐瘀汤（《医林改错》） 小茴香 干姜 延胡索 五灵脂 没药 川芎 当归 蒲黄 肉桂 赤芍

射干麻黄汤（《金匮要略》） 射干 麻黄 细辛 五味子 紫菀 款冬花 半夏 大枣 生姜

参附龙牡救逆汤（经验方） 人参 附子 龙骨 牡蛎 白芍 甘草

参附汤（《世医得效方》） 人参 附子

参苓白术散（《太平惠民和剂局方》） 白扁豆 白术 茯苓 甘草 桔梗 莲子 人参 砂仁 山药 薏苡仁

生脉散（《医学启源》） 人参 麦冬 五味子

失笑散（《太平惠民和剂局方》） 五灵脂 蒲黄

十味温胆汤（《世医得效方》） 陈皮 法半夏 枳实 茯苓 炒酸枣仁 五味子 人参 熟地黄 甘草 远志

石斛夜光丸（《原机启微》） 石斛 人参 山药 茯苓 甘草 肉苁蓉 枸杞子 菟丝子 地黄 熟地黄 五味子 天冬 麦冬 苦杏仁 防风 川芎 枳壳 黄连 牛膝 菊花 蒺藜 青葙子 决明子 水牛角浓缩粉 羚羊角

双合汤（《万病回春》） 当归 川芎 白芍 地黄 陈皮 半夏 茯苓 桃仁 红花 芥子 甘草

四君子汤（《太平惠民和剂局方》） 人参 白术 茯苓 甘草

四妙丸（《成方便读》） 苍术 黄柏 牛膝 薏苡仁

四神丸（《内科摘要》） 肉豆蔻 补骨脂 五味子 吴茱萸 大枣

四物汤（《仙授理伤续断秘方》） 熟地黄 当归 白芍 川芎

苏合香丸（《太平惠民和剂局方》） 苏合香 安息香 冰片 水牛角粉 麝香 檀香 沉香 丁香 香附 木香 乳香（制） 荜茇 白术 诃子肉 朱砂

苏葶丸（《医宗金鉴》） 葶苈子 紫苏子

苏子降气汤（《丹溪心法》） 紫苏子 半夏 当归 陈皮 甘草 前胡 厚朴 枳实

缩泉丸（《魏氏家藏方》） 乌药 益智 山药

T

桃红四物汤（《医宗金鉴》） 当归 川芎 白芍 地黄 桃仁 红花

天麻钩藤饮（《中医内科杂病证治新义》） 天麻 钩藤 石决明 栀子 黄芩 川牛膝 杜仲 益母草 桑寄

生 首乌藤 茯神

葶苈大枣泻肺汤（《金匮要略》） 葶苈子 大枣

通窍活血汤（《医林改错》） 赤芍 川芎 桃仁 大枣 红花 老葱 生姜 麝香

通脉四逆汤（《伤寒论》） 附子 干姜 炙甘草

透疹凉解汤（经验方） 桑叶 菊花 薄荷 连翘 牛蒡子 赤芍 蝉蜕 紫花地丁 黄连 红花

菟丝子散（《太平圣惠方》） 菟丝子 牡蛎 肉苁蓉 附子 五味子

菟丝子丸（《太平惠民和剂局方》） 菟丝子 鹿茸 石龙芮 肉桂 附子 石斛 熟地黄 茯苓 牛膝 续断 山茱萸 肉苁蓉 防风 杜仲 补骨脂 荜澄茄 沉香 巴戟天 茴香 五味子 桑螵蛸 川芎 覆盆子 泽泻

托里透脓汤（《医宗金鉴》） 人参 白术 穿山甲 白芷 升麻 甘草 当归 黄芪 皂角刺 青皮

W

胃苓汤（《丹溪心法》） 猪苓 泽泻 白术 茯苓 桂枝 苍术 厚朴 陈皮 甘草

温胆汤（《三因极一病证方论》） 半夏 陈皮 甘草 竹茹 枳实 生姜 大枣 茯苓

温肺止流丹（《辨证录》） 人参 荆芥 细辛 甘草 诃子 桔梗 鱼脑骨

温脾汤（《备急千金要方》） 大黄 附子 干姜 人参 甘草 当归 芒硝

乌头汤（《金匮要略》） 麻黄 白芍 黄芪 甘草 川乌

五虎汤（《仁斋直指方论》） 麻黄 杏仁 甘草 细茶 石膏

五苓散（《伤寒论》） 白术 桂枝 猪苓 泽泻 茯苓

五仁丸（《世医得效方》） 苦杏仁 桃仁 柏子仁 松子仁 郁李仁 陈皮

五味消毒饮（《医宗金鉴》） 野菊花 金银花 蒲公英 紫花地丁 紫背天葵子

X

犀角地黄汤（《备急千金要方》） 犀牛角（水牛角代） 地黄 白芍 牡丹皮

香砂六君子汤（《古今名医方论》） 人参 白术 茯苓 甘草 陈皮 半夏 砂仁 木香 生姜

香砂平胃散（《医宗金鉴》） 苍术 陈皮 厚朴 甘草 砂仁 香附 山楂 神曲 麦芽 枳壳 白芍

消乳丸（《证治准绳》） 香附 神曲 麦芽 陈皮 砂仁 炙甘草

小承气汤（《伤寒论》） 大黄 枳实 厚朴

小蓟饮子（《济生方》） 地黄 小蓟 滑石 木通 蒲黄 藕节 淡竹叶 当归 栀子 炙甘草

小建中汤（《伤寒论》） 桂枝 白芍 甘草 生姜 大枣 饴糖

小青龙汤（《伤寒论》） 麻黄 桂枝 芍药 细辛 半夏 干姜 五味子 甘草

泻白散（《小儿药证直诀》） 桑白皮 地骨皮 粳米 甘草

泻黄散（《小儿药证直诀》） 藿香叶 栀子 石膏 防风 甘草

泻青丸（《小儿药证直诀》） 金龙胆草 大黄 防风 羌活 栀子 川芎 当归

泻心导赤散（《医宗金鉴》） 地黄 木通 黄连 甘草梢

辛夷清肺饮（《医宗金鉴》） 辛夷 黄芩 栀子 麦冬 百合 石膏 知母 甘草 枇杷叶 升麻

新加香薷饮（《温病条辨》） 香薷 金银花 鲜扁豆花 厚朴 连翘

杏苏散（《温病条辨》） 紫苏叶 苦杏仁 半夏 茯苓 甘草 前胡 桔梗 枳壳 陈皮 生姜 大枣

宣痹汤（《温病条辨》） 防己 薏苡仁 杏仁 滑石 连翘 山栀 半夏 晚蚕沙 赤小豆皮

宣毒发表汤（《痘疹活幼至宝》） 升麻 葛根 前胡 桔梗 枳壳 荆芥 防风 薄荷 甘草 木通 连翘 牛蒡子 苦杏仁 淡竹叶

血府逐瘀汤（《医林改错》） 桃仁 红花 当归 地黄 牛膝 川芎 桔梗 赤芍 枳壳 甘草 柴胡

Y

养胃增液汤（经验方） 石斛 乌梅 沙参 玉竹 白芍 甘草

养心汤（《仁斋直指方论》） 黄芪 茯苓 茯神 半夏 当归 川芎 远志 肉桂 柏子仁 酸枣仁 五味子 人参 甘草

养脏散（《医宗金鉴》） 当归 沉香 木香 肉桂 川芎 丁香

一贯煎（《续名医类案》） 北沙参 麦冬 当归 地黄 枸杞子 川楝子

异功散（《小儿药证直诀》） 人参 白术 茯苓 陈皮 甘草

益脾镇惊散（《医宗金鉴》） 人参 白术 茯苓 朱砂 钩藤 炙甘草 灯心草

益胃汤（《温病条辨》） 沙参 麦冬 地黄 玉竹 冰糖

薏苡仁汤（《类证治裁》） 薏苡仁 当归 川芎 生姜 桂枝 羌活 独活 防风 白术 甘草 川乌 麻黄

茵陈蒿汤（《伤寒论》） 茵陈 栀子 大黄

茵陈理中汤（《伤寒全生集》） 茵陈 白术 人参 干姜

银翘散（《温病条辨》） 金银花 连翘 淡豆豉 牛蒡子 荆芥穗 薄荷 桔梗 甘草 淡竹叶 芦根

右归丸（《景岳全书》） 熟地黄 山药 山茱萸 枸杞子 菟丝子 鹿角胶 杜仲 肉桂 当归 制附子

右归饮（《景岳全书》） 熟地黄 山药 山茱萸 枸杞子 甘草 杜仲 肉桂 制附子

玉屏风散（《究原方》） 防风 黄芪 白术

Z

增液汤（《温病条辨》） 地黄 玄参 麦冬

真武汤（《伤寒论》） 附子 白术 茯苓 白芍 生姜

镇惊丸（《证治准绳》） 人参 甘草 茯神 僵蚕 枳壳 白附子 胆南星 茯苓 硼砂 牙硝 朱砂 全蝎 麝香

知柏地黄丸（《医宗金鉴》） 知母 黄柏 熟地黄 山茱萸 山药 牡丹皮 茯苓 泽泻

枳实导滞丸（《内外伤辨惑论》） 大黄 枳实 黄芩 黄连 神曲 白术 茯苓 泽泻

至宝丹（《灵苑方》） 水牛角 生玳瑁 琥珀 朱砂 雄黄 牛黄 龙脑 麝香 安息香 金箔 银箔

炙甘草汤（《伤寒论》） 甘草 生姜 桂枝 人参 地黄 阿胶 麦冬 火麻仁 大枣

止痉散（经验方） 全蝎 蜈蚣

竹叶石膏汤（《伤寒论》） 淡竹叶 石膏 半夏 人参 甘草 粳米 麦冬

逐寒荡惊汤（《福幼编》） 胡椒 炮姜 肉桂 丁香 灶心土

资生健脾丸（《先醒斋医学广笔记》） 白扁豆 豆蔻 黄连 白术 莲子肉 神曲 茯苓 橘红 山楂 炙甘草 芡实 广藿香 炒麦芽 山药 砂仁 桔梗 薏苡仁 陈皮 泽泻 人参

紫雪丹（《太平惠民和剂局方》） 石膏 寒水石 滑石 磁石 玄参 木香 沉香 升麻 甘草 丁香 芒硝 朴硝 水牛角浓缩粉 羚羊角 麝香 朱砂

左归丸（《景岳全书》） 熟地 山药 枸杞 山茱萸 川牛膝 菟丝子 鹿角胶 龟甲胶

全书 PPT 二维码